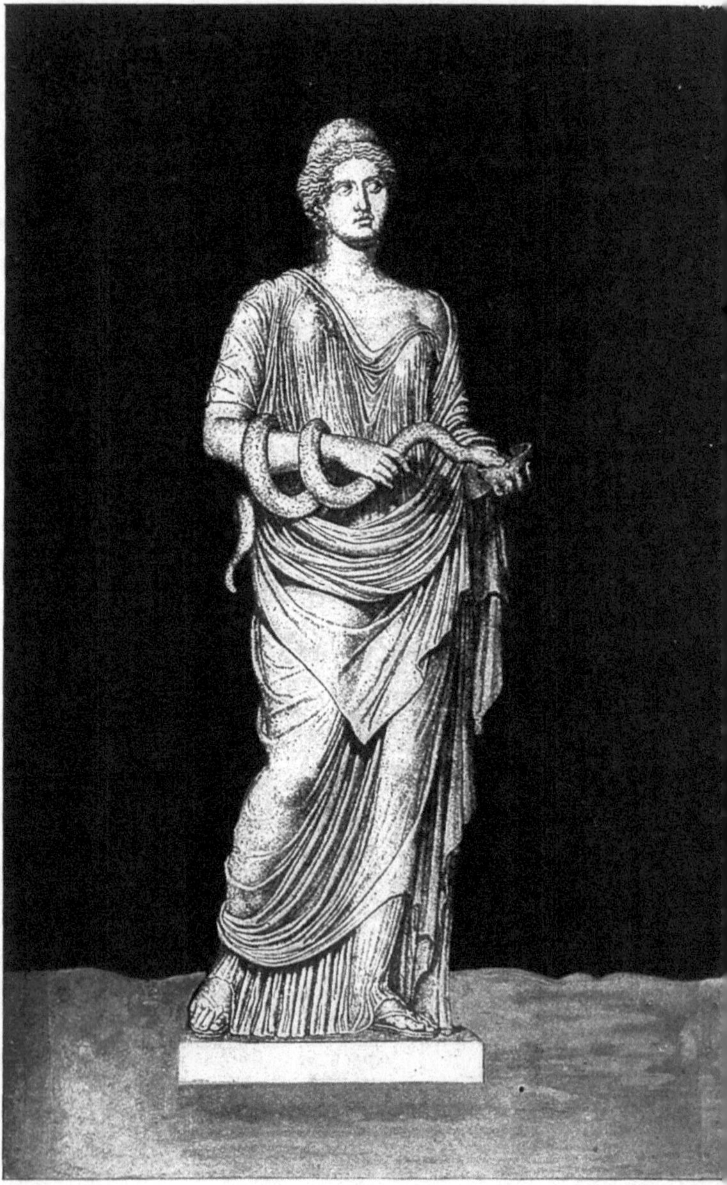

Hygieia, die Göttin der Gesundheit.

GESCHICHTE DER KRANKENPFLEGE

DIE ENTWICKLUNG DER KRANKENPFLEGE-SYSTEME VON URZEITEN BIS ZUR GRÜNDUNG DER ERSTEN ENGLISCHEN UND AMERIKANISCHEN PFLEGERINNENSCHULEN

VON

M. ADELAIDE NUTTING, R. N.

Oberin der Pflegerinnen, Johns Hopkins Hospital-Baltimore
Direktorin der Pflegerinnen-Schule des Johns Hopkins Hospital
Präsidentin des amerikanischen Pflegerinnenbundes
Mitglied des Pflegerinnen-Weltbundes
Professor of Hospital Economy, Teachers College, Columbia University, New York

UND

LAVINIA L. DOCK, R. N.

Mitglied des Nurses' Settlement, New-York
Sekretärin des amerikanischen Pflegerinnenbundes und des Pflegerinnen-Weltbundes
Ehrenmitglied des Oberinnen-Verbandes von Großbritannien und Irland und der Berufsorganisation der Krankenpflegerinnen Deutschlands

ÜBERSETZT VON

SCHWESTER AGNES KARLL

Präsidentin des Pflegerinnen-Weltbundes, Vorsitzende der Berufsorganisation der Krankenpflegerinnen Deutschlands und Ehrenmitglied des Oberinnen-Verbandes von Großbritannien und Irland

I. BAND — MIT 59 BILDERN

DIETRICH REIMER (ERNST VOHSEN), BERLIN 1910.

DRUCK VON J. J. AUGUSTIN IN GLÜCKSTADT.

ALLEN MITGLIEDERN DES PFLEGE-
BERUFS GEWIDMET

VORWORT.

Bei der Spärlichkeit der Geschichtsquellen für die Krankenpflege alter Zeiten, sowie dem weit verstreuten und oft in ganz abweichenden Schriften verborgenen Material, war es selbst für die große Masse der am lebhaftesten Interessierten praktisch fast unmöglich, sich mehr als einen schwachen Allgemeinumriß von der Vergangenheit der Krankenpflege und ihren Verhältnissen zu schaffen.

Als Folge dieser literarischen Dürftigkeit weiß die moderne Pflegerin, so lebhaft sie sich für Gegenwart und Zukunft ihres Berufes auch interessieren mag, wenig von seiner Vergangenheit. Es entgeht ihr beides, sowohl die Begeisterung, welche geliebten Traditionen entspringt, als auch der Ausblick, welcher sich von einem Fortschritt zum andern ergibt. Nur im Licht der Geschichte kann sie klar übersehen, wie eng ihr Beruf mit dem allgemeinen Stande der Erziehung und der erlangten Freiheit verknüpft ist — wenn beide steigen, steigt er mit, und wenn sie sinken, sinkt auch er.

Es ist ein längst gehegter inniger Wunsch der beiden Verfasserinnen dieses Buches, daß die rührende und oft heldenhafte Geschichte der Krankenpflege den modernen Gemeinschaften nicht unbekannt bleiben möchte. Fünfzehn Jahre lang hat die eine geduldig das Material über die Krankenpflege und ihre Geschichte gesammelt, während die andere zwei Jahre lang ihre ganze Zeit der Durchforschung der heimischen und ausländischen Bibliotheken widmete.

Bei der Ausführung unserer Arbeit sind wir uns unserer Unzulänglichkeit bewußt gewesen und das um so mehr, je mehr wir uns der Vollendung dieser ersten Bände näherten. Die Hingebung, mit der wir arbeiteten, möge sowohl die Mängel, deren wir uns bewußt sind, als auch die Irrtümer, die wir möglicher Weise übersehen haben könnten, entschuldigen.

Wir haben indes versucht, nur Schriftsteller anzuführen, deren Zuverlässigkeit anerkannt ist, und die Originalquellen soweit als möglich zu ergründen.

Um nicht in den ersten Abschnitten zu stark kürzen und zu viele Einzelheiten fortlassen zu müssen, hielten wir es für richtiger, an der Schwelle der modernen Aera Halt zu machen, der wir unmöglich in zwei kleinen Bänden gerecht werden konnten. Sollte dieser erste Versuch eine gute Aufnahme finden, so wollen wir später die Entwicklung der modernen Krankenpflege mit ihren wichtigen und dramatischen Phasen in fast jedem Lande zu schildern suchen, um den gegenwärtigen Revolutionen in Deutschland und Frankreich, dem Erwachen Italiens und dem wunderbaren Aufsteigen Japans zu hoher Bedeutung Rechnung zu tragen.

Wir schulden vielen, die uns geholfen haben,

den wärmsten Dank. Besonders müssen wir Dr. Robert Fletcher, vom Militärärztlichen Museum in Washington, die Schwestern von St. Joseph in Montreal und die Schwestern des Hôtel-Dieu in Quebec hervorheben. Ebenso möchten wir das herzliche, großmütige und hülfsbereite Entgegenkommen aller Ärzte betonen, deren Schriften wir benutzt haben.

August 1907. M. A. N.
L. L. D.

VORWORT DER ÜBERSETZERIN.

Die letzten Jahrzehnte haben durch eine ungeheure Erweiterung der ärztlichen und sozialen Arbeitsgebiete auch der Krankenpflege eine erhöhte Bedeutung als Helferin auf Beiden gegeben. In längst verflossenen Jahrhunderten, in denen sowohl die ärztliche, wie die soziale Praxis ausschließlich in den Händen religiöser Organisationen lag, konnte naturgemäß auch die Krankenpflege nur durch solche geübt werden und mag die Sachlage in vieler Beziehung damals eine sehr ähnliche gewesen sein. Deutschland hat von allen Ländern am längsten das Gepräge dieser Zeiten für die Krankenpflege behalten. Neben die alten katholischen Orden trat hier durch die Wiederbelebung der »Diakonisse« der ersten Christenzeit seit dem dritten Jahrzehnt des verflossenen Jahrhunderts eine neue mächtige kirchliche Organisation von evangelischer Seite, deren Wellen auch in die Nachbarländer und andere Weltteile übergriffen und unserm Vaterland früher wie jedem andern Kulturstaat Entwicklungsmöglichkeiten auf den Fürsorgegebieten gab, die für die Krankenpflege aller Länder von grundlegender Bedeutung waren. Wenn deutsche Krankenhäuser durch ihre Einrichtungen heute der ganzen Welt als Vorbild dienen, so danken wir das nicht nur dem Stand der deutschen ärztlichen Wissenschaft und Technik, sondern auch dem Wirken der Frauen, die nach einer langen Zeit traurigsten Verfalls mit dem Geist der christlichen Liebe auch Sauberkeit, Ordnung und freundliche Fürsorge in die öden, oft abschreckenden Räume trugen, die in jener Zeit als Krankenhäuser dienten.

Bald danach kam im Lauf weniger Jahrzehnte der gewaltige Umschwung der weltwirtschaftlichen Verhältnisse, der Triumphzug von Wissenschaft, Technik und Handel, deren Einflüssen sich keinerlei Lebensverhältnisse entziehen konnten. Die Krankenpflege in den Ländern, in denen sie nie oder seit lange nicht mehr auf hoher Stufe stand, weil sie in religiöser Form nie in nennenswertem Umfang bestanden hatte, wie in Amerika, oder seit Jahrhunderten beseitigt war, wie in England, konnte dieser Bewegung leicht folgen und sich als etwas ganz Neues, als wirtschaftlich selbständiger Frauenberuf gesund und kräftig entwickeln. In Deutschland wurde von den religiösen Institutionen beider Konfessionen so Vorzügliches geleistet, daß der Antrieb zu neuen Schöpfungen auf dem Gebiet der Krankenpflege lange nicht so stark und dringlich sein konnte und daß naturgemäß, als er sich geltend machte, eine starke Anlehnung an das Bestehende erfolgte. So entwickelten sich eine Reihe von Bindegliedern zwischen den religiösen Krankenpflege-Institutionen und der Krankenpflege als wirtschaftlich selbständigem Frauenberuf. Aber auch für Deutschland mußten die Zeitverhältnisse den letzteren bringen. Und da der deutsche Geist sich nicht leicht von Altgewohntem löst, hat diese Wandlung schwere Zeiten mit sich gebracht, die im Leben vieler Frauen zu Katastrophen wurden, deren meist verschwiegenes Leid im lauten Weltgetriebe zum größten Teil spurlos verschwand oder schnell wieder vergessen wurde, wenn es doch einmal nicht hatte übersehen werden können.

Im letzten Jahrzehnt hat die berufliche Krankenpflege in Deutschland eine festere Gestaltung bekommen. Der Zusammenschluß in eine Körperschaft »Die Berufsorganisation der Krankenpflegerinnen Deutschlands«, die Einführung einer staatlichen Prüfung geben ihr feste Grundlagen zur weiteren Entwicklung. Die Krankenpflege erfordert aber neben der äußeren Gestaltung einen hochwertigen inneren Gehalt, den die Religion in den alten Institutionen zugleich mit der äußeren Form gab. In den Jahrhunderten, wo die Religion der Haupt-Kulturträger war, hätte das gar nicht anders sein können. Auch heute wird wahres religiöses Empfinden noch die tiefgründigste Ethik für die Krankenpflegerin sein, aber sie kann nicht mehr als einzige Grundlage derselben gelten. Bei den vielseitigen Anforderungen des modernen Lebens, bei der Unmöglichkeit, sie wie früher nur als Glied festgefügter, religiöser Institutionen in die Öffentlichkeit zu stellen, muß die einzelne Persönlichkeit nach allen Richtungen vertieft und entwickelt werden. An den beklagenswerten Zuständen in der deutschen Krankenpflege, die nicht länger von weitesten Kreisen unbeachtet bleiben dürfen, trägt die schlechte wirtschaftliche Lage dieses Berufes, welche die wertvollsten Elemente in den letzten zwei Jahrzehnten mehr und mehr fernhalten mußte, weil sie ihnen weder für sich noch für ihre häufigen Unterstützungsverpflichtungen irgend welche gesunde Grundlage bot, einen erheblichen Anteil der Schuld, aber das Übersehen der Erziehungsnotwendigkeiten einen ebenso großen. Der größte Teil der Krankenpflegerinnen tritt sehr jung und unreif in die verantwortliche Tätigkeit, meistens von einem unklaren Idealismus und Enthusiasmus erfüllt, der sich in der heutigen materialistischen Zeit an sich wohl schon von Jahr zu Jahr verringert. Die brutale Wirklichkeit unseres Berufslebens schlägt ihn indes bei allen nicht ganz starken Persönlichkeiten geradezu mit Keulen tot und als Entgelt haben die meisten nach wenigen Jahren einen überarbeiteten, erschöpften, oft völlig siechen Körper und einen gebrochenen Geist. Ihre gesammelten Erfahrungen gehen verloren, weil sie den meistens heißgeliebten, beglückenden Pflegeberuf mit anderer Tätigkeit vertauschen müssen, wenn sie nicht überhaupt zu Grunde gehen.

Die äußeren Arbeits- und Lebensbedingungen der deutschen Krankenpflegerin fangen an sich zu wandeln. Der Lehrplan des Staatsexamens sichert ihr, wenn auch in seiner jetzigen Form in sehr bescheidenem Maße, die nötigen technischen und wissenschaftlichen Grundlagen für die Ausübung des Frauenberufes, der außer dem der Hausfrau und Mutter der Seele des Weibes im Sorgen für andere am meisten Befriedigung geben kann. Für ihre ethischen Grundlagen hat man bis jetzt gar nicht oder in dürftigster Form gesorgt und merkwürdiger Weise ist ein wichtigster Faktor für dieselbe bislang völlig übersehen. Hat denn ein Beruf, der so alt ist wie das Menschengeschlecht, nicht in seiner Geschichte eine Ethik, die jedes denkende Glied dieses Berufes begeistern muß? Aber wer kannte sie! Man gab den jungen Schülerinnen wohl einen knappen Abriß von der Entwicklung der einzelnen Institutionen, in die sie meistens nicht die Überzeugung, sondern der Zufall geführt hatte. Statt ihren Blick für die ganze große Welt ihres Berufes zu öffnen, verengte man ihn gewöhnlich durch Züchtung eines traurigen Kastengeistes, indem man sie lehrte auf alle herabzusehen, die nicht gerade dem gleichen Kreis angehörten. In die herrliche Vergangenheit unseres Berufs einen flüchtigen Blick zu tun, war kaum einer von uns vergönnt, da die Geschichte unseres Berufs nicht ergründet war. Unsern praktischen, uns an gesundem, tatkräftigem Idealismus zum Teil weit überragenden amerikanischen Schwestern danken wir die Schöpfung eines von einzelnen von uns längst ersehnten Geschichtswerkes, das uns die ganze Entwicklung der Krankenpflege in knapper, plastischer Form aufbaut. Bei der Fülle verschiedenartigster Einrichtungen für die Krankenversorgung, derer sich Deutschland zum Teil seit alter Zeit erfreut, ist es für uns besonders schwierig, einen Überblick über dieselben zu gewinnen. In diesem Buch sieht man seit ältesten Zeiten sich eine nach der andern aus den Zeitverhältnissen organisch entwickeln, sich mit ihnen wandeln; man erfährt, warum die Gestaltung gerade so und nicht anders vor sich ging und das anscheinende Chaos wird zum übersichtlichem Bilde.

Noch während der umfangreichen Vorarbeit, ehe das Buch geschrieben war, hatte ich von den Verfasserinnen das Übersetzungsrecht erbeten. Und in der vorliegenden Übersetzung der »Geschichte der Krankenpflege« hoffe ich, allen deutschen Krankenpflegerinnen einen goldenen Schatz für ihr ganzes Leben zu übermitteln, in den sie immer wieder hineingreifen können, wenn ihnen die Hände mutlos niedersinken wollen vor der Schwere des Lebens. Unsere jungen Generationen sollten aus ihm eine unerschöpfliche Begeisterung für ihren Beruf gewinnen, sollten, wenn möglich, ehe sie denselben ergreifen, sich an ihm prüfen, ob es der rechte für sie sei. An dem Leben der Frauen, die zum Teil vor langer Zeit ihr ganzes Sein in der Krankenpflege ausströmten, das Gedenken an ihre Persönlichkeit unauslöschlich in die Tafeln der Geschichte gruben, können sie die rechten Vorbilder für ein Leben der Hingebung finden, das heute durchaus nicht mehr ein Auslöschen der eignen Persönlichkeit zu bedeuten braucht, vielmehr die große Pflicht auferlegt, jede Eigenschaft aufs Höchste zu entwickeln, um der Menschheit in reichstem Maße zu dienen.

Die verflossenen Jahrhunderte unseres Berufs, die Menschen, welche ihn zu allen Zeiten und in den verschiedensten Ländern zu dem machten, was auch wir in der Gegenwart und Zukunft erstreben, durch das Auge von Frauen zu sehen, die der Krankenpflege selbst ihr ganzes Leben widmeten, ist ein tiefes Erleben. Nicht nur uns Krankenpflegerinnen können diese Bände Führer werden und neue Ideale aufrichten helfen, auch der ganzen deutschen Frauenwelt, besonders der »Frauenbewegung« haben sie viel Wertvolles zu sagen. Unser Beruf ist so eng mit dem ganzen Leben des Volkes, mit dem kulturellen Stand jeder Zeitphase verwachsen, daß seine Geschichte Licht in manche dunkle Zeit wirft, aus der man über das Leben der Frauen wenig genug weiß, so daß ihre Einzelheiten oft von größter Bedeutung für die Erkenntnis der allgemeinen Zustände und die Stellung der Frau zu den verschiedenen Zeiten sind.

Die Überzeugung, daß die Geschichte der Krankenpflege den Krankenpflegerinnen insbesondere und allen Frauen viel wertvolles Rüstzeug für den Lebenskampf geben könne, ließ mich den Mut finden die verantwortliche Arbeit der Übersetzung auf mich zu nehmen, trotzdem ich mir neben der eignen Unzulänglichkeit sehr wohl bewußt war, daß ein durch langjährige Überanstrengung erschöpfter Mensch für eine so große Aufgabe durchaus ungeeignet und besonders nicht im Stande ist sich genügend für dieselbe vorzubereiten.

Aber ein glücklicher Stern scheint über dem Unternehmen zu walten. Unser Buch fand in Deutschland einen Verleger, dessen Auffassung sich in den knappen Worten ausdrückt: »Es kommt bei einem Buch nicht in erster Linie darauf an, daß es ein gutes Geschäft bedeutet, sondern daß es *nötig* ist«. Daß aber ein Verlag nicht nur willig ein großes Risiko übernimmt, sondern für den Fall, daß ein Gewinn erzielt werden sollte, denselben ganz denen zur Verfügung stellt, die mit der Herausgabe der

»Geschichte der Krankenpflege« ihrem Beruf und der Allgemeinheit dienen wollten, und das auch mit ihrem ganzen Leben zu tun suchten, danken wir der Gesinnung, die das Wirken unserer religiösen und weltlichen Berufsgenossen seit langen Zeiten für die Krankenpflege in weiten Kreisen geweckt hat. Miss Dock hat sofort in gewohnter Selbstlosigkeit erklärt, daß ihr Anteil an einem Gewinn aus der deutschen Ausgabe ihres Werkes der Unterstützungskasse der Berufsorganisation der Krankenpflegerinnen Deutschlands zufallen solle, so daß den deutschen Krankenpflegerinnen in doppelter Weise Gutes durch dies Buch geschieht.

Der Verlag tat aber noch mehr zur Ermöglichung des Erscheinens der deutschen Ausgabe der Geschichte der Krankenpflege. Er stellte auch Fräulein Estelle du Bois-Reymond als Mitarbeiterin zur Verfügung, die in sorgfältigster und verständnisvollster Weise half, der Übersetzung die äußere Form zu geben, die für den literarisch Ungeschulten eine erhebliche Schwierigkeit bedeutet. Ihr spreche ich an dieser Stelle ebenso wie dem Verleger und den treuen Helferinnen aus dem Schwesternkreise, die durch Ausziehen der deutschen Textstellen und sonstige technische Mithülfe zu seiner Fertigstellung praktisch mit beitrugen, den wärmsten Dank aus.

Möge das vorliegende Werk seinen Zweck erfüllen und an der ethischen Vertiefung des Pflegeberufs als Lehrbuch der Schwestern mithelfen und in weitesten Kreisen der Krankenpflege Verständnis und Interesse gewinnen!

Schw. Agnes Karll.

INHALTSVERZEICHNIS.

ZWEITER TEIL.

VOM ERSTEN BIS ZUM SCHLUSSE DES ACHTZEHNTEN JAHRHUNDERTS.

VERZEICHNIS DER ABBILDUNGEN.

ERSTER TEIL.

VOR-CHRISTLICHE ZEIT.

EINLEITUNG.

Die Kunst der Pflege, zugleich die älteste Beschäftigung der Frauen und der jüngste Zweig der ärztlichen Wissenschaft, muß mit der ersten Mutter entstanden sein, welche für ihre Kleinen alle die Dienste verrichtete, die es ihnen möglich machten, zu leben und zu gedeihen. Die täglichen und stündlichen Mühen des Fütterns, Wärmens, des Behütens vor Unheil, des Bewachens in der Nacht, der rhythmische Schwung der Wiege oder des Zweiges unter dem Auge der Mutter — diese mütterlichen Sorgen, ebenso alt oder noch älter als das Menschengeschlecht, legten den Grund, aus dem sich der Krankenpflegeberuf zu seinem heutigen Stand entwickelte.

Will man den Ursprung so mancher Eigenart und Gewohnheit ergründen, so muß man nicht nur die menschliche Familie in Betracht ziehen, sondern auch die viel älteren Rassen der Vögel und Säugetiere, unter denen die ersten dämmernden Spuren elterlicher Liebe, Güte und gegenseitiger Hülfe entstanden. Alle Forschungen über die Geschichte und Entwicklung des Menschen müssen unvollständig bleiben, wenn sie nicht eng mit den Studien über diese niedern, ihm verwandten Geschöpfe verknüpft sind. Die Urvölker haben stets den Vögeln den Besitz eines tiefern Wissens zugeschrieben, als den Menschen, und sicherlich wird niemand ihre Wanderungen und Flüge, ihre wunderbar gefügten Nester, die Sorge für ihre Jungen, die Reinheit und Lieblichkeit ihres Familienlebens ohne Staunen und Bewunderung betrachten können. Die hochentwickelte und intelligente Art der Mutterliebe und Fürsorge unter den höheren Tieren ist jedem Beobachter wohlbekannt und erscheint in der Tat oft, soweit man nach ihren Handlungen urteilen kann, so lange sie währt, in keiner Weise derjenigen untergeordnet, welche die Mutter bei den Naturvölkern ihrem Sprößling widmet. Sie unterscheidet sich von ihr nur durch ihre Dauer, denn die Sorgfalt der Säugetier- oder Vogelmutter für ihr Junges hört mit dem Ausgewachsensein desselben auf.

Bei der Ergründung des Ursprungs der sanfteren und menschlicheren Eigenschaften, welche die Gesellschaft als solche ermöglichen, führen die meisten Gelehrten dieselben auf die frühesten Äußerungen der mütterlichen oder väterlichen Liebe zurück. Die von John Fiske[1]) aufgestellte Theorie, die höhere Entwicklung der menschlichen Rasse beruhe auf dem Umstande, daß der menschliche Säugling während einer langen Zeitperiode hülflos und abhängig ist,

---

[1]) »*On the Part played by Infancy in the Evolution of Man*« (Der Anteil der Kindheit an der Entwicklung des Menschen) in *A Century of Science and other Essays* (ein Jahrhundert der Wissenschaft und andere Aufsätze) von John Fiske. Houghton, Mifflin & Co. 1899 S. 100—121.

und deshalb eine verlängerte und anhaltendere Zärtlichkeit in den Eltern wachruft, woraus die höhere Entwicklung des Charakters entspringt, wird allgemein als einer seiner wichtigsten Beiträge zum modernen Denken angesehen. Hingegen haben andere Schriftsteller den Ursprung der Güte und Sanftmut auf die früheste Geschlechtsanziehung zurückgeführt und sehen die lebenslängliche Paarung und Treue einiger Vögel und Säugetiere als Beweise dafür an, daß diese Form der Liebe eine dauerhaftere ist. Es gibt indes von altersher in der Geschichte unserer Urväter noch einen andern Trieb, der sogar dauernder und verbreiteter und weit weniger persönlich oder individualistisch ist, als irgend einer der schon erwähnten: nämlich den sozialen Instinkt, das soziale Empfinden, welches sich ganz deutlich als Grundlage dessen erweist, was wir bei der menschlichen Rasse Altruismus oder Humanitarismus nennen. Das ist der Instinkt der gegenseitigen Hülfe, sicher ein Sinn der Rasseerhaltung, welcher den Schutz der Jüngeren und Schwächeren des Stammes durch die Älteren und Stärkeren herbeiführt und ganze Herden veranlaßt, die Not des Einzelnen zu teilen oder den Versuch seiner Rettung aus Gefahr zu unternehmen.

Wir verdanken Kropotkin, dessen wissenschaftliche Kenntnisse ebenso groß sind wie seine Güte gegen alle Wesen der Schöpfung, die Feststellung dieser Wahrheit, die er äußerst anziehend in seiner »Gegenseitigen Hülfe« [1]) erläutert. In der Einleitung erzählt er seine

[1]) Peter Kropotkin, *Mutual Aid a Factor of Evolution* (Gegenseitige Hülfe als ein Faktor der Entwicklung). Wm. Heinemann, London, 1902.

Beobachtungen über das Tierleben in den ausgedehnten Gebieten Nordasiens und legt seine Gründe dar, weshalb er die gewohnte pessimistische Anschauung über den »Kampf ums Dasein« für irrig hält. »In allen diesen Szenen des Tierlebens, welche sich vor meinen Augen abspielten«, schreibt er, »sah ich gegenseitige Hülfe und gegenseitige Unterstützung in solchem Umfange durchgeführt, daß sie sich mir als ein Zug von größter Wichtigkeit für die Erhaltung des Lebens und die Bewahrung jeder Art und ihrer weiteren Entwicklung aufdrängte.« Er zitiert einen andern russischen Gelehrten, Prof. Kessler in St. Petersburg, der 1880 über diesen Gegenstand las und nachwies, daß »neben dem Gesetz der gegenseitigen Bekämpfung in der Natur das Gesetz der gegenseitigen Hülfe besteht, welches . . . für die fortschreitende Entwicklung der Art weit wichtiger ist als das Gesetz der gegenseitigen Bekämpfung«.

Kropotkins Beobachtungen überzeugten ihn, daß die Tiergattungen, deren Angehörige einander am meisten beistehen, am ausgedehntesten erhalten blieben und am besten befähigt sind sich zu erhalten; daß die Theorie, Gegnerschaft sei das vorherrschende Gesetz des Lebens, und der »Kampf um die Existenzmittel . . . des einzelnen gegen alle ein Naturgesetz« . . . der Bestätigung durch direkte Beobachtung entbehre. Das Bestehen dieser Gewohnheit der gegenseitigen Hülfe weist er ferner bei den Urvölkern nach. Lumholtz, ein Missionar aus Nord-Queensland, sagt als Antwort auf Fragen, welche die Anthropologische Gesellschaft in Paris ihm stellt, von den Eingeborenen: »Das

Gefühl der Freundschaft ist unter ihnen bekannt: es ist stark. Schwache Leute werden gewöhnlich unterhalten; Kranke werden sehr gut versorgt, man läßt sie nie im Stich und tötet sie nicht«[1]). Andere Zeugnisse, welche derselben Gesellschaft über die Papuas in Neu-Guinea zugegangen sind, beschreiben diese als »gesellig und heiter; sie lachen sehr viel . . . sie sorgen für ihre Kranken und Alten«[2]). »Ihre Kämpfe«, fügt Kropotkin hinzu, »sind mehr die Folge des Aberglaubens und der Unwissenheit als der Gegnerschaft. Wenn irgend jemand erkrankt, kommen die Freunde und Verwandten zusammen und beraten über die Ursache der Krankheit. Alle möglichen Feinde werden in Betracht gezogen. Jeder bekennt seine eigenen kleinen Streitigkeiten und endlich wird die wahre Ursache entdeckt. Ein Feind aus dem nächsten Dorf ist Schuld und ein Überfall auf dasselbe wird beschlossen«. — Von den Djaks auf Borneo sagt er: »Sie sind sehr gesellig, beweisen ihren Frauen große Achtung und lieben ihre Kinder; wenn jemand von ihnen erkrankt, pflegen die Frauen ihn abwechselnd«.

»Geschichtsschreiber haben Kriege und Trübsale aufgezeichnet« sagt Kropotkin: »aber sie haben dem Leben der Massen und den zahllosen Handlungen der gegenseitigen Unterstützung und Hingebung keine Aufmerksamkeit geschenkt.«

Bei dem Versuch, die Geschichte der Krankenpflege zu studieren, die in irgend einer, wenn auch

---

1) Kropotkin, a. a. O. S. 92.

2) a. a. O., S. 93.

noch so unentwickelten Form stets dagewesen sein muß, finden wir lange Perioden des Stillschweigens über diesen Gegenstand, zweifellos wegen dieser Neigung der Historiker zu übersehen, was gewöhnlich und natürlich war. Während der Jahrhunderte, wo schon eine Art von Chronik über die menschlichen Fortschritte berichtete, geschieht der Krankenpflege getrennt von der empirischen Medizin keine Erwähnung. Trotzdem wir sicher sein können, daß stets Frauen an den Krankenbetten gewacht haben, führen uns unsere ersten Kapitel direkt zu den frühesten Methoden praktischer Medizin. Ohne Zweifel waren in fernen Zeitaltern Medizin und Krankenpflege vereinigt und und selbst heute beschreiben die Deutschen unter der Bezeichnung »Krankenpflege« alle möglichen Prozeduren und Behandlungen, die ebensogut unter die ärztliche Behandlung kommen könnten. In den primitiven Arten der Behandlung und Anwendung von Heilmitteln, welche man jetzt bei den Stämmen der Wilden sieht, gleichgültig ob sie von Zauberern, Priestern, Ärzten oder alten Frauen angewandt werden, finden wir Beispiele von der historischen Abstammung der modernen Krankenpflege und den frühesten Formen dieser Kunst, vor allem aber sollten wir unsere niederen »Brüder«, wie der h. Franziskus die Tiere genannt hat, betrachten.

Kapitel I.

»ERSTE HÜLFE« UNTER DEN TIEREN.

»Die Naturgeschichte gibt reichliche Beweise dafür, daß die niederen Tiere sich selbst geeigneter medizinischer und chirurgischer Behandlung unterwerfen, wenn es nötig ist, daß sie nicht nur sich selbst behandeln, wenn sie verwundet oder krank sind, sondern auch einander beistehen«, sagt Berdoe.[1]) Jedermann hat Katzen und Hunde Gras und Blätter fressen sehen, die als Brech- und Abführmittel wirken. Kröten und gewisse größere Tiere kennen Gegenmittel für die Bisse giftiger Spinnen und Schlangen. Alle Tiere zeigen zeitweise ein Verlangen nach Salz und legen weite Wege zurück, um es zu bekommen. Es wirkt abführend auf sie und Berdoe sagt, »wenn der Mensch die medizinischen Eigenschaften des Salzes nicht schon kennte, könnte er sie durch das gierige Lecken von Büffeln, Pferden und Kamelen ausfindig machen.«

---

[1]) Edward Berdoe, *The Origine and Growth of the Healing Art* (Ursprung und Entwicklung der Heilkunde). Swan, Sonnenschein & Co., London 1893, S. 3.

Tiere lecken ihre Wunden und diese früheste und primitivste Form antiseptischer Wundbehandlung ist auch ein natürlicher Instinkt des Menschen, der sich selbst im zivilisierten Zustand noch geltend macht. Affen verstehen Blutungen durch den Druck ihrer Finger oder mit Polstern von Blättern oder Gras zu stillen. Man weiß, daß Ratten ein Bein der Ihrigen abgenagt haben, um sie aus der Falle zu befreien. Gewisse Vögel, besonders die Schnepfe, verstehen Beinbrüche zu behandeln und es sind zahlreiche Fälle bekannt, in welchen sie Schienen angewandt haben, indem sie dieselben mit spiralförmig angelegten Gräsern banden und mit einer klebrigen Substanz oder Lehm befestigten, und daß sie Wunden mit Federn und Moos verbanden, welche durch das geronnene Blut zusammengehalten wurden.[1]) Verwundetes Wild hat weite Strecken zurückgelegt, um Ströme oder Seen zu erreichen und sich mit der entzündeten Wunde ins Wasser legen zu können. Die in Deutschland im vorigen Jahrhundert neu belebte Behandlung gewisser Wunden mit feuchten Umschlägen soll von einem Förster veranlaßt sein, der aus dieser Gewohnheit des Wildes den Schluß zog, das Verfahren könne auch für den Menschen heilsam sein. Obgleich er Laie war, machte er den Versuch, der später von den deutschen Chirurgen unter der Bezeichnung »Prießnitzsche Behandlung« aufgenommen wurde. Bienen zeigen viel Kenntnis der sanitären und hygienischen Gesetze. Sie ventilieren ihre Körbe

---

[1]) Berdoe, a. a. O. S. 4 und 5.

und umgeben die Toten, die sie nicht entfernen können, mit einer luftdichten Hülle.

Wer die Forschungen in dieser Richtung fortsetzen will, kann Quellen interessanter Informationen finden, welche über die geistigen Eigenschaften der Tiere in fesselndster Weise Aufschluß geben. Ob man vorzieht, es Instinkt, Überlegung oder ererbte Erinnerung — Gedächtnis — zu nennen, ist gleichgültig, die Tatsache bleibt, daß Tiere viel praktische Kenntnis von dem haben, was ihnen gut tut. Es ist nicht weniger wahr, daß auch der Mensch eine unmittelbare Erkenntnis besitzt, welche ihn bei der Wahl natürlicher Hülfsmittel leitet, bis er diesen Instinkt durch abnorme Gewohnheiten oder Überkultur verliert oder zerstört.

Kapitel II.

VERSORGUNG DER KRANKEN BEI DEN URVÖLKERN.

Die intuitive Erkenntnis von dem, was die Gesundheit fördert, die einfache Erbschaft aus dem Pflanzen- und Tierleben, muß mit der allmählich angesammelten, überlieferten Erfahrung der Vorfahren durch lange Zeitalter der einzige Ratgeber des Urmenschen in gesundheitlicher Beziehung gewesen sein. Unsere früheren Vorfahren müssen, beständig den Angriffen wilder Tiere ausgesetzt, bald Methoden zur schnellen nnd wirksamen Wundbehandlung gefunden haben, wenn dieselben auch noch so unentwickelt waren. Sie waren die ersten Wundärzte. Die Frauen müssen einige einfache ursprüngliche Prinzipien zur Versorgung ihrer Kinder gehabt haben und die Großmütter, daran ist nicht zu zweifeln, sammelten Kräuter und machten Pflanzenaufgüsse, ungefähr ebenso wie sie es heute tun. Wer kennt die alten Frauen abgelegener Berggegenden und wäre nicht sicher, daß vor Jahrtausenden die Großmütter die ersten Ärzte und Pflegerinnen waren?

Als der Urmensch in der Fähigkeit, Eindrücke aufzunehmen, weitere Fortschritte machte, beeinflußten die engen Beziehungen zu einer Natur, die er genau kannte, ohne sie zu verstehen, alle seine Ideen in einer Weise, die in Wirklichkeit höchst natürlich und logisch war, obgleich wir sie jetzt abergläubisch nennen. Wenige moderne Menschen haben genügende Einbildungskraft, um sich in die Lage unserer frühesten Vorfahren zu versetzen, die der Kälte, dem Wind und der Sonnenglut ausgesetzt waren; den Donner und das Brüllen der Wasser hörten; die Blumen aus der Erde schießen und die Vögelchen ihre Schalen sprengen sahen, ohne die geringste Ahnung von den naturwissenschaftlichen Kenntnissen zu besitzen, welche heute jedermann sozusagen mit der Luft einatmet. Er fühlte sich selbst lebendig, wie konnte er etwas anderes denken, als daß alles lebe? Da er in andern die »Seele« *(psyche, anima* oder, wie man es sonst nennen mochte) sah und sie in sich fühlte, so mußten nach seiner Meinung alle Dinge beseelt sein. Im Traume handelt die Seele unabhängig vom Körper und da er in seinen Träumen seine Waffen, seine Hunde, seine Beute sah und sie handhabte, so mußten die Seelen auch fähig sein, ihre äußere Gestalt zu verlassen. Berdoe sagt:[1])

Es besteht kein Zweifel darüber, daß der Glaube an die Seele und das Fortbestehen der abgeschiedenen Geister in einer andern Welt aus den Träumen entstand. Da der Wilde

---

[1]) Berdoe, a. a. O. S. 9.

im Traum mit den Gestalten seiner abgeschiedenen Verwandten und Freunde zu verkehren wähnte, so entstand bei ihm die natürliche Vorstellung, der Glaube, daß diese Personen wirklich als Geister in einer andern Welt als der sichtbaren, in der er lebte, fortbestanden. Die, welche am häufigsten und lebhaftesten träumten und imstande waren, ihre Visionen am klarsten zu beschreiben, strebten natürlich darnach, deren Bedeutung zu erklären und wurden für ihre dümmeren und weniger poetisch veranlagten Brüder wichtige Persönlichkeiten, die man in engerem Zusammenhang mit der Geisterwelt glaubte als andere Menschen. Auf diese Weise entwickelte der Lauf der Zeit Seher, Propheten und Magier.

Dieser einfache aber logische Glaube wurde zweifellos durch tatsächliche Krankheitserfahrungen gestärkt und bestätigt. Jeder weiß, wie verschieden ein kranker Mensch von seinem eigentlichen Ich ist. Was mag ein ungeschulter Geist von Delirium, Krämpfen oder Schüttelfrösten denken?

Baas sagt in seiner Geschichte der Medizin, bei der Betrachtung der Gedankenentwicklung des Urmenschen in Bezug auf Krankheit, daß man in dem niedrigsten bekannten Entwicklungsstadium glaubte, Krankheit werde von einer andern Person verursacht — von einem Feinde, oder vielleicht von einer Hexe (einem alten Weib). In diesem Stadium der geistigen Entwicklung war weder ein Gedanke an Zauberer noch der Anfang einer medizinischen Kaste vorhanden. Die nächst höhere Stufe geistiger Fähigkeit wird durch die Theorie gekennzeichnet, daß Krankheit von Geistern verursacht wird und ein dritter noch höherer intellektueller Zustand ist der, welcher besondere Götter der Heilkunst voraussetzt mit der Vermittelung von Priestern, welche Kenntnisse der Heilmittel haben[1]). Die zweite Stufe, welche noch in vollem Umfang unter manchen Indianer- und Südsee-Insulanerstämmen besteht, entwickelt den Medizinmann oder Zauberer (»Medizin« bedeutet unter den Indianern irgend etwas Großes, Geheimnisvolles oder Wunderbares), der behauptet eine geistige Gewalt über die Dämonen der Krankheit zu besitzen und im Stande zu sein, sie durch religiöse Gebräuche und Zaubergesänge aus dem leidenden Körper zu entfernen. Seine Methode besteht darin, daß er versucht, den Körper des Kranken zu einem unangenehmen Aufenthalt für den Geist zu machen und diesen durch Kneten, Kneifen, Schlagen und Hungern, durch fürchterlichen Lärm, schlechte Gerüche, widerwärtige Tränke auszutreiben; oder er beredet den unwillkommenen Gast, seine Wohnung im Körper eines andern Wesens zu nehmen[2]).

Withington stellt die Vermutung auf, daß die Anwendung der Massage aus diesem Kneten hervorging und führt auch den Ursprung des noch herrschenden Glaubens an »starke« Medikamente auf diese Stufe des menschlichen Kindheitsstadiums zurück.

Tylor sagt bei der Besprechung der Krankheitserscheinungen unter den Urvölkern:

---

[1]) *Grundriss der Geschichte der Medizin* von Dr. Johann Hermann Baas, S. 8. Ferd. Enke, Stuttgart 1876.

[2]) *Medical History from the earliest Times* (Geschichte der Medizin seit den frühesten Zeitaltern) von Edward Theodore Withington, M. A., M. B. Oxon. Scientific Press, London 1894, S. 11 und 12.

Derselbe Glaube, der im normalen Zustand des Menschen die Seele als die Bewohnerin seines Körpers ansieht, die ihm das Leben gibt, durch ihn denkt, spricht und handelt, erklärt auch die abnormen Zustände von Körper und Geist damit, daß die neuen Symptome von den Handlungen eines zweiten seelenartigen Wesens, einem fremden Geist, herrühren. Der Besessene, vom Fieber geschüttelt und hin- und hergeworfen, von Schmerzen gequält und verrenkt, als ob ein lebendes Wesen ihn innerlich hin- und herrisse und würfe, abgezehrt, als ob es seine Nahrung Tag für Tag verschlänge, findet naturgemäß eine eigene geistige Ursache für seine Leiden. In schrecklichen Träumen mag er sogar manchmal den Geist oder den teuflischen Alb sehen, der ihn plagt — ein solcher scheint denen, die bei ihm wachen, und auch ihm selbst das bloße Werkzeug eines Geistes geworden zu sein, der ihn ergriffen hat oder in ihn gefahren ist . . .

Dieses ist bei den wilden Völkern die Theorie des vom Teufel Besessenseins, eine Theorie, welche viele Zeitalter hindurch unter den niedrigen Rassen die hauptsächlichste Lehre von Krankheit und Inspiration gewesen ist und noch heute besteht. Wenn wir einen klaren Begriff derselben in dieser ihrer ursprünglichen Heimat erlangt haben, werden wir im Stande sein, sie durch alle Grade der Zivilisation zu verfolgen, wir werden sehen, wie sie stückweise unter dem Einfluß neuer medizinischer Theorien zerbröckelt, manchmal sogar sich neubelebt und ausdehnt, und wie ihre letzten langsam verschwindenden Überreste noch mitten in unserem modernen Leben ihren Platz behaupten. — Wenn man die Ursache einer Krankheit durch Angriffe von Geistern erklärt, folgt natürlich der Versuch, sich dieser Geister zu entledigen als gegebenes Heilmittel . . .

So erscheint die Praxis des Zauberers als selbstverständlich neben der Lehre von der Besessenheit, von ihrem ersten Erscheinen unter den Wilden an bis zu ihren Überresten in der modernen Zivilisation. Der Begriff einer Krankheit oder einer geistigen Bedrängnis als durch ein persönliches geistiges Wesen verursacht, konnte nicht glaubwürdiger dargestellt werden als durch das Verfahren eines Zauberers, der mit ihm sprach, ihm schmeichelte oder drohte, ihm Opfer anbot, es aus dem Körper des Kranken herauslockte oder trieb und es bewog, seinen Aufenthalt in einem andern Wesen zu suchen[1]).

Viele medizinische Schriftsteller haben auf die oben ausgesprochene Tatsache hingewiesen, daß die frühesten religiösen Gebräuche der Menschen nicht aus abstrakten moralischen Ideen oder der Frage nach einem zukünftigen Leben erwuchsen, sondern aus der schmerzlichen Tatsache von Krankheit und Unfähigkeit, welche für unsere Vorfahren das schlimmste Unglück gewesen sein muß. Andrew Lang sagt »Ungeschulte Menschen verwechseln unfehlbar Medizin mit Zauberei«[2]). Das Krankenbett war die Wiege des frühesten und zähesten Aberglaubens, welcher selbst heute noch dem Licht des wahren Wissens widersteht und periodisch in den Täuschungen von »Heilkünstlern« und der Leichtgläubigkeit der Massen gegenüber allen Formen der Quacksalberei zum Ausbruch kommt. Die Beharrlichkeit der Lehre des vom Teufel Besessenseins hat in der Tat eine höchst traurige Wirkung auf die spätere Geschichte der Menschheit gehabt. Sie hatte ihre Perioden des Abnehmens und

---

[1]) *Primitive Culture* (Primitive Kultur) von Dr. E. B. Tylor. London 1871, Bd. III. S. 113, 114.

[2]) *Custom and Myth* (Volksbräuche und Sagen), Andrew Lang. Longmans, Green & Co., London 1885, S. 148.

Wiederaufflackerns, erstere mehr unter dem Einfluß der Vielgötterei, letztere unter dem des Glaubens an Einen Gott. Im alten Griechenland und Ägypten war die Behandlung der Epileptiker und Geisteskranken nicht nur human, sondern im weitgehenden Sinne heilend, und das allgemeine Gefühl gegenüber dem »Zauberer« war das der Verehrung und Ehrfurcht, nicht des Abscheus. Das war auch der Fall bei den alten Teutonen, die ihre »weisen Frauen« verehrten.

Das Mittelalter brachte eine akute Wiederbelebung des Glaubens an böse Geister, der sich hauptsächlich in Zusammenhang mit vielen Krankheitsformen äußerte. Durch diesen Einfluß wurde das schon elende Los des Aussätzigen noch entsetzlicher und die geistig Kranken, die Bedauernswertesten aller menschlichen Leidenden, wurden zu vielen Zeiten an vielen Orten für vom Teufel besessen gehalten und mit unglaublicher Grausamkeit behandelt, sogar noch bis zum Anbruch des 19. Jahrhunderts. Ihre Geschichte bildet eines der tragischsten Kapitel im ganzen Laufe des menschlichen Elends[1]).

Eine andere fast unglaubliche Folge dieses ungeheuerlichen Aberglaubens, die sich auf den Geheimnissen von Gesundheit und Krankheit aufbaute, war die Hexenverfolgung. Alexander, ein altmodischer aber freidenkender Arzt, legt bei der Besprechung des in die graue Vorzeit zurückreichen-

[1]) Siehe »*History of European Morals*« (Geschichte der europäischen Sitten) von William E. H. Lecky, M. A. D. Appleton Co., New York 1897, Bd. II. S. 86—90.

den Alters des Hexenglaubens die Tatsache fest, daß die Hexen gewöhnlich Frauen waren und noch dazu alte [1]). Er weiß nicht recht zu sagen, weshalb, aber es scheint ihm einleuchtend, daß die alte Frau der Nomadenstämme, welche früh und spät ausging, um Kräuter zu sammeln, deren medizinische und heilende Geheimnisse sie besser kannte, als irgend jemand, das früheste Urbild der Hexe in Legenden und Sagen war. Es ist auch nicht schwer zu begreifen, wie gegen sie ein abergläubisches Gefühl erwachsen sein mag, denn während der Ausdruck eines alten Mannes gewöhnlich schwächlich und milde ist, hat das Aussehen einer alten Frau oft etwas wahrhaft Unheimliches und Erschreckendes [2]).

Man glaubte, daß Hexen die Macht hätten, zehrende Krankheiten oder anderen Schaden durch einen Blick hervorzurufen (der böse Blick, an den man noch in vielen Gegenden glaubt) oder dadurch, daß sie kleine Nachbildungen des Opfers herstellten oder sich irgend etwas, das zum Körper desselben gehört hatte, verschafften, wie Haar oder abgeschnittene Nägel etc. Mancher landläufige Aberglaube, der dieser Auffassung entspringt, findet sich noch heute. Die Epidemien von Hexenverbrennungen, welche die europäische Zivilisation und sogar unsere

---

[1]) *The History of Women from Earliest Antiquity to the Present Time* (Geschichte der Frauen vom frühesten Altertum bis auf die jetzige Zeit) von William Alexander M. D. C. Dilly, London 1782, S. 71.

[2]) Mason sagt dies in *Woman's Share in Primitive Culture* (Anteil der Frau an der Urkultur), S. 256.

eigene entwürdigten, sind zu wohlbekannt, um auf dieselben einzugehen. In der Grafschaft Essex in England sind allein in einem Jahr 60 Hexen verbrannt worden und Dr. Zacharias Grey erwähnt, daß er eine Liste von zwischen 3—4000 Hexen sah, die entweder durch Ertränken oder Verbrennen mit grausamen Martern getötet wurden. Es kann kein merkwürdigeres psychologisches Studium geben als das der Schriften von Increase Mather [1]) über die scheußliche Verrücktheit, welche eine Anzahl harmloser junger und alter Frauen 1692 in Salem als Hexen verurteilte und verbrannte. Sein Buch könnte wirklich als »Eine Studie über Verdauungsstörungen« bezeichnet werden, denn die tiefe Melancholie, welche er als Anschlag des Teufels auffaßt *(balneum Diaboli*, des Teufels Bad), indem er sagt [2]): »Bekanntlich zieht der Satan großen Vorteil aus den schlechten Launen und Krankheiten, die im Körper der Menschen sind, um ihre Geister gröblich zu belästigen«, kann wohl nur durch eine anhaltende und bösartige Verdauungsstörung verursacht worden sein. »Wer es wagte, die Erscheinung von Geistern, Hexen und Kobolden, ihre Macht, die Menschen zu quälen und die Macht der Priesterschaft über diese geheimnisvollen Peiniger anzuzweifeln, wurde als ein Ungläubiger angezeigt«, schreibt Offer in seinem Vorwort zu dieser schwärzesten und

---

[1]) *Remarkable Providences* (Merkwürdige Beispiele der göttlichen Vorsehung) von Increase Mather. Reeves & Turner, London 1890, S. 7.

[2]) a. a. O. S. 186.

schrecklichsten aller psychologischen Enthüllungen. Der Glaube an Hexen und ihre Macht, Krankheit bei Mensch oder Vieh zu erzeugen, findet sich noch in entlegenen Landstrichen und bei ungebildeten Leuten. Es ist sogar erst kürzlich in Pennsylvanien ein Antrag auf Untersuchung wegen Zauberei gestellt worden.

Als sich die Kaste der Medizinmänner entwickelte, fand man überall mit ihr verbunden eine untergeordnete und empirische Klasse von Heilkundigen, welche die Behandlung vornahmen, die Eigenschaften der Medikamente prüften, geschickt in der Behandlung von Wunden, in der Pflege, selbst in der Herabsetzung von Fiebern waren [1]). Dies waren oft, wenn nicht immer die Frauen der Stämme mit ihrer praktischen Kenntnis von Arzneimitteln und Heilverfahren [2]). Die Medizinmänner, die zweifellos eine große Kenntnis von Kräutern, einschließlich Giften, hatten, gaben sich den Anschein von Würde und Zurückhaltung und maßten sich eine Weisheit an, die sie nicht besaßen, indem sie in einer den Laien unverständlichen Sprache redeten. Die genaue Beziehung zwischen dem Zauberer und seinem empirischen Gehülfen ist vom Standpunkt der Krankenpflege nicht ganz klar. Wenn die alte Frau oder ein anderer Gehülfe von dem Medizinmann

---

[1]) Otis Tufton Mason A. M. *Woman's Share in Primitive Culture.* Ph. D. Appelton & Co., New York 1894, S. 150.

[2]) Die ersten praktischen Ärzte waren nicht die Zauberer, sondern die Kräuterfrauen. Sie stellten die erste »Arzneilehre« zusammen. A. a. O. S. 278.

Anweisungen für die Behandlung des Kranken erhielt, so war es das Verhältnis des Arztes zur Pflegerin. Wenn andererseits der Begleiter (Mann oder Frau) die Bäder und Kräuter verschrieb, während der Zauberer sich auf Beschwörungen beschränkte, dann kann man die beiden als Theorie und Praxis der Medizin symbolisierend ansehen, von denen die letztere das noch unspezialisierte Gebiet der Krankenpflege einschloß.

Der Unterschied zwischen einem verderblichen und einem wohltätigen Gebrauch der Wissenschaft war frühzeitig bekannt und durch die Bezeichnung »schwarze« und »weiße« Magie unterschieden. Diese Unterscheidung dauerte durch das Mittelalter fort. So bezieht sich die finnische Mythologie, die sehr alt ist, auf diese zwei Klassen — es gab Leute, die »weiße Magie« durch Mittel der Gelehrsamkeit und Güte ausübten und solche, die »schwarze Magie« mit Hülfe von bösen Geistern, Giften und Übelwollen handhabten. Die Magie Finlands war überwiegend medizinisch[1]).

Die praktische Krankenpflege unter den wilden Stämmen ist, soweit gewisse Behandlungsarten in Betracht kommen, nicht zu verachten. Viele können geschickt Wunden behandeln, Friktionen, Einreibungen und Reizmittel anwenden und Fieber durch Getränke und Wasseranwendungen lindern. Alle wilden Völker haben eine gute Kenntnis der Massage (wie z. B. das *lomi-lomi* der Sandwich-

---

[1]) Berdoe a. a. O. S. 15.

Insulaner), die alten Frauen sind vertraut mit heißen Umschlägen und ihrer Anwendung und wissen manchen schweißtreibenden und erleichternden Tee und Trank zu bereiten. Der Gebrauch des Schwitzbades ist ihnen wohlbekannt und wichtig. Das allgegenwärtige Schwitzbad der Eingebornen wird von Smith[1]) folgendermaßen beschrieben:

Sie werden manchmal von Wassersucht, Schwellungen, Reißen und andern derartigen Leiden geplagt; um dieselben zu heilen, errichten sie einen Ofen in der Form einer runden Hütte aus Matten, so eng, daß wenige Kohlen mit einem Topf zugedeckt den Kranken in starken Schweiß bringen. . .

Ehe sie ihre Tänze begannen, fasteten die Männer oder wenigstens die Führer vierundzwanzig Stunden und betraten dann bei Sonnenaufgang das Schwitzbad, um die religiösen Riten der Reinigung vorzunehmen, ehe sie sich für ihre Tänze bemalten. Das Schwitzbad ist ein kleines rundes Flechtwerk aus Weidenzweigen, die in den Boden getrieben und am obern Ende zusammengebogen und miteinander verbunden sind, so daß, wenn man sie mit Decken oder Büffelfellen bedeckt, das Gebäude ein winziges nach oben gerundetes *tipi* bildet, gerade hoch genug, daß mehrere Personen in gebeugter Stellung darin stehen oder sitzen können. Der Eingang ist, wie bei allen indianischen Bauten üblich, nach Osten gerichtet. Wenige Schritte entfernt, der Tür gegenüber, erhebt sich ein kleiner Erdhügel, auf dem ein Büffelschädel so aufgestellt ist, als sähe der Kopf in die Hütte. Die Erde, welche den Hügel bildet, stammt aus einem Loch in der Mitte der Hütte. Bei dem Schwitzbad befindet sich häufig ein

---

[1]) J. W. Powell, *13th Annual Report of the Bureau of Ethnology* (13. Jahresbericht des ethnologischen Bureaus). Washington 1896, S. 19,

großer Opferpfahl mit bunten Zeugstreifen, Tabakpaketen oder sonstigen Opfergaben für die Gottheit, welche bei irgend einer besonderen Gelegenheit von dem Gläubigen angerufen wird.

Das Schwitzbad wird häufig gebraucht, sowohl als religiöser Reinigungsritus wie als hygienische Behandlung. Wie alles im Leben der Indianer, erfolgt selbst die sanitäre Anwendung des Schwitzbades mit viel Einzelheiten religiöser Zeremonien. Frische Bündel der wohlriechenden wilden Salbei werden auf den Boden des Badehauses gestreut und ein Feuer in der Nähe draußen angezündet. In diesem Feuer werden durch den Medizinmann Steine erhitzt. Wenn alles fertig ist, betritt der Kranke oder Andächtige bis zu den Hüften entkleidet die Hütte. Die Steine werden ihm durch die Priester mittels zweier gabelförmiger Stöcke, die besonders für diesen Zweck geschnitten sind, hineingereicht und mit zwei andern gabelförmigen Stöcke legt er sie in das bereits erwähnte Loch, das in der Mitte der Hütte ausgegraben ist. Darnach wird ihm Wasser hineingereicht, welches er über die heißen Steine gießt, bis das ganze Innere von Dampf erfüllt ist. Die Decken werden dicht zugezogen, um jede Öffnung zu schließen. Er sitzt in diesem primitiven türkischen Bade, bis sein nackter Körper von Schweiß trieft. Während dieser Zeit tun die Ärzte draußen ihr Teil durch Gebete zu den Göttern und Ergänzen der heißen Steine und Wasserversorgung, bis er nach ihrer Meinung geistig und körperlich genügend gereinigt ist. Dann kommt er heraus und legt seine Kleider wieder an, nachdem er manchmal zuerst dem Schweiß Einhalt getan und durch einen Sprung in den benachbarten Strom eine Reaktion herbeigeführt hat. Das Schwitzbad in der einen oder andern Form war fast allen Stämmen in den Vereinigten Staaten gemeinsam; ein Zubehör zum Geistertanz scheint es nur bei den Sioux gewesen zu sein. Das Schwitzbad für den Geistertanz der Sioux wurde häufig genügend groß gemacht um

Platz für eine beträchtliche Anzahl von stehenden Personen zu bieten[1]).

Das Aderlassen und Schröpfen wird beides bei wilden Stämmen zur Schmerzstillung ausgeübt. Die Indianer öffnen Abszesse mit scharfen Feuersteinen und amputieren Glieder mit Jagdmessern und stillen Blutungen mit heißen Steinen[2]). Unter den Überbleibseln prähistorischer Menschen finden sich Schädel aus dem neolithischen Zeitalter, die trepaniert[3]) sind und die Völker der Südsee-Inseln führen noch jetzt die Trepanation aus. Es gibt Stämme in Australien, bei denen Ovariotomien vorgenommen werden und ein englischer Reisender sah wie ein Kaiserschnitt von einem Eingebornen Zentralafrikas ausgeführt wurde[4]). Wohl eine der interessantesten aller Entdeckungen des Urmenschen im Reich praktischer Medizin ist die Pockenimpfung, die gewissen wilden Stämmen seit undenklichen Zeiten bekannt war. Livingston und Bruce haben berichtet, daß die Hottentotten und andere Stämme Innerafrikas sie kannten und daß sie in Nubien von alten Negerinnen seit dem fernsten Altertum ausgeübt wurde. Aber so geschickt die Wilden in vieler Beziehung den Anforderungen ihrer Lebensweise nachzukommen wußten, so brauchen wir doch nur den Zustand der Kranken in den Schneehütten der Lappländer, den Steinhütten

---

[1]) *14th Annual Report of the Bureau of Ethnology*, Washington 1896, 1. Teil S. 822—823.

[2]) Berdoe a. a. O. S. 42.

[3]) Withington a. a. O. S. 7.

[4]) Berdoe a. a. O. S. 45.

der irischen Bauern und den Blockhütten der Bergbewohner zu kennen, um uns darüber klar zu sein, wie weit die Urformen der Krankenpflege und Medizin davon entfernt waren, auch nur die elementarsten Bedingungen der Behaglichkeit für die Kranken zu schaffen.

Kapitel III.

INDIEN.

Wir haben gesehen, daß die frühesten Gedanken des Urmenschen alles das personifizierten, was er in der Natur sah; daß seinem einfachen und objektiven Empfinden selbst die toten Gegenstände ebenso lebendig schienen, wie er selbst; daß die Naturerscheinungen für ihn das größte Mysterium waren und daß seine ersten mystischen Riten der Behandlung und Heilung von Krankheiten und der Erhaltung der Gesundheit galten, die für ihn den größten Segen bedeutete. Es ist also eine durchaus logische Folge, daß sich die Götterlehre und die Religionen der ältesten Kultur auf der Naturanbetung aufbauten. Die vielen Götter alter Zeiten, die zahllos, verwirrend und oft widerwärtig erscheinen, wenn man sie ohne den Schlüssel zu ihrer Bedeutung betrachtet, sind einfach und begreiflich, wenn man bedenkt, daß sie alle ursprünglich Naturgötter waren, das heißt einfach symbolisierte und personifizierte äußere Naturgewalten oder Attribute des physischen und intellektuellen Menschen.

Es gibt kein fesselnderes Studium, als das der vergleichenden Mythologie, die uns die Natursagen der verschiedenen Länder als die gleichen zu erkennen lehrt, nur mit den Unterschieden in Namen oder Einzelheiten, welche auf den Verschiedenheiten des Klimas oder der physikalischen Bedingungen der Erde beruhen. Die Sonne, frühzeitig als die Quelle aller Energie erkannt; die See mit ihrer geheimnisvollen Tiefe; das noch unerklärlichere Innere der Mutter Erde, von der vulkanische Feuer und klare Wasserquellen ausgehen; der Wintertod und die Auferstehung des Frühlings; die in der ganzen Natur sichtbare fortpflanzende Kraft — alles war Gegenstand der Verehrung und Verkörperung. Beispiele dieser Verkörperung leben im Märchen fort.[1]) Es ist ganz unerläßlich hieran zu denken, wenn man medizinische Mythen und die engen Beziehungen der alten Medizin zu den mythischen Gottheiten richtig erfassen will. Moderne Menschen, die ihre Religion so weit von ihrem täglichen praktischen Leben entfernt haben, können sich nicht leicht klar machen, wie eng verbunden die Naturanbetung mit jeder Handlung des Lebens gewesen sein muß. Die Beschäftigung mit dem Ackerbau entwickelte die lieblichsten und poetischsten Seiten der alten Mythen; das Studium der Krankheiten mit der daraus folgenden Dämonenlehre führte zeitweise zu den düstersten und schrecklichsten Erscheinungen. Auch in alten

---

[1]) *Rotkäppchen, Dornröschen,* alle Drachengeschichten sind Märchen von Sommer und Winter, Tag und Nacht.

Zeiten wurzelte der Fortschritt auf dem Gebiete der Medizin genau so auf dem geduldigen Studium der Natur wie heute und eine stetig wachsende praktische Bekanntschaft mit ihren Gesetzen und Wahrheiten trug dauernd zu der Erleuchtung der priesterlichen Ärzte bei. Die Vereinigung von Theorie und Praxis fuhr fort, sich in den Orden der Priester-Gelehrten darzustellen, von denen der eine mehr die religiösen, der andere mehr die praktischen Pflichten der Heilkunde übernahm.

Die Forschungen moderner Gelehrter, die Entzifferung alter Berichte nnd die Ausgrabung lang versunkener Städte früherer Kulturen ließen Lichtfluten in die dunkeln Gebiete der Geschichte strömen und in diesem Lichte erscheinen die alten Völker dem Forscher nicht länger als Schatten oder in Fels gehauene Bilder, sondern als menschliche, natürliche, uns ganz genau bekannte Dinge. Seit sie für uns nicht mehr Fremde sind, findet man, daß die alten Hindu, Ägypter und Griechen dieselben Werke der Barmherzigkeit, dieselben Triebe der Menschlichkeit und dasselbe Streben nach verwirklichter Güte hatten, deren der moderne Mensch sich bewußt ist und die so oft den so lange unbekannten und unzählbaren, mit Vorliebe als »Heiden« bezeichneten Scharen als Charakteristikum abgesprochen wurden.

Jahrtausende vor dem christlichen Zeitalter waren die weiten Gebiete Zentralasiens Stätten hochentwickelter Kultur. Indien, die Heimat architektonischer Schönheit, die Quelle von Musik und Wissenschaft, deren heilige Veden älter sind als irgend welche Schriften in der Welt,[1]) wo das Dezimalsystem erfunden und ungeheure Entdeckungen in der Geometrie und Trigonometrie gemacht wurden und dessen aus dem Jahre 3000 v. Chr. datierende astronomische Beobachtungen heute noch hervorragend sind, war von einer Rasse bevölkert, »wohl bewandert in Krieg und Politik, verständig, klug, barmherzig, gerecht«. Hier widmete der Mann sich »dem Schutze seiner Familie« und die Frau »nahm eine hohe soziale Stellung ein«. Hier herrschte der Glaube, »daß die Schöpfung von jemand gemacht sei, der ewig und ohne Anfang war und daß es ursprünglich keine Sünde oder Krankheit gab«. Wie leicht könnten die Worte »Sünde« und »Krankheit« für sinnverwandt gelten! Die Veden sprechen von Gott als dem »ersten göttlichen Arzt« und reden ihn an: »Ich höre, Du bist der beste unter den Ärzten«.

Als der Mensch von seiner ursprünglichen Reinheit abfiel und Krankheit sein Leben kürzte, gab ihm Brahma, aus Mitleid für seine Leiden die *Ayur-Veda,* die Bücher, welche von Verhinderung und Heilung der Krankheit handeln und die Zwillingsbrüder, Kinder der Sonne — die Spender von Leben und Gesundheit — waren die göttlichen Ärzte, welche zuerst Medizin und Wundbehandlung übten. Das ist der Umriß der Legende. Die Bücher der *Ayur-Veda* sind nicht sagenhaft, sondern tatsächlich und handeln in ihren acht Teilen von großer und kleiner Chirurgie und

---

[1]) Bhagvat Sinh Jee, *A short History of Aryan Medical Science* (Eine kurze Geschichte der arischen Heilkunde), London und New-York 1896 S. 14—26.

Verbandlehre, Krankheiten in allen Teilen des Kopfes (Nervenkrankheiten), inneren Krankheiten, dämonischer Besessenheit (Wahnsinn), Kinderkrankheiten, Giften und Gegengiften, Heilmittellehre und den Geschlechts- und Blasenkrankheiten. Charaka und Susruta, wirkliche Persönlichkeiten, um die sich manche Sagen bildeten, waren die ausgezeichnetsten unter den Ärzten und Wundärzten. Susruta soll 14 Jahrhunderte v. Chr. gelebt haben; [1]) Charaka wahrscheinlich um 320 v. Chr.[2]) Man glaubte, daß die Weisheit des Schlangengottes mit den tausend Köpfen, dem Träger aller Wissenschaften und besonders der Heilkunde, in Charaka fleischgeworden sei.

Die Verbindung der Schlange mit der medizinischen Wissenschaft und dem Heilen ist interessant. Von den frühesten Zeitaltern und bei allen Nationen wurde die Schlange als Symbol der Weisheit verehrt und ihr die Fähigkeit zugeschrieben, heilende Kräuter zu entdecken. Weil sie ihre Haut abstreifte, wurde sie auch als Sinnbild der Unsterblichkeit verehrt[3]). Nur Tylor sagt in seinem Buche »Primitive Kultur«, daß dieser letzte Gedanke späteren Ursprungs sei als die Kultur der Hindus.[4])

---

[1]) C. A. Gordon, Surg. General M.D., *Medicine in Ancient India* (Medizin im alten Indien). London 1887, S. 10.

[2]) Jee, a. a. O. S. 33.

[3]) a. a. O. S. 32.

[4]) »Von allen Formen der Tieranbetung war die der Schlange am weitesten verbreitet. Sie bestand in jedem Lande, während andere Tiere nur eine örtliche Verehrung genossen. Die Schlange war der Aufenthaltsort der Seele, in welchem die Seelen der Vorfahren (wie in Indien und Rom)

Die alten Hindu glaubten, daß die Verhütung von Krankheit wichtiger sei, als ihre Heilung und ihre medizinischen Werke enthalten zahllose hygienische Regeln. Seit undenklichen Zeiten wurde die Impfung gegen die Pocken geübt, wie bei andern alten Völkern. Die Massage wurde beständig als gesundheitliche Maßregel angewendet und es gab weibliche Sachkundige für die Massage von Frauen. Jeder Hindu war verpflichtet, wenigstens einmal täglich zu baden und alle täglichen Pflichten waren in religiöse Vorschriften gekleidet. »Nach frühem Aufstehen, selbst vor Sonnenaufgang«, sagt die Vorschrift des Manu, »soll man sich mit bedecktem Haupt entleeren, baden, den Körper schmücken, die Zähne reinigen, die Augen mit Collyrium waschen und zu den Göttern beten«. Das Reinigen der Zähne geschah zweimal täglich mit einem von gewissen stärkenden und zusammenziehenden Pflanzen geschnittenen Hölzchen »mit Sorgfalt, um nicht das Zahnfleisch zu verletzen«. Die Zunge soll mit einem gebogenen stumpfen Schaber aus Gold, Silber oder anderem Metall gereinigt werden und viele seltsame Anweisungen werden gegeben: »Das Tragen von saubern Gewändern und Blumenkränzen, sowie die Anwendung von Wohlgerüchen ist angenehm,

---

wohnten, oder sie hatte die heilende und wahrsagende Kraft der Weisheit (Babylon und Griechenland) oder sie war ein böser Geist, — die Weltschlange oder der Drache. Vielleicht ist die Beziehung zwischen Schlangen und Schätzen, welche sie hüten, die fundamentalste.« *Internationale Encyclopädie,* Artikel »Nature Worship« (Naturanbetung).

schafft Ruhm und Langlebigkeit, verhindert Trübsal und Unglück, trägt zum Frohsinn bei, erhöht die Schönheit, macht würdig zum Besuch achtbarer Versammlungen und ist auch in anderer Beziehung günstig«.[1]) Die ethische Lehre der Hindu, welche einen günstigen Einfluß auf den Menschen vor der Geburt ausüben soll, ist so rein und edel, daß wenige moderne Nationen in dieser Beziehung auf gleich hoher Stufe stehen[2]). Das Zimmer der Wöchnerin soll rein sein, mit Ventilatoren in der Nord- oder Ostwand. Die Hebammen sollen zuverlässig und in ihrer Aufgabe wohlgeschult sein und ihre Nägel kurz schneiden. Auch die Kenntnis der Ansteckung spricht aus der Vorschrift: »Es ist gefährlich Kleider, Schuhe und Blumenkränze anzulegen, die schon von andern getragen sind«.

Es sind mehr Einzelheiten über Pflege in den Berichten der Hindu zu finden, als in irgendwelchen alten Chroniken. Abschnitt IX der »Charaka-Samhita« gibt folgende interessanten Ausführungen:

Der Arzt, die Medikamente, der Pflegende und der Kranke geben eine Vierzahl. Welche Tugenden jedes von ihnen besitzen sollte, um die Heilung herbeizuführen, sollte man wissen[3]).

Der Arzt. — Gründliche Beherrschung der heiligen

---

[1]) *Charaka-Samhita,* übersetzt von Avinash Chandra Kaviratna. Kalkutta, ohne Datum, S. 60.

[2]) Siehe Jee a. a. O. S. 78.

[3]) Anmerkung des Übersetzers: In Indien sind die erwähnten »Pflegenden« immer Männer, nur in ganz seltenen Fällen Frauen.

Bücher, große Erfahrung, Klugheit und Reinheit (des Körpers und Geistes) sind die Haupteigenschaften des Arztes.

Die Medikamente. — Kräftige Wirkung, Geeignetheit für die zu behandelnde Krankheit, verschiedenartige Anwendbarkeit und Unzersetzbarkeit sind die Attribute der Heilmittel.

Der Pfleger. — Kenntnis der Art, wie die Medikamente zur Verwendung zubereitet werden sollen, Klugheit, Hingebung an den Kranken und Reinheit, sowohl des Körpers wie des Geistes, sind die vier Eigenschaften des Pflegenden.

Der Kranke. — Erinnerungsvermögen, Gehorsam, Furchtlosigkeit und Mitteilsamkeit (in Bezug auf alles, was innerlich mit ihm vorgeht und von ihm zwischen den Besuchen ausgeführt wird) sind die Eigenschaften des Kranken.

Wie beim Kochen ein Gefäß, das Brennmaterial und das Feuer die Mittel in den Händen des Kochs sind; wie das Schlachtfeld, das Heer und die Waffen die Mittel in den Händen des Siegers sind um den Sieg in der Schlacht zu gewinnen, so sind auch der Kranke, der Pfleger und die Heilmittel als die Mittel des Arztes anzusehen, um eine Heilung herbeizuführen.

Wie aus der Verbindung von Ton, Stock, Drehscheibe und Faden nichts entstehen kann, wenn der Töpfer fehlt, so können die drei andern, nämlich Heilmittel, Pfleger und Patient keine Heilung in der Abwesenheit des Arztes bewerkstelligen [1]).

In den ursprünglichen Dorfgemeinden der alten Hindu befand sich unter den Verwaltungsbeamten stets ein Arzt oder Sanitätsbeamter und unter den diesen Dorfgemeinden gehörigen und mit ihren Mitteln unterhaltenen Einrichtungen gab es stets krankenhausartige Einrichtungen zur Aufnahme und Behandlung

---

[1]) *Charaka-Samhita* a. a. O. S. 102, 103.

kranker Reisender und ihrer Tiere. Für jedes so eingerichtete Hospital waren Spezialärzte angestellt[1]). Diese Hospitäler wurden später — im dritten Jahrhundert v. Chr. — durch König Asoka erweitert und entwickelt. Eine Beschreibung von »einem geeigneten Ort zur Versorgung der Kranken« aus alten Büchern übersetzt, lautet folgendermaßen:

In erster Linie muß ein Gebäude unter der Aufsicht eines in der Wissenschaft des Häuserbauens wohlgeübten Ingenieurs errichtet werden. Es muß weit und geräumig sein. Das Element der Stärke darf ihm nicht fehlen. Nicht alle Teile desselben dürfen starken Winden und Lüften ausgesetzt sein. Ein Teil wenigstens muß dem Zug des Windes zugänglich sein. Es muß so sein, daß man sich darin leicht bewegen und hindurchgehen kann. Es darf weder dem Rauch, noch der Sonne oder dem Staub, noch störendem Geräusch, Erschütterungen, üblem Geschmack oder Geruch ausgesetzt sein. Es muß Treppen, Mörser und Stößer, Klosetts, Bettstellen und Kochräume enthalten.

Darnach müssen Pfleger[2]) bestellt werden, von gutem Betragen, ausgezeichnet durch Aufrichtigkeit und Reinheit der Sitten, anhänglich für die Person, der sie dienen sollen, voll Klugheit und Geschicklichkeit, ausgestattet mit Güte, geübt in jeder Art von Diensten, welche ein Kranker erfordern kann, begabt mit gesundem Menschenverstand, befähigt Speisen und Curry zu kochen, geschickt im Baden und Waschen von Kranken, wohlbewandert im Reiben oder Drücken der Glieder oder dem Heben der Kranken und im Unterstützen beim Gehen und Bewegen, wohlgeschult im Machen und Reinigen der Betten, im Stande Medikamente herzustellen, bereit, ge-

[1]) C. A. Gordon a. a. O. S. 3—6.

[2]) Baas, a. a. O. S. 41, sagt, daß die Vaisyas oder niedere Kaste von zwei Unterkasten der Brahminen die Pfleger waren.

duldig und geschickt zur Bedienung des Leidenden und niemals unwillig irgend etwas zu tun, das ihnen vom Arzt oder Kranken aufgetragen wird. Es muß auch eine Anzahl Männer bestellt werden, die geschult sind im Gesang und in der Instrumental-Musik, im Singen von Lobgesängen, geschickt und geübt im Hersagen von Liedern, scherzhaften Gesprächen, Erzählungen, Geschichten und Sagen, geübt in den Zügen zu lesen und mit Verständnis für die Wünsche des Kranken, geschickt und beliebt bei dem, den sie zu versorgen haben, vertraut mit allen Erfordernissen der Zeit und des Ortes und im Besitz einer Höflichkeit, die zum angenehmen Gesellschafter macht. . . .

Eine Kuh muß auch gehalten werden, reichliche Milch gebend, von ruhiger Gemütsart, gesund, deren Kälber alle leben, wohlversorgt mit Futter und Tränke und in einem Pferch untergebracht, der sorgfältig sauber gehalten wird. Es sollten auch kleine Gefäße und Becher vorhanden sein, größere Schalen um Hände und Gesicht zu waschen.... Tücher aus Baumwolle und Wolle, Schnüre und Seile, Betten und Sitze, Gefäße, genannt Bhringaras voll Wasser und flachere Gefäße um Auswurf und Entleerungen aufzunehmen, alles zum Gebrauch bereit stehend, gutes Bettzeug auf den Bettgestellen, mit weißen Laken bedeckt, Kissen zum Gebrauch enthaltend, wenn Schlaf notwendig ist... Pflaster, Bähungen... und verschiedene Arten von Instrumenten, sowohl häusliche wie chirurgische. Räuchergefäße... Bürsten und Besen, Wagen und Gewichte, Meßgefäße und Körbe... Brech- und Abführmittel und solche, die beides sind, solche die zusammenziehend wirken, die den Appetit erhöhen, die Verdauung befördern, die kühlend wirken und die Gase beseitigen, müssen bereit gehalten werden. Außerdem müssen alle solche Gegenstände bereit gehalten werden, die im Hinblick auf andere vorherzusehende Unglücksfälle nötig sind. Andere Dinge wieder, welche der Erleichterung, Bequemlichkeit und Behaglichkeit des Kranken dienlich sind, sollten gleichfalls bereit gehalten werden... [1]).

[1]) *Charaka-Samhita* a. a. O. Teil VI.

»In Indien, wie anderwärts«, sagt Jolly[1]), »ist der Arzt der direkte Nachkomme des Hexenmeisters und Zauberers«. Er weist ferner hin auf die Ähnlichkeit zwischen der Medizin der alten Einwohner Indiens, der nordamerikanischen Stämme, der alten Römer, Germanen und anderer primitiver und barbarischer Völker. Der Hindu-Arzt dagegen ist längst vor der christlichen Ära auf einem hohen wissenschaftlichen Standpunkt angelangt. Zur Ausübung der ärztlichen Wissenschaft bedurfte es der Erlaubnis des Königs, »weil sonst Pfuscher in seinem Reich ihr Wesen treiben und zu einer Landplage werden könnten«. Das Ideal eines Arztes war dort nicht geringer als das heutige Ideal desselben:

Der Arzt soll seine Nägel und Haare kurz halten, baden, ein weißes Gewand anziehen, einen Schirm, Stock und Schuhe tragen. So soll er, bescheiden gekleidet und mit freundlicher Rede, von einem zuverlässigen Diener begleitet, auf Praxis gehen. Er soll alle seine Gedanken auf die Heilung der Kranken richten und ihnen, selbst wo sein eigenes Leben auf dem Spiel steht, keinen Schaden zufügen, auch nicht einmal in Gedanken dem Weib eines Anderen oder seiner Habe zu nahe treten.... Der Arzt soll den Patienten wie seinen eigenen Sohn behandeln.[2])

Zu einer Operation muß der Raum sauber und gut erleuchtet sein. Es muß ein Feuer brennen, auf dem wohlriechende Substanzen verbrannt werden, um zu verhüten, daß Teufel (wir sagen heute Bazillen) durch die Wunde in den

---

[1]) Julius Jolly, *Grundriß der Indo-Arischen Philologie.* Bd. III, Heft 10, Straßburg 1901, Art. »Medizin«, S. 16.

[2]) a. a. O. S. 21—23.

Patienten eindringen[1]). Der Arzt muß ein schneller und starker Operateur sein und er muß weder schwitzen, zittern, noch Ausrufe tun. Der Arzt muß dazu bereit halten: stumpfe und scharfe Instrumente, Ätzmittel und Feuer, spitze Instrumente, ein Horn (zum Schröpfen) Blutegel, einen Flaschenkürbis (für Flüssigkeiten) Katheter, Baumwolle, Tuch, Faden, Blätter, Verbandzeug, Honig, zerlassene Butter, Fett, Milch, Ei, Erfrischungsmittel, abgekochte Arzneien, Salben, Teige, kaltes und heißes Wasser, Pfannen; auch sollen ihm zuverlässige und kräftige Gehilfen zur Seite stehn. Die Operation soll unter einer glückverheißenden Konstellation stattfinden, mit einer religiösen Zeremonie eingeleitet, und von einem längeren Gebet des Arztes gefolgt werden. Der Kranke darf vorher nur wenig gegessen haben, setzt sich dem Arzt gegenüber und wird festgebunden. Nach der Operation soll der Arzt ihn mit kaltem Wasser erfrischen, die Wunde überall mit den Fingern auspressen, zusammendrücken, mit Arznei auswaschen, mit einem Tuch abwischen, [hierauf eine mit einem dick aufgetragenen Teig von Sesamsamen, vermischt mit Honig und Butter beschmierte, mit Arzneien getränkte Einlage machen,] über die dann wieder ein Teig kommt, über diesen eine Kompresse, worauf das Ganze mit einem Tuch festzubinden ist. Es folgen Räucherungen und Besprechungen. Nach drei Tagen ist der Verband zu erneuern[2]).

Dies erscheint als Behandlungsweise für eine eiternde Wunde. Wenn eine Wunde genäht wurde, wurden die Ränder gut geschlossen, mit Linnen bedeckt und ein heilendes Pulver dick darauf gestreut. Die Hindus hatten fünfzehn Hauptarten von Bandagen, und erfanden viele Operationen, welche jetzt als

[1]) Wise, *Hindu Medicine* S. 184, zit. von Berdoe a. a. O. S. 103.

[2]) Jolly, a. a. O. S. 30.

Triumph der modernen Wissenschaft betrachtet werden.[1])

Ihre Schriften behandeln die Gynaekologie und Geburtshülfe, das Neugeborne, jede Art von Fieber und innerer Erkrankung, Phthisis, Irrsinn, Lepra und spezielle Erkrankungen des Nervensystems und der Sinne. Ihre Bücher erwähnen hundertfünfundzwanzig chirurgische Instrumente für alle Arten von Operationen. Auch Stuhlzäpfchen und Klystiere waren seit alten Zeiten bekannt, und das Gerät, welches sie zur Applikation des letzteren erfanden, blieb bis ins 18. Jahrhundert das Vorbild für alle ähnlichen Geräte. Es bestand aus einem Lederbeutel oder einer Tierblase, in welche ein kurzes Rohr aus Silber, Gold, Kupfer oder Elfenbein eingebunden war.[2]) Ihre Arzneilehre war umfassend. Sie benutzten an Stelle von Betäubungsmitteln Medikamente, die Bewußtlosigkeit hervorriefen. Sie beschreiben zur Beobachtung des Pulses zwanzig Arten. Die Pockenimpfung wurde in Indien, ebenso wie in China, allgemein angewandt. Der folgende Auszug aus den Schriften von Millingen erzählt die Einzelheiten ihrer Ausführung.[3])

In Hindostan wird, wenn man sich auf die Tradition verlassen kann, die Impfung seit Urzeiten ausgeübt. Die Ausführung war in den Händen besonderer Brahminen-Stämme,

---

[1]) Berdoe a. a. O. S. 117.

[2]) Dr. med. S. M. Brenning, *Ausländische Krankenpflege* in *Zeitschrift für Krankenpflege*. Berlin 1905, Teil I. S. 57.

[3]) J. G. Millingen M. D., *Curiosities of Medical Experience* (Kuriosa aus der ärztlichen Praxis). London 1893 S. 14.

die von mehreren religiösen Schulen abgesandt wurden und zu diesem Zwecke die Provinzen durchzogen. Die Eingebornen mußten sich während eines vorbereitenden Monats des Genusses von Milch und Butter enthalten; als die Araber und Portugiesen in diesem Lande erschienen, verhinderte man auch diese daran, tierische Nahrung zu sich zu nehmen. Gewöhnlich erfolgte die Impfung am Arm, aber die Mädchen, welche ungern ihre Arme entstellen ließen, zogen vor, sie nahe unter der Schulter vornehmen zu lassen. Welche Stelle auch gewählt wurde, immer rieb man sie sorgfältg mit einem Stück Zeug ab, das nachher zu den Sporteln des Brahminen gehörte. Er ritzte dann einige Male die Haut leicht mit einem scharfen Instrument, nahm ein wenig Watte, welche im verflossenen Jahre mit variolösem Eiter getränkt worden war, befeuchtete sie mit einem oder zwei Tropfen vom heiligen Wasser des Ganges und band sie auf die Stiche. Während dieser ganzen Zeremonie bewahrte der Brahmine eine ernste Haltung und sprach die in der *Attharna Veda* vorgeschriebenen Gebete zur Versöhnung der Göttin, welche die Aufsicht über die Blattern führte. Der Brahmine gab dann seine Anweisungen, welche regelmäßig ausgeführt wurden. Nach sechs Stunden war der Verband abzunehmen und das Bäuschchen durfte von selbst abfallen. Früh am nächsten Morgen mußte kaltes Wasser auf Kopf und Schultern des Kranken gegossen werden und dies hatte man zu wiederholen, bis das Fieber begann. Die Abgießungen waren dann einzustellen, aber sobald der Ausschlag auftrat, mußten sie wieder aufgenommen und an jedem Morgen und Abend fortgesetzt werden, bis die Krusten abfielen. Das Haus zu hüten war durchaus verboten; die Geimpften mußten sich offen jedem Luftzug aussetzen, aber wenn sie fieberten, durften sie zuweilen auf einer Matte vor der Tür liegen. Ihre Nahrung mußte aus den erfrischendsten Produkten des Landes bestehen, wie Pisang, Wassermelone, dünnem Schleim von Reis oder Mohnsamen, kaltem Wasser und Reis . . .

Wenn wir den Missionaren Glauben schenken dürfen, die von der römischen Kirche nach China gesandt wurden und Einblicke in die geschichtlichen Berichte erlangten, so scheint die Impfung fast so alt zu sein, wie die Krankheit selbst. Sie haben eingehende Mitteilungen aus der Geschichte der Chinesen und über deren Kenntnisse in verschiedenen Zweigen der Wissenschaft übermittelt. Es gibt eine Denkschrift der Missionare in Peking über die Blattern, deren Inhalt chinesischen Medizinbüchern entnommen ist, besonders einem durch die kaiserliche Medizinschule für die Belehrung der Ärzte des Kaiserreichs veröffentlichten Werk.[1])

Die Vorherrschaft des Buddhismus, einer Religion der Güte und des Mitleids, umfaßt den gleichen Zeitraum wie die Höhe der Hindukultur. Der Zustand des Volkes im 4. Jahrhundert v. Chr. wird von Gordon nach alten Historikern folgendermaßen beschrieben:

Diebstahl war unbekannt; das Volk mäßig. Falschheit wurde als eine Sünde angesehen, das Volk erfreute sich in hohem Maße der Immunität gegen Krankheiten; die Reife trat früh ein und das Leben währte lang. Es gab keine erzwungene oder unbezahlte Arbeit; die Ackerbauer lebten auf ihrem Land und gaben einen Teil ihrer Erzeugnisse an den König; Nahrung war reichlich vorhanden; die Wege waren gut und mit schützenden Bäumen bepflanzt. . . . Gasthäuser und andere Einrichtungen für Fremde gab es überall, einschließlich Hospitäler und Apotheken. Im Lande zerstreut lagen reiche Städte und Ortschaften mit großen schönen Häusern, wohlbewässerten Straßen, Gärten voll Blumen und Obstbäumen; niemand war arm oder nährte sich von unreinen Dingen.[2])

Man kann in Indien noch Erlasse sehen, welche

---

[1]) a. a. O. S. 14—15 Fußnote.

[2]) C. A. Gordon a. a. O. S. 22.

unter der Herrschaft des Königs Asoka, der 226 v. Chr. starb, in die Felsen gehauen sind und bestimmen, daß Hospitäler an den Heerstraßen errichtet werden sollen; daß sie »wohlversorgt mit Instrumenten und Medikamenten aus dem Mineral- und Pflanzenreich, mit Wurzeln und Früchten sein sollen», und daß «wenn keine Vorräte an Arzneien, medizinischen Wurzeln und Kräutern vorhanden sind, sie beschafft werden und auf Kosten des Staates geschickte Ärzte angestellt werden sollen, um sie anzuwenden.» Die öffentlichen Hospitäler waren Medizinschulen, und die älteren Ärzte nahmen die Studenten in ihre Häuser auf. Die Glanzzeit der Hindumedizin dauerte von 250 v. Chr. bis 750 nach Chr. Als der Buddhismus sank, 750—1000 n. Chr., wurden die öffentlichen Hospitäler aufgehoben. Mit der Eroberung durch die Mohammedaner und der folgenden Überflutung des Landes durch Fremde welkte der alte Ruhm Indiens, und die unteren Volksschichten sind heute zu beklagenswertem Aberglauben, zu Armut und Unwissenheit herabgesunken. Missionsärzte und Pflegerinnen, die einen genügenden Einblick in das dortige Leben erhalten haben, um die Leiden der Kranken, besonders der Frauen, zu beobachten, berichten über Erfahrungen, welche die Erzählungen von der alten menschlichen Kultur wie Träume klingen lassen, und die das Herz aller derer zerreißen müssen, welche die Leiden der Menschheit mit Sympathie betrachten. Die Brahminen glauben, daß sie sich verunreinigen, wenn sie Blut oder Kranke berühren, und bei solchen Lehren sind Medizin und Krankenpflege zum Erlöschen verurteilt.

Kapitel IV.

CEYLON.

Neben den Berichten aus Indien stehen diejenigen aus Ceylon, das eine gleich rührende Geschichte der Wohltätigkeit und Philanthropie besitzt. Auch dort bedeckte einst eine hochentwickelte, glänzende Kultur das Land mit prächtigen Städten, Wegen und Tempeln und die Barmherzigkeit krönte die Wissenschaft. Über die Baukunst hören wir, daß eine Stadt mit ihren Gärten und Seen einen Raum von 20 Quadratmeilen bedeckte und nur aus weißem Marmor gebaut war. Die heiligen Bücher von Ceylon[1]), welche den Ursprung, die Lehren der buddhistischen Religion und deren Einführung in Ceylon erklären, behandeln auch die Heilkunst. Eines derselben gibt eine Beschreibung von der Wirkung verschiedener Arten von Arzneien; ein anderes von den verschiedenen Arten der «ausgewähltesten Medikamente«. Wieder ein anderes bespricht die Nahrungsmittel und ihre Wirkung,

[1]) *The Sacred Books of Ceylon* (Die heiligen Bücher von Ceylon) von Edw. Upham. Parbury & Allen, London 1833.

noch eines gibt eine Sammlung von Figuren an, die als Amulette getragen werden sollen, falls man glaubt, die Krankheit sei von einem bösen Geist verursacht. Eines heißt das »Erste Buch der Ärzte, aus welchem die ganze Arzneiwissenschaft gelernt werden kann«. Die barmherzige und schöne Sittenlehre des buddhistischen Glaubens wird ergreifend in diesen alten Schriften gezeigt und erklärt vollkommen die lange Liste der guten Werke, die im einzelnen aufgezählt werden und über welche gleich berichtet werden soll. »Die Sünde kam in die Welt durch Geiz, Habsucht und Zorn«. »Der Ort des Glücks wird durch Barmherzigkeit gewonnen, mit einem reinen Herzen«, und wieder und wieder finden sich Sätze wie »alle seine Schätze an die Armen geben« und »gleich barmherzig gegen alle Menschen sein«. Die Teufel hingegen haben die Macht, Krankheit aufzuerlegen und Guadama Buddha erhielt die Kraft, sie zu heilen. Von diesen alten Büchern führt das zweite die Geschichte der Vergangenheit bis zum Jahre 540 v. Chr., so daß das hohe Alter, welches für das erste Buch, die Mahāwansè, in Anspruch genommen wird, ihm zuerkannt werden muß[1]). Dieses ehrwürdige Werk ist voll von Hinweisen auf Hospitäler und Pflegetätigkeit. Als König Dootoogameny von tödlicher Krankheit befallen war, befahl er den Schreibern, ihm die Aufzeichnung der von ihm vollführten guten Werke vorzulesen. Außer vielen Schenkungen

[1]) Upham, a. a. O. III S. 201.

an Tempel und Priester waren auch an achtzehn verschiedenen Orten Hospitäler gebaut und Ärzte mit Gehalt vom König angestellt, um für die Kranken zu sorgen. Arzneien und Nahrungsmittel wurden ihnen nach den Vorschriften der Ärzte aus den königlichen Vorratskammern überwiesen. Viele andere Barmherzigkeitswerke wurden den Bedürftigen erwiesen und als der König von diesen Wohltaten hörte, war er voll Freude und sprach: »Alles dieses, das ich während meiner Herrschaft tat, befriedigt mich nicht; aber die zwei Male, wo ich Almosen gab, als ich selbst in Not war und Hülfe leistete, ohne mein Leben zu achten, sind mir lieber als das und ich bin mit ihnen zufrieden«. Ein anderer König ließ vielen Priestern große Almosen gewähren, einschließlich medizinischer Vorräte. »Buddaduwsa folgte seinem Vater«, fährt die Chronik fort. »Er war mildtätig und sah alle mit Liebe an, wie ein Vater seine Kinder ansieht; er pflegte Krankheiten zu heilen«. »Der König Udanam errichtete mehrere Tempel und Hallen für die Kranken und erwies viel andere Mildtätigkeit«.

König Parackramabahoo »baute viele große, quadratische Hallen in der Mitte der Städte und ließ jährlich viele Almosen verteilen . . . . und unterhielt Almosenhäuser an den vier Toren der Stadt, welche mit mehreren metallenen Gefäßen, Hängematten, Kissen, Betten und milchenden Kühen ausgestattet waren . . . . und große Hospitäler wurden für den Gebrauch der Kranken gebaut und mit Lebensmitteln und« (ein bestimmter und interessanter Hinweis auf die Krankenpflege) »jungen Sklaven und Sklavinnen versehen zur Pflege und Ernährung der Kranken«[1]. Er sorgte auch »für Vorratskammern, welche einen Überfluß an Arzneien und andern notwendigen Dingen enthielten und bestellte geschulte Ärzte, um Tag und Nacht die Kranken zu versorgen. Der König besuchte sie in eigener Person .... und von den Staatsministern und andern Beamten begleitet, kam er und beriet die Ärzte, da er selbst sorgfältig in der Kunst der Physiologie ausgebildet war. Er erkundigte sich nach dem Ergehen der Kranken und versorgte die Genesenen mit Kleidern«[2]. Diese Berichte erwähnen mehrfach Priesterinnen, deren es darnach »Tausende« gab, aber es ist nirgends ersichtlich, ob ihre Pflichten die Sorge für die Kranken einschlossen. Nichtsdestoweniger kann die Vermutung, daß sie, wie ihre Nachfolgerinnen in späteren europäischen Klöstern, die Pflege in den größern Hospitälern, wenigstens in den Frauenabteilungen, geleitet und beaufsichtigt haben, nicht ganz aus der Luft gegriffen erscheinen.

Die alten Perser waren auch durch ihre Gesetze angewiesen, geeignete Häuser für die Kranken in ihren Gemeinden zu bestellen und vom König wurde erwartet, daß er für die beste kostenlose ärztliche Behandlung der Insassen sorgte. Ein Heldenlied aus frühester Zeit enthüllt vieles über die Versorgung der Kranken, was sonst über persische

---

[1]) Upham, a. a. O. Bd. I S. 195—272.

[2]) Upham, a. a. O., Bd. I, S. 195—272.

Medizin nicht in Erfahrung gebracht werden konnte [1]). Dasselbe umfaßt die Zeit von 224—642 v. Chr., wurde aber erst später zusammengestellt. Es erwähnt drei Arten von Ärzten, solche, die durch das Messer. solche, die durch Pflanzen und solche, die durch Teufelaustreibung und Beschwörung heilen und beschreibt verschiedene chirurgische und medizinische Prozeduren, von denen manche ins Gebiet der Pflege gehören, wenn auch Pflegende als solche nicht erwähnt sind. Dr. Wylie erzählt uns, daß die modernen Parsen oder Feueranbeter noch fortfahren, Hospitäler in den Städten zu bauen, von denen mehrere wichtige im 19. Jahrhundert errichtet wurden [2]).

[1]) Dr. Paul Horn, *Zur Krankenpflege im alten Persien. Zeitschr. f. Krankenpflege.* Berlin, Mai 1903, S. 169—173.

[2]) W. Gill Wylie M.D., *Hospitals, their History, Organisation and Construction* (Hospitäler, ihre Geschichte, Organisation und Bauart). D. Appleton & Co., New-York 1877, S. 11.

Kapitel V.

ÄGYPTEN.

Die ältesten medizinischen Berichte, welche die moderne Welt besitzt, stammen aus Ägypten, von dessen wunderbarer alter Kultur heute so viel Hochinteressantes durch die Arbeit der Archäologen enthüllt wird. Wie Indien, hatte das alte Ägypten eine ausgedehnte Kenntnis der Sternkunde, der Künste und Wissenschaften und der Heilkunde. Man benannte die Planeten, deren Zahl — die heilige Sieben — das Symbol geheimnisvoller Kräfte geworden ist; man schuf den Kalender in der Form, in der ihn Cäsar später nach dem Westen brachte[1]). Thoth, der Schreiber der Götter und die Verkörperung des göttlichen Geistes, der Schrift und Buchstaben erfand, die Zeit maß und der Gott des Rechts und der Wahrheit war, schnitt die ersten medizinischen Vorschriften in steinerne Säulen. Diese wurden später auf Papyrus übertragen und in einer Anzahl von heiligen

[1]) *History of All Nations*, (Die Geschichte aller Nationen), herausgegeben von John Henry Wright, LLD. Philadelphia und New-York, 1902, Bd. I von Ferdinand Justi S. 115.

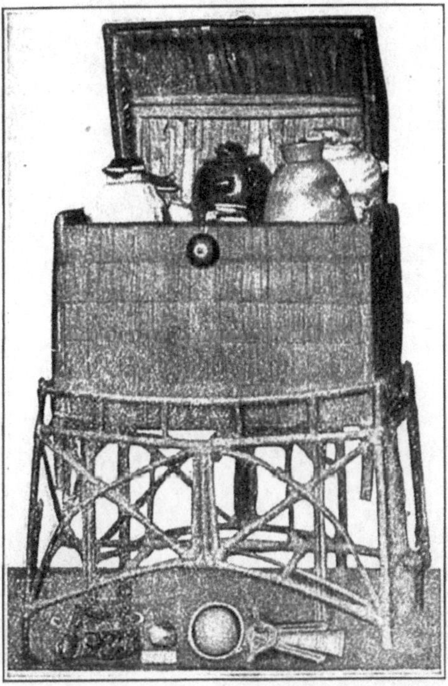

Die Hausapotheke der ägyptischen Königin Mentuhotep im Berliner Museum.

Sie enthält fünf Alabaster- und eine Serpentinflasche mit Arzneien. Daneben liegen zwei Löffel, eine kleine Schüssel und eine Anzahl medizinischer Wurzeln.

Mit gütiger Erlaubnis des Herrn Dr. v. Klein.

Büchern gesammelt. Thoth gleicht in vielen Punkten dem Hermes der Griechen und seine mystischen Schriften wurden die hermetischen Bücher genannt (von Thoth, Hermes eingegeben oder verfaßt). Isis (Mutter Erde) und Osiris (der Tag oder das Licht, das »grausamen Tod durch seinen Bruder Seth, den Gott der Finsternis, erlitt«) [1]), die bekanntesten ägyptischen Gottheiten, galten als Begründer des Ackerbaues und der Heilkunst. Horus, der Sonnengott, verkörpert den Sieg des Lichtes über die Finsternis oder des Guten über das Böse. Er war der Sohn von Isis und Osiris und lernte von seiner Mutter die Heilkunst sowohl, als auch die Gabe des Wahrsagens. Die Zahl der heiligen Bücher war zweiundvierzig, von denen sich sechs mit medizinischen Angelegenheiten beschäftigten. Die Ägyptologin Amelia B. Edwards sagt: »Medizinische Werke gab es in Ägypten seit den ältesten Zeiten, und die große medizinische Bibliothek Memphis bestand noch im zweiten Jahrhundert unserer Zeitrechnung, als Galen das Niltal besuchte. Die Ägypter scheinen in der Tat besondern Stolz in ihre ärztliche Geschicklichkeit gesetzt zu haben. Die Heilkunst stand in so hoher Achtung, daß selbst Könige sie zu ihrem Studium machten. Ateta, der dritte König der ersten Dynastie, ist der berühmte Verfasser eines Werkes über Anatomie. Er bedeckte sich auch mit Ruhm durch die Erfindung eines unfehlbaren Haarwaschmittels, das er, wie man sagt, als dienstbeflissener Sohn besonders zum Gebrauch

[1]) Revidierte Bibelübersetzung, Anhang S. 19.

seiner Mutter bereitete«[1]). Den berühmten, jetzt im Leipziger Museum befindlichen Papyrus, den man für zu den Hermetischen Büchern gehörig hält, beschreibt Miss Edwards folgendermaßen:

Nicht weniger als fünf medizinische Papyrus sind auf unsere Zeit gekommen, von denen der schönste der berühmte Ebers'sche Papyrus ist, den Dr. Ebers 1874 in Theben erwarb. Der Papyrus enthält einhundertzehn Seiten, jede Seite aus zweiundzwanzig Zeilen einer kühnen Priesterschrift bestehend. Er kann als eine Enzyklopädie der bei den Ägyptern der 18. Dynastie bekannten und geübten Medizin bezeichnet werden und enthält Vorschriften für alle Arten von Krankheiten. Einige sind der syrischen Medizinlehre entlehnt und einige von solch hohem Alter, daß sie den sagenhaften Zeiten zugeschrieben werden, in denen noch die Götter persönlich auf Erden herrschten. Unter anderm finden wir die Vorschrift für eine Behandlung, durch welche Osiris bei Ra das Kopfweh heilte[2]).

Von Klein sagt: »Das genaue Datum der Niederschrift dieses Papyrus ist noch nicht festgestellt worden. Der Kalender auf der Außenseite bezieht sich auf die achtzehnte Dynastie, im 16. Jahrhundert v. Chr.« Der Inhalt des Papyrus ist verschieden alt; er schwankt zwischen 1552—4688 v. Chr. Viele der unserer modernen Wissenschaft bekannten Krankheiten sind sorgfältig klassifiziert und ihre Symptome genau beschrieben. Über 700 Substanzen aus dem Mineral-, Pflanzen- und Tierreich sind für jeden bekannten

---

[1]) Amelia B. Edwards, *Pharaos, Fellahs, and Explorers* (Pharaonen, Fellachen und die Forscher). S. 218. Harper & Bros. New-York 1892.

[2]) ibid. S. 219.

physiologischen Zustand als Medikamente angegeben. Sie bestehen aus Abkochungen, Aufgüssen, Einspritzungen, Pillen, Tabletten, Plätzchen, Kapseln, Pulvern, Tränken, Einatmungen, Abwaschungen, Salben, Pflastern etc.[1]). Diese Sammlung von Vorschriften, wie auch die Erwähnung von Apothekern in den Büchern Moses liefern den Beweis, daß es bei den alten Ägyptern eine bestimmte Kaste der Arzneibereiter gab. Die Hebräer eigneten sich während ihres Aufenthaltes in Ägypten die dort geübte Heilkunst an, wie denn auch das alte Testament voller medizinischer Hinweise ist[2]).

Eine interessante Reliquie der ägyptischen Medizin bildet die aus dem Jahre 2500 v. Chr. stammende, im Grabe der Frau eines Pharaonen, Mentuhotep, gefundene Hausapotheke. Es ist ein Korb aus Strohgeflecht, der sechs Flaschen aus Alabaster und Serpentin, getrocknete Überreste von Medikamenten, zwei Löffel, ein Stück Leinen und einige Wurzeln enthält[3]).

Houdart[4]) und andere Schriftsteller erklären

---

[1]) Carl H. v. Klein, A. M., M. D., *The Medical Features of the Papyrus Ebers.* (Die medizinischen Darstellungen des Papyrus Ebers). *Bulletin of the Amer. Acad. of Medecine,* Febr. 1906. S. 314 ff.

[2]) Klein zitiert aus dem 2. Buch *Moses,* XXX. 25—35; XXXVII. 29; dem Buch der *Prediger* X. 1; 2. Buch der *Chronika* XVI. 14.

[3]) ibid. S. 320.

[4]) M. S. Houdart, *Histoire de la médecine grèque depuis Esculape jusqu'à Hippocrate.* (Geschichte der griechischen Medizin von Äskulap bis Hippokrates). Paris, 1856. S. 71, 73.

den Ursprung der medizinischen Bücher der alten Ägypter in folgender Weise. Man vermutet, daß es dort, wie in andern Ländern, in alten Zeiten üblich war, die Kranken an die Straße zu legen, damit sie aus dem Rat der Vorübergehenden Nutzen ziehen möchten. Wer durch Erfahrung nützliche Heilmittel kennen gelernt hatte, blieb stehen und gab den Kranken Rat und Anweisung für die Behandlung. In Babylon gab es sogar ein Gesetz, das die Kundigen zwang, dies zu tun. (Heute dürfte ein solches Gesetz überflüssig sein). Diese Vorschriften wurden mit einem Bericht über die Symptome gesammelt und von den Priestern in den Tempeln aufbewahrt, wohin lange Zeit jedermann kommen durfte, um sich Rat zu holen und seine eigene Behandlungsart auszuwählen. Auf diese Weise wurden vielerlei Tatsachen gesammelt, welche nach und nach einen geheiligten Charakter annahmen und als unfehlbar angesehen wurden. Berdoe sagt [1]: »Die Heilkunst bestand im alten Ägypten aus zwei Klassen, der höhern, welche die wundertätige war und der niedern, der eigentlichen ärztlichen Kunst. Die Vertreter der wundertätigen Klasse widmeten sich der Magie, der Zauberkunst [2]), indem

---

[1]) a. a. O., S. 61.

[2]) Es ist möglich, daß das Wort »Magie« heute nicht die Bedeutung hat, welche dem wirklichen Stand der alten Medizin entspricht. Die Ägypter kannten die Hypnose, verstanden es, Gemüt und Einbildung zu kontrollieren. Houdart führt an, daß Bacon sagt: »die ehrenvolle Bedeutung, die dem Wort »Magie« einst im Sinne von »Untersuchung« oder »Erkenntnis« beigelegt wurde, sollte man ihm wieder geben.«

sie Zauberei durch Gebete aufhoben und den Kranken, welche Hülfe in den Tempeln suchten die Träume deuteten. Zur niedern Klasse gehörten die Sachkundigen, die einfach natürliche Mittel in ihrem Beruf anwendeten«. Wie diese alten Berichte zeigen, brachten sie die Heilkunst auf eine hohe Stufe der Gelehrsamkeit und Kultur. Man nannte sie *pastophori*, doch hatten die *pastophori* nach Ebers viele Pflichten und waren nicht sämtlich Ärzte, obgleich alle Ärzte *pastophori* waren, da sie zur priesterlichen Kaste gehören mußten. Es ist nicht klar, wer eigentlich die Anordnungen für die praktische Behandlung der Kranken gab — der Priester-Magier oder der Priester-Arzt — und wer sie tatsächlich ausführte.

Von den Vorschriften der heiligen Bücher abzuweichen, wurde als so gefährlich angesehen, daß der Arzt, der dies tat und dessen Patient starb, selbst mit dem Tode bestraft wurde. Wenn indes der Patient bei der den heiligen Büchern entsprechenden Behandlung starb, hielt man den Arzt nicht für verantwortlich. Dieses starre Festhalten am Hergebrachten, zu welchem die ägyptische Medizin schließlich gelangte, das jeden Fortschritt in der Erkenntnis verhinderte und durch das Verbot des Experiments Denken und Ehrgeiz erstickte, brachte sie endlich zu Fall.

Außer der eigentlichen Behandlung der Krankheiten hatten die alten Ägypter die öffentliche Hygiene und Sanitätsaufsicht auf eine bemerkenswert hohe Stufe gebracht. Ihre bürgerlichen Gesetze enthalten so viel über die Gesundheitspflege, daß diejenigen, welche alles kannten und beobachteten, Doktoren genannt wurden.[1]) Es scheint eine Körperschaft von Sanitätsinspektoren oder Gesundheitsbeamten gegeben zu haben, denn Houdart führt einen alten Schriftsteller an, der sagte: »Es hat sich in Zeiten der Pestilenz erwiesen, daß die Polizei so nützlich war wie die Ärzte«; und nach seiner Meinung war das Gebiet der Ärzte in der Behandlung deshalb so beschränkt, weil, wenn man ihnen gestattet hätte, mit neuen Heilmitteln zu experimentieren, sie die Arbeit der Sanitätsbeamten hätten hindern oder zunichte machen können.[2]) Die alten Ägypter, wenigstens die der höhern Kasten, waren außerordentlich reinlich, badeten mehrmals am Tage, rasierten sich den Bart und übten auch aus Gründen der Sauberkeit und Hygiene die Beschneidung aus. Sie waren mit der Anwendung und Verschiedenartigkeit von Eingießungen, Salben, Einreibungen und Massage wohl vertraut. Sie wendeten Opium, Ricinus und manche andere Medikamente an, die heute im Gebrauch sind; sie waren Chirurgen und vorzügliche Zahnärzte und bandagierten wundervoll. Ihr Glaube an die Unsterblichkeit führte sie zur Einbalsamierung ihrer Toten und die Art, wie sie diese ausführten, beweist ihre große Kenntnis erhaltender Spezereien und eines gewissen Maßes von Anatomie. Andererseits machte aber gerade diese Heiligkeit des menschlichen Körpers ein gründliches Studium der Anatomie, wie es jedem

---

[1]) Houdart, a. a. O., S. 81.

[2]) Houdart, a. a. O., S. 75.

wissenschaftlichen Fortschritt zu grunde liegen muß, unmöglich.

Pflegerinnen werden nicht erwähnt, doch ist kaum anzunehmen, daß ein Volk, welches Heilkunde, Apothekerkunst und Sanitätswissenschaft in einen so geordneten und systematischen Zustand gebracht hatte, keine pflegende Kaste gehabt hätte, oder daß Frauen keinen tätigen Anteil an den guten Werken gehabt haben sollten, besonders wenn wir in Betracht ziehen, was von der allgemeinen Humanität der Ägypter und der günstigen Stellung ihrer Frauen bekannt ist. Budge[1]) sagt, daß die soziale Stellung der Frauen in Ägypten viel höher war, als in andern östlichen Ländern. »Die Mutter oder »Frau des Hauses« erfreute sich einer Stellung von einer Autorität und Wichtigkeit, die selten bei andern Völkern angetroffen wurde.« Über die Menschlichkeit der Ägypter schreibt Brugsch[2]): »Gesetze, welche ihnen befahlen, zu den Göttern zu beten, die Toten zu ehren, den Hungrigen Brot, den Durstigen Wasser und den Nackten Kleider zu geben, enthüllen uns eine der feinsten Eigenschaften der alten Ägypter — Mitleid mit den Unglücklichen.«

Auch über die Hospitäler im alten Ägypten haben die modernen Forschungen noch nichts Be-

---

[1]) E. A. Wallis Budge, M. A., Litt. D., D. Lit., *A History of Egypt* (Eine Geschichte Ägyptens). Kegan Paul, Oxford, 1902, Bd. II, S. 20.

[2]) Heinrich Brugsch Bey, *Egypt under the Pharaohs* (Ägypten unter den Pharaonen). London und New-York 1891 S. 10.

stimmtes ergeben, wenn auch vermutet wird, daß die Tempel des Saturn eine Zuflucht der Kranken gewesen sind. Daß dort Priesterinnen oder »Tempelfrauen« waren, ist sicher, worin aber ihre Pflichten bestanden, ist nicht klar. Caton[1]) sagt: »Man hat Veranlassung zu glauben, daß Institutionen, die mit Krankenhäusern und Hospitälern eng verwandt waren, in Ägypten schon Jahrhunderte früher bestanden als das Hieron des Epidauros, aber es sind keine Spuren solcher Gebäude entdeckt worden.« Wenn es wirklich Hospitäler gegeben hat, müssen auch Pflegerinnen dagewesen sein und wir können vernünftiger Weise die Überzeugung haben, daß ihre Pflichten gut begrenzt und festgelegt waren. Aus dem, was dem Arzte geschah, wenn er den heiligen Büchern ungehorsam war, kann man schließen, was ihr Schicksal sein mußte, wenn sie den Anordnungen des Arztes nicht nachkamen.

---

[1]) Richard Caton, M. D., F. R. C. P., *The Temple and Ritual of Asklepios* (Tempel und Riten des Asklepios). C. J. Clay & Sons, London 1900.

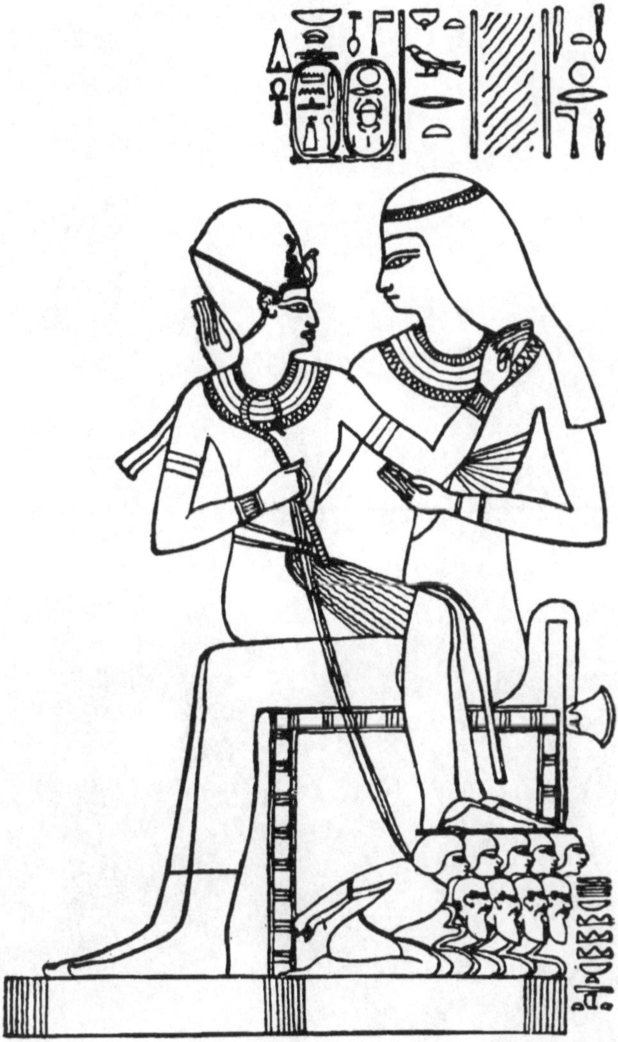

Ein ägyptischer Prinz und seine Pflegerin.

Kapitel VI.

BABYLONIEN UND ASSYRIEN.

Im Alter am nächsten stehen den medizinischen Berichten Alt-Ägyptens diejenigen aus Babylon, welche ans Licht kamen, als die französische Expedition in Susa in Persien den berühmten »Codex« des Hammurabi[1]) entdeckte.

Hammurabi — eine historische, nicht sagenhafte Persönlichkeit — war der größte der babylonischen Könige und Staatsmänner. Er regierte um 2250 v. Chr. während einer ruhmvollen Periode von etwa 60 Jahren. Der berühmte »Codex« ist eine von Hammurabi zusammengestellte und einheitlich gestaltete Sammlung von Gesetzen; doch glaubt man, daß viele derselben aus andern und viel ältern Quellen zusammengetragen wurden. Er enthält einige merkwürdige Vorschriften zur Regulierung der wundärztlichen und auch der tierärztlichen Kunst und beweist

---

1) Der Stoff dieses Kapitels ist in der Hauptsache aus »*Cuneiform Medecine*« (Medizin der Keilschriften) von Professor Christopher Johnston entnommen einem Vortrag in der Versammlung der Amerikanischen Orient Gesellschaft, 16. April 1903.

so, daß diese zwei Spezialitäten unterschieden wurden und daß sie in den gleichen Beziehungen zueinander und zur Medizin standen, wie dies heute noch der Fall ist. Er setzte einen Zahlungstarif für Operationen fest, der von 2 Schekel für die Operation an einem Sklaven bis zu 10 Schekel für eine solche an einem freien Manne ansteigt und verhängte schwere Strafen über den Wundarzt, der das Unglück hatte, daß ihm ein Patient auf dem Operationstisch starb. War dieser ein freier Mann, so wurde des Arztes Hand abgehauen, war er ein Sklave, so hatte der Operateur dem Besitzer den Wert seines Dieners zu zahlen. Die erhaltenen Berichte, obgleich spärlich, beweisen genügend, daß seit den frühesten Zeiten Medizin getrieben und als äußerst wichtig angesehen wurde. Man glaubt, daß die Babylonier keine genaue Kenntnis der menschlichen Anatomie hatten, sondern daß sie das, was sie von den innern Organen wußten, bei den Tieropfern lernten. Sie hatten gute, auf Erfahrung beruhende Kenntnisse von den Medikamenten und der Behandlung, aber die Priester hielten diese dem gewöhnlichen Volke sorgfältig fern. Sie verstanden den Aderlaß und vorhandene Briefe eines Hofarztes, vom Jahre 680 v. Chr. datierend, sprechen vom Tamponieren der Nase bei Nasenbluten und einem ausgezeichneten Umschlag für das Gesicht bei Kopfrose.

Die babylonischen Gottheiten waren Naturgötter. Die drei größten waren die Götter des Himmels, der Erde und des Meeres. Am nächsten im Rang standen ihnen der Mondgott, der Sonnengott, der Gott des Donners, des Blitzes, des Windes, des Regens und des Sturmes, des Planeten Venus; Marduk oder Merodak (das Licht), (der auch Bel genannt wird), der die Toten Belebende, der den Drachen oder das »Chaos« (die Dunkelheit) bekämpfte und besiegte; Nebo, der Gott der Künste und Wissenschaften u. a.[1] Außerdem hatten sie unzählige lokale Gottheiten und glaubten an die Urtheorie, daß Krankheit durch den Zorn der Götter und böse Geister veranlaßt werde. Diese alte Idee entwickelten und arbeiteten sie sorgfältig aus und schufen ganze Hierarchien von guten und bösen Geistern, die stets im Kampf miteinander waren. Die Sicherheit lag allein im Anrufen der Hülfe von guten Engeln gegen die bösen.[2] Vor so langer Zeit schon wurde der Kampf zwischen Gut und Böse versinnbildlicht, der heute noch so viele Gemüter verwirrt — der weltenalte Gegensatz zwischen Gesundheit und Krankheit, ob körperlicher, geistiger oder moralischer.

Die alten Assyrer gingen in der Betrachtung noch weiter und entwickelten die Theorie, daß Krankheit eine Strafe für Sünde sei und nur durch Reue geheilt werden könne. Es kann sein, daß dieser Gedanke auf einer unmittelbaren Einsicht in die Gesundheitsgesetze der Natur beruhte und daß er

---

[1]) Revid. Bibelausgabe, Oxford, 1904. Anhang S. 29.

[2]) Prof. Paul Haupt sagt: »Die babylonischen geflügelten Genien waren die Urbilder der Engel, an deren Gestalten wir gewöhnt sind. Die babylonischen Cherubim symbolisierten ursprünglich die Winde, welche den Blütenstaub der männlichen Blumen zu den weiblichen trugen. (12. Internat. Oriental. Kongreß 1901).

wirklich die Dämmerung einer vernunftgemäßen Lehre der Lebensvorgänge bezeichnete. Viel hängt dabei von der Auslegung der Worte »Sünde« und »Reue« ab. Es kann sich z. B. sehr wohl um eine poetische Ausdrucksweise dafür handeln, daß die, welche physiologische Gesetze verletzt haben, erkranken und nur hergestellt werden können, wenn sie zum Gehorsam gegen die hygienischen Gesetze zurückkehren. Indes haben die Assyrer nach Baas[1]), soweit bezügliches bekannt ist, nur magische oder empirische, nicht aber wissenschaftliche Medizin, getrieben. Viele alte Gedanken der Babylonier, welche zweifellos ursprünglich eine naturalistische Grundlage hatten, bestehen heute noch als Volksaberglauben. So waren sie u. a. von dem mächtigen Einflusse glück- und unglückbringender Zahlen überzeugt. Aller Zahlenglaube ist aus Beobachtungen der Gestirne, des Mondwechsels, der Planetenzahl etc. hergeleitet. Die Heiligkeit der Zahl Sieben wurde im alten assyrischen Gesetz dadurch dargetan, daß am siebenten Tag keine Arbeit verrichtet werden durfte. Dies war das alte Gesetz, auf das Jesus von seinen Jüngern hingewiesen wurde. — Es gab auch viele Bestimmungen über das Sammeln von medizinischen Kräutern und Pflanzen; manche mußten bei Nacht, andere bei Tagesanbruch oder zu gewissen Mondzeiten gesammelt werden. Diese Lehren müssen alle aus irgend einer praktischen Kenntnis der Pflanzen hervorgegangen sein. Kein Gärtner würde heute die

---

[1]) a. a. O., S. 22.

Blumen für den Tisch in der heißen Mittagssonne schneiden, sondern nur früh am Morgen, ehe sie welk sind, und so waren diese alten Regeln sicherlich auf bestimmte natürliche Tatsachen gegründet, die jetzt übersehen werden oder vergessen sind.[1]) Von Zauber und Amuletten machte man ausgedehnten Gebrauch. Die magische Zahl 7 erscheint in Knoten, die in Seile gemacht werden, wovon noch jetzt Spuren überleben. Der Symbolismus spielt in der Medizin eine große Rolle. Das reinigende Bad und das Besprengen mit heiligem Wasser — ein natürlicher und schöner Beweis für den Wert, den alle Völker, und besonders diejenigen der heißen Länder, dem lebenspendenden Wasserquell beilegen — waren auch bei den Assyrern Symbole von tiefster Bedeutung, welche alle Nationen mit ihnen teilten. Übrigens war das reinigende Bad gewiß auch eine äußerst praktische Form des Symbolismus. Krankheiten wurden ebenfalls symbolisch durch Feuer geheilt, indem man kleine Gegenstände in einem Kohlenbecken verbrannte, während der Priester die entsprechende Zauberformel sprach.

Das Feuer hat, als vollkommenstes Reinigungsmittel vom sanitären Gesichtspunkte aus neben seinem Wert als höchst praktisches sanitäres Hilfsmittel auch den eines Symbols. Zur richtigen Würdigung all dieser Gebräuche der Alten ist es wichtig, sich stets der hohen poetischen Einbildungskraft und der Nei-

[1]) Das Landvolk richtet vielerorts noch seine Gartenarbeit nach dem Ab- und Zunehmen des Mondes ein, weiß aber nicht, weshalb.

gung zu bildlicher und symbolischer Sprache der Urvölker und Orientalen bewußt zu bleiben. Viele babylonische Beschwörungen sind hochpoetisch und wirkten ohne Zweifel in einer Weise beruhigend und tröstend auf die Leidenden ein, die den mehr am Buchstaben hängenden westlichen Völkern unverständlich ist.

Kapitel VII.

DIE JUDEN.

Vor allen Nationen des Altertums zeichnet sich das jüdische Volk durch die Vortrefflichkeit und Vielseitigkeit seiner sanitären Vorschriften und sein reiches hygienisches Wissen aus[1]). Seine Religion war wahrlich eine des Heils und der Gesundheit, sowohl der körperlichen wie geistigen. Wie eine edle Einfachheit die geistige und moralische Seite der jüdischen Religion kennzeichnet, so leitete eine vernünftige Intelligenz alle praktischen Angelegenheiten des Lebens von einem durch einen großen Schatz hygienischer Kenntnisse geschaffenen aufgeklärten Standpunkte aus. Die zahllosen Götter anderer Nationen und ganz besonders die bösen Genien der Babylonier und Assyrer waren den jüdischen Führern ein Greuel, sie verfolgten beständig alle aber-

---

[1]) Mit den angeführten Ausnahmen ist das Material für dieses Kapitel *The Sanitary Laws of Moses* (Die sanitären Gesetze Moses) von G. M. Price, M. D., *Public Health Report* Bericht über das öffentliche Gesundheitswesen), Mai 1901 entnommen.

gläubischen Gebräuche und lehrten den Glauben an einen einzigen Gott. Die alten Hebräer scheinen in hohem Grade die Fähigkeit besessen zu haben, kritisch zu vergleichen und zu urteilen, was ihnen ermöglichte, aus dem geistigen Besitz ihrer Zeitgenossen das Beste zu wählen und das Schlechte zu verwerfen. So haben die Juden einen großen Teil ihrer Hygiene von den Ägyptern übernommen, verwarfen aber deren Wunderlehre. Die ägyptischen Priester und Ärzte scheinen ihre umfassenden Kenntnisse niemals den niederen Kasten zugänglich gemacht zu haben, sie hatten eine Aristokratie der Wissenschaft, während gerade die Demokratie des Wissens ein besonderer Zug der jüdischen Kultur war. Gewisse sanitäre Regeln, die bei den Ägyptern nur von den gebildeten oder priesterlichen Kasten befolgt wurden, wie z. B. die Beschneidung, wurden im Volke Israel dem Höchsten wie dem Geringsten zur Pflicht gemacht.

Die Moses zugeschriebenen Gesetze berühren jede Einzelheit der persönlichen, häuslichen, öffentlichen und nationalen Hygiene und sind auf die Erhaltung der Gesundheit und Verlängerung des Lebens gerichtet. »Darum sollt ihr alle diese Gebote halten, damit ihr gestärket werdet und lange lebet«, sagt der Prophet (5. Mos. 11. V. 8. 9.). Virchow hat Moses den »größten Arzt aller Zeiten« genannt. Die Gesetze der individuellen Hygiene beschäftigen sich mit Fragen der Arbeit, Ruhe, persönlicher Reinlichkeit (für die es unzählbare Vorschriften gibt) und Diät. Hart sind die gesundheitlichen Strafen, welche dem angedroht werden, der Unrecht tut. »Denn Ich will euch heimsuchen mit Schrecken und Schwulst und Fieber, daß euch die Angesichter verfallen und der Leib verschmachte« (3. Mos. 26 V. 16). Alle die strengen und widrig klingenden Stellen, welche sich auf die »Unreinheit« der Frauen beziehen und so unnötig demütigend erscheinen, wenn man sie bloß als Abstrakta betrachtet, sind in Wirklichkeit Zeugnisse der außergewöhnlichen Fürsorge und Sorgfalt der Juden für ihre Frauen und die Heiligkeit und Schönheit des Familienlebens. Diese Gesetze sicherten den Frauen die persönliche Absonderung und Einsamkeit, die Ruhe und Rücksicht, deren sie aus hygienischen Gründen bedürfen und machten besonders das Wochenbett zu einer Zeit der Abgeschlossenheit und Stille, der Sauberkeit des Körpers und der Kleidung und der Ruhe von Seele und Leib. Alle Prinzipien des modernen Sanitätswesens sind von den jüdischen Gesetzgebern vorempfunden worden; die Überwachung der Nahrungsmittel, die Erhaltung nützlicher Bäume, die Methoden für die Beseitigung der Abgänge, die Wichtigkeit von Lebensstatistiken, die Feststellung der Infektionskrankheiten und ihre Anzeige bei den Behörden, die Notwendigkeit der Isolierung oder Quarantäne und die Ausräucherung und Desinfektion nach Ansteckung — alles findet sich im Alten Testament. Die mosaischen und talmudischen Bestimmungen für die Prüfung und Schlachtung der Tiere und die Untersuchung ihrer inneren Organe zur Feststellung von Krankheiten, ehe sie zur Nahrung verwendet werden durften, stehen auf gleicher Stufe mit den fortgeschrittensten Sanitätsvorschriften der Jetztzeit. Die moderne Medizin hat erst kürzlieh die Schalen der Auster als Träger krankeitserregender Bazillen erkannt, während den Juden der Genuß von Schalentieren von jeher aus sanitären Gründen verboten war. Es waren vier Hauptpunkte in Bezug auf die tierische Nahrung zu beobachten. Erstens war das Blut immer und unter allen Umständen als Nahrungsmittel verboten. Aus diesem Grunde muß alles Fleisch vor dem Kochen ausbluten, und kein strenggläubiger Jude kauft ein geschlachtetes Huhn. Er kauft nur lebendige Tiere, die er selbst schlachtet und kunstgerecht ausbluten läßt. Ferner durfte kein von Raubtieren zerrissenes oder sonstwie durch Unfall getötetes oder von selbst gestorbenes Tier gegessen werden, (ein Brauch, der übrigens allgemein üblich ist) und endlich war das Schwein als unrein verboten. Alle orientalischen Völker haben diese Abneigung gegen das Schwein geteilt. Die Hindu betrachten es als unrein und die alten Ägypter waren derselben Meinung, zweifelsohne, weil das Schwein in heißen Ländern in besonders hohem Maße allen möglichen Krankheiten ausgesetzt ist.

Vom Standpunkt der Humanität und der Sorge für die Unglücklichen aus betrachtet, ist die Geschichte der Juden durchweg herrlich. Eine alte Verordnung, die auch in dem alten Athenischen Menschlichkeitsgesetz vorkommt und die der entsprechenden ägyptischen Vorschrift überraschend gleicht, bestimmt den Begriff der Nachbarlichkeit folgendermaßen: »Niemandem Feuer zu versagen, der darum bittet;

den Wasserzufluß nicht abzuschneiden; Bettlern und Krüppeln Nahrung zu geben; freundlose Tote anständig zu begraben; denen, die im Unglück sind, kein neues Leid zuzufügen; nicht grausam gegen Tiere zu sein«.. »Die Kranken zu besuchen, um ihnen Teilnahme zu beweisen, sie in ihren Leiden aufzuheitern, ihnen Hülfe und Erleichterung zu bringen«, wird von den Rabbinern als eine jedem Juden obliegende Pflicht erklärt, selbst wenn der Kranke ein Heide wäre. Das Alte Testament enthält kein ausdrückliches Gebot dieser Art, aber die Rabbiner finden in mehreren Stellen des Pentateuch Hinweisungen darauf. Die *Haberim* oder *hasidische* Gesellschaft machte die Erfüllung dieser Pflicht zu ihrer besonderen Aufgabe und das Besuchen von Kranken ist in Matth. XXV. v. 36 unter den verschiedenen Formen der Wohltätigkeit aufgezählt. Im Shulhan Aruk Yoreh De'ah ist ein ganzes Kapitel den diese Besuche betreffenden Geboten gewidmet[1]). Diese bekannten *Hasid* Werke der Wohltätigkeit wurden als von Anbeginn der Welt ausgeübt angesehen. Es bestanden von alters her und bestehen noch *Bikkur Hohin*-Vereine, deren besonderer Zweck es ist, die Kranken zu besuchen und für sie zu sorgen. Die alten *Hasidim* waren in Gruppen geteilt, eine für jeden der sieben Zweige der Liebeswerke, die in der rabbinischen Literatur erwähnt werden und zu denen eben auch das Besuchen von Kranken gehörte. Die alten Juden hatten außerdem das

---

[1]) S. *Jüdische Enzyklopädie,* Artikel »Kranke« und »Wohltätigkeit«.

Xenodochium oder *Pandok* zur Aufnahme von Reisenden oder Hülflosen, dem das *Ptochotropheum* oder Krankenhaus angeschlossen war[1]). Diese Einrichtung war, wie der h. Hieronymus sagt, als »ein Zweig von Abrahams Terebinthe« vom Osten nach dem Westen verpflanzt worden. Die Juden hatten die Gewohnheit, ein Zehntel ihres Besitzes der Wohltätigkeit zu opfern und — entgegen der Gepflogenheit der Essäer und ersten Christen, alles herzugeben, was sie besaßen — bestimmten die Rabbiner, daß keiner mehr als ein Fünftel fortgeben solle, damit er jederzeit imstande wäre, sich und seine Familie zu erhalten. Bei den Essäern, deren reine Sittenlehre dahin führte, daß sie jeder tierischen Nahrung entsagten, sich weigerten, Sklaven zu halten und eigenhändige Arbeit als ehrenhaft ansahen, war die Sorge für die Kranken eine beständige Pflicht. So sagt Philo[2]) von ihnen: »Sie vernachlässigen auch die Kranken nicht, welche unfähig sind, ihren Teil beizutragen, denn sie haben in ihrer Schatzkammer genügende Mittel, um denen zu helfen, die in Not sind«. Und ferner: »Wenn jemand krank ist, wird er mit Arzneien aus dem allgemeinen Vorrat geheilt und empfängt die Fürsorge aller«.

---

[1]) Die Krankenhäuser in der früheren jüdischen Periode wurden *Beth Holem* genannt.' Das im *Neuen Testament* erwähnte *Beth Saida* war eine solche Einrichtung. Sie waren wahrscheinlich Vorläufer unserer herrlichen modernen Krankenhäuser, wenn auch bescheiden genug, da man annimmt, daß sie Holzhütten oder Zelte waren. (*Internationale Enzyklopädie,* Art. »Hospitäler«.)

[2]) In der *Jüdischen Enzyklopädie,* Art. »Essäer«, erwähnt.

Kapitel VIII.

GRIECHENLAND.

In einem Teil der griechischen Halbinsel, den die Natur mit der besondern und bezaubernden Schönheit einer ruhevollen, von fichtenbedeckten Hügeln umgebenen Ebene ausgestattet hat, liegen die Marmorruinen und ausgegrabenen Fundamente von Epidauros, dem berühmtesten der Kurorte des Altertums. Dort stand einst der glänzende Tempel des Asklepios, umgeben von blendend weißen Marmorgebäuden: Gasthöfe, Hallen für Kranke, Badehäuser, Gymnasien, Wohnungen für Diener und Priester, Freilichttheater, Bibliotheken und Tempel für die Opferbräuche — das Ganze inmitten grüner Gärten und Wiesen von idyllischer Schönheit. Das alte Griechenland besaß viele dem Asklepios geweihte Tempel, aber dies war der prächtigste und berühmteste. Viele, wenn auch nicht alle, hatten Vorkehrungen, um Kranke aufzunehmen und in der Einrichtung waren sie den heutigen Heilstätten sehr ähnlich, wenn man auch nicht sicher weiß, ob Unbemittelte in ihnen behandelt wurden.

Wie Ägypten und andere, noch ältere, Länder, führt Griechenland seine ärztliche Kunst auf eine sagenhafte Vergangenheit von göttlichem Ursprung zurück. Apollo, der Sonnengott, war der Gott der Gesundheit und der Heilkunst. Asklepios, der wunderbare Arzt, war sein Sohn und wurde später zum Gott gemacht und angebetet. Es fällt nicht schwer, zu glauben, daß es in den dunklen Zeiten verflossener Jahrhunderte[1]) einen Sterblichen von mehr als gewöhnlicher Geschicklichkeit und Klugheit gab, dessen Ruhm als Arzt mit der Zeit immer mehr wuchs, bis er schließlich als übernatürlich verherrlicht wurde und daß die Taten dieses sterblichen Mannes in den Asklepiossagen verewigt sind. Die beiden Söhne des Asklepios, Machaon und Podaleirios, waren wirklich Sterbliche, denn sie begleiteten das griechische Heer als Wundärzte in den trojanischen Krieg. Sollten nicht vielleicht die kleinen Klemmen und Verbandpinzetten, die von Schliemann in den Ruinen von Troja ausgegraben worden sind und sich jetzt im Museum von Konstantinopel befinden, zu ihrer Ausrüstung gehört haben? Homer erwähnt ihren Vater Asklepios in der Ilias und spricht von ihm als dem »untadeligen Arzt«.

Das Traumorakel war, nach allen Autoritäten, das allgemeine Charakteristikum des Asklepioskultes. In den Träumen der Kranken kam die erhabene Gestalt des Gottes mit dem gütigen und väterlichen

---

[1]) Es wird angenommen, daß Asklepios um das 13. Jahrh. v. Chr. gelebt habe. Baas, a. a. O., S. 55.

Antlitz zu ihnen und sagte, was sie tun müßten, um gesund zu werden. In den frühesten Zeiten dieses Kults gab es keine Ärzte[1]), aber als der Ruhm der Heilungen wuchs, erlangten die Priester mehr und mehr praktische Kenntnisse und teilten sich in zwei Hauptgruppen, von denen die eine die rein priesterlichen, die andere die ärztlichen Funktionen ausübte. Endlich entwickelte sich eine Schule von Ärzten, die Asklepiaden genannt. Unter ihrer Leitung wurden Zentren für ärztliche Belehrung gegründet, meist, aber nicht immer, mit den Tempeln verbunden. Die ärztliche Behandlung wurde systematisiert und weiter entwickelt, sie umschloß nun große und kleine Chirurgie, Hydrotherapie, Massage, Einreibungen, gymnastische Behandlung, Bäder und Hypnose.

Von den Heilungen des Asklepios war die Anbetung der Schlange unzertrennlich und selbst heute noch ist die Schlange das Sinnbild der Weisheit der Ärzte[2]). Alice Walton erörtert in interessanter Weise[3]) die Sagen, welche von der Macht der Schlange über die Krankheiten handeln, wie beispielsweise die Geschichte von Moses und der ehernen Schlange in der Wüste.

Der wesentliche Gedanke war der, daß die Geister der Toten, die den Menschen oft im Traum erschienen, die Unterwelt bewohnten. Daher war die

[1]) Alice Walton, *The Cult of Asklepios* (Der Asklepios-Kultus). Ph. D. Cornell, 1894, S. 67.

[2]) Z. B. der Äskulapstab unserer Militärärzte. (Die Übersetzerin).

[3]) a. a. O., S. 11—16.

Erde — der Wohnort der Toten — die Mutter der Träume. Die Schlange lebt auch in der Unterwelt und wurde mit den die Seele betreffenden Ideen verbunden und identifiziert. Je nach der Entwicklungsstufe, auf der sich die Gedankenwelt jener primitiven Menschen befand, wurde die Schlange als das Symbol der Seele, als die Seele selbst oder als Wohnsitz der Seele angesehen[1]).

Niemand weiß, wann in Griechenland hospitalähnliche Institutionen entstanden, aber es heißt, daß 1134 v. Chr. Asklepios-Tempel in Titanus im Peloponnes existierten. Es ist wohlbekannt, daß die Gastfreundschaft eine heilige Pflicht der Alten war und von ihnen gegenüber Fremden, Kranken und Bedürftigen in einem Umfange geübt wurde, der viele unserer heutigen öffentlichen Wohlfahrtseinrichtungen überflüssig gemacht haben würde. Das *xenodochion* gehörte zu den Einrichtungen Athen's und anderer griechischer Städte und gab den spätern Einrichtungen der christlichen Väter sowohl seinen Namen als seine hauptsächlichsten Umrisse. Es war ein Gemeinde-Gast- oder -Wirtshaus für Fremde jeder Art und jeden Standes, besonders für Kranke und Arme. Es gab auch Privatverbandräume, das *iatrion* der griechischen Ärzte, eine Art Apotheke, wo Rat erteilt, Operationen ausgeführt und Medikamente hergestellt wurden. Hier nahmen Privatärzte oft Kranke zur Behandlung auf, aber diese kleinen Institutionen

---

[1]) Über Tieranbetung s. Lang's *Customs and Myths* (Gebräuche und Sagen), Kap. »Fetischglaube und das Unendliche«.

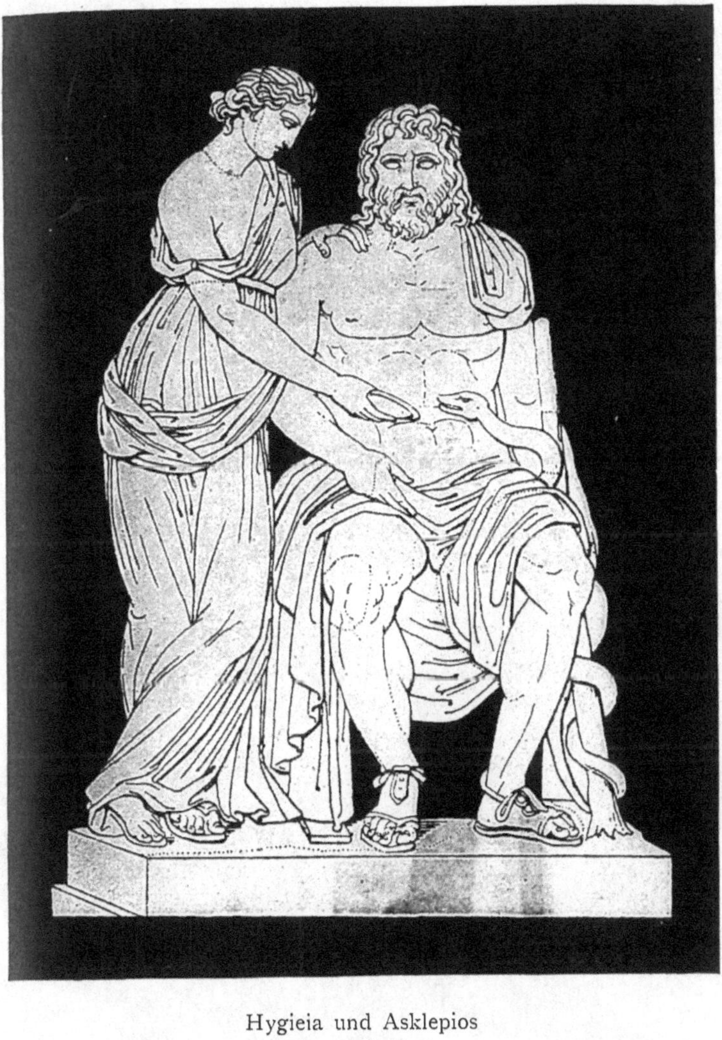

Hygieia und Asklepios
Aus dem Vatikan.

hatten häufig einen schlechten Ruf. Jede große Stadt hatte außerdem ihr öffentliches *iatrion*, welches in manchen Fällen durch eine besondere Steuer erhalten wurde. Es ist indes kein Beweis dafür vorhanden, daß Kranke dort zur Behandlung und Pflege bleiben konnten[1]. Galen beschreibt sie als große Häuser mit hohen Türen, um dem Lichte soviel Eingang als möglich zu verschaffen[2]. Eine furchtbare Inkonsequenz befleckte indes die Gastfreundschaft der alten Griechen: nur heilbare Patienten wurden aufgenommen, die Unheilbaren ließ man auf der Straße sterben. Man glaubte, daß Geburt und Tod einen Raum verunreinigten und so durften diese zwei Ereignisse nicht in dem heiligen Bereich der Asklepios-Tempel vor sich gehen. In Epidauros wurden Frauen, deren Entbindung herannahte und Patienten, mit denen es zu Ende ging, aus den Toren getragen und dort niedergelegt. Man kann nur hoffen, daß die Freundlichkeit Einzelner Wege suchte und fand, um ihnen zu helfen. Bestimmte Vorkehrungen wurden für diese Hülflosen bis zur Zeit der Antonine 138 n. Chr. nicht getroffen; erst dann wurde ein Heim für Sterbende und eine Entbindungsanstalt außerhalb des Tempelbezirks gegründet.

Caton gibt in seinem Buch »Tempel und Riten des Asklepios«[3] einen fesselnden Bericht über die alte Behandlungsweise in Epidauros. Das *abaton*, eine

---

[1]) Withington, a. a. O., S. 78.

[2]) Dr. Heinrich Haeser, *Geschichte Christlicher Krankenpflege und Pflegerschaften.* Berlin, 1857, S. 96, Anm.

[3]) a. a. O., S. 9.

lange jonische Säulenhalle mit zwei Abteilungen, einer für Männer und einer für Frauen, und einem doppelten, nach Süden offenen Säulengang, wie eine lange Piazza, war der Schlafraum oder Saal für die Kranken nach ihrer Ankunft, wo sie ihre wunderbaren Träume erwarteten. »Die Ruinen, welche jetzt die Lage dieses Gebäudes bezeichnen, sind hochinteressant, denn sie stellen das früheste bekannte Muster eines Hospitalraumes dar. Er war mit Bettgestellen, Lampen, Tischen, Altären und wahrscheinlich mit Vorhängen ausgestattet; die Patienten sorgten selbst für ihr Bettzeug[1])« (dies ist in orientalischen Krankenhäusern jetzt noch üblich). Das *abaton* faßte etwa 120 Betten, und Dr. Caton vermutet, daß die großen quadratischen Baulichkeiten, die viele kleine Einzelräume (gerade von der richtigen Größe für einen Kranken) enthalten und deren Fundamente noch deutlich erkennbar sind, für verlegte Kranke oder für Genesende bestimmt waren. Die Reste dieser Gebäude weisen genug Räume auf, um 4—500 Kranke unterzubringen. An den großen religiösen Festen versammelten sich Tausende, aber der größere Teil derselben kann nicht aus Kranken bestanden haben und mag wohl in Zelten, provisorischen Gebäuden und benachbarten Dörfern untergebracht gewesen sein.

Die Liste der Angestellten, welche Caton gibt, zeigt viel Ähnlichkeit mit der eines modernen Hospitals. Der Hauptbeamte (der Direktor?) war

---

[1]) ibid.

der *hiereus* oder *hierophant.* Er war manchmal, aber nicht immer, ein Arzt. Er leitete das Ganze und nahm auch Teil an der finanziellen Verwaltung des Tempels. Dann gab es *dadouchoi* — Fackelträger — welche wahrscheinlich untergeordnete Priester waren; Feuerträger, — *pyrophoroi,* Schlüsselträger — *kleidouchoi,* die später priesterliche Funktionen hatten; weltliche Beamte, die *hioromnemonen,* welche für die Rezepte und Zahlungen Sorge zu tragen hatten (Schreiber und Buchhalter). Die *nakoroi* oder *zakoroi* waren eine etwas unbestimmte Klasse, über deren Pflichten wenig bekannt ist; manchmal waren sie auch Ärzte. Endlich gab es Priesterinnen — die *kanephoroi* oder Korbträger und die *arrephoroi* oder Träger der Mysterien und heiligen Geräte. Alle waren unter dem Befehl des *boule* (Staatsrat) von Epidauros (Krankenhauskommission?). In bezug auf die Priesterinnen sagt Caton: »Fungierten diese Frauen in irgendwelcher Weise als Pflegerinnen? Es ist möglich, aber wir haben darüber keine bestimmten Angaben.« Die Inschriften sprechen von Badewärtern und von Dienern, welche den Kranken beistanden und die zum Gehen Unfähigen trugen.

Er gibt auch ein hübsches Bild von den Vorgängen in den Krankensälen. Bei der Ankunft hatte der Patient wahrscheinlich eine Besprechung mit dem Priester oder Beamten und traf Abmachungen über seine Unterkunft. Er verrichtete bestimmte religiöse Bräuche, badete in der heiligen Quelle und brachte unter der Leitung des Priesters Opfer dar. Die Armen gaben nur einen Kuchen, die Reichen fügten ein Schaf, ein Schwein oder eine Ziege, oder andere Geschenke hinzu. Ein kleiner Knabe bringt sein Steinchenspiel.[1]) Abends bringt der Patient sein Bettzeug ins *abaton* und geht zur Ruhe, nachdem er eine kleine Gabe auf den Tisch oder Altar niedergelegt hat. (Das Reinigungsbad, sagt Alice Walton, war von höchster Wichtigkeit, und weiße Kleider waren sowohl für Patienten wie für Priester vorgeschrieben, da einem alten Glauben zufolge weiße Kleider günstige Träume herbeiführen. Es konnten auch andere für den Kranken träumen — Freunde oder der Priester selbst.) Die *nakoroi* kommen, um die heiligen Lampen zu entzünden. Der Priester tritt ein und sendet das Abendgebet zu den Göttern hinauf, Hülfe für alle versammelten Kranken erflehend. Er sammelt dann die Gaben; die *nakoroi* kommen zurück und löschen die Lichter und befehlen Stille an, gebieten jedem, einzuschlafen und sprechen ihm die Hoffnung auf das Erscheinen des Gottes aus, der sie leiten möge. Den Inschriften nach erschien der Gott persönlich oder in Gesichten und sprach mit den Kranken über ihre Leiden. Ob diese Gesichte Halluzinationen, das Werk der Einbildung, oder ein Priester im Dämmerlicht, oder durch Opium oder sonstige traumbringende Medikamente veranlaßte Träume oder auch ein akustischer Trick waren, ist nicht festzustellen.[2])

Die Gegend von Epidauros war in alten Zeiten

---

[1]) Walton, a. a. O.

[2]) Caton, a. a. O., S. 28 u. 29.

die Heimat einer Art harmloser, jetzt verschwundener, gelber Schlangen, welche von den Menschen als Fleischwerdung des Gottes selbst angebetet wurden. Diese Reptile waren ganz zahm und gewöhnt, von den Kranken angefaßt und mit Kuchen gefüttert zu werden. Diese sahen es als günstiges Zeichen an, wenn sich eine der Schlangen ihnen näherte. [1]) Die Schlangen waren abgerichtet, die kranken Teile mit ihren Zungen zu lecken, wie auch die dem Asklepios heiligen Hunde angehalten wurden, die wunden oder verletzten Glieder der Kranken zu belecken.

Die Geschichte von Epidauros, wie von andern Tempeln des Asklepios ist in zahlreichen Inschriften und Tafeln erzählt, die man gefunden und übersetzt hat. Die frühesten enthalten törichte Erzählungen von Wunderkuren, später zeigt sich weniger Aberglauben und mehr Wissenschaft. So wurde Apelles, der an schwerer Verdauungsschwäche litt, auf eine Diät von Brot und geronnener Milch, Petersilie und Salat und in Wasser gekochten Zitronen gesetzt. Ferner wurde ihm verordnet, Anfälle heftigen Zornes zu vermeiden.

Als die wissenschaftlichen Kenntnisse und vernunftgemäße Behandlung Fortschritte machten, unterhielten die Asklepiaden, schon um 770 v. Chr., eine Anzahl ärztlicher Schulen. Die Asklepiostempel mit Freistätten für die Kranken waren sehr zahlreich. Drei der berühmtesten Schulen waren die in Knidos,

---

[1]) Es gab auch einen Schlangenhandel, und in Zeiten der Pestilenz wurden sie in andere Länder verkauft.

Rhodos und Kos. In Kos wurde der große Hippokrates, der Vater der Medizin, 460 Jahre v. Chr geboren.[1]) Er gehörte zur Familie oder dem Orden der Asklepiaden und soll ein direkter Nachkomme des großen Asklepios in der sechszehnten Generation gewesen sein.

Das goldene Zeitalter der Griechen, das Zeitalter des Perikles, brachte das Erscheinen eines der größten Ärzte, der jemals gelebt hat, dessen Kenntnisse in der Medizin würdig waren, neben den Errungenschaften dieser Periode in Kunst, Poesie und Staatswissenschaft genannt zu werden. Hippokrates erkannte offen die Natur und lehrte, daß Krankheit nicht das Werk von Dämonen, Geistern oder Göttern sei, sondern aus Ungehorsam gegen die Gesetze der Natur hervorgehe. Er nannte die Natur »die Gerechte« und zeigte, daß die wahre Kunst des Arztes darin bestehe, ihr bei der Vollbringung der Heilung beizustehen. Trotz seines überlegenen Geistes und einer unvergleichlichen Beobachtungsgabe und Geisteskraft blieb er doch stets bescheiden. Er hatte keine Geheimnisse und lehrte offen alles, was bis dahin eifersüchtig geheim gehalten worden war; er gestand medizinische Irrtümer ebenso offen ein, wie er die Wahrheit lehrte. ». . . Er lehnte Aberglauben und Hypothese in gleicher Weise ab und setzte die Ergebnisse tatsächlicher Beobachtung an deren Stelle.«

---

[1]) S. *Hippocrates and the Newly Discovered Health Temple at Cos* (Hyppokrates und der neuentdeckte Gesundheitstempel in Kos) von Richard Caton, M. D. William Clowes & Sons, London 1906.

Er besaß sehr ausgedehnte und genaue Kenntnisse auf dem gesamten Gebiet der Medizin und war Verfasser vieler Abhandlungen, sowohl medizinischer wie chirurgischer, die noch heute für klassisch gelten. Sein Hauptbegriff von der Mission der Medizin ist die Ernährung des Kranken.

Die ärztliche Kunst wäre von vorn herein weder entdeckt, noch wäre nach ihr geforscht worden — denn es bedürfte ihrer durchaus nicht — wenn den kranken Menschen dieselbe Lebensweise, welche die Gesunden führen, und dieselben Lebensmittel, welche sie essen und trinken, zuträglich wären und es nichts anderes gäbe, das besser wäre als diese.[1])

Seine berühmte Beschreibung des Antlitzes vor dem Tode ist zu wohlbekannt, um einer Wiederholung zu bedürfen, aber wenige Pflegende dürften wissen, wie richtig und genau er das alles geschildert hat, was sie von den Symptomen, dem Wechsel des Gesichtsausdrucks, der Veränderung der Lage, der Beobachtung der Sinnesäußerungen, der Atmung, dem Schlaf und jeder Krankheitsphase gelernt haben, oder wie sorgfältig und modern seine Anweisungen für trockene, feuchte und heiße Packungen und alle Arten von Umschlägen sind. Über die Bäder sagt er:

Wenn man nicht in jeder Beziehung richtig badet, wird man nicht geringen Schaden davon haben. . . Ferner verhalte sich der Badende ruhig, schweige still und lege nicht persönlich Hand an, sondern lasse durch dritte Personen die Güsse und ebenso das Abreiben vornehmen. Es stehe auch viel lauwarmes Wasser zur Verfügung und das Übergießen gehe rasch vor sich. An Stelle des Striegels bediene man sich der

[1]) Aus *Hippokrates,* übersetzt von Dr. Robert Fuchs. Alte Medicin, Kap. III.

Schwämme und salbe den Körper, ehe er gar zu trocken geworden ist. Der Kopf dagegen muß möglichst trocken gemacht werden, indem er mit einem Schwamme abgerieben wird. Man erkälte sich weder die Extremitäten noch den Kopf noch sonst den Körper.[1])

Über Verbände sagt er:

Es gibt zwei Arten von Verbänden, den angelegten und den anzulegenden. Den anzulegenden (lege man) rasch, schmerzlos, leicht und gefällig an, rasch, das betrifft die Ausführung der Verrichtungen, schmerzlos, d. h. es mühelos machen, leicht, d. h. zu allem bereit, gefällig, d. h. so, daß es dem Auge einen schönen Anblick bietet. Der angelegte Verband hingegen (sei) gut und schön (angelegt); die Verbandstücke müssen rein, leicht, weich und fein sein.[2])

Eines der vollkommensten Beispiele seiner Lehren findet sich in folgendem Ratschlag, welcher leider oft vernachlässigt wird:

Den höchsten Wert aber muß man in der ganzen Kunst darauf legen, daß man den Kranken gesund macht. Kann man ihn auf viele Arten gesund machen, so muß man die am wenigsten umständliche wählen.[3])

Es ist an dieser Stelle unmöglich, auch nur einen Umriß von dem Leben und den Werken dieses großen ärztlichen Lehrers zu geben. Der Zweck unseres Buches erlaubt nur, wenige Einzelheiten seiner Lehren anzuführen, die mit der praktischen Krankenpflege in engstem Zusammenhang stehen. Er stellte die Regel auf, daß bei Fieber nur flüssige Nahrung gereicht werden sollte und riet für hohe Temperaturen kalte Waschungen an. Er erlaubte seinen Fieber-

[1]) a. a. O. Die Diät bei akuten Krankheiten, Kap. LXV.
[2]) a. a. O. Die ärztliche Werkstätte, Kap. VII u. X.
[3]) a. a. O. Die Einrichtung der Gelenke, Kap. LXXVIII.

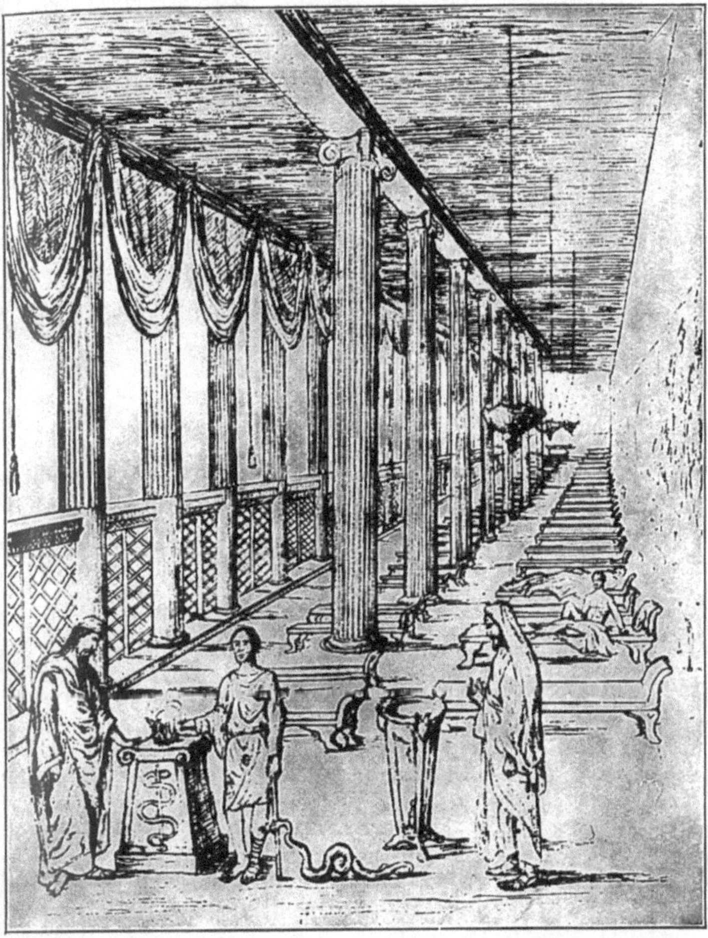

Eine Wiederherstellung des Innern vom Abaton in Epidauros.
Ein opfernder Kranker, dessen verletztes Bein von der heiligen Schlange geleckt wird.

Aus *The Temple and Ritual of Asklepios*. Mit Erlaubnis von Richard Caton, M. D.

kranken reichlich Gerstenwasser und kalte, säuerliche Getränke. Für akute Mandelentzündung verordnete er heiße Bähungen und heißes Gurgeln, Abführmittel und kühle Getränke. Für Kolik gab er warme Einläufe und warme Bäder, heiße Packungen, Abführmittel und schmerzstillende Arzneien. Seine mitfühlende Natur zeigt sich in seinen Anweisungen, die Kranken bei Untersuchungen und Operationen niemals unnötig zu entblößen. Es ist sehr schade, daß in den Schriften dieses Meisters der ärztlichen Kunst kein direkter Hinweis auf Pflegende und ihre Tätigkeit gegeben ist. Er sagt allerdings, daß der Gehülfe der Mitarbeiter des Arztes sei, aber eine Abhandlung von ihm über die Pflege als solche ist nicht überliefert. Daß er indes alle ihre Grundlagen gelehrt haben muß, ist aus seinen eigenen Schriften und denen späterer Ärzte ersichtlich, die vor 2000 und mehr Jahren augenscheinlich mit jeder Einzelheit guter Pflege vertraut waren. Ein deutscher Schriftsteller hat kürzlich alle Lehren griechischer Ärzte über die Krankenpflege gesammelt[1]). So spricht Aretaeus, ein kappadokischer Arzt, der sich um 100 v. Chr. eines guten Rufes erfreute, von der Notwendigkeit peinlicher Sauberkeit. Die Bettücher müßten immer rein sein, da sie in unsauberem Zustande Wundwerden verursachen. Für feuchte Haut sei Puder anzuwenden uud der Mund müsse beständig gespült

[1]) Dr. med. M. Brenning: *Ausländische Krankenpflege. Zeitschr. für Krankenpflege,* Berlin 1905, in zwei Teilen, S. 53—57, 102—107, der wir unsere Mitteilungen entnehmen, geht auf diese Einzelheiten ein.

werden, sowohl, um ihn sauber zu halten als um die Kranken, die nicht trinken dürfen, zu erfrischen.

Aretaeus verwandte viel Nachdenken auf das Bett: »Die Art des Bettes und seine Stellung sind sehr wichtig. Es muß fest sein, nicht zu groß und breit. Für Patienten mit Lungenblutungen darf es nicht zu weich und warm sein, während es für Tetanus und Nierenleiden weich, warm und durchaus faltenlos sein muß. Der Kranke, der nicht viel sprechen darf, muß hoch liegen. Die Decken müssen leicht und aus altem, weichem Stoff gemacht sein. Erregbare Kranke müssen ungemusterte Decken haben, da sie durch Flecken und Zeichnungen beunruhigt werden. Das Licht muß der Krankheit entsprechend geregelt werden; lethargische Kranke müssen helles Licht haben.« Celsus (geb. 50 v. Chr.) spricht auch viel über die richtige Bekleidung. Fieberpatienten sind leicht zu bedecken; ebenso die mit Herzleiden oder Atembeschwerden. Nierenkranke sollen warm gekleidet sein. Alle alten Schriftsteller hatten viel über das Krankenzimmer zu sagen. Für Fieber mußte der Raum groß und luftig sein, mit reichlich frischer Luft. Herzkranke und solche mit Atembeschwerden sollen in kühlem Raume mit offenen Fenstern behandelt werden. Für erregbare Kranke empfiehlt sich ein ziemlich kleiner Raum, kühl und feucht im Sommer, warm im Winter, mit glatten einfarbigen Wänden. Malereien oder Bilder sind nicht erlaubt, weil die Kranken im Delirium erregt werden, aus dem Bett springen und nach ihnen greifen. Der Nahrungsfrage wird große Aufmerksamkeit geschenkt.

Besonders eingehend spricht Celsus über diesen Gegenstand. Fieberkranke durften zuerst nichts Festes bekommen und mußten genug trinken, um nicht durstig zu sein, jedoch nicht zu viel. Er gibt genaue Vorschriften für Kinder und alte Leute und bestimmt den Zeitpunkt nach dem Fieber, von dem an wieder feste Nahrung angeraten werden kann. Auch die Verteilung der Mahlzeiten ist wichtig. Während und nach der Essenszeit muß vollkommene Ruhe herrschen und der Kranke soll keine beunruhigenden Neuigkeiten hören. Wenn es nötig ist, daß ihm etwas Unangenehmes mitgeteilt wird, muß er es nach einem auf die Mahlzeit folgenden Schlummer hören. Fieberkranke dürfen nur eine Art Speise auf einmal haben, da sie diese leichter verdauen als mehrere Arten. Herzkranke müssen nur die leichtesten Speisen in kleinen Mengen regelmäßig Tag und Nacht erhalten. Schwindsüchtige müssen viel Milch trinken. Kranke mit Verdauungsschwäche müssen Wein und gewürzte Speisen meiden. Bei Nierenleiden muß der Kranke viel trinken, darf aber keine kalten oder gewürzten Speisen oder Getränke genießen. Viele Ärzte beschränken die Nierenleidenden auf Milchkost. Aretaeus gibt viele Anweisungen für das Füttern Geisteskranker und Gelähmter. Für die letzteren rät er, einen langen Löffel über die Epiglottis zu legen. Geisteskranke, welche die Nahrungsaufnahme verweigerten, wurden oft zwischen zwei Genesende gesetzt, welche aßen, und so zum Essen angeregt. Neben Anweisungen über die Art und Menge der Speisen, ihre Temperatur und die geeigneten Tageszeiten rät er, auf das zu achten, was der Kranke selbst bevorzugt. Rufus[1] ist der Meinung, daß der Arzt stets sorgfältig den Geschmack der Kranken beachten solle, weil ungewohnte Speisen mehr schaden wie solche, an die der Kranke gewöhnt ist und diejenigen, die in einer dem Kranken angenehmen Weise zubereitet sind, besser verdaut werden als diejenigen, welche er nicht mag.

Für die Linderung von Schmerzen waren warme Bäder, Bähungen, Blasen mit heißem Wasser, Breiumschläge, leichte Massage und viele Pflaster und Salben in Gebrauch. Um die Nervösen zu beruhigen, wurde das Bett wie eine Wiege aufgehängt und geschaukelt oder die Kranken wurden in die Nähe einer Quelle gebracht. Wohlriechende Essenzen wurden dem Patienten auf Gesicht und Füße gerieben, sein Kopf wurde gestrichen, oder er wurde sanft an den Schläfen und um die Ohren gekraut. Musik wurde auch zum Besänftigen und Einlullen angewendet. Musik und sanftes Schaukeln wurden für nervöse und reizbare Kranke sehr geschätzt. Melancholische ließ man Musik und heitere, unterhaltende Erzählungen anhören. Geisteskranke wurden beschäftigt, ihre Arbeit anerkannt und oft gelobt. Nach gründlichem Abführen erhielten sie eine leichte Diät und wurden oft massiert. Wechsel der Umgebung und Reisen wurden ihnen empfohlen und ihre Freunde durften in ihrer Gegenwart nicht von etwas Unangenehmem sprechen. Für Epileptische wurden lange Spaziergänge auf waldigen Pfaden verordnet und für Herzkranke wurde geraten,

---

[1]) Von 98—117 v. Chr.

sie auf grüne Felder blicken zu lassen oder durch Blumen, Gemälde und den Anblick von Wasser zu erheitern. Diese Lehren zeigen uns, daß neben der Verabreichung von Arzneien die Pflege und Sorge für die Kranken von den alten Griechen in einer Weise verstanden wurde, die heute kaum vervollkommnet werden kann [1]).

Nach Whitington übten die Frauen in der Helden zeit Griechenlands förmlich eine kleine ärztliche Praxis unter ihrem eignen Geschlecht aus und Baas sagt: »Die Frauen taten zweifellos in Griechenland wie in allen andern Ländern viel edle, wenn auch unbeachtete, Werke als Pflegerinnen« [2]). Die Ilias enthält gelegentliche Hinweise, welche Licht auf die medizinischen Kenntnisse der Frauen werfen, so z. B. die Zeilen über Agamedea, die Blondhaarige, »die alle Heilmittel kannte, so viele auch die Erde nährt«. In den klassischen Tagen Griechenlands war das Reich der Frau eng auf den Haushalt beschränkt, wobei auch die Pflege der kranken Sklaven zu den Pflichten der Herrin des Hauses gehörte.

[1]) Alles dem vorgenannten Artikel von Brenning entnommen.

[2]) a. a. O., S. 80.

Kapitel IX.

ROM.

Das alte Rom ist im Vergleich zum klassischen Griechenland und dem ehrwürdigen Ägypten und Indien jung und modern. Seine früheste bekannte Geschichte begann erst zu der Zeit, als die Asklepiaden schon Medizin-Schulen gegründet hatten und als Kurorte über ganz Griechenland eingerichtet waren. Die Römer entwickelten weder eine Religion, ein medizinisches System noch eine Kunst aus sich selbst, sondern entlehnten in starkem Maße von andern Völkern und am reichlichsten von den Griechen. Griechische Ärzte führten die medizinische Wissenschaft in Rom ein, bauten Tempel und waren lange Zeit die einzigen Sachkundigen dort. Obgleich gemutmaßt wird, daß die Etrusker in ferner Vergangenheit medizinische Kenntnisse und Hospitäler besaßen, ist zu wenig Bestimmtes von diesem sagenhaften Volke bekannt, als daß wir in dieser Beziehung zu einer Gewißheit gelangen könnten. Die frühesten Kenntnisse von dem Gebrauch der Kräuter und dem Brauen von Heiltränken kamen nach Rom durch die Männer aus den Abbruzzen und von den Ufern des Fucinosees [1]), die ohne Zweifel diese einfachen Künste von ihren Großmüttern gelernt hatten.

Die Herrschaft der Malaria, sagt Lanciani, begann mit dem Aufhören der vulkanischen Tätigkeit im alten Latium und die Römer bauten Altäre für die Göttin des Fiebers und des bösen Blicks; für Cloacina (die Göttin des Typhus?) und Verumnus, den Gott der Mikroben. Nach den Vorschriften des Numa waren Friede und Wohlwollen der Götter die einzigen Heil- und Hülfsmittel, durch welche verlorne Gesundheit wieder erlangt werden konnte. In Zeiten der Pestilenz wurden dem Apollo Tempel gebaut, von denen einer in der Nähe des Marcellustheaters und ein anderer nahe dem Palast Barberini gelegen war. Die Einführung der medizinischen Wissenschaft bei den Römern durch die Griechen erfolgte zu irgend einer Zeit im dritten Jahrhundert v. Chr., als eine schreckliche Pestilenz die Stadt verheerte. In der Verzweiflung befragten die Römer die sybillinischen Bücher, die einzige ihnen bekannte Quelle der Weisheit, und das Orakel antwortete, daß Asklepios von Griechenland nach Rom gebracht werden müsse. Die Sage geht, daß sofort eine Galeere abgesandt und eine der heiligen Schlangen zurückgebracht wurde. Als die Galeere den Tiber herauffuhr, schlüpfte die Schlange heraus auf das kleine Eiland im Fluß, das im Herzen

---

[1]) Rodolfo Lanciani, *Ancient Rome in the Light of Recent Excavations* (Das alte Rom im Lichte der neuesten Ausgrabungen). Houghton, Mifflin, Co., Boston 1889. Kapitel »Sanitary Conditions of Ancient Rome« (Sanitäre Verhältnisse des alten Rom). S. 49—73.

der Stadt liegt. Es wurde als der göttlich auserwählte Ort angesehen und dem Asklepios, oder wie die Römer ihn nannten, Äskulapius dort ein Tempel errichtet. Da die griechischen Ärzte zu dieser Zeit die erleuchteten medizinischen Vorschriften des Hippokrates und seiner Nachfolger lehrten, müssen wir hoffen, daß ein Stab von Ärzten die Schlange begleitete; es erscheint möglich, daß dies der Fall war und daß dort ein Lehrzentrum entstand, denn Lanciani sagt: »Die Insel wurde die größte sanitäre Institution der Hauptstadt und ist stets seitdem Hospitalzwecken gewidmet gewesen. Das jetzige Hospital San Giovanni di Calabita steht nahe bei dem Platz des alten Äskulap-Tempels«.

Vielleicht besänftigte die Anmut des griechischen Geistes ein wenig den strengen und praktischen Charakter der alten Römer. Jedenfalls ist das Bild, welches Walter Pater in »Marius the Epicurean» (Marius der Epikuräer) von dem Einfluß des neuen Kultes gibt, ein bezauberndes. Marius wurde als junger Mann in den Tempel des Äskulapius gebracht,

der zwischen den Hügeln von Etrurien lag, um, wie es damals üblich war, dort von einer Krankheit des Knabenalters geheilt zu werden. Die Religion des Äskulapius war zwar von den Griechen entlehnt, aber im alten republikanischen Rom eingebürgert und hatte unter den Antoninen die Höhe ihrer Popularität in der ganzen römischen Welt erlangt . . . *Salus*, die Erlösung, hatte für die Römer die Bedeutung von körperlicher Gesundheit erlangt. · Fast wäre damals die Religion des Gottes der körperlichen Gesundheit, Salvator, wie er ausschließlich genannt wurde, die herrschende Religion geworden, denn dieser milde und menschenfreundlicher Sohn des Apollo schien alle andern heidnischen Gottheiten überlebt oder in sich vereinigt zu haben. Der Apparat der medizinischen Kunst, die heilsamen Mineralien und Kräuter, Diät und Enthaltsamkeit und alle die verschiedenartigen Bäder hatten allmählich eine Art sakramentalen Charakters angenommen; so stark lebte in den ernsteren Gemütern das Gefühl für den durch körperliche Gesundheit bedingten moralischen und geistigen Gewinn, ganz abgesehen von dem offensichtlichen physischen Vorteil, den sie gewährte; in diesem Falle wurde dann der Körper wahrlich nur eine stille Dienerin der Seele. Die Priesterschaft oder »Familie« des Äskulapius, ein großes Kollegium, das man im Besitze gewisser kostbarer medizinischer Geheimnisse glaubte, kam vielleicht von allen Institutionen der heidnischen Welt der christlichen Priesterschaft am nächsten. Manche Tempel des Gottes waren auch, durch die während Jahrhunderten von feinfühligen Gläubigen dargebrachten Dankopfer reich geworden, tatsächlich eine Art Krankenhaus, und wurden aus der Überzeugung heraus verwaltet, daß ein der Linderung fremder Leiden gewidmetes Leben fromm, heilig und glückselig sei.

Als Marius auf die Aufforderung eines der »weißgekleideten Brüder« hin im Tempelgarten wandelt, zeigt ihm sein Führer in der Entfernung die »Häuser für Geburt und Tod, errichtet zur Aufnahme von Frauen, die bald Mütter werden sollten und von Menschen, welche dem Tode nahe waren, da den damaligen Anschauungen gemäß keines dieser Vorkommnisse den eigentlichen Bereich des Heiligtums beflecken durfte«[1]). Später, als er den Tempel selbst besuchte,

---

[1]) *Marius the Epicurean* (Marius, der Epikuräer) von Walter Pater. Macmillan Co., New York und London, 1896. S. 24. 25.

klopfte ihm das Herz, als sich die verfeinerte, geschmackvolle Pracht des Ortes plötzlich vor ihm auftat, von der Morgensonne umflutet, mit hier und da brennenden heiligen Lichtern und mit einem eigenen Gepräge heiliger Ordnung, einer überraschenden Sauberkeit und Einfachheit. Priester, Männer, deren Antlitz das deutliche Gepräge geistiger Bildung trug, glitten, jeder von seiner kleinen Gruppe von Gehülfen begleitet, umher . . . wie ihr heiliger Dienst es verlangte. . . Im Mittelpunkt . . . . stand das Bild des Äskulapius selbst, nicht das eines alten und verschlagenen Arztes, sondern das eines ernsten und starken Jünglings, der in der einen Hand eine Ampulla oder Flasche, in der andern einen Pilgerstab trug, ein Pilger unter pilgernden Verehrern. Einer der Priester erklärte Marius diese Pilgertracht: eine Hauptquelle der Heilkunde des Meisters war die Beobachtung der Heilmittel, zu welchen die Tiere in Krankheit und Schmerzen ihre Zuflucht nehmen — welche Blätter oder Beeren z. B. die Eidechse oder Haselmaus ihren verwundeten Gefährten auflegten; zu diesem Zwecke hatte er lange Jahre hindurch ein Wanderleben in der Wüste geführt [1]).

Von ungeheurer Bedeutung für die Verhütung von Fiebern und für die allgemeine Beeinflussung des öffentlichen Gesundheitszustandes waren, wie Lanciani nachweist, die Wunderwerke der römischen Ingenieure, nämlich Abzüge, Aquaedukte, gute Wege, die Entwässerung und Bebauung der Campagna und nicht zuletzt ordentliche Begräbnisplätze, denn die alten waren über alle Begriffe schrecklich gewesen. Schließlich wurde die ärztliche Hilfe systematisch organisiert. Julius Cäsar war der erste Staatsmann, der das Studium der Hygiene ehrte, indem er die Lehrer derselben als Professoren der freien Künste

---

[1]) ibid. S. 27 und 28.

anerkannte und ihnen das Bürgerrecht verlieh. Nero ordnete den medizinischen Dienst der Stadt Rom und ernannte einen Oberaufseher der Hofärzte. Medizinschulen wurden errichtet und die Studenten schlossen sich zu Korporationen zusammen [1]). Die praktische Kenntnis der Medizin und Chirurgie wurde auch unter den Sklaven der reichen Patrizierfamilien gepflegt, von denen sich manche große Geschicklichkeit erwarben und oft aus Dankbarkeit und in Anerkennung ihrer Dienste freigelassen wurden. Es wird erwähnt, daß Augustinus durch seinen Freigelassenen mit Bähungen und kalten Umschlägen geheilt wurde. Massage und Bäder erreichten bei den Römern einen hohen Grad der Vervollkommnung, wie dies schon unter den Griechen in Verbindung mit einer athletischen Ausbildung des Körpers der Fall gewesen war, und auch die Sorge für den erkrankten Körper wurde ebenso hoch entwickelt wie in Griechenland. Abreibungen und Waschungen, warme und kalte Bäder aus Gründen der Reinlichkeit und zu therapeutischen Zwecken, Dampf, Öl, heißer Sand, Dampfkästen und Sitzbäder waren gebräuchlich [2]) und es gab einen Stand beruflicher Masseure, die *iatraleptae* [3]). Den Soldaten wurde die beste Fürsorge und Pflege, die man damals kannte, zu teil. Haeser erzählt, daß zu Fabius' Zeiten die verwundeten Soldaten in Privat-

---

[1]) Lanciani, a. a. O., S. 64—72.

[2]) Brenning, a. a. O., S. 102.

[3]) Anna Emilie Hamilton, M. D., *Considérations sur les Infirmières des Hôpitaux* (Betrachtungen über die Hospitalpflegerinnen). Montpellier 1900.

häusern untergebracht wurden. Später wurden sie in Krankheitsfällen in Zelten oder besondern Gebäuden versorgt und »von Frauen und alten Männern von makellosem Charakter« gepflegt [1]). Noch später gab es militärische Hospitäler, *valetudinaria* genannt und eine Klasse von Ordonnanzen als Pfleger, die *nosocomi*. Privatpersonen unterhielten gleichfalls ähnliche Einrichtungen für ihre Sklaven, wo diese oft von den Herren selbst behandelt wurden. Sehr interessante Überreste eines solchen (militärischen?) Hospitals sind kürzlich durch Ausgrabungen in der Nähe von Baden in der Schweiz zu Tage gekommen. Es war in vierzehn Räume eingeteilt und die Zahl und Art der gefundenen Geräte zeigen, daß die Technik der Krankenpflege viel entwickelter gewesen sein muß, als man bisher vermutete [2]). Es waren Einnehmeschalen, Maßgefäße für Arzneien, Salbentöpfe, Injektionsspritzen, Becken, Badewannen, Schröpfköpfe und sogar Metallkatheter in Gebrauch [3]).

Eine ebenso interessante Entdeckung wurde in Pompeji gemacht und 1880 von Dr. Dake [4]) beschrieben, der folgendes von seinem Besuch erzählt:

Während ich das große Museum in Neapel besichtigte, wurde meine Aufmerksamkeit durch eine Sammlung von

---

[1]) ibid.

[2]) Dr. Paul Jacobsohn, *Beiträge zur Geschichte des Krankencomforts. Deutsche Krankenpflege-Zeitung.* 1898, S. 141.

[3]) Brenning, a. a. O.

[4]) *Remains of a Hospital in Pompeji* (Überreste eines Hospitals in Pompeji) von J. P. Dake, M. D. In *The Medical Counsellor* (der ärztliche Ratgeber), Mai 1880.

chirurgischen Instrumenten gefesselt, welche aus Seziermessern, Schabeisen, Hebern, Zangen, Bohrern und einem gut gearbeiteten Vaginal-Speculum bestand. Die angehängte Karte besagte, daß dies alles aus Pompeji stamme. Später, als ich die freigelegten Gebäude der alten Stadt durchforschte, fragte ich den Führer, ob er mir den Platz zeigen könne, wo die Instrumente gefunden wurden. Er antwortete sofort, daß sie alle aus einem Gebäude stammten. Wir hatten manche vielbegangene Straßen durchschritten und viele interessante Gegenstände gesehen, als unser Führer uns durch einen weiten Torweg in einen großen Raum wies und sagte: »Ich will Ihnen jetzt den Platz zeigen, wo die Instrumente gefunden wurden«. Der große Raum erstreckte sich von der Straße aus über die ganze Tiefe des Gebäudes; auf der rechten Seite, etwa in der Mitte zwischen Eingang und Hintergrund, zweigte sich im rechten Winkel eine Halle ab, die auf jeder Seite eine Anzahl kleiner Räume enthielt. Im ersten Raume auf der linken Seite des Ganges wurden die Instrumente alle an einer Stelle gefunden. Das Betrachten der Örtlichkeit machte es mir ganz klar, daß wir in einem wirklichen Hospital waren, aber es waren keine Anzeichen vorhanden, die erkennen ließen, ob es sich um ein öffentliches oder privates Krankenhaus handle — ob es durch die Wohltätigkeit vieler errichtet oder eine private *taberna* war.

Die von den Griechen eingeführten *tabernae* oder Kliniken glichen mehr Apotheken als Hospitälern, aber bei der Ausdehnung dieses Gebäudes drängt sich die Wahrscheinlichkeit auf, daß hier operiert und Kranke wenigstens zeitweise aufgenommen wurden.

Lanciani schreibt dem Einflusse des Christentums die Organisation des ersten öffentlichen Hilfsdienstes unter Antonius Pius zu, der die zwangsweise und unentgeltliche ärztliche Fürsorge für Arme vorsah. Sie wurde in jeder Stadt durch vom Stadtrate gewählte und von den Familienhäuptern bestätigte ärztliche Leiter geordnet. Aber freie oder allgemeine Hospitäler waren, selbst in rudimentärer Form, nicht viel vor dem 3. Jahrhundert der christlichen Ära in Rom bekannt [1]).

Die alten Römer waren nicht weichherzig wie die Buddhisten, nicht heiter und gütig wie die Griechen oder gewissenhaft wohltätig wie die Juden. Eine kriegerische Zivilisation zeichnet sich nie durch den Kultus der Menschlichkeit aus und im militärischen, kaiserlichen Rom fehlte das Mitleid oder wenigstens die Einbildungskraft, die das Mitleid erweckt. Lecky erinnert indes daran, wie ungerecht es ist, die heidnische Gesellschaft nur nach einem Vergleich mit der christlichen und gar nur nach einem bloßen Nebeneinanderstellen der beiderseitigen Wohlfahrtseinrichtungen zu beurteilen, da viele Schriftsteller die Neigung hatten, nur die scheußlichsten Tatsachen aus dem Heidentum zu berichten und die milderen Züge zu übersehen [2]). Er weist auf die Tatsache hin, daß sowohl das alte Griechenland, wie Rom von dem Aberglauben der dämonischen Besessenheit frei waren, welcher für die Kranken und Irren in andern Perioden der Weltgeschichte so viel Elend umschloß. »Ein Dämon war in der Philosophie des Plato, wenn auch von untergeordneter Bedeutung im Vergleich mit einer Gottheit, doch kein böser Geist« und es ist »außerordentlich zweifelhaft, ob die Existenz von bösen

---

[1]) Lanciani, a. a. O., S. 68.

[2]) Lecky, a. a. O., Bd. I, S. 73.

Geistern den Griechen oder Römern bis etwa um die Zeit Christi überhaupt bekannt war«[1]). Der Glaube an böse Geister kam tatsächlich aus Assyrien und Babylonien. Lecky erwähnt ferner, daß die Unterstützung der Armen aus öffentlichen Mitteln im alten Griechenland und Rom immer als eine wichtige Pflicht des Staates betrachtet wurde und führt viele römische Wohltätigkeitspflichten an, nämlich die Versorgung armer Kinder und bedürftiger junger Mädchen und die Verteilung von Arzneien an arme Kranke. Er nennt Epaminondas, der Gefangene loskaufte und mittellose Mädchen ausstattete, und Cimon, der die Hungrigen nährte und die Nackten bekleidete und erinnert daran, einen wie unzulänglichen Begriff von moderner Menschenliebe und Wohltätigkeit man erhalten würde, wenn man ihn lediglich aus modernen Memoiren und Gedichten schöpfen wollte. Die erleuchtetsten Prinzipien echter, auf Gerechtigkeit basierender Hülfsbereitschaft wurden von Cicero ausgesprochen, der sagt: »Wir müssen dafür Sorge tragen, daß unsere Freigiebigkeit ein wirklicher Segen für die wird, denen wir helfen; daß sie nicht unsere Mittel übersteigt; daß sie nicht aus der Beraubung anderer herrührt; daß sie dem Herzen und nicht der Prahlerei entspringt; daß wir die Ansprüche der Dankbarkeit und Gerechtigkeit eher berücksichtigen als die des bloßen Mitleids und daß dem Charakter und den Bedürfnissen des Empfängers die gehörige

---

[1]) ibid. Bd. I., S. 380.

Beachtung geschenkt wird«[1]). Nichtsdestoweniger fällt der Ruf des alten Rom, das auf Sklaverei und Militarismus gegründet war, gegen andere vorchristliche Völker ab, was Medizin, Krankenpflege und Menschlichkeit im allgemeinen betrifft.

[1]) Lecky, a. a. O., Bd. I., S. 79.

ZWEITER TEIL.

VOM ERSTEN BIS ZUM SCHLUSS DES ACHTZEHNTEN JAHRHUNDERTS.

Kapitel I.

WEIBLICHE BETÄTIGUNG ZUR ZEIT DER ERSTEN CHRISTEN.

Die historischen Bindeglieder zwischen den Pflegenden der vorchristlichen Kultur und denen unserer eigenen fehlen zwar, aber seit den Tagen der ersten christlichen Betätigung gibt es bis auf heute, also durch nahezu 2000 Jahre, eine ununterbrochene Folge von Berichten. Die wunderbare Regsamkeit der ersten Christengemeinden in der Ausübung von Werken der Liebe und Barmherzigkeit zog Tausende von Frauen und Männern in ihren Strom, die voller Eifer dem Rufe eines der größten Lehrer folgten und fürderhin den Zweck ihres Lebens nur darin erblickten, in ihrem ganzen Tun die Liebe zu beweisen, die das Antlitz der Erde für sie völlig verändert hatte. Der große Anteil der Frauen an dieser Bewegung war ebenso auffällig wie bedeutungsvoll. Es ist jedoch ein Irrtum anzunehmen, wie dies viele evangelische Schriftsteller tun, daß das Christentum die Stellung der Frau in auffallendem Maße oder gar für alle Zeiten gehoben habe. Manche dieser Historiker gehen zu weit mit ihrer Lobpreisung der Vorteile, die das Christentum den Frauen verliehen habe. Sie sahen beim Heidentum nur die schlimmsten und entwürdigendsten Zustände und verglichen nur diese mit den gerechten und erhabenen Lehren Christi. Tatsächlich war die gesetzliche und gesellschaftliche Stellung der Frau unter den alten Religionen nicht immer eine tiefe und unter der neuen nicht immer eine hohe. Sie hat ihren Kreislauf gehabt wie alle andern gesellschaftlichen Erscheinungen. Während sie heutzutage bei den Völkern des Ostens eine dienstbare ist, war das doch augenscheinlich nicht immer, wenigstens nicht in Ägypten und Indien, der Fall. Man kann sich auch die edlen Frauensgestalten des Alten und Neuen Testaments nicht vorstellen, ohne sich zugleich die Hochachtung zu vergegenwärtigen, welche die Juden ihren Frauen zollten. Ebenso war die Stellung der Frau bekanntlich bei den alten nördlichen und westlichen Völkern bemerkenswert günstig. Sie wurden wirklich mit Verehrung angesehen und nahmen an den Versammlungen und Beratungen der Männer teil. »In den Gesängen der Edda werden nicht nur die Göttinnen als gleichberechtigt mit den Göttern in einem Saal sitzend dargestellt, sondern sie nehmen auch an den Ratssitzungen teil und sprechen ihre Meinung aus, der man mit Achtung lauscht. Die Gallier und Germanen glaubten, daß die Frauen etwas Göttliches in ihrem Charakter besäßen und daß sie mit den Göttern leichter in Verbindung träten wie die Männer« [1]).

[1]) Thomas Wright, *Womankind of All Ages in Western Europe* (Die Frauen aller Zeitalter in Westeuropa). London 1869, S. 27—37.

Der Rat der Frauen wurde hochgeehrt, weil man glaubte, daß in ihnen etwas Göttliches und Prophetisches wohne. »Dieselben Germanen, die das Weltreich zertrümmerten und kaum wußten, was Gehorsam sei, beugten willig den stolzen Nacken vor dem Weibe. Das Weib stand bei den Germanen als etwas geheiligtes vor dem Manne; es war das geheiligte Geschlecht, von dem man glaubte, daß es in näherer Verbindung zu der Gottheit stehe« [1]).

Diese nordischen Frauen, deren Stellung eine so hohe war, sind sowohl die Ärzte und Wundärzte ihrer Stämme, wie auch deren Pflegerinnen gewesen. Fort sagt, daß in alten Zeiten die weiblichen Druiden und die Frauen nordischer Fürsten einen verdienten Ruf wegen ihres ärztlichen Geschicks genossen [2]).

Die dem mystischen Dienst der nordischen Gottheiten geweihten Priesterinnen standen im Rufe, ärztliche Kenntnisse zur Heilung von sonst hoffnungslosen Krankheiten zu besitzen. Man wallfahrtete zu den Gräbern skandinavischer Frauen, die ihrer Heilkunst wegen berühmt waren, wie man später zu den Gräbern von ärztlichen und pflegenden Heiligen wanderte. Die Frauen der alten Germanen zeichneten

---

[1]) Th. Schäfer, *Die weibliche Diakonie, in ihrem ganzen Umfang dargestellt.* 3 Bde. Stuttgart 1887. Bd. I S. 271. Aus ältern Quellen zitiert, wie auch: »Das alte deutsche Wort für Frau, das jetzt abgekommen ist, lebt nur noch in einer undeutlichen Form in dem englischen »queen« (Königin) fort.

[2]) Geo. F. Fort, M. D., *History of Medical Economy during the Middle Ages,* (Geschichte der ärztlichen Wirtschaftslehre im Mittelalter). Quaritch, London, 1883, Kap. IV.

sich durch ärztliches Geschick und Erfahrung in der Geburtshülfe und Tierarzneikunde aus. Die Erzählung des Tacitus von der Hülfe, welche die germanischen Frauen beim Verbinden verwundeter Krieger leisteten, wird in jeder Geschichte der Medizin erwähnt. Die Ansicht einiger moderner medizinischer Schriftsteller, daß die Ausübung der Heilkunst den Frauen überlassen wurde, weil man sie für der Männer unwürdig ansah, scheint nicht sehr stichhaltig in Anbetracht der großen Bedeutung, welche man der Gesundheit beimaß.

Ohne Zweifel wurden im klassischen Griechenland die Frauen von der Öffentlichkeit ausgeschlossen und wie Kinder behandelt. Dies scheint zur Zeit Homers nicht der Fall gewesen zu sein und in Rom nahmen die Frauen der Patrizierfamilien eine außerordentlich hohe gesellschaftliche Stellung ein. Wenn auch das strenge römische Gesetzbuch die verheiratete Frau zum absoluten Eigentum ihres Gatten stempelte, muß man gerechter Weise doch bedenken, daß ähnliche Bestimmungen auch die modernen Gesetzbücher noch entstellen, und daß die römische Dame seit den punischen Kriegen infolge des allmählichen Fallenlassens der alten väterlichen Gewalt und des ausgedehnten Gebrauchs des freien Ehevertrages, welche der Matrone ihren eigenen Namen, ihre gesetzliche Unabhängigkeit und die Verfügung über ihr eigenes Vermögen ließ, wirklich eine Stellung von großer Freiheit und Würde inne hatte. »Der römischen Matrone war seit der ältesten Zeit durch die Familien-Religion eine würdige und geachtete Stellung gesichert . . . In den ersten

Zeiten des römischen Kaiserreiches wurde sowohl ihre gesetzliche wie ihre tatsächliche Stellung gehoben. Sie trat mehr und mehr neben ihren Gatten und wurde seine Genossin, und ihr Einfluß machte sich auch in den öffentlichen Angelegenheiten geltend« [1]).

Unter dem alten Ehegesetz ging die höchste Gewalt des Vaters über das Kind vom Vater auf den Gatten über. Aber das römische Reich erkannte in seinem Rechte zwei verschiedene Heiratsformen an: die strenge, welche in der Republik als die ehrenhafteste angesehen wurde und die Frau zum Eigentum des Gatten machte und die des persönlichen Kontraktes, oder die freie Ehe, welche eine gleichberechtigende Genossenschaft war und der Frau eine Stellung von gesellschaftlicher Bedeutung und gesetzlicher Unabhängigkeit inbezug auf die Verfügung über ihr persönliches Eigentum sicherte [2]).

Lecky sagt: »In der ganzen feudalen Gesetzgebung wurden die Frauen in eine viel niedrigere gesetzliche Stellung gerückt als unter der des heidnischen Reiches. Überall wo das Erbrecht die Grundlage der Gesetzgebung war, haben die Bestimmungen über die Erbfolge das Interesse der Frauen und Töchter geopfert« [3]).

Man kann daher unmöglich den allgemeinen Anspruch erheben, daß die Kirche die Stellung der

---

[1]) Samuel Dill, *Roman Society in the Last Century of the Western Empire* (Die römische Gesellschaft im letzten Jahrhundert des weströmischen Reiches). London 1898. Buch II. S. 137—138.

[2]) Lecky, a. a O. Bd. II. S. 304—306.

[3]) ibid. Bd II. S. 339.

Frauen wesentlich verbessert habe; aber der erhebliche und unschätzbare Dienst, welchen sie ihnen leistete, bestand darin, daß sie die Möglichkeit zu nützlicher sozialer Betätigung namentlich für die unverheiratete Frau in ungeheurer Weise vermehrte. Bis dahin bestand die allgemeine Ansicht, daß es, mit Ausnahme einiger anerkannter begrenzter Kasten, wie die der Priesterinnen und Tempelfrauen oder der vestalischen Jungfrauen, für die Frau keine anständige Stellung oder Würde außerhalb der Ehe gäbe. Der Beginn unserer Ära zerstörte diese Auffassung und begründete das Recht der ledigen Frau auf eine nützliche und verantwortliche Stellung, ein Fortschritt, dessen folgenschwere Bedeutung kaum überschätzt werden kann. Es ist ein Teil von der Lehre der Brüderlichkeit, welche die Wurzeln der Sklaverei durchschnitt, indem sie die höchste Individualität in jedem menschlichen Wesen anerkannte. Aus diesem neuen, gottseligen Ideal entsprang eine frische Tätigkeit und ein Streben für die Menschheit, an dem die Frau einen hervorragenden Anteil nahm.

Die frühesten Gemeinschaften weiblicher Mitarbeiter der Kirche und gerade die, welche besonders mit der Krankenpflege in Zusammenhang stehen, waren die Diakonissen und Witwen. Später kamen die Jungfrauen, die Presbyterinnen, die Stiftsdamen und die Nonnen[1]).

---

[1] Für erklärende und interessante Einzelheiten über jede dieser Klassen siehe: »*Handbook to Christian and Ecclesiastical Rome*« (Handbuch des christlichen und kirchlichen Rom) von M. A. R. Tuker und Hope Malleson. London und New York, Macmillan & Co., 1900. 3 Bde.

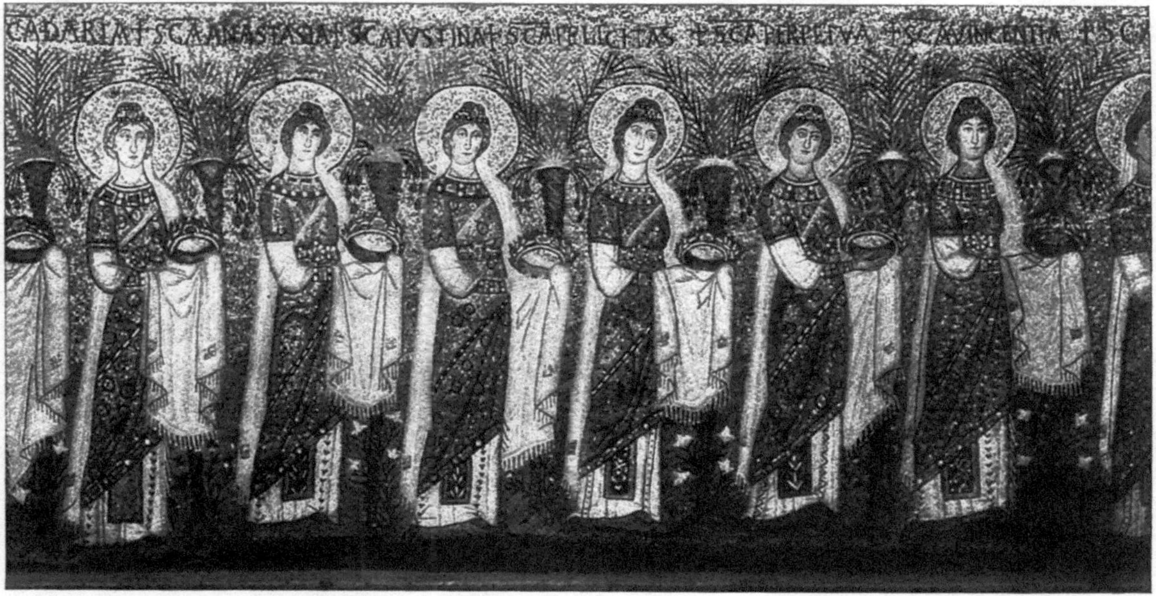

Alinari, No. 18232.

Die priesterlichen Jungfrauen (Märtyrerinnen) in der Kirche des h. Appollinaris in Ravenna.

Von diesen spielten nur die beiden ersten und die letzteren eine Rolle in der Krankenpflege. Die andern hatten kirchliche Pflichten. Die Stiftsdame diente im Chor, bei Begräbnissen und andern Zeremonien und war nicht durch Gelübde an ein genossenschaftliches Leben gebunden. Die Chronik der christlichen Krankenpflege beginnt mit dem Diakonat[1]). Dieses umfaßte sowohl Männer wie Frauen, welche gleiche Dienstleistungen verrichteten, deren hauptsächlichste die Sorge für die Armen und Kranken betraf. Von den frühesten apostolischen Zeiten an wurden die Diakonissen auf die gleiche Stufe mit den Diakonen gestellt und der Titel »Diakonus«, wie Paulus ihn auf Phoebe von Kenchrea anwendet, wurde in gleicher Weise für Männer und Frauen gebraucht. Das wird von vielen Schriftstellern betont und mindestens zwei haben vermutet, daß die Bezeichnung »Diakonus« im Neuen Testament in ihrer Anwendung auf Phoebe mit »Dienerin« übersetzt wurde, was an keiner andern Stelle geschehen ist, weil der Übersetzer wahrscheinlich Bedenken trug, die Gleichheit von Mann und Frau

---

[1]) Der wahrscheinliche Ursprung des Wortes »Diakonat« wird in der Apostelgeschichte, Kap. 6, erklärt. Das Verb *diakonein*, dienen, bezog sich auf das »Bereiten des Tisches« oder Almosenverteilen; das Nennwort aber wurde, nach einigen Schriftstellern von Christus und den Aposteln im Sinne von »Geistlicher« gebraucht. Diakonen, sagte Haeser (a. a. O. S. 9) waren eine christliche Form der Tempeldiener der Juden und Heiden.

in der frühen Kirche zuzugeben[1]. Die Krankenpflege war auch durchaus nicht das alleinige Gebiet der Frauen. Im Gegenteil, wie in alten Zeiten, wurde ein großer Teil dieser Pflichten vom Manne beansprucht, sei es als Arzt, sei es als Nachbar oder Priester. In der ersten christlichen Zeit wie in den ersten Jahrhunderten derselben überhaupt sind es Männer, welche in priesterlichen oder ritterlichen und und religiösen Orden für mindestens die Hälfte des Pflegedienstes verantwortlich waren und so blieb es durch das ganze Mittelalter hindurch bis vor gar nicht langer Zeit.

Phoebe (60 n. Chr.), die Freundin des Apostel Paulus, welche sich der Ehre erfreut, die erste Diakonisse gewesen zu sein, soll eine hohe gesellschaftliche Stellung eingenommen haben und bemittelt gewesen sein. Ihre Reise nach Rom und Pauli Bericht »denn sie hat euch vielen Beistand getan, auch mir selbst«[2], sowie andere geschichtliche Daten weisen darauf hin, daß sie eine Frau von Bedeutung und Würde war.

---

[1] Siehe »*Deaconesses in Europe*« (Die Diakonissen in Europa) von Jane M. Bancroft, Ph. D. New York, Hunt & Eaton, 1890, S. 14; ebenso *Deaconesses Ancient and Modern* (Antike und moderne Diakonissen) von Rev. Henry Wheeler. New York, Hunt & Eaton 1889. S. 45/46.

[2] Röm. 16, 2. Luther übersetzt in 16, 1 übrigens »Diakonus« nicht mit Dienerin, wie die engl. Bibel, sondern sagt: »welche ist am Dienst der Gemeine zu Kenchrea«, so daß die obige Vermutung auf ihn nicht zutrifft. Die Elberfelder Übersetzung hat allerdings das Wort Dienerin angewendet. (D. Übers.)

Die Diakonisse stand im gleichen Rang mit der Geistlichkeit und wurde vom Bischof unter Zustimmung der Gemeinde durch Handauflegen eingesegnet. Ihre Pflichten waren sowohl weltliche wie geistliche, gleich denen des Diakonus. Sie war die erste Gemeindehelferin, sowohl freundschaftliche Besucherin wie Pflegerin, und seit ihrer Zeit ist die Arbeit der Gemeindepflegerin nie ganz erloschen. Obgleich alle Bekehrten der frühen Kirche und ganz besonders die Frauen, deren Zeit es gestattete, es als heilige Pflicht ansahen, die Heimgesuchten zu trösten, so war es doch die besondere Aufgabe der Diakonisse, die Kranken in ihren eigenen Häusern zu pflegen. Sie besuchte auch die Gefangenen, unterstützte die Bedürftigen aus dem Kirchenschatz, beriet die Bekümmerten und überbrachte die Botschaften der Geistlichen. Ihre religiösen Pflichten waren sehr wichtig und von größerem Umfange als die ihrer Schwester, der modernen protestantischen Diakonisse. Sie lehrte, katechisierte und führte die weiblichen Bekehrten zur Taufe oder taufte sie selbst. Sie stand an der Tür der Frauen in der Kirche und wies ihnen ihre Plätze an. Sie führte sie zum h. Abendmahl und assistierte am Altar während des Sakramentes. Tuker und Malleson, die ausführlichere Einzelheiten mitteilen, als andere Schriftsteller, sagen: »Die Bedingungen für die Ordinierung des männlichen und weiblichen Klerus waren ganz gleich. Beide wurden mit Handauflegen eingesegnet. Die neue Diakonisse sang das Glaubensbekenntnis. Der Bischof legte ihr die Stola um, worauf sie den Schleier oder das Pallium vom Altar nahm und sich selbst damit bekleidete. Sie erhielt ebenfalls Armbinde, Ring und Krone. Sie erteilte den Bekennern im Gefängnis die Sakramente und reichte den Frauen in der Messe den Kelch, während die Diakone ihn den Männern reichten. An manchen Orten las sie die Predigt und in manchen alten Kollektenbüchern sind Diakonissen erwähnt«[1]).

Der Orden der Diakonissen breitete sich überall in den Provinzen Kleinasiens, in Syrien, Rom, über ganz Italien, nach Spanien, Gallien und Irland aus. Er war besonders in der östlichen Kirche tätig, wo die orientalischen Anschauungen weibliche Missionare besonders nötig machten, jedoch weniger in Rom, wo die Orden der Witwen und Jungfrauen mehr Boden fanden. Am allergeehrtesten war er vielleicht in Gallien und der alten irischen Kirche, wo die Stellung der Frau im allgemeinen eine hohe war und die Diakonisse bis zu einer späten Zeit eine weit wichtigere Rolle spielte als außerhalb kleiner Gemeinden der östlichen und westlichen Kirche üblich, und bei allen Verrichtungen am Altar beteiligt war. Neben den Diakonissen werden in den Berichten aus dem 3. Jahrhundert noch Subdiakonissen erwähnt. Sie wurden nicht durch Handauflegen eingesegnet und zählten in ihrer Gesamtheit nicht als heiliger Orden, aber sie wurden vom Bischof mit Zustimmung der Geistlichkeit gewählt[2]). Es gab auch Erz-

---

[1]) Tuker & Malleson, Teil IV S. 526—527.

[2]) ibid. Teil IV. S. 522—524.

diakonissen. St. Gregor von Nyssa spricht von seiner Schwester Macrina als einer solchen. Die ersten Diakonissen durften sowohl verheiratet, wie auch Witwen oder Jungfrauen sein. Erst im 2. Jahrhundert begann man die Ehelosigkeit ausgesprochen zu bevorzugen und von nun ab verlangte man, daß die Diakonisse »eine reine Jungfrau oder wenigstens eine Witwe sei, die nur einmal verheiratet gewesen war.« Sie durfte, wie auch die andern weiblichen arbeitenden Orden im eigenen Hause wohnen und es ist nicht erwiesen, daß sie von Anfang an ein besonderes Gewand trug. Das vierte Konzilium von Carthago erwähnt eine besondere Kleidung für die Diakonissen, die »ihre Laienkleider abgelegt haben«, und ein Freskogemälde aus der Katakombe Hermetis, welches zwei Witwen und Diakonissen am Bett eines Kranken darstellt, zeigt sie in einem weiten Überwurf mit einer steifen Kopfbekleidung, die das Gesicht umschließt. Das liturgische Gewand war das diakonale Chorhemd, die Armbinde und Stola[1]).

Die Diakonissen behielten zunächst auch die Verfügung über ihr Vermögen und ein Staatsgesetz verbot ihnen Kirchen und Anstalten zu bereichern auf Kosten derer, welche berechtigte Ansprüche an sie hatten[2]).

Die Briefe des Chrysostomus, der von 398—407 Bischof von Konstantinopel war, berichten viel Interessantes über die bemerkenswerten Frauen, welche

---

[1]) ibid. Teil IV. S. 526—527.

[2]) Bancroft a. a. O. entnimmt das alten Schriften.

mit der Kirche verbunden waren: Amprucla, deren »Männlichkeit« — männliche Tugenden, Beherrschung der Sprache und Kühnheit — er bewundert; Pentadia, die Witwe des römischen Konsuls; Procla, Sabiniana, Olympia; Praxides und Pudentiana, die Töchter eines römischen Senators; Nicarete, eine edle Jungfrau, die er vergebens zu bewegen suchte, Diakonisse zu werden, die sich aber freiwillig dem Besuchen der Kranken widmete und Macrina, die als junges Mädchen eingesegnet wurde. Die berühmteste von diesen war Olympia, die außer einem edlen und erhabenen Charakter, großer Lieblichkeit und der Fähigkeit zu organisieren und andere zu leiten, über die weltlichen Vorteile großen Reichtums und einer überlegenen gesellschaftlichen Stellung verfügte. Sie war das Weib des Präfekten von Konstantinopel, wurde mit 18 Jahren Witwe und mit 20 Jahren als Diakonisse eingesegnet. Die Sage geht, daß Kaiser Theodosius sie nach dem Tode ihres Gatten mit einem seiner Verwandten zu vermählen wünschte und ihr auf ihre Weigerung mit Einziehung ihres Vermögens (das er wohl in Wirklichkeit in seine Gewalt bringen wollte) drohte. Ihre Bereitwilligkeit ihren Reichtum aufzugeben und der Geist völliger Selbstlosigkeit, den sie bewies, rührten ihn indes so sehr, daß er ihr alles zurückgab, und sie verwendete es ihr Leben lang zu den verschwenderischsten Almosen. Olympia zeichnete sich während der Amtsdauer dreier Bischöfe aus: Gregor Nazianzen, der sie durch Lehre und Tat förderte, Nectarius, der sie als Diakonisse einsegnete und Chrysostomus. Die Zeit ihrer Tätigkeit in

Konstantinopel galt als der Höhepunkt und die Blütezeit der Arbeit und des Einflusses der Diakonissen in der östlichen Kirche und die Geistlichkeit sprach von den Diakonissen jener Tage als der Freude der Kirche.

Der Orden war jetzt ausgesprochen kirchlich; die Wahl und Leitung der Diakonissen lag gänzlich in den Händen der Bischöfe und reiche und edle Frauen waren dankbar für die Erlaubnis in diesen Beruf eintreten zu können. Es scheint als ob der Stab der Diakonissen und die andern weiblichen Arbeiterinnen, welche unter Chrysostomus Leitung standen, deren es vierzig gab, ein genossenschaftliches Leben unter Olympias unmittelbarer Führung geführt hätten[1]). Leider verwies Chrysostomus, wie aus seinen Briefen hervorgeht, seine Herde dauernd auf die weniger bewundernswerten Beweggründe, wie körperliche Kasteiung und Unsauberkeit, das Bewußtsein der Heiligkeit und die Hoffnung auf Belohnung. Selbst wenn man den orientalischen Redestil in Betracht zieht, muß das Lob, mit dem er die Frauen seiner Gemeinde überschüttete, einen ungesunden Einfluß auf sie gehabt haben, sofern es sie nicht anwiderte. Er erinnert Olympia in der feurigsten Weise an ihre vielen guten Taten und ihre Tugenden, sagt ihr, »sie solle stolz sein und sich in der Hoffnung auf Kronen und Belohnungen freuen«; er preist ihre Askese, durch die sie ihren Körper in einen solchen

---

[1]) K. Götz in *Zimmer's Handbibliog. der praktischen Theologie. Der Diakonissenberuf. Gotha, 1890.*

Zustand gebracht, daß er ihn folgendermaßen beschreibt: »er ist wie zerschlagen und Du hast eine solche Fülle von Krankheiten über Dich gebracht, daß sie der Geschicklichkeit des Arztes und der Macht ihrer Heilmittel spotten«. Fürsorglicher für andere als für sich selbst, sandte sie Chrysostomus Arzneien für seinen Gebrauch, als er leidend war.

Es ist nicht ganz leicht, die ersten Bilder Olympias, des schönen jungen Weibes eines römischen Präfekten mit der späteren Beschreibung ihrer Erscheinung in einem der Briefe des enthusiastischen alten Mannes in Einklang zu bringen: »Ich bewundere die unaussprechliche Rauheit Deines Gewandes, die selbst jene der Bettler übertrifft; und ganz besonders die Formlosigkeit, die Nachlässigkeit Deiner Kleider, Deiner Schuhe, Deines Ganges; das alles ist die Standarte der Tugend«. Und Palladius, einer ihrer Zeitgenossen, erzählt: »Sie entsagte aller Fleischnahrung und ging meistens ungewaschen einher«[1]).

Die Witwen und Jungfrauen, über welche die Diakonissen zu gewissen Zeiten eine Art Aufsicht ausübten, galten auch als kirchliche Orden[2]), wenn auch von minder hohem Rang als die Diakonissen, mit denen sie durch ihre Pflichten immerhin eng verbunden waren, da sie die Arbeit der Armenfürsorge und des Pflegens in ausgedehntem Maße mit jenen geteilt zu haben scheinen. Ernennungen für das Diakonat erfolgten übrigens häufig aus der Zahl der

[1]) Wheeler, a. a. O. S. 122.

[2]) Siehe Tuker u. Malleson a. a. O. Teil IV. *Die kirchlichen Orden.*

Witwen und Jungfrauen. In 1. Tim. 5 werden die Eigenschaften erwähnt, welche die von der Kirche zu unterstützenden Witwen besitzen mußten. Von Anbeginn führte die Kirche ein Verzeichnis von Personen, die ein Recht auf ein festes Einkommen aus den Kirchengütern besaßen. Dieses Verzeichnis wurde die Matrikel genannt und umfaßte die Geistlichen beider Geschlechter, die eingesegneten Jungfrauen, die Alten, die Verwitweten und Armen.[1]) Unter den so unterhaltenen Witwen bildeten einige eine besondere kirchliche Klasse oder einen Orden, der eingetragen und eingesegnet war, den *Ordo Viduarum* oder die Viduaten. Diese Klasse gelangte zu großem Ansehen, obwohl sie in jeder Gemeinde zeitweilig nur klein war. Die priesterlichen Witwen führten den Vorsitz in den christlichen Versammlungen, beriefen einen Rat von weiblichen Ältesten und unterrichteten.[2]) Zu einer anderen und größeren Klasse von Witwen gehörten die, welche den Gedanken an eine zweite Heirat verwarfen und ein Gelübde ablegten, Witwe bleiben zu wollen. Sie legten gewöhnlich ein bestimmtes Gewand an, wenn sie auch fortfuhren in ihren eigenen Häusern zu leben. Nachdem jene Gelübde zuerst privatim abgelegt worden waren, geschah dies später zwar nicht vor der Gemeinde, aber doch vor einem Bischof. In einer noch späteren Zeit wurde eine öffentliche Feier daraus und der Orden ging in dem der *monastriae* oder Nonnen auf. Die

---

[1]) ibid. Teil III. S. 203.

[2]) Tuker u. Malleson a. a. O. Teil IV. S. 517, 519.

Witwen waren in guten Werken sehr eifrig und nahmen später, wie wir noch sehen werden, hervorragenden Anteil an der Entwicklung der Hospitäler. Haeser sagt von ihnen: »Die Witwen hatten eine ausgedehnte, höchst gesegnete Tätigkeit in dem innern Leben der Gemeinschaft«.

In den Wandmosaiken der alten Kirchen in Ravenna stehen in weißen Kleidern Prozessionen von ernsten und reizenden Fräulein, die priesterlichen Jungfrauen, die typisch für die jugendliche Frische und den Ernst jener Zeit sind.

Philipps vier Töchter, »wahrsagende Jungfrauen«, waren vielleicht unter den ersten der frühchristlichen Jungfrauen. Nach Tuker und Malleson »war der Kultus der Jungfräulichkeit eine der verblüffendsten aller Verschiedenheiten zwischen der neuen christlichen und der alten heidnischen Gesellschaft«.[1]) Nur mit Mühe hatte man die Zahl der sechs vestalischen Jungfrauen in Rom aufrecht erhalten können, aber jetzt schlossen sich freiwillig Gruppen von Jungfrauen in Gemeinschaften zusammen, zuerst in Afrika und im Orient und später auch im Westen. Die ersten geweihten Jungfrauen lebten zu Hause und hatten volle Bewegungsfreiheit. Man findet anfangs keine Andeutung davon, daß die Witwen oder Mädchen, welche Enthaltsamkeit gelobt hatten, auch abgeschlossen und einsam leben mußten[2]). Helyot sagt: »Wenn die

---

[1]) ibid. a. a. O. Teil III. S. 15.

[2]) Lina Eckenstein, *Women under Monasticism* (Die Frau unter der Klosterherrschaft). Cambridge, Universitätsdruckerei 1896, S. 14.

Kirche auch stets heilige Jungfrauen gehabt hat, so führten sie doch nicht immer ein genossenschaftliches Leben« und Tuker und Malleson berichten: »Die Klausur bildete keinen Teil des Lebens der kanonischen Jungfrauen der frühen Kirche«[1]). Gegen das Ende des 3. Jahrhunderts gab es aber zahlreiche Gemeinschaften und Gibbon spricht von der »stattlichen und volkreichen Stadt Oxyrinchus, welche die Tempel, die öffentlichen Gebäude und selbst die Wälle zu frommen und barmherzigen Werken hergegeben hatte und wo der Bischof von zwölf Kirchen 10,000 weibliche Mitglieder . . . im klösterlichen Beruf zählen konnte«[2]). Aber wenn dies auch in Rom eine neue Erscheinung war, so war sie das durchaus nicht für die alte Welt, da nach den Hindu-Legenden sowohl Brahma wie Buddha auf lange Reihen von Mönchen und Nonnen hinweisen können[3]). Die heiligen Bücher von Ceylon sprechen häufig von Priesterinnen, die nach tausenden zählten und es scheint auch, als wäre dieser Beruf manchmal wenigstens ein freiwilliger gewesen und hätte keine unlöslichen Gelübde gefordert, da sich ein Hinweis auf eine Priesterin findet, die heiratete und »sich nicht so weit abgetötet hatte, um der Welt zu entsagen«[4]). Bei den Ägyptern gab es viele Priesterinnen

---

[1]) a. a. O. Teil III. S. 41.

[2]) Gibbon, *The Decline and Fall of the Roman Empire* (Der Niedergang und Zusammenbruch des römischen Reiches). Bd. IV. S. 308.

[3]) *Monks and Monasteries* (Mönche und Klöster) von Alfred Wesley Wishart, Trenton, 1902, S. 92.

[4]) Upham a. a. O. Bd. 2 S. 121.

oder Tempelfrauen; »die ehelosen Gemeinschaften, welche den ägyptischen Tempeln angegliedert waren, bestanden aus Personen beider Geschlechter«[1]). Obgleich der Zahl nach wenige, genossen die vestalischen Jungfrauen ein seltenes Ansehen; in der westlichen Welt dürften die Sonnenjungfrauen in Peru bis zu einem gewissen Grade als mit andern religiösen Frauengemeinschaften verwandt gelten[2]).

Die priesterliche oder kanonische Jungfrau hatte den gleichen Rang wie die Geistlichkeit. Ungleich der Diakonisse ward die Jungfrau nicht ordiniert, sondern eingesegnet. »Der Ritus der Einsegnung einer Jungfrau ist einer der ältesten in der frühen Kirche, da er einer der wichtigsten war«[3]). Sie war durch einen weißen Schleier kenntlich, aber in Rom war das früheste Unterscheidungszeichen ihrer Kleider eine goldene Binde, das Symbol der Jungfräulichkeit. Viel später wurde ein Ring und ein Armband hinzugefügt[4]). Der Stand der geistlichen Keuschheit, dem ursprünglich sowohl Männer wie Frauen angehörten besteht heute nur noch in der Nonne fort, welche das Gelübde abgelegt hat, und jenen direkt fortsetzt[5]). Nicht die Diakonisse, sondern die Witwe und Jungfrau gingen in der Nonne auf.[6]) Der Orden der Dia-

---

[1]) Tuker und Malleson, a. a. O. Teil III. S. 15.

[2]) Siehe Prescott, *Conquest of Peru* (Die Eroberung von Peru). Bd. I, S. 113.

[3]) Tuker u. Malleson a. a. O. Teil III. S. 129.

[4]) ibid. Teil III. S. 34.

[5]) ibid. Teil III. S. 16.

[6]) Tuker und Malleson teilen mit, (Teil III. S. 108), daß die Karthäuser Nonnen noch, in der Form der Einsegnung nach vier-

konissen wurde nicht klösterlich, sondern ging ein und das Kloster trat an seinen Platz. Syncletia, die Schwester des Pachomius, die als erste die Klosterregeln einführte, wird manchmal die Mutter der Nonnen genannt. Sie stand in dem Ruf reich, edel und schön gewesen zu sein; von sehr frommen Eltern erzogen, wohnte sie jahrelang mit ihrer Schwester in einem Grabe bei Alexandrien, wo sie die »vielen Witwen und Jungfrauen« unterrichtete, die kamen, um von ihr zu lernen und mit der Zeit eine Gemeinschaft um sie bildeten.

Die Bezeichnungen Diakonisse, Witwe und Jungfrau sind in manchen alten Schriften mit verwirrender Unbestimmtheit angewendet; offenbar lag der Unterschied jedesmal einzig in der Form der Ordination oder Einsegnung. So konnten Witwen und Jungfrauen Diakonissen werden. Da ferner der römische Titel Witwe nicht etwa wirkliche Witwenschaft bedeutete, sondern die allgemeine Bezeichnung für eine Frau von gewissem Alter und Stand war, so wurden junge Witwen und selbst junge Mädchen zum Viduat zugelassen. Nach Tuker und Malleson war im 6. und 7. Jahrhundert der angewandte Ritus eine Verbindung der Einsegnung einer Witwe-Nonne mit der Ordination der Diakonisse; die fränkischen und sächsischen Witwen oder Nonnen-Diakonissen wurden auf diese Weise ein-

---

jährigem Profeß, den alten christlichen Ritus der Diakonissenordination beibehalten haben, in Verbindung mit dem Ritus der Einsegnung einer Jungfrau, einem Überrest ihrer ersten Regeln — der des heiligen Cäsarius von Arles. Dies sind die einzigen Nonnen, die ihn behalten haben.

gesegnet und der Titel erhielt sich so noch lange, nachdem das kirchliche Amt aufgehört hatte.

Die Tätigkeitsgebiete sowohl der Diakonissen als der Witwen wurden allmählich beschränkt und eingeengt, durch das stete wachsame Widerstreben der Männer dagegen, den Frauen angesehene Stellungen einzuräumen. Die Witwen waren die ersten, welche den Druck fühlten. Schäfer[1]) sagt darüber:

Die Witwen wurden zuerst ein Altar Gottes genannt, sie lehrten und erklärten die Schrift. Gegen Ende des dritten Jahrhunderts wird den Witwen mit großem Eifer und aller Beflissenheit das öffentliche Lehren, überhaupt jeder Übergriff ins Priesteramt des Mannes verboten. Die apostolische Konstitution schafft das Lehramt der Witwen ab, sie bestimmt, daß die rechte Witwe frei von Stolz sein müsse, mäßig, sanft, still, bedächtig, schamhaft, häuslich; sie singe, bete, lese, wache, faste und spinne Wolle, um lieber anderen geben zu können.

Schäfer fährt fort:

Die Entwickelung des dritten Jahrhunderts war dem Witweninstitut ungünstig. An die erwählten Witwen des älteren Witweninstituts, welche wie Ältestinnen an der Spitze der Frauen standen und Lehrerinnen der jungen Frauen sein sollten, knüpfte sich eine Unsicherheit in der Stellung zu den priesterlichen Funktionen. Schon Tertullian und Origenes hielten es für notwendig, den Witwen gegenüber an die den Frauen in dieser Beziehung gesetzten Schranken zu erinnern. Die Diakonissen ordneten sich dagegen in die hierarchische Ordnung viel besser ein. Die Diakonissen stehen nicht wie Ältestinnen an der Spitze der Frauen; sie sind Dienerinnen. Die Wahl der Diakonissen liegt nach den Konstitutionen ganz in der Hand des Bischofs, während die

---

[1]) a. a. O. Bd. I. S. 41—44.

Wahl der Witwen, welche den vom Apostel vorgeschriebenen Bedingungen entsprachen, nicht wohl zu umgehen war. Der Diakonissin ist ihr Geschäftskreis in strenger Unterordnung unter den Bischof und die höheren Kleriker angewiesen. [1])

Aus alledem geht hervor, daß die Witwen manchmal in Bezug auf die Einzelheiten und die praktische Ausführung ihrer Arbeit die priesterlichen Pfade kreuzten — infolge ihrer oft überlegenen Kenntnisse und Erfahrungen, mußten sie wahrscheinlich häufig den erhaltenen Anweisungen widersprechen oder sogar deren Ausführung verweigern.

Die demokratische Verfassung der frühchristlichen Kirche hatte übrigens auch den Diakonissen einen zu weiten Wirkungskreis eingeräumt. Die hervorragende Stellung der Frauen bei den Montanisten, einer Sekte, welche Frauen zu Bischöfen und Kirchenältesten machte, und die ungewöhnlichen Ansprüche, die einige dieser Frauen erhoben, welche sich für Prophetinnen ausgaben und sich einen Platz in der Kirche anmaßten, der durchaus dem des Mannes gleichkam, führten natürlich zu starkem Widerspruch bei der Geistlichkeit, namentlich in Hinsicht auf die Erteilung des Sakramentes, und das weibliche Diakonat kam dadurch etwas in Verruf. In der westlichen Kirche (Rom) wurden die Diakonissen so früh abgeschafft, daß ums Jahr 251 die römischen Pfarrbezirke keine weibliche Geistlichkeit mehr hatten. Die Witwen, welche nach dieser Zeit erwähnt werden, wurden von der Kirche unterstützt und mit Krankenbesuchen beschäftigt. Ambrosius erklärt es als einen

[1]) a. a. O. Bd. I. S. 47.

Fehler der Montanisten, daß sie Frauen kirchliche Funktionen ausüben ließen; obwohl der Orden der Diakonissen in der östlichen Kirche fortbestand und obwohl die Diakonissen unter den Priszillianern eine wichtige Rolle spielten, erschienen fortgesetzt neue priesterliche Vorschriften und Verordnungen, um ihre kirchlichen Funktionen einzuschränken und zu unterdrücken [1]). Mit der geistlichen Unterdrückung kam auch die wirtschaftliche. Im sechsten Jahrhundert erschienen Verordnungen, welche den Diakonissen bei Todesstrafe verboten, zu heiraten, oder auch nur eine andere Lebensweise zu wählen; geschah es dennoch, so wurde ihr Besitztum zu Gunsten der Kirche oder des Klosters, zu welchem sie gehörten, eingezogen.[2])

Das weibliche Diakonat bestand im Osten als Institution bis zum achten Jahrhundert, aber Schäfer meint, daß es vom Ende des vierten Jahrhunderts an beständig an Bedeutung verlor. Es wurde seines geistlichen Charakters durch die von den gallischen Konzilien des 5. und 6. Jahrhunderts gefaßten Beschlüsse entkleidet und 533 endgültig durch einen Kirchenerlaß der Synode von Orleans beseitigt, der für die Zukunft die Einsegnung von Frauen als Diakonissen verbot. In Wirklichkeit blieb diese Verordnung oft unbeachtet, und es gab in manchen Kirchensprengeln, sogar in Frankreich auch ferner Diakonissen.

---

[1]) *Real-Enzyklopädie für protestantische Theologie und Kirche.* (Herzog und Hauck, Leipzig 1898). Art.: »Diakonissen« von Hans Achelis.

[2]) Siehe Wheeler. a. a. O. S. 86.

Um das Jahr 600 baute der Patriarch von Konstantinopel, der Pate des Kaisers Mauritius, für seine Schwester, die eine Diakonisse war, eine Kirche, welche Jahrhunderte lang die Diakonissenkirche genannt wurde. 670 verbot das Konzilium von Autun den Frauen, den Altar zu betreten. Im 12. Jahrhundert gab es noch Diakonissen in Konstantinopel; der Patriarch von Antiochien sagt von ihnen »Jungfrauen . . . Gott geweiht, nur daß sie das Laiengewand trugen . . . und mit 40 Jahren empfingen sie die Ordination als Diakonissen«.

Man darf wohl den Diakonissenorden der frühchristlichen Kirche mit liebevoller Achtung als diejenige Institution betrachten, welche den Grundstein zum Krankenpflegeberuf und zu aller modernen Wohltätigkeitsarbeit überhaupt gelegt hat. Es gibt schwerlich in der ganzen Welt lieblichere Beispiele eines freiwillig im Dienst der Liebe geopferten Lebens, als diejenigen, welche wir in der frühchristlichen Kirche finden, als die reine Glut der Lehre des Meisters noch ungedämpft loderte und weltlicher Ehrgeiz und Selbstsucht sich noch nicht eingeschlichen hatten. Nach ihrem Verschwinden sahen viele in den ersten Diakonissen den Typus und das Muster aller Vorzüglichkeit in guten Werken. Bei allen späteren Bemühungen zu schlichteren Glaubensformen zurückzukehren, wie sie von den verschiedensten Sekten ausgingen, wurde stets der Versuch gemacht, ihre Tätigkeit wieder zu beleben. So hielt der aufrichtige und hingebende Vincentius von Paul den barmherzigen Schwestern die Frauen der apostolischen Kirche als Muster vor. Die Autoritäten sind verschiedener Meinung darüber· ob Luther einer solchen Wiederbelebung günstig gesinnt war, indessen scheint es doch endgültig festzustehen, daß er solcher Frauenarbeit zwar wohlgeneigt war, aber nicht zu ihr drängte[1]). Zu seiner Zeit bestand ein großes Vorurteil gegen kirchliche Orden. Aber ein Jahrhundert nach Luther kehrten andere Sekten zu dem alten Diakonissenorden zurück, wie wir später sehen werden, und das gleiche Sehnen führte in Kaiserswerth zu der Wiederbelebung der Diakonissenarbeit, welche durch Miss Nightingale so unmittelbar und auffallend die Entwicklung der modernen weltlichen Krankenpflege beeinflußt hat. Für die Kontroversen gelehrter Pastoren gab es keinen anziehenderen Gegenstand als die Diakonisse. Schränke voll Bücher sind über sie geschrieben worden, um nachzuweisen, was sie war und was sie nicht war; was sie sein sollte und was sie sein könnte; was sie tat und was sie nicht tat; ob sie predigte, oder nicht predigte; ob sie am Altar amtierte oder ob sie nicht amtierte; daß sie nur eine armselige Nachahmung der Nonne war und daß beide so weit voneinander entfernt waren wie die Pole. Keine Frau ist mehr gelobt und gepriesen worden. Pastor Wilhelm Löhe schreibt folgendes über sie:

---

[1]) Da er selbst die üblen Folgen des ausartenden klösterlichen Genossenschaftslebens kennen gelernt hatte, erscheint diese Stellungnahme in Anbetracht der damaligen schwierigen Verhältnisse begreiflich. (D. Übers.)

Ich bin weder ein Maler, noch ein Sänger, wenn ich's aber wäre, so malte ich die Diakonissin, wie sie sein soll in ihren verschiedenen Lebenslagen und Arbeiten. Es gäbe eine ganze Reihe von Bildern und ebenso viele Lieder. Malen würde ich die Jungfrau im Stall — und am Altare, in der Wäscherei — und wie sie die Nackenden in reines Leinen der Barmherzigkeit kleidet, — in der Küche — und im Krankensaale, auf dem Felde — und beim Dreimalheilig im Chor und wenn sie ganz allein den Kommunikanten *Nunc dimittis* singt, — ich würde alle möglichen Bilder vom Diakonissenberufe malen: in allen aber eine Jungfrau, nicht immer im Schleier, aber immer eine Person. »Und warum denn? 's ist ganz poetisch ohne daß du zu den Bildern die Lieder singst«. Warum? Weil eine Diakonissin das geringste und das größte können und tun, sich des geringsten nicht schämen, das höchste Frauenwerk nicht verderben soll. Die Füße im Kot und Staub niedriger Arbeit — die Hände an der Harfe — das Haupt im Sonnenlicht der Andacht und Erkenntnis Jesu, — so würde ich sie aufs Titelkupfer der ganzen Bildersammlung malen. Drunter würde ich schreiben: »Alles vermag sie — arbeiten — spielen — lobsingen«.

Fügen wir diesem charakteristischen Bilde desjenigen, was sich ein Mann als die Arbeitsmöglichkeiten der Frau denkt, den krönenden Vorzug hinzu, — daß diese vielseitig nützliche Frau ganz unter männlicher Aufsicht stand und fast ohne eigene Wünsche und Ziele war, — so werden diese Lobeserhebungen und Lobpreisungen allerdings begreiflich.

Kapitel II.

DIE HOSPITÄLER DER FRÜHCHRISTLICHEN ZEIT UND DIE RÖMISCHEN MATRONEN.

Die ersten Christen, bei denen sich zu der alten heiligen Sitte der Gastfreundschaft der neue Beweggrund der dienenden Liebe gesellte, betrachteten ihren Besitz als Gemeingut und öffneten ihre Häuser willig den Kranken und Hilflosen. Die Diakone und Diakonissen waren besonders eifrig darin, die Notleidenden aufzusuchen und pflegten nicht nur die Kranken bei regelmäßigen Besuchen, sondern brachten sie auch, wenn es nötig war, in ihr eigenes Heim, um für sie zu sorgen. Die Bischöfe, welche natürliche Mittelpunkte bildeten, zu denen die Bekümmerten hinstrebten, hielten offenes Haus und reiche oder auch nur wohlhabende Mitglieder ihres Sprengels folgten diesem Beispiel. Das war die einfache Urform des modernen Hospitals und aller andern Arten von Wohltätigkeitseinrichtungen. Die Diakonate, wie diese organisierten Krankenheime bald genannt wurden, verbanden das Amt der Diakonen so eng mit der Krankenpflege, daß die Bezeichnung Diakonus gleichbedeutend wurde mit Hospital- oder Krankenpflegeleiter. Noch bis zum neunten Jahrhundert hatte Rom vierundzwanzig solcher Diakonate und viele derselben behielten bis in die moderne Zeit den Namen der Kirche, mit der sie verbunden waren [1]).

Mit dem Wachsen der Gemeinden scharten sich die Armen um sie und die allmähliche Beseitigung der Sklaverei, der Beginn der Verfolgung, des Märtyrertums und der äußern Feindschaft schuf eine Fülle von Elend, das bei weitem alles überstieg, was Einzelbemühungen hätten überwinden können, und das daher die vereinigte Hilfe aller erforderte. Als die Heime der Bischöfe zu klein wurden, um den Anforderungen der Gastfreundschaft entsprechen zu können, wurden ihnen neue Gemächer, Flügel und Klöster angefügt. So erwuchs einfach und natürlich das christliche *xenodochium* oder Fremdenheim, der Ausdruck brüderlicher Liebe und der Abkömmling des alten Instituts, das der Ausdruck bürgerlicher Gastfreundschaft gewesen war. Haeser erwähnt ein interessantes Beispiel dieser Erweiterung des Predigerhauses in Würzburg, wo die Wohnung der Geistlichen mit dem Dom verbunden ist und noch heute die alte Einteilung in das *domus hospitum* und das *domus hospitalis* zeigt: gesonderte Räume für die gewöhnlichen Reisenden und für solche, die krank oder mittellos waren [2]). Die Entwicklung der frühesten christlichen Krankenversorgung war also: erst das

---

[1]) Haeser, a. a. O., S. 9.

[2]) ibid. S. 14.

Diakonat oder Räume im Privathaus; dann die *xenodochien*, die Erweiterung der Diakonate; und endlich die Hospitäler. Die Formen der frühesten Krankenpflegeorganisationen waren dagegen das Diakonat, die Schwesternschaft der Witwen und die *parabolani*, die sich zu den Mönchen und Nonnen entwickelten.

Eines der frühesten bekannten Beispiele von Krankenpflege in dem edlen Kampf, den die ersten Christen gegen das Elend führten, ist uns aus der Zeit einer heftigen Pestilenz in Alexandrien aus den Jahren 249—263 erhalten worden. Dies war, wie Hecker berichtet, die letzte ausgedehnte Epidemie der alten oder Thucydidianischen Pest, welche eine Gruppe von Symptomen umfaßt, die sich in spätern Epidemien nicht wiederholten. (Er erwähnt, wenn auch ohne Einzelheiten in Bezug auf die Pflege, eine ähnliche frühere in Karthago)[1]. Während dieser Zeit öffentlicher Not besuchten, versorgten und pflegten die Christen die Kranken und trösteten die Sterbenden ohne Rücksicht auf die Gefahr für ihr eigenes Leben. St. Dyonisius erzählt: »So haben die Besten unserer Brüder ihr Leben gelassen: einige der Wertvollsten sowohl der Priester und Diakonen, als auch der Laien«[2]. Ein anderes bemerkenswertes Beispiel war mit einer schrecklichen Epidemie in Edessa ums Jahr 350 verknüpft. Die Bewohner waren verzweifelt und obwohl

---

[1]) *Der Ursprung christlicher Krankenpflege*. Medizin. Zeitung Berlin, Mai 1834 S. 97.

[2]) Butler's *Lives of the Saints* (Das Leben der Heiligen). Bd. II. S. 274.

die wohlhabenden Bürger bereit waren reichlich aus ihren Mitteln beizusteuern, um die Pest zum Stillstand zu bringen und die Not zu lindern, so wußten sie doch keinen ehrlichen und fähigen Mann, der die Hilfs-Arbeit hätte in die Hand nehmen können. In diesem Elend trat Ephrem aus seiner Zurückgezogenheit hervor — ein Diakonus von Edessa, der, obgleich der größte Redner und Dichter der syrischen Kirche doch als »Einsiedler« in die Wüste gegangen war — und bot seine Dienste an. Mit dem Geld, das ihm von den reichen Bürgern zufloß, kaufte er 300 Betten und stellte sie in den öffentlichen Säulenhallen und Galerien auf. Die Kranken wurden dorthin gebracht und Ephrem »besuchte sie jeden Tag und diente ihnen mit eigenen Händen« [1]), verwaltete die Gelder und überwachte das Ganze, bis die Pest vorüber war. Dieser Bericht ist von besonderem Interesse, denn St. Ephrem gründete hier offenbar einfach ein Hospital; jedenfalls eines der ersten, wenn nicht das erste im eigentlichen Sinne des Wortes, wie es heute gebraucht wird; denn wie wir sehen werden, wurde das Hospital als ein Gebäude oder eine Gruppe von Gebäuden, welche ganz der Pflege Kranker gewidmet waren, erst gegen das 12. Jahrhundert ein getrennter Begriff, vielmehr blieb es noch lange eine der vielen Abteilungen des alles umfassenden *xenodochiums*. Selbst die frühesten Hospitäler nahmen nicht nur Kranke und Arme auf, sondern sorgten oft auch noch für Findlinge. St. Ephrems Gründung aber hatte Bestand

---

[1]) ibid. VII. S. 98.

und wurde mit einigen Unterbrechungen als Hospital fortgesetzt. Im 5. Jahrhundert wurde sie vom Bischof Rabboula wiederhergestellt, nachdem sie verfallen war. Der Bischof errichtete auch ein großes Hospital für Frauen, nachdem er vier heidnische Tempel für diesen Zweck niedergerissen hatte und diese beiden Hospitäler bildeten die Kliniken für eine berühmte Medizinschule, welche lange in Edessa blühte [1]).

Das *xenodochium* [2]) in seiner Vollendung stellte das Ideal der Gastfreundschaft im weitesten und erstaunlichsten Umfange dar. Wie das Werk der Diakonisse in sich alle Elemente der modernen Krankenpflege, Hilfsvereine und Wohltätigkeitsorganisationen umschloß, so bildete das *xenodochium* in seinem freundlichen Bereich das Frühstadium des modernen Gasthauses, des Hospitals und jeder Form von besonderer Institution für jede Art Hilfsbedürftiger. Es bot Unterkunft für den Pilger und für den reichen Kaufmann. Es war ein Heim für die Heimatlosen; es schützte Findlinge, kleine Kinder, Witwen und alte Leute beiderlei Geschlechts. Es hatte getrennte Säle oder Gebäude für Kranke jeder Art, besonders für Aussätzige und Geisteskranke. Die Armen der

---

[1]) Withington a. a. O. S. 120—125.

[2]) Die Namen der verschiedenen Unterabteilungen, von denen mehrere oder alle in den großen Wohltätigkeitsinstitutionen der ersten Jahrhunderte der christlichen Ära bestanden, waren: Das *xenodochium,* Gasthaus für Fremde und Reisende; *nosocomium,* Krankenräume; *brephotrophium,* Findelhaus; *orphanotrophium,* Waisenhaus; *gerontokomium,* Altersasyl für Männer; *cherotrophium,* Heim für Witwen; *ptochotrophium,* Almosenhaus für die Armen.

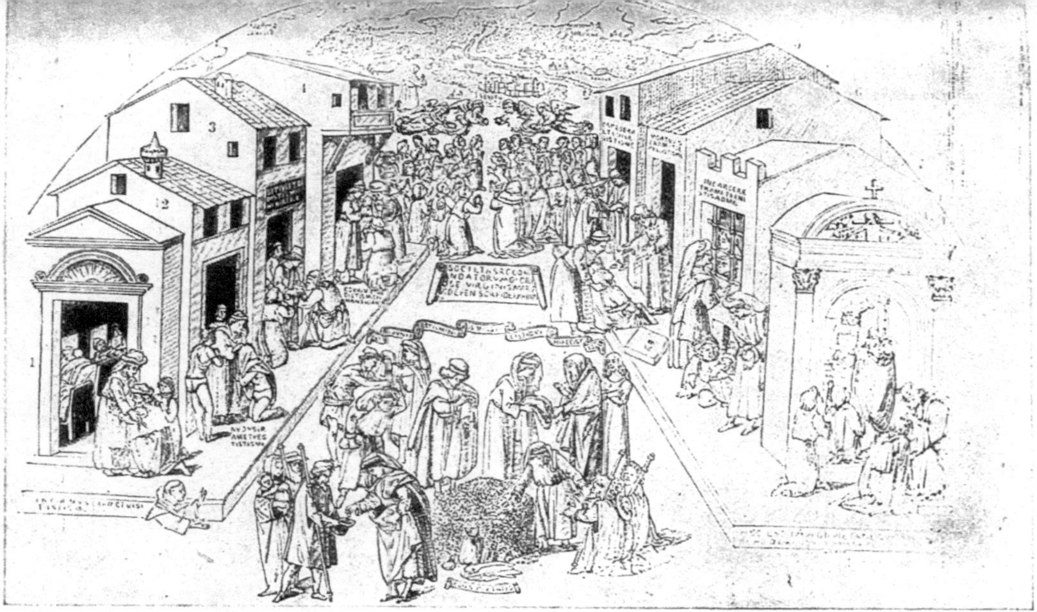

Die sieben Werke der Barmherzigkeit.

1. Die Kranken werden in ihren Betten versorgt und die von der Straße Aufgelesenen werden aufgenommen. 2. Die Leute werden bekleidet. 3. Reisende werden getränkt. 4. Die Hungrigen erhalten Brot. 5. Den Pilgern wird Schutz gewährt. 6. Ein Leichnam wird zum Begräbnis vorbereitet. 7. Die Gefangenen werden besucht. Die letzte Szene stellt ein Heiligtum dar, in dem das heil. Opfer — die wahre Quelle christlicher Barmherzigkeit — gefeiert wird, während ein Büßer die Vergebung seiner Sünden empfängt, weil er Barmherzigkeit geübt hat. Im Vordergrund werfen reiche Leute ihr Geld auf einen Haufen, und die Armen erhalten ihren Anteil davon.

Military and Religious Life in the Middle Ages and at the Period of the Renaissance. (Militärisches und religiöses Leben im Mittelter), von Paul Lacroix. Bickers & Son, London. Nach einer Zeichnnug aus dem 15. Jahrhundert.

Umgegend kamen täglich, um sich Spenden und Almosen zu holen und jeder, der in irgend welcher Not war, kam um sich Rat zu erbitten. Als ein Beispiel der Leistungen des *xenodochiums* wissen wir durch Chrysostomus, daß im Jahre 347 die Kirchen in Konstantinopel täglich 3000 Arme beköstigten, außer der Fürsorge für Gefangene, Wanderer, Bedürftige und Heimgesuchte aller Art. Solche Zufluchts- oder Schutzstätten, die sich aus der Gastfreundschaft der Bischöfe und Diakonen entwickelten, waren schon in der Mitte des dritten Jahrhunderts ziemlich gut organisiert und Diakonen und Diakonissen anvertraut. Die berühmteste aller dieser frühen Einrichtungen war das merkwürdige Hospital (wie wir es nennen wollen, wenn es auch manchmal als *xenodochium* und dann wieder als *ptochotrophium* bezeichnet wurde), welches Basilius, der Bischof von Cäsarea, im Jahre 370 in seiner Diözese einrichtete und das nach ihm die Basilias genannt wurde. Die dringende Not der zahlreichen Aussätzigen in Kleinasien hatte ihn zum Bau desselben veranlaßt und die große Hungersnot von 368 mit dem daraus entstandenen Elend, die Ausführung beschleunigt. Gregor Nazianzen, Basilius' Freund, sagt von der Basilias: »Sie könnte unter die Weltwunder gerechnet werden, so zahlreich waren die Armen und Kranken, welche hierher kamen und so bewunderungswürdig war die Fürsorge und Ordnung, mit der man ihnen diente«.[1]) »Vor den Toren von Cäsarea«, schreibt er

---

[1]) Butlers *Lives*, Bd. VI, S. 207.

weiter, »erhob sich, von Basilius aus dem Nichts hervorgerufen, eine neue, den Werken der Barmherzigkeit und Krankenpflege gewidmete Stadt. Gutgebaute und eingerichtete Häuser standen an beiden Seiten der symmetrisch um die Kirche angeordneten Straßen. Sie enthielten die Räume für die Kranken und Schwachen jeder Art, welche der Sorge von Ärzten und Pflegepersonal anvertraut waren«. Dort befanden sich getrennte Gebäude für die Fremden, Armen und Kranken und bequeme Wohnungen für die Ärzte und das Pflegepersonal. Eine große und bedeutende Abteilung war für die Aussätzigen bestimmt, deren Versorgung ein Hauptzug in Basilius Arbeit war. »Basilius, der einer edlen Familie angehörte und in seiner Jugend niemals Ungemach kennen gelernt hatte, gab den Aussätzigen die Hand, umarmte sie, versicherte sie durch den Bruderkuß seiner Hilfe und pflegte sie selbst.« Die Angestellten zerfielen in Pflegende *(nosocomi)*, Ärzte *(bajuli)*, Träger *(ductores)*, und Handwerker *(artifices)*. Die *ductores* (später *parabolani* genannt) gingen aus, um die Kranken aufzusuchen und sie ins Krankenhaus zu tragen. Unter den Handwerkern waren alle Gewerbe vertreten, denn in diesen Zeiten wurde fast alles Nötige für die ganze ausgedehnte Haushaltung auf dem eigenen Grund und Boden angefertigt.[1]) Dieses *xenodochium* wurde das Vorbild für viele wohltätige Personen und Kaiser und Bischöfe eilten weitere zu errichten. Schon Kon-

---

[1]) Siehe Hecker a. a. O. S. 97—98; auch Schäfer a. a. O Bd. II, S. 134—135; ebenso Haeser a. a. O. S. 15—16.

stantin (272—337) und seine Mutter Helena hatten Schutzhäuser für Fremde und Pilger gebaut und unter Justinian (527—567) war der Eifer für den Bau von *xenodochien* auf der Höhe. Die Sorge für die Aussätzigen wurde in Basilius' Hospitalstadt zur Spezialität gemacht und es wird sogar für möglich gehalten, daß der früheste ritterliche Pflegeorden, der des h. Lazarus, aus dem Dienst in der Basilias hervorging. Basilius übte offenbar eine ernstliche ärztliche Tätigkeit aus, denn Gregor Nazianzen spricht davon, daß Krankheiten »erforscht« und »Symptome geprüft« wurden. Durch seine wunderbaren Leistungen in dieser Anstalt erregte Basilius die Eifersucht seiner Feinde und wurde vom Präfekten von Cäsarea beschuldigt, daß er sich ungebührliche Macht zu verschaffen suche. Zu seiner Verteidigung sagt er; »Wen schädigen wir, wenn wir Häuser bauen, um die Fremden unterzubringen, welche auf der Wanderung durch das Land bei uns bleiben und für die sorgen, welche infolge ihrer Schwächlichkeit dessen bedürfen? Ist es ein Verbrechen für die Bequemlichkeit dieser Personen zu sorgen; für Pflegepersonal, ärztliche Angestellte, Beförderungsmittel und Personen, welche sie bei ihrer Wegschaffung überwachen? Diese Dinge erfordern notwendigerweise Handwerker und die brauchen wiederum Werkstätten«.[2]) Basilius' Beredtsamkeit und Mildtätigkeit überwand die Gegnerschaft eifersüchtiger Beamter und er ermunterte zur Erbauung ähnlicher

---

[2]) *Dict. Christian Antiquities* (Dikt. christlicher Altertümer). Art: »Hospitäler« cit. Basilius' Briefe.

Institute in jeder Diözese, mit besonderer Berücksichtigung der Aussätzigen. Er empfahl der Geistlichkeit die Versorgung der Kranken, versäumte aber auch keine Gelegenheit, die Sympathie und Mitarbeit der weltlichen Beamten zu gewinnen, da er wohl wußte, wie wichtig die Unterstützung der Laien war. Es gelang ihm, die bürgerlichen Behörden zu überreden, den Hospitälern die Steuern zu erlassen, nachdem sie sich persönlich durch den Augenschein überzeugt hatten, wieviel Gutes dort geleistet wurde.[1])

Basilius, einer der vier griechischen Kirchenväter, geboren um 329, gehörte einer vornehmen Familie an. Seine Großmutter Macrina, eine Frau von hoher Bildung, gab ihm seine erste Erziehung. Nachher studierte er in Athen und soll dort neben großer allgemeiner Gelehrsamkeit eine allgemeine Kenntnis der griechischen Medizin erworben haben. Hecker sagt von ihm, er habe eine eingehende Kenntnis der griechischen Naturwissenschaft besessen und die hypokratische ärztliche Lehre mit christlicher Liebe und Barmherzigkeit verbunden[2]). Seine schöne Schwester Macrina war Olympias Freundin. Mit großer Sorgfalt von einer frommen Mutter erzogen und früh verlobt, veranlaßte der frühzeitige Tod ihres Verlobten sie, sich dem Himmel zu weihen. Als begabte Älteste einer Schar von neun Geschwistern, verwaltete sie nach dem Tod ihres

---

[1]) *Die Bürgerliche Gesellschaft in der alten Römischen Welt.* C. Schmidt aus dem Franz. von A. V. Richard. Leipzig, 1857.

[2]) a. a. O. S. 95.

Vaters dessen große Güter, half bei der Erziehung ihrer Geschwister und gründete endlich auf ihren eigenen Besitzungen Klöster, in deren einem sie lebte. Sie war es, die Basilius einem religiösen Leben geneigt machte[1]), Macrina wird von protestantischen Schriftstellern den Diakonissen zugezählt, Helyot aber stellt sie unter die Klosterfrauen. Sie war beides; denn frühzeitig als Diakonisse eingesegnet, zog sie sich später in ein Kloster zurück, das sie mit ihrem eigenen Vermögen am Fluß Iris gegründet hatte und wo sie eine Gemeinschaft um sich sammelte. Basilius entwarf die Regeln desselben, welche den Klosterfrauen erlaubten, ihre Angehörigen in Krankheitszeiten zu besuchen und Besuche von Frauen zu empfangen. Sie pflegten ihre eigenen Angehörigen oder nahmen Kranke im Kloster auf, oder taten beides; denn Helyot bemerkt, daß, obgleich ihre Regeln ihnen nur einmal im Monat zu baden erlaubten, die Patienten doch so oft gebadet wurden, wie der Arzt es verordnete. Macrinas Charakter war so edel, ihr Verstand so außergewöhnlich und scharf, und ihr Leben so rein, daß Autoren der verschiedensten religiösen Richtungen sich mit ihr beschäftigten. Schäfer stellt sie in Bezug auf ihre Bedeutung Olympia am nächsten und bemerkt, daß sie, obwohl entschieden klösterlich in ihrer Lebensführung, doch das klösterliche Leben in seiner reinsten Form lebte[2]).

---

[1]) Tuker und Malleson, a. a. O. Teil III. S. 64.

[2]) Schäfer, Bd. I, S. 280—282, zit. Kölling, der Macrina neben Maria stellt, da ihre geistige Natur einen beispiellosen

Ein zweites Hospital aus dieser frühen Zeit war das 398 in Konstantinopel von Sankt Johann Chrysostomus gegründete, von dem Palladius berichtet. Es war groß und geräumig, bestand aus vielen Gebäuden und besaß Ärzte, Köche und Pflegepersonal. Von allen späteren *xenodochien* des Orients war das bemerkenswerteste ein im 11. Jahrhundert ebenfalls in Konstantinopel von Kaiser Alexius errichtetes, welches das Waisenhaus genannt wurde. Der Name bezeichnet indes nur seine besondere Spezialität, denn wie in den früheren Anstalten wurde auch hier jede Form von Hilfe geleistet. Es hatte die Ausdehnung einer kleinen Stadt, konnte 10000 Personen beherbergen[1]) und war mit Kranken und Bedürftigen jeden Alters, jeder Art, Religion und Nationalität gefüllt. Hier lag die Versorgung der Kranken gänzlich in den

---

Eindruck auf das Leben der Welt hinterließ. Er führt besonders den intellektuellen und religiösen Einfluß an, den sie auf ihren glänzend begabten und hochgelehrten Bruder ausübte. Böhringer nennt sie ausdrücklich »das geistige Haupt ihrer Familie«. Kölling meint, ihr Gemeinschaftsleben stelle ein Urbild von Kaiserswerth dar, und seine Stärke habe in der Tatsache gelegen, daß während ihr Kreis von Jungfrauen ein völlig unweltliches Leben führte, doch die Wurzeln, die sie mit den Wirklichkeiten des Lebens verbanden, nicht durchschnitten waren. Schäfer glaubt indes, daß jener bei diesem Vergleich die Tatsache übersieht, daß sie die praktische Tätigkeit in den Hintergrund schoben.

[1]) *Études historiques sur l'influence de la charité durant les premiers Siècles Chrétiens* (Geschichtliche Studien über den Einfluß der Wohltätigkeit während der ersten christlichen Jahrhunderte). Etienne Chastel, Paris 1853.

Händen der Geistlichkeit und der religiösen Orden. Ärzte werden gar nicht erwähnt, sondern die Brüder und Schwestern benutzten Rezepte von griechischen Ärzten, von denen die Sammlung des Arztes Nikitas die wichtigste war[1]). Um diese Zeit besaß Konstantinopel im Ganzen siebenunddreißig verschiedene Anstalten, von denen die Mehrzahl aus den ersten Jahrhunderten herstammten.

Eine Gruppe von Personen, die mit der frühesten Krankenversorgung in Beziehung standen, gerieten bald in Verruf und hatten eine stürmische Geschichte. Das waren die *ductores* oder Träger, später *parabolani* genannt. Sie waren Mitglieder eines Mönchsordens, der in untergeordneter Eigenschaft zur Geistlichkeit gehörte. Der *parabolanus* gehörte zum Personal aller alten *xenodochien* als Führer oder Begleiter der Kranken. Unter den Sachverständigen besteht einige Meinungsverschiedenheit über die genaue Ableitung dieses Titels. Einige glauben, er bedeute »sich in Gefahr begeben, etwa durch Ansteckung«. Andere und darunter Heusinger, dessen Schlüsse auf gründlichen Studien beruhen, meinen das Wort sei abzuleiten von »bringen oder tragen«. Die Hauptpflicht dieser Leute war, herumzugehen, sich nach bedürftigen Kranken umzuschauen und sie ins Hospital zu bringen[2]), etwa mittels irgend eines primitiven Fuhrwerks, einer Bahre oder

---

[1]) Haeser a. a. O. S. 18 u. Anm. S. 103.

[2]) *Die Parabolanen oder Parapemponten der alten Xenodochien* von C. F. Heusinger in Janus: *Zeitschr. f. d. Geschichte der Litteratur der Medizin.* Breslau 1847, II. S. 500—525.

in ihren Armen; kurzum ihre Pflicht verband die eines Ambulanzfahrers mit der eines Boten zur »ersten Hilfeleistung«. Die *parabolani* werden gegen Ende des Pontifikates des Basilius zuerst erwähnt. In einem Schreiben an Hilias spricht Basilius von »Pflegern, Doktoren, Lasttieren und Führern, die unter das Volk ausgesandt wurden«. Dem Charakter nach scheinen sie durchweg Raufbolde gewesen zu sein, die sich aus den Horden syrischer und ägyptischer Mönche von rohem und gesetzlosem Schlage rekrutierten, welche damals das Land überfluteten. Eine Horde dieser brutalen Mönche mordete Hypatia[1]). Sie waren der Schrecken von Alexandrien zu der Zeit, als das Christentum im Jahre 391 zur Staatsreligion gemacht wurde und entarteten mehr und mehr. Gibbon spricht von »600 *parabolani*« oder »Abenteurern«, welche »die Kranken in Alexandrien besuchten«[2]). Eine Reihe von Maßnahmen wurden getroffen, um sie zu unterdrücken. Das Theodosianische Gesetz sagt von ihnen: »Was die zum Dienst der Kranken bestimmten Pfleger *(parabolani)* anbelangt, so befehlen wir, daß ihrer nicht mehr als 600 sein sollen. Sie sollen aus denen ausgewählt werden, die am meisten Erfahrung in dieser Art des Dienstes besitzen. Sie sollen vom Bischof von Alexandrien gewählt werden, seinem Befehl unterstellt sein und sich den von ihm getroffenen Anordnungen fügen«. Diese Beschränkung

---

[1]) Siehe *Hypatia* von Charles Kingsley.

[2]) a. a. O. Bd. VIII. S. 32.

ihrer Zahl sollte eine Genossenschaft im Zaume halten, die sie unter sich gebildet hatten, und sie unter Aufsicht stellen. Es war ihnen verboten ins Theater zu gehen oder sich an öffentlichen Orten aufzuhalten, wo ihr schamloses Betragen, ihre Roheit und Gewalttätigkeit sie berüchtigt gemacht hatten. Es wurde versucht, die Bestechlichkeit unter ihnen zu unterdrücken und zu verhindern, daß sie ihre Stellungen verkauften. Ihre Dienstwege, die sie in die schlimmsten Teile der Stadt führten, machten sie mit dem Abschaum der Menschheit bekannt; und da sie überdies einige Kenntnisse in den ersten Hilfeleistungen hatten, wurden sie Quacksalber und benutzten ihre Stellung, um Erpressungen zu verüben. Trotz aller Gegenmaßregeln wurden sie immer verderbter und Diascuros in Alexandrien benutzte sie, um einen seiner Gegner im Rat von Ephesus[1]) zu ermorden. Um die erste Hälfte des 5. Jahrhunderts verlor man sie aus den Augen.

Alexandrien besaß viele Hospitäler und Anstalten, wie man aus der großen Zahl der *parabolani* schließen kann. Wahrscheinlich war es damals nicht leichter als heute das Geld zu ihrem Unterhalt zu erlangen. In diesem Zusammenhange erzählt Chastel eine hübsche Anekdote von Makarius, dem Haupt eines alexandrinischen Hospitals. Er bewog eine sehr reiche juwelenliebende und geizige Dame dazu, ihm 500 Goldstücke zu geben, indem er ihr dafür einige wundervolle Juwelen zu beschaffen versprach. Sie

---

[1]) Heusinger a. a. O.

sollte an einem bestimmten Tage zu ihm kommen und sie in Empfang nehmen. Als der Tag herankam und die Dame erschien, zeigte ihr der würdige Makarius mit Stolz einen langen Hospitalsaal, wo ihre »Juwelen«, behaglich in ihre Betten gehüllt lagen. Die Dame war gnädig genug, den Scherz gut aufzunehmen.

In kurzen Zügen einen richtigen Überblick über die sozialen Zustände des kaiserlichen Rom zu geben zu der Zeit, wo uns die Geschichte der Krankenpflege dorthin führt, wäre vielleicht noch unmöglicher als der Versuch, einen knappen aber wahren Bericht über irgend eine moderne Riesenstadt zu entwerfen. Das Schauspiel der Verderbtheit des alten Rom, die fürchterliche Grausamkeit der öffentlichen Vergnügungen, die Orgien der Reichen und das Elend der Sklaven sind oft genug als Einleitung zur Beschreibung von Hospitälern und Pflegeeinrichtungen der ersten Christen geschildert worden. Und immer, wenn diese Geschichte kurz erzählt wird, stehen diese empörenden Einzelheiten im Vordergrunde. Es ist aber nur gerecht, daran zu erinnern, daß auch andere Elemente und Strömungen in der römischen Welt vorhanden waren. Außerdem bedarf das Licht der Lehren Christi in keiner Weise des Hintergrundes einer übertriebenen heidnischen Finsternis, den, wie es scheint, viele Schriftsteller als Gegensatz für nötig hielten. Lecky[1]) zeigt, wie die größere Menschlichkeit der Griechen in gewisser Hinsicht die

[1]) a. a. O. Bd. I. S. 227—228.

Härte des römischen Wesens änderte und milderte; er erinnert daran, daß die Sklaven ihre Freiheit erkaufen konnten und daß viele sie auf diesem Wege erlangten; er verweist auf die edle Ethik der stoischen Philosophie, welche auch menschliche Brüderlichkeit lehrte, wie das Leben und die Schriften der großen Stoiker beweisen. »Der Mensch wird um des Menschen willen geboren«, schreibt Cicero, »damit einer dem andern beistehen soll«. Dill sagt: »Wenn die (römische) Gesellschaft nur halb so verderbt war, wie Juvenal sie schildert, müßte sie schleunigst aus reiner Fäulnis zugrunde gegangen sein. Dennoch begann für Rom, als Juvenal starb, eine Zeit ehrenhafter Verwaltung und hoher öffentlicher Tugend«. Gibbon zählt die Zeit zwischen der Regierung Nervas (96 n. Chr.) und Konstantins bis zum Ende der letztern (337) zu den wahrscheinlich glücklichsten Perioden der römischen Geschichte, wenn nicht gar der Welt. Aber die edleren Ausblicke des menschilchen Geistes waren den Massen des Volkes verschlossen. Wissen und Aufklärung waren ausschließliche Genüsse einer nur kleinen Minderheit und dem Volke in seiner Allgemeinheit nicht zugänglich. In Rom selbst konnte die Kultur Weniger nicht der allmählichen Verwilderung der Massen Widerstand leisten; und der moralische Zusammenbruch mußte folgen, wie im ganzen Reiche der Zusammenbruch der Landwirtschaft und die Vernichtung des Mittelstandes aus der Verbindung von Aristokratie und Sklaverei folgte[1]). Tuker und Malleson schreiben:

---

[1]) Siehe hierüber Villari; ebenso Lecky a. a. O. Bd. I. S. 256—268.

Das System des Kaiserreichs ließ dem einzelnen Bürger keinen Spielraum, so daß dieser dem Fluch der Untätigkeit Preis gegeben war. . . . Die Fähigkeiten der Menschen wurden nicht ausgenützt, konnten sich nicht glücklich und harmonisch entwickeln; die menschliche Natur wurde vergewaltigt und daher verkrüppelt[1]). In diese Gesellschaft hinein kamen die christlichen Lehren [die allerdings noch heute, nach 2000 Jahren, nicht allgemein angenommen sind], um die Sklaverei in jeder Form zu untergraben und die Wahrheit, welche die Menschen frei macht, zu lehren. Die Selbständigkeit und das Gefühl persönlicher Verantwortlichkeit, Eigenschaften, für welche das alte römische System keinen Platz hatte, waren für den Christen hervorragende Tatsachen geworden: mit ihm war eine neue Kunst in die Welt geboren, »die Kunst der Selbstbestimmung«, und das führte ihn unvermeidlich zu einem weiteren Schritte: der Erkenntnis seiner selbst als Einzelwesen[2]).

. . . Hat Phoebe das Werk der Diakonissen in Rom begonnen, als sie dort mit Pauli Brief an seine Freunde eintraf? Nichts ist wahrscheinlicher, obgleich keinerlei Beweise dafür vorliegen. Aber es wäre ebenso undenkbar, daß sie bei ihrer Hingebung an die Werke der Barmherzigkeit Rom besuchte und mit den Gläubigen dort in Beziehungen trat, ohne das Diakonat zu entwickeln und zu fördern, als daß Mrs. Fry 1800 Jahre später Paris und Brüssel besuchte, ohne die humanen Bestrebungen zu fördern, welche ihrem Herzen am nächsten standen. Wir dürfen annehmen, daß die Diakone, Diakonissen und Witwen der Kirche in Rom sich in derselben Weise dem Besuch und der Pflege der Kranken widmeten und

---

[1]) a. a. O. Teil III. S. 3.

[2]) a. a. O. S. 56.

kleine Hospitäler in Privathäusern gründeten, wie es im Osten geschah. Doch ist uns kein Name derselben erhalten geblieben und erst gegen Mitte des 4. Jahrhunderts begegnen wir jenen edlen römischen Matronen, deren hervorragende Stellung als Nachkommen der ältesten und dem Vaterland ergebensten römischen Familien, deren Wissen und Charaktereigenschaften, nebst den Großtaten, die sie bei der Einführung des Christentums durch Gründung von Hospitälern und Klöstern und Förderung der Erziehung verrichteten, ihnen einen ersten Platz in der Reihe großer Frauen aller Zeiten sichern. Die Namen und Geschichte einer Marcella, einer Paula und ihrer Töchter Eustochia und Blesilla, Proba und ihrer Tochter Laeta, einer Lucina, Fabiola, Principia, Asella, Lea, Melania, Albina und anderer, ungefähr fünfzehn im Ganzen, sind in den Schriften des Hieronymus aufbewahrt. Chastel erwähnt außer Fabiola die Jungfrau Demetriada, Eupraxia und eine zweite Melania, welche ihr ganzes Vermögen unter die Armen verteilten. Schon im zweiten Jahrhundert hatten römische Bekehrte ihre Häuser in Hospitäler und Mittelpunkte der Almosenverteilung verwandelt. Gibbon spricht von den Senatoren, aber ganz besonders von den Matronen, die ihre Paläste und Landhäuser zu solchen hergegeben hatten[1]).

Die Beweggründe, welche in jenen alten Zeiten den Einzelnen dem Pflegeberuf zuführten, waren vielleicht verschiedenartiger, als die, welche uns heute

---

[1]) a. a. O. Bd. IV. S. 308.

leiten, wo die sozialen Zustände prosaischer und der Durchschnittsmensch unbedeutender ist. Mit dem Beginn des Christentums nahm die Krankenpflege als Sühne für begangene Sünden und Trost im Unglück einen hohen Rang ein. Chastel spricht in seinem »Einfluß der Mildtätigkeit« von den »Freiwilligen, manchmal glücklichen, aber oft auch unglücklichen Menschen, die neben den Diakonissen und Witwen sich der Pflege in den Hospitälern zuwandten.« Er erzählt von einem jungen Mädchen, das grausam verführt, zur Buße und Sühne den Kranken dreißig Jahre lang diente und berichtet, daß St. Antonius einem Bruder, der zur Melancholie neigte, den Rat gab, sich der Krankenpflege zu widmen. Die römischen Patrizier, welche sich an dieser Bewegung beteiligten, behielten ihre bürgerlichen Stellungen bei,[1]) denn der Ruf und gelegentliche Anblick der ungewaschenen und vernachlässigten Mönche des Orients, die aus dem Schmutz einen Kultus machten, erfüllte die peinlich saubern Römer, deren Kultus bisher körperliche Reinlichkeit war, mit Widerwillen und man sah in Rom auf die religiösen Orden herab.

Anders war es mit einigen Mitgliedern jener bereits erwähnten Gruppe vornehmer Matronen. Sie setzten ihre unabhängige Stellung und ihren großen Reichtum (sie gehörten zu denen, welche unter dem freien Ehekontrakt ihre persönliche und gesetzliche Unabhängigkeit bewahrten) gänzlich für das Gemein-

---

[1]) *Les Gardes-Malades Congréganistes, Mercénaires, Amateurs, Professionelles* (Das kösterliche, gedungene, dilettantische und berufliche Pflegepersonal), Mlle. Dr. Hamilton und Dr. Felix Regnault. Paris, Vigot Frères, 1901 S. 6.

schaftsleben und die Organisation großer mildtätiger Stiftungen ein. Marcella war das Haupt und die Führerin dieser Gruppe bedeutender Frauen. Ihr Palast lag am Aventinum, dem vornehmsten Teile Roms; vor kurzem stand Lanciani auf dem soeben ausgegrabenen Garten, der ihn einst umgab und ihre tragische Geschichte wieder ins Gedächtnis rief.[1]) Die Berichte, welche Marcella über das klösterliche Leben hörte, weit davon entfernt, sie abzustoßen, zogen sie vielmehr mächtig an. Voll Eifer verwandelte sie ihren Palast in ein Kloster und führte so als erste das Klosterleben in Rom ein. Sie war hochgelehrt und als sie mit Hieronymus bekannt wurde, schreibt dieser: »Alles, was ich mit großer Mühe und langem Nachdenken gelernt habe, lernte sie auch, aber mit größter Leichtigkeit und ohne eine ihrer andern Beschäftigungen aufzugeben oder eine ihrer Bestrebungen zu vernachläsigen«. Hieronymus beschreibt in einem seiner Briefe ihr Leben, ihre geistige Befähigung und ihren Tod. »Wie viele Tugenden und Fähigkeiten, wie viel Heiligkeit und Reinheit ich in ihr fand, fürchte ich mich auszusprechen«.[2]) Sie wurde oft von Priestern und Bischöfen über dunkle Stellen in der

---

[1]) *The Destruction of Ancient Rome* (die Zerstörung des alten Rom) von Rodolfo Lanciani. London 1903, S. 58—60.

[2]) *Letter to Principia* (Brief an Principia). Siehe *A Select Library of Nicene and Post-Nicene Fathers of the Christian Church* (Ausgewählte Bibliothek der Kirchenväter aus der Zeit vor und nach dem Concil von Nicäa), Schaff und Wace, Zweite Serie. 1893, New York, Oxford und London. Bd. VI. *Letters of St. Jerome* (Briefe des h. Hieronymus).

heiligen Schrift um Rat gefragt und erregte deren Bewunderung durch den Scharfsinn ihres Urteils. Während der Plünderung Roms wurde Marcellas Haus von Barbaren erstürmt und sie selbst grausam mißhandelt und verwundet. Man glaubt, daß sie in die Paulskirche außerhalb der Stadtmauern flüchtete, wo sie ihren Verletzungen erlag.

Eine der reizendsten und in ihrer Jugend vielleicht weltlichsten Frauen dieser Gruppe war Fabiola. Sie gehörte der Patrizier-Familie der Fabianer an; heiratete einen lasterhaften Gatten, wurde von ihm geschieden und heiratete dann zum zweitenmal, wieder unglücklich. Marcellas Einfluß, die Lehren des Christentums und vielleicht auch ihre eigenen traurigen Erfahrungen veranlaßten Fabiola, sich mit dem ganzen Eifer einer lebhaften, ungestümen und ruhelosen Natur in ein Leben der Selbstverleugnung und der Nächstenliebe zu stürzen. Sie wurde Christin und als Sühne für ihr früheres Leben und die zweite Heirat, die sie jetzt als Sünde betrachtete, legte sie nach der leidenschaftlichen und dramatischen Art jener Zeit ein öffentliches Bekenntnis ab. Am Vorabend des Osterfestes pflegten Verbrecher aller Art und der niedrigsten Klasse an die Pforte des Lateran zu kommen, um öffentlich ihre Sünden zu bekennen. Unter diesen befand sich zur allgemeinen Verwunderung auch Fabiola, die hochgeborene und reiche Patrizierin, in einem schlichten dunkeln Gewand mit aufgelöstem Haar, das Haupt mit Asche bestreut und das Antlitz von Tränen überflutet. Seit jenem Tage verschwendete sie ihren fürstlichen Reichtum und ihre unbegrenzte

Energie an die Armen und Kranken. Fabiola war es, die im Jahre 390 das erste allgemeine öffentliche Hospital in Rom baute, das Hieronymus als ein *nosocomium* bezeichnet, d. h. ein Asyl für Kranke, im Gegensatz zu einfachen Almosenempfängern. Hieronymus' berühmter Lobgesang auf Fabiola erzählt nach ihrem Tode die ganze Geschichte ihres Lebens und ihrer Wirksamkeit[1]) — ihre ursprüngliche Weltlichkeit, ihre Reue, ihre Tätigkeit im Hospital, wo sie selbst als Pflegerin unter ihren Kranken wirkte.

Hieronymus beschreibt ihre Arbeit wie folgt:

Dort sammelte sie alle Kranken von den Landstraßen und pflegte selber die unglücklichen, abgezehrten Opfer von Hunger und Krankheit. Kann ich hier alle die Plagen schildern, welche menschliche Wesen befallen? — die entstellten, erblindeten Angesichter, die teilweise verstümmelten Glieder, die blauen Hände, geschwollenen Körper und abgezehrten Hände und Füße? . . . Wie oft habe ich sie gesehen, wie sie diese beklagenswerten, schmutzigen und ekelerregenden Opfer schrecklicher Krankheiten in ihren Armen trug! Wie oft habe ich gesehen, wie sie Wunden wusch, deren Gestank jeden andern veranlaßt hätte, sich abzuwenden! Sie fütterte die Kranken mit eigener Hand und belebte die Sterbenden mit kleinen und häufigen Mahlzeiten. Ich weiß, daß viele reiche Leute den Widerwillen nicht zu überwinden vermögen, den solche Werke der Barmherzigkeit verursachen; . . . ich verurteile dieselben nicht, . . . aber wenn ich hundert Zungen hätte und die Stimme einer Trompete, so könnte ich die Zahl der Kranken nicht nennen, denen Fabiola Trost und Hilfe brachte. Die Armen, welche gesund waren, beneideten die Kranken.

---

[1]) a. a. O. Brief LXXVII »an Oceanus«.

Fabiolas Freundin Paula und Pammachius, Paulas Schwiegersohn, nahmen warmen Anteil an der Arbeit im Hospital und beteiligten sich mitfühlend an seiner Gründung und Entwicklung, denn Paula selbst war schon früher an ähnlichen Unternehmungen im Ostreich beteiligt gewesen. Fabiola und Pammachius gründeten zusammen ein riesiges Zufluchtshaus für Pilger und Fremde in Portus (Ostia), von dem Hieronymus an Pammachius schreibt: »Ich höre, daß ihr in Portus ein Hospiz für Fremde errichtet und daß ihr einen Zweig von dem Baume Abrahams am ausonischen Ufer gepflanzt habt«[1]). In seinem Lobgesang berichtet er von dem freundschaftlichen Wetteifer zwischen Pammachius und Fabiola, wer am meisten für dieses Hospiz tun könne und schreibt: »Ein Haus wurde gekauft um als Obdach zu dienen und Scharen fluteten hinein ... Was Publius einst auf der Insel Malta für einen Apostel tat, haben Fabiola und Pammachius wieder und wieder für eine große Menge getan ... Die ganze Welt weiß, daß ein Heim für Fremde in Portus errichtet ist. Britannien erfährt im Sommer, was Ägypten und Parthien im Lenz wußten«.[2]) Einige Autoren bezeichnen dieses Hospiz als ein Heim für Genesende, eine Annahme, die Haeser daraus erklärt, daß in lateinischen Übersetzungen der Ausdruck *villa languentium* dafür gebraucht wurde[3]).

Paula, geboren 347, war eine der höchstgeborenen, begabtesten und gelehrtesten Frauen ihrer Zeit.

[1]) *Nicene and Post-Nicene Fathers.* Brief LXVI, S. 138.
[2]) ibid. Brief LXXVII.
[3]) a. a. O. Anmerk. S. 107.

Sie leitete ihre Herkunft ab von Agamemnon, Scipio und den Grachen, und war ungeheuer reich, da die ganze Stadt Nekropolis ihr Eigentum war. Sie verstand das Hebräische und half Hieronymus bei seiner Übersetzung der Propheten. Marcellas Ermahnungen gewannen Paula dem Christentum und nach dem Tode ihres Gatten trat sie in Marcellas Haus ein, das damals ein Kloster war, und verband sich auf's innigste mit Fabiola und andern »vornehmen Frauen« des Hieronymus. Nach dem Tode zweier Töchter verließ Paula, von einer noch übrig gebliebenen, unverheirateten Tochter begleitet, in Erfüllung eines lang gehegten heißen Wunsches beider um das Jahr 385 Rom und schiffte sich nach Palästina ein, wo sie sich in Bethlehem niederließen. Gibbon bemerkt bei der Erzählung dieser Geschichte spöttisch, daß sie zu diesem Behuf ihren, noch im Säuglingsalter stehenden Sohn verlassen habe. In Wirklichkeit war dieser indes kein Säugling mehr, sondern ein Knabe von zehn Jahren, den sie in der Fürsorge liebevoller Verwandter zurückließ; und obgleich diese Handlungsweise uns heute unnatürlich erscheinen mag, dürfen wir nicht vergessen, daß man damals in dem Überschwang der Selbstaufopferung eine edle Tat sah und Hieronymus ausdrücklich zur Lösung der zärtlichsten Familienbande ermutigte. Paula, eine tiefe, ernste, hochherzige Natur kann einen solchen Schritt nicht leichtsinnig getan haben. Sie und ihre Tochter gründeten in Bethlehem ein Kloster, in dem sie einen Kreis frommer Frauen um sich versammelten. Auf dem Wege nach Bethlehem baute Paula Zufluchtshäuser für Pilger und

Hospitäler für Kranke, in denen sie und ihre Gehilfinnen unermüdlich tätig waren. Lecky sagt, daß sie auch in Jerusalem ein Hospital erbaut habe. Die Gebäude, die sie errichtete, waren niedrig und schmucklos, da sie es für vernünftiger hielt, das Geld den Armen zu geben, als es auf großartige Bauten zu verwenden. In dem oben erwähnten Briefe an Pammachius entwirft Hieronymus ein lebensvolles Bild von den groben Verrichtungen dieser einst im Luxus lebenden römischen Damen. »Und, wenn Du alles, was ich erwähnte, getan hast«, schreibt er, »wirst Du doch sowohl von Deiner Schwester Eustochia, als von Paula übertroffen werden . . . Ich habe gehört, daß sie (in früherer Zeit in Rom) zu verwöhnt waren, um durch die schmutzigen Straßen zu gehen, daß sie sich von Eunuchen auf dem Arm tragen ließen, daß sie ungern über unebenen Boden schritten, daß ihnen ein seidenes Gewand zu schwer und die Sonne zu heiß schien. Aber jetzt tragen sie düstere und unsaubere Kleider, . . . putzen die Lampen, zünden Feuer an, kehren die Fußböden, reinigen das Gemüse, tun Kohlköpfe in den Kochtopf, decken den Tisch, reichen die Becher, helfen das Geschirr waschen und laufen hin und her, um andern zu dienen«. Sie alle arbeiteten als Pflegerinnen und Dienerinnen in den Hospitälern. Mrs. Jameson zitiert eine alte englische Übersetzung der Lebensbeschreibung Paulas: »Sie war erstaunlich leutselig und mitleidig mit denen, die krank waren, tröstete sie und diente ihnen recht demütig, gab ihnen reichlich zu essen und alles, was sie sich wünschten. . . . Sie ging oft zu denen, die krank waren und legte ihnen die Kissen zurecht; sie rieb ihre Füße und kochte Wasser um sie zu waschen; sie glaubte, je weniger sie für die Kranken tue, desto weniger diene sie Gott, und desto weniger verdiene sie seine Gnade. Daher war sie mitleidig mit ihnen und nicht mit sich«[1]). Wie die andern Jünger der alten Kirchenväter, denen die Sorge für ihren Körper unvereinbar mit wahrer Güte schien, teilte auch Paula deren uns heute unbegreifliche Auffassung, daß es verdienstvoll sei, den eigenen Körper zu vernachlässigen, und tadelt gewissenhaft eine absichtliche Sauberkeit in der Kleidung, die sie »eine Unsauberkeit des Geistes« nennt. Hieronymus, der mit Paula nach Palästina zurückgekehrt war, leitete ein Männerkloster, das jene erbaut und ausgestattet hatte. Von dort schrieb er 386[2]) an Marcella um sie zu bitten, ins Heilige Land zu kommen. Sie entsprach dem nicht, dagegen kam Fabiola einige Jahre später und der gute, alte Vater war ein wenig in Verlegenheit, wie er eine so vornehme Dame unterbringen solle. Ein drohender Einfall der Hunnen kürzte den Besuch ab und Paula sah sie nie wieder. Hieronymus überlebte alle diese berühmten römischen Pflegerinnen aus den Geschlechtern der Patrizier. Noch 399, nach Fabiolas Tode, schrieb er ihren Lobgesang: »Gab es ein Kloster, das nicht durch Fabiolas Reichtum unterstützt wurde? Gab es einen Unbekleideten oder einen Bettlägerigen, der nicht in Gewänder gehüllt wurde,

---

[1]) *Sisters of Charity* (Barmherzige Schwestern), Mrs. Jameson. London 1855, S. 18.

[2]) *Nicene and Post-Nicene Fathers* etc. Brief XLVI S. 60.

die sie gegeben? Gab es jemals einen Notleidenden, dem sie versäumte zu helfen?« Als sie starb, geleitete ganz Rom sie zu Grabe. »Welch ein Wunder Fabiola für ganz Rom gewesen ist, während sie lebte, das erkannte man an dem Benehmen des Volkes nach ihrem Tode. . . . Ich glaube noch heute die Schritte der Massen zu hören, die zu tausenden herbeiströmten, um ihrem Begräbnis beizuwohnen» [1]. Und im Jahre 404, nach Paulas Tode, schreibt er einen langen, beredten Trostbrief an Eustochia [2], in dem er der Milde und Güte Paulas einen erhebenden Tribut zollte.

Diese ausgezeichneten Frauen waren Zeugen davon gewesen wie über die Gesellschaft, der sie früher angehört hatten, eine gründliche Wandlung kam — wie ein altes Reich wankte, eine neue Religion tagte. Diejenige Gemeinschaftsform, die wir Kloster nennen und die durch Marcellas Beispiel zuerst in Rom eingeführt worden war, stand im Begriff, die allgemeine Organisationsform zu werden, in der Männer und Frauen eine Betätigung ihres Wesens außerhalb der Familienbande finden konnten.

---

[1]) ibid., Brief an Oceanus.

[2]) ibid., Brief CVIII S. 195—212.

Kapitel III.

DIE ENTWICKLUNG DES KLOSTERWESENS.

Für die Verwaltung der klösterlichen Orden erkannte die Kirche vier »Regeln« an — die des Basilius, des Augustinus, des Benediktus und des Franziskus. Diese »Regeln«, die man zum besseren Verständnis etwa mit unveränderlichen Verfassungen vergleichen könnte, ordneten die allgemeinen Formen und die Hauptentwicklung der klösterlichen Krankenpflege-Orden. Wollten wir versuchen, die tiefen geistigen, sozialen und wirtschaftlichen Veränderungen darzustellen, welche dem Klosterwesen, besonders dem des Westens zugrunde lagen, das schnell einen kräftigen sozialen, industriellen und intellektuellen Charakter annahm, so würde das weit über die uns gesteckten Grenzen führen. Wer diesen an sich so fesselnden und wichtigen Gegenstand weiter verfolgen will, möge sich in die besonderen Schriftsteller vertiefen, welche Licht in denselben gebracht haben. Wir wollen hier nur vom praktischen Standpunkt aus bemerken, wie außerordentlich wichtig es war, daß die ersten Hospitäler und Anstalten brüderlicher Liebe unter einem starken schützenden Einfluß standen, wie ihn die Kirche bald gewährte, um sie gegen Plünderung und Gewalt zu sichern. Von der Zeit Konstantins an haben sich die Staatsgesetze häufig auf die organisierte Fürsorge für Kranke und Hilflose bezogen. Dem Konzil von Chalcedon im Jahre 451 entsprechend, war das Hospital ganz allgemein der Kirche oder dem heiligen Orte beigeordnet. Unter der Regierung Justinians von 527—565 waren die Bischöfe mit einer Vollmacht über die Hospitäler ausgestattet und dies war eine Zeit beispiellosen Eifers und großer Tatkraft mit Bezug auf die Errichtung von Zufluchtshäusern, Hospizen, Findelhäusern und *nosocomien*. Uhlhorn [1]) weist darauf hin, daß es keinen logischeren und verständlicheren Grund für die Entstehung und schnelle Ausdehnung der religiösen Orden und ihre Behütung der Hospitäler und Wohltätigkeitsanstalten geben könne, als die Notwendigkeit, die für solche Einrichtungen gestifteten Gelder und Besitzungen gegen unverantwortliche oder gar gesetzwidrige Angriffe zu schützen. Aus diesem Grunde bestimmte Gregor der Große, welcher die Unterordnung der zeitlichen unter die geistigen Mächte verlangte, ausdrücklich, daß nur die *religiosi* oder Geistlichen für die Hospitäler verantwortlich sein sollten nicht als direkte Verwalter derselben, sondern vielmehr durch Anstellung geeigneter Leiter, weil sie vor der Belästigung durch Laientribunale sicher waren; und 817 erklärte das Konzil von Aix die Sorge für die

---

[1]) *Die christliche Liebestätigkeit in der alten Kirche* von Dr. Gerhard Uhlhorn, Abt von Lockum. Stuttgart 1890 u. 1896.

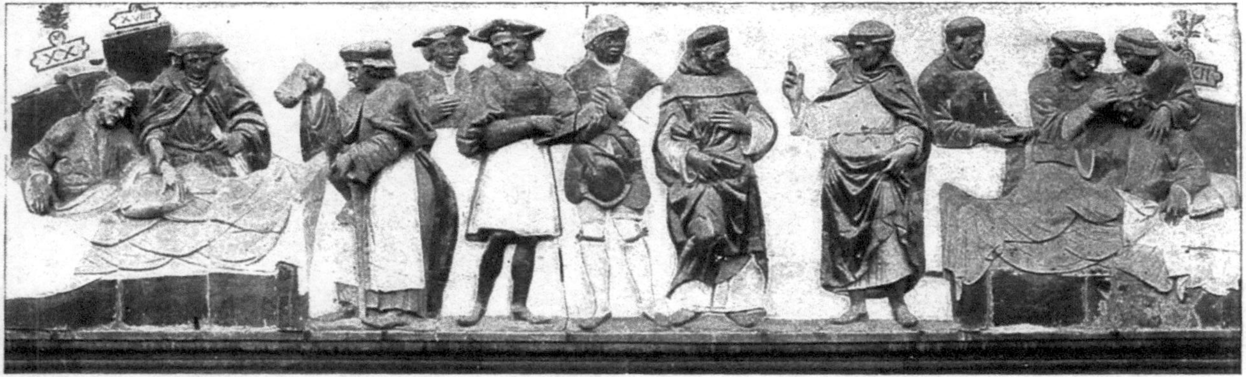

Alinari, No. 10257.

Die Werke der Barmherzigkeit. — Das Besuchen der Kranken.
Freske im Ospedale del Ceppo in Pistoja von Della Robbia.

Armen als die Hauptpflicht der Klostergemeinschaften[1]). Daraus geht klar hervor, daß neben dem religiösen auch ein starker wirtschaftlicher Antrieb der herrschenden klösterlichen Bewegung innewohnte.

Vom Beginn des 5. Jahrhunderts an, wo viele bedeutende Klöster gegründet wurden, kann man sagen, daß die lange und glorreiche Geschichte der männlichen und weiblichen religiösen Pflege-Orden während mehr als 1000 Jahren eine großartige Kurve beschreibt, von den bescheidenen Dienstleistungen der anfangs verachteten ersten Christen an, durch das Mittelalter mit seinen großen, reichen und schönen Klöstern und Hospitälern und der Vorherrschaft der klösterlichen Orden in jeder Art anstaltsmäßiger Betätigung und Verwaltung bis zum heutigen Tage, wo neue Zeiten eine neue Wissenschaft, ein neues Wirtschaftsleben und neue gesellschaftliche Einrichtungen gebracht haben. Jetzt freilich stehen sie nicht mehr an führender Stelle und haben für die Krankenpflege nur noch eine geschichtliche Bedeutung, obgleich sie noch überall als Muster der Organisation und Disziplin gelten können; aber wenn auch die äußeren Formen sich ändern, der Geist bleibt derselbe, und heute verrichten Männer und Frauen, die einst Führer und Heilige in kirchlichen Orden gewesen wären, dieselben Werke der Humanität als Glieder bürgerlicher und weltlicher Vereinigungen.

Es wäre ein großer Irrtum, wollte man annehmen, daß die ersten klösterlichen Orden die Männer und

---

[1]) *Dict. Christian Antiquities*, Art. Hospitäler.

Frauen, die sich ihnen anschlossen, in ihrer persönlichen Betätigung beschränkt hätten. Im Gegenteil, waren die Klöster, oder wie Lina Eckenstein sie mit einem modernen Ausdruck bezeichnend nennt, die »religiösen *settlements*«, durch Jahrhunderte der einzige Ort, wo die Frau wenigstens von gesellschaftlichen Fesseln und dem unwillkommnen Ehezwang befreit war, wo sie eine befriedigende Tätigkeit in der ihrer Eigenart zusagenden Weise ausüben, und wo sie ihre geistigen Anlagen entwickeln und pflegen konnte. Man hat die ersten Benediktinerklöster mit kleinen Republiken verglichen, in denen jedes Mitglied, stolz auf seine Gemeinschaft, sein Bestes darbrachte. »Die Klöster waren die Geburtsstätten freier Arbeit«, sagt Uhlhorn. Die Benediktiner wurden »die Verwahrer der Gelehrsamkeit und der Künste« genannt [1]) und ein Kloster war ein in sich selbst vollendetes Gemeinwesen mit eigenen Gärten, Mühlen, Fabriken, eigener Landwirtschaft, eigener Bibliothek und eigenen Werkstätten. Benediktus gründete 529 Monte Cassino und bestimmte neben den religiösen Übungen sieben Stunden täglich für praktische Arbeit und zwei zum Lesen. Die Glieder der Gemeinschaft wählten ihr Oberhaupt selbst und obgleich strenger Gehorsam verlangt wurde, so waren doch andererseits die Satzungen des Benediktus eine Art Verfassung, die der Macht der Äbte und Äbtissinnen gewisse Grenzen setzte und diese Oberen waren stets verpflichtet in

---

[1]) »*Benedict and the Benedictines*«. *American Journal of Education* (Amerik. Zeitschrift für Erziehung) XXIV, S. 525.

ernsten Fragen mit den Klostergenossen zu beraten. Von der Freiheit und Bedeutung, deren sich die Frau in den Anfängen des Klosterwesens erfreute, war bis vor kurzem wenig bekannt. Erst in den letzten Jahren sind über diesen Gegenstand interessante Studien gemacht worden, deren eingehendste von Frauen herrühren. Wie die Mönche, wenn sie jetzt auch zur eigentlichen Geistlichkeit gerechnet werden, bis zur Zeit Bonifacius IV. eine Laienkörperschaft bildeten — so waren in den ersten Jahrhunderten auch die Frauenklöster, besonders die der Benediktinerinnen, nicht durch die Klausur beschränkt; auch war ein klösterliches Gewand nicht vorgeschrieben. 1190 erschien ein Protest von einem bayrischen Mönch, der es anstößig fand, daß die Klosterfrauen des Bezirks, die ihre Gelübde abgelegt hatten, ebenso frei und ohne unterscheidende Tracht herumgehen durften wie die Mönche. Er hätte am liebsten ihre Freiheit beschränkt, aber da dies nicht möglich war, so verlangte er, sie möchten sich wenigstens durch ihre Kleidung von den Laien unterscheiden. Bis zum Schlusse des 10. Jahrhunderts blieb die Kleidung der Nonnen dieselbe wie die der Laien [1]). Äbtissinnen und Nonnen von königlicher Geburt trugen bei feierlichen Gelegenheiten prunkvolle Gewänder und die Äbtissinnen des 7., 8. und der folgenden Jahrhunderte nahmen hohe Stellungen ein. Sie wohnten den Kirchensynoden bei und unterzeichneten deren Erlässe mit [2]) und in

---

[1]) Tuker und Malleson a. a. O. III. S. 37.

[2]) Während die Äbtissinnen zu ihrem Zenith emporstiegen, waren die Männer der Kirche nicht müßig. Das Konzil von

England wurden vier Äbtissinnen als Pairs in das Parlament berufen [1]). Sächsische Äbtissinnen hatten die Pflichten und Vorrechte der Barone und wurden als solche zum Reichstag [2]) geladen, wenn es auch nicht erwiesen ist, daß sie persönlich erschienen. Noch erstaunlicher in ihrem Gegensatz zu unsern modernen Anschauungen waren die großen Doppelklöster, wo die Äbtissin über zusammengehörige Häuser von Mönchen und Nonnen herrschte. Diese Einrichtung entstand fast zugleich mit dem Klosterwesen [3]) überhaupt. Die angelsächsischen Nonnenklöster waren fast alle nach diesem Prinzip eingerichtet [4]). Berühmte Äbtissinnen, die auf diese Weise über Männer- und Frauenklöster herrschten, waren Radegunde in Poitiers, Hilda in Whitby (England), die einige der größten Bischöfe zu Schülern hatte und Caedmon, den ersten englischen Dichter, unterrichtete; und Hersende in Fontevrault, deren gewaltige Anstalt im Ganzen etwa 3000 Seelen umfaßte. Die jetzt erloschene Benediktiner-Niederlassung in Fontevrault wurde am Schlusse des 11. Jahrhunderts von Robert Arbrissel gegründet, der verordnete, daß die Frauen das Regiment führen

---

Aachen beschloß 816, daß die Äbtissinnen den Schleier nicht verleihen, noch sich die sonstigen Funktionen eines Bischofs aneignen dürften und das Konzil von Paris verbot ihnen die Kommunion auszuteilen. Ludlow, S. 113 in *Woman's Work in the Church* (Frauenarbeit in der Kirche). London 1865.

[1]) Tuker und Malleson a. a. O. III., S. 58. Dies verfiel wegen ihres Geschlechts. Eckenstein, S. 203.

[2]) Eckenstein a. a. O. S. 152.

[3]) Tuker und Malleson a. a. O. III. S. 29.

[4]) ibid. III. S. 30.

sollten. Sechshundert Jahre lang bestand es »als ein einzigartiges Beispiel von durchweg bemerkenswerter Verwaltung und administrativer Tüchtigkeit«. Es folgten 32 Äbtissinnen aufeinander, von denen ein französischer Schriftsteller als »von einer Reihe ausgezeichneter Männer« sprach. Nicht ohne beständige Wachsamkeit bewahrten sie ihre Vorherrschaft: »Jede Satzung, jedes Privilegium, die nacheinander angegriffen wurden, verteidigten und behaupteten sie«. Die Äbtissinnen verwalteten das Vermögen der Gemeinschaft, hielten die Disziplin aufrecht und jeder Mönch, ebenso wie jede Nonne schwor ihnen Gehorsam. »Überall weibliche Obergewalt« und trotzdem war keine religiöse Genossenschaft erfolgreicher und bedeutender [1]).

Bei der Besprechung der hohen Bedeutung dieser von Frauen verwalteten Gemeinschaften machen Tuker und Malleson darauf aufmerksam, daß das umgekehrte System, die Verwaltung eines Frauenordens durch einen Abt, überall mißlang und daß solche Gruppen weder gediehen noch fortbestanden [2]). Nach ihrer Meinung ist es eine täglich sich bestätigende Tatsache, daß die Frau in der Leitung von Männern und Frauen erfolgreicher ist, als der Mann und sie fügen hinzu: »Gegenwärtig hat die Beherrschung weiblicher Orden durch Männer sich oft als ein Hindernis für die Entwicklung jener erwiesen und die Ablösung derselben ist oft beim heiligen Stuhl nachgesucht und gewährt worden [3])«.

---

1) ibid. III. S. 119.
2) ibid. III. S. 31.
3) ibid. III. S. 31.

Eckenstein schreibt: »Von Frauen verwaltete Häuser wurden Mittelpunkte der Kultur und Kunst. Ein Gefühl gemeinschaftlichen Besitzes vereinte die Mitglieder der religiösen Niederlassungen«.

Daß die Klöster sich nicht auf ein enges Arbeitsfeld beschränkten, muß ihr größter Reiz gewesen sein. Wie das *xenodochium* jede Art der Hilfeleistung einschloß, so umfaßte das Kloster jede Form von Beschäftigung. Eckenstein weist hin auf die »mannigfaltigen und verschiedenen Betätigungsgebiete, welche das Leben innerhalb der religiösen Gemeinschaft bot — die gelehrten, erzieherischen, philantropischen und landwirtschaftlichen Elemente — alle hatten ihren bestimmten Anteil. . . . Die verschiedenartigsten Geschmacksrichtungen und Veranlagungen fanden in der religiösen Niederlassung Entgegenkommen. Gelehrten, Künstlern, Einsiedlern, Ackerbauern, jedem bot sich Beschäftigung, während Männer wie Frauen in- und außerhalb der religiösen Niederlassung veranlaßt wurden, Pflichten zu übernehmen, deren Ausübung mit der Wirksamkeit unserer späteren Armenvorsteher, Waisenräte und Gemeindeschwestern vergleichbar ist«.[1]) Die Klöster waren Mittelpunkte der Gelehrsamkeit, in welcher die Nonnen sich auszeichneten. Das Abschreiben kostbarer Manuskripte besorgten sowohl Frauen wie Männer. Die Briefe Cäsarias der Jüngern an Radegunde, welche die Satzungen ihres Hauses enthalten, sind als eines der bedeutendsten literarischen Denkmäler jener Zeit be-

---

[1]) Eckenstein a. a. O. S. 185—186.

zeichnet worden[1]) und »Radegunde selbst war eine noch merkwürdigere Nonne«, durch ihren mit Kenntnissen reich ausgestatteten Geist. Die Benediktinernonnen unterrichteten und predigten und die Evangelisierung Europas war zum großen Teil ihr Werk[2]). Die Gelehrte Roswitha von Gandersheim, dem damaligen Hauptsitz von Kultur, Kunst und Frömmigkeit in Nordeuropa, war wohlbewandert in den lateinischen Klassikern und schrieb Dramen von großer literarischer Gewandtheit. Ein französischer Schriftsteller nennt sie die christliche Sappho, einen Ruhm für ganz Europa; und doch lebte sie im 10. Jahrhundert, im dunkelsten Mittelalter. Im 6. Jahrhundert zogen die Reden von Bertila von Chelles über die heilige Schrift eine große Zuhörerschaft von Männern und Frauen an[3]), und im 8. Jahrhundert waren Lisba, Walburga und Berthgytha, angelsächsische Nonnen, die Deutschland evangelisierten, »wohlbewandert in den freien Wissenschaften«[4]).

Die freien Wissenschaften umfaßten auch Heilkunst und Krankenpflege, welche diese begabten Frauen zu selbstlosen Zwecken studierten. So wird uns von Walburga berichtet: »Sie war eine starkgeistige und gelehrte Frau, die gleich vielen andern Medizin studierte, um den Armen zu helfen«[5]). Mit

---

[1]) Tuker und Malleson a. a. O. III. S. 25.

[2]) ibid. III. S. 80.

[3]) Tuker und Malleson a. a. O. III. S. 81.

[4]) ibid. S. 80.

[5]) *Legends of the Monastic Orders* (Legenden klösterlicher Orden) von Mrs. Jameson. Longmans, London 1850, S. 85.

jedem Kloster waren die »Oblate« oder Genossen (Laienbrüder oder -schwestern) verbunden, die jedem Alter, Amt oder Stand angehören durften. Diese Männer und Frauen lebten entweder im Kloster selbst oder außerhalb desselben nach eigenem Belieben und widmeten ihre Dienste den vielerlei Unternehmungen der Gemeinschaft, ähnlich wie heute die nicht am Orte lebenden Mitglieder eines sozialen *settlements* an der Tätigkeit desselben teilnehmen, ohne ganz darin aufzugehen und ihre gewohnte Lebensweise zu ändern.

Die Mönche und Nonnen übten nicht nur die Heilkunst aus, sondern scheinen auch durch lange Zeiträume die einzigen Ärzte gewesen zu sein. Haeser sagt: »Es bedarf keines Beweises, daß sie Medizin studierten. Wenn auch manche nicht über das Volkswissen hinausgekommen sein mögen, so zeichneten sich doch andere, wie Masona in Merida in hohem Grade aus und um das 13. Jahrhundert war eine höhere medizinische Bildung unter der Geistlichkeit sehr verbreitet. Mönche wurden von ihren Klöstern nach Paris geschickt, um dort Medizin zu studieren«. Im allgemeinen stimmen die medizinischen Historiker darin überein, daß die ärztliche Praxis im Mittelalter fast ganz auf die Mitglieder der klösterlichen Orden beschränkt war. Es würde indes ein Irrtum sein, anzunehmen, daß diese medizinische »Wissenschaft« frei von Aberglauben war. Gerade das Gegenteil war nur zu oft der Fall, denn es ist keinerlei Aberglauben in der Welt so hartnäckig wie der mit Gesundheit und Krankheit zusammenhängende. Die Lehren mancher der ersten

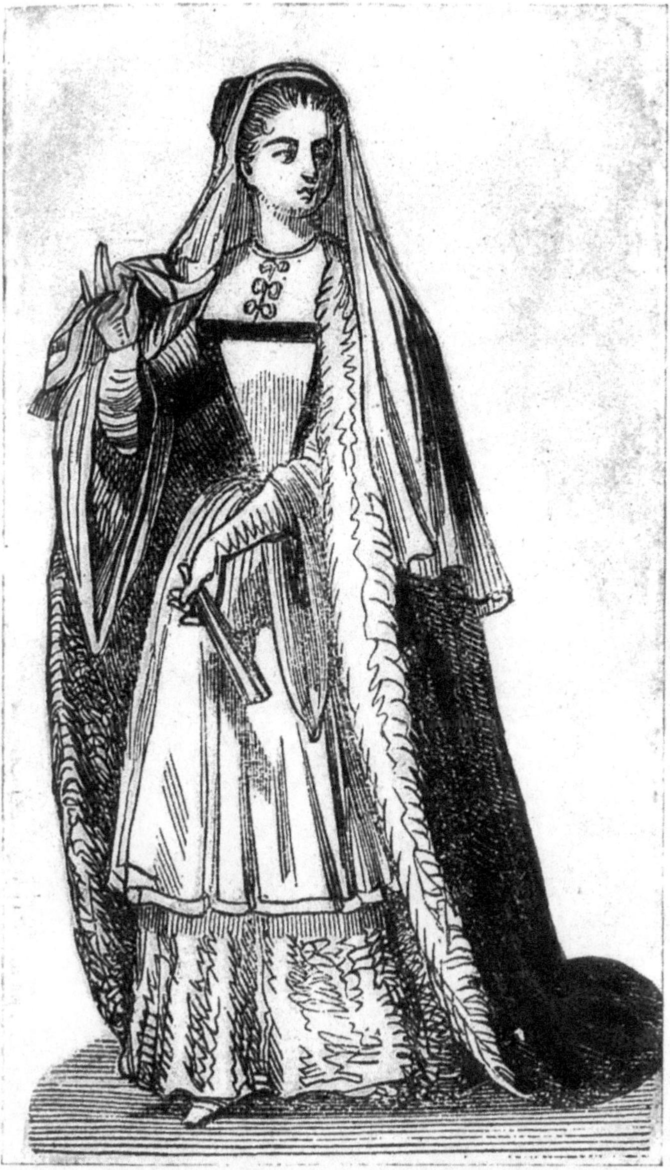

Tracht einer Aebtissin in alter Zeit.
Dict. des Ordres Religieuses, Migne, XXI, Fig. 290.

Kirchenväter standen oft ganz im Gegensatz zu der Erleuchtung des Basilius: so glaubte Origen, daß dem Erzengel Rafael insbesondere die Obhut über Kranke und Gebrechliche übertragen sei und daß Pestilenz, Krankheit und andere körperliche Übel durch teuflische Einflüsse des bösen Prinzips entständen. Cyprian beschuldigte auch die Dämonen, daß sie Verrenkungen und Knochenbrüche verursachten[1]. Karl der Große tat viel um das Studium der Heilkunst zu heben und so lange sein Einfluß währte, nahm sie eine geachtete Stellung ein. Übrigens betrieben die religiösen Orden das Studium der Medizin während des Mittelalters nicht, ohne bei dem heiligen Stuhl auf Widerstand zu stoßen, denn es wurden viele Einschränkungsbefehle erlassen. Das Lateranische Konzil verbot im Jahre 1123 den Mönchen und Priestern die Heilkunst auszuüben. 1131 verweigerte das Konzil von Rheims den Mönchen die Erlaubnis, medizinische Schulen zu besuchen und beschränkte ihre Praxis auf die eigenen Klöster. 1139 verfügte ein Konzil des Lateran schwere Strafen für Mönche und Priester, welche die Heilkunst ausübten. 1163 ließ Papst Alexander III. ein Verbot und 1215 Innozenz III. einen Fluch gegen die Ausübung der Wundarzneikunst ergehen[2].

---

[1]) *History of Medical Economy during the Middle Ages* (Geschichte der ärztlichen Wirtschaftslehre im Mittelalter) von Geo. F. Fort, M. D. 1883. Kap. IV S. 66—70.

[2]) *A Chronology of Medicine* (Eine zeitgeschichtliche Darstellung der Medizin) von John Morgan Richards. Ballière, Tindall, Cox, London 1880 S. 81—82.

Den höchsten Grad praktischer medizinischer Geschicklichkeit und wissenschaftlichen Verständnisses finden wir bei den Benediktinern, welche sich in allen Bestrebungen auszeichneten, die sowohl geistige Arbeit wie praktische Betätigung erforderten und ein besonderes Interesse für alles bewiesen, was innere und äußere medizinische Hilfe anbelangte. Benediktus sagte in seinen Satzungen: »Vor allen Dingen und über allen Dingen muß die Sorge für die Kranken stehen« und Cassiodorus, der einstige Kanzler Theodorichs, der in seinen alten Tagen Mönch wurde, empfahl den Brüdern, wenn möglich die Werke des Hippokrates im Original zu lesen.[1])

Neben dem Infirmarium oder Krankensaal für die Aufnahme von Mitgliedern des Ordens bestand gewöhnlich im Kloster, wenigstens in den größeren, das äußere Hospital, welches für die Fremden und Kranken im allgemeinen bestimmt war. Man glaubt, daß diese beiden Einrichtungen z. B. im Monte Cassino bestanden haben. Das 830 erbaute Kloster von St. Gallen besitzt einen Plan seines Infirmariums, nach Withington, der ihn reproduziert, wohl der älteste Plan eines Infirmariums, der existiert. Das Infirmarium stand unter der Leitung eines *infirmarius*; das Hospiz unter der eines *hospitalarius*. Benediktus selbst starb an einem Fieber, das er sich bei der Pflege der Armen in der Umgegend des Monte Cassino zugezogen hatte.[2])

---

[1]) Als interessante Skizze über Cassiodorus siehe Gissing's *By the Ionian Sea* (Am jonischen Meer).

[2]) *Legends of the Monastic Orders,* von Mrs. Jameson, Auflage von 1901, S. 43.

Die Mönche und Nonnen von verwandten Orden waren gewöhnt, den Hospitälern gemeinsam zu dienen. Die Mönche übten die Pflege in den Männersälen aus und die Nonnen in den Frauensälen. Gegen die Mitte des 13. Jahrhunderts war diese Einrichtung im ganzen westlichen Europa die übliche; und wenn die Nonnen die Versorgung eines ganzen Hospitals in Händen hatten, wirkten die Mönche des gleichen Ordens als Priester darinnen.

Die flüchtigen Einblicke, die uns in die Pflegemethoden jener Zeit gestattet sind, zeigen altmodige Bilder guter, altbewährter Verfahren. Lipinska entnimmt einem alten Schriftsteller folgende Beschreibung der Behandlung einer Kranken: »Sie deckten sie warm zu, legten ihr heiße Ziegelsteine auf den Leib, rieben ihr die Füße mit Essig und Salz, kühlten ihr Haupt mit Rosenwasser und bedeckten sie mit einer Steppdecke, wenn sie schwitzte. Bald erhielt sie Reiswasser-Brühe, der Mandelmilch beigefügt war, bald Veilchenzucker, um die Verdauung zu befördern und einen Granatapfel zur Erfrischung des Mundes.«[1]) Und Eckenstein berichtet nach ähnlichen Quellen:

»Wechselt häufig ihre Betten und Kleider, gebt ihnen Arzneien, legt ihnen Pflaster auf und sorgt für Speise und Trank, Feuer und Wasser und alles andere Notwendige bei Tag und Nacht, wie das Bedürfnis es nach dem Rat der Ärzte und der Vorschrift des Obern erfordert; zeigt ihnen keinen

[1]) *La Médicine et les Religieuses du Moyen Age* (Die Medizin und die Ordensfrauen des Mittelalters) von Melanie Lipinska, M. D. in *La France Médicale* (Das ärztliche Frankreich) v. 25. Juli 1900, S. 262 in der Fußnote.

Ekel, indem ihr euch beim Waschen und Säubern von ihnen fern haltet; seid nicht ärgerlich, noch hastig, noch ungeduldig, ob auch einer sich erbricht, der andere die Ruhr hat, noch ein anderer die Raserei und jetzt singt, dann schreit, jetzt lacht, dann weint, jetzt keift, dann sich ängstigt, jetzt zornig, dann wohl zufrieden ist, denn es gibt manche Krankheit, welche die Kranken so höchlich ärgert und sie zum Zorn reizt, daß die Säfte, welche ins Gehirn gezogen werden, das Gemüt verwirren. Und daher sollten die, welche ihrer warten, viel Geduld mit ihnen haben, um sich dadurch eine immerwährende Krone zu sichern.«[1])

Abelards Vorschriften für das Kloster, dem Heloise im 12. Jahrhundert vorstand, enthalten folgende Hinweise auf die Pflege und Heilkunde:

Laßt die Pflegerin nach den Kranken sehen . . .; was auch immer ihre Krankheit entweder an Nahrung, Bädern oder sonst noch erfordert, gebe man ihnen. . . . Es muß immer jemand dienstbereit sein, um zu helfen, wenn es erforderlich ist. Der Ort muß mit allen Dingen, die bei Krankheiten nötig sind, versorgt sein. Arzneien müssen bereit sein, wenn sie nötig sind und dies wird leichter geschehen, wenn die vorstehende Schwester nicht ohne ärztliche Kenntnis ist. Sie sollte auch nach denen sehen, welche zur Ader gelassen sind, und eine Schwester sollte auch im Aderlassen geschickt sein, damit es nicht erforderlich ist, daß zu diesem Zweck ein Mann hereinkommt.

Man glaubt indes nicht, daß die Nonnen unter Heloise die Krankenpflege, außer in ihren eignen Krankenzimmern, ausübten, da ihre Regeln sehr streng waren und sie in Klausur hielten.

In früheren Jahrhunderten treten oft die Namen einzelner Persönlichkeiten, manchmal von königlicher,

---

[1]) Eckenstein a. a. O. S. 393—394.

manchmal von bescheidener Abkunft in der Geschichte der Hospitalpflege hervor und neben der mehr organisierten Tätigkeit der religiösen Orden galt die Gewohnheit des freiwilligen Krankenbesuchs, wie man ihn zu apostolischen Zeiten — oder wenn wir uns der mildtätigen Könige Indiens erinnern, in noch früheren Zeiten — übte, für nützlich und lobenswert. Eines der frühesten Beispiele dieser Art ist das der Kaiserin Flaccilla, der Gattin Theodosius' des Großen, von der berichtet wird, daß sie täglich in die mit den Kirchen verbundenen Hospitäler ging, die Kranken wusch und verband, ihre Betten machte, die Nahrung für sie bereitete, sie eigenhändig fütterte und alle die Pflichten einer treuen Pflegerin und Dienerin verrichtete. Einige Autoren behaupten sogar, sie habe die Fußböden gescheuert (doch halten wir diese Angabe für zweifelhaft). Wenn man ihr Vorstellungen machte, daß sie solche niedrige Arbeit tue, erwiderte sie, der Kaiser möge Gold geben, sie aber wolle ihre Dienste geben. Ähnliche Dienste werden noch heute in den italienischen Hospitälern geleistet, wo in Verbindung mit dem Orden des heiligen Franziskus Freiwillige aller Stände, Adelige und Fürsten sowohl wie schlichte Bürger sich im Besuch der Hospitäler abwechseln, wo sie die Kranken baden und verbinden, ihre Haare und Nägel schneiden und alle Arten von praktischen Handreichungen ausüben.

Eine bedeutende frühe Gemeinschaft, in der viel Sorgfalt auf die Kranken und Gebrechlichen verwandt wurde, war die in Arles im Jahre 542 vor Christus gegründete, in der Cäsaria und ihr

Bruder Cäsarius Klöstern für Männer beziehungsweise Frauen vorstanden. Cäsarius, ein heiliger Mann, war an die Spitze des Klosters gestellt worden, das, wie es scheint, vor seiner Zeit nicht viel Bedeutung besaß. Er widmete sich mit großem Geschick und viel Energie seiner Vergrößerung und Erweiterung. Seine erste Sorge war ein großes Hospiz zu bauen, in dem die Armen jede Fürsorge erhielten, die ihr Zustand erforderte; alsdann schuf er ein Frauenkloster, in dem seine Schwester die Leitung von 200 Nonnen übernahm. Cäsarius entwarf ihre Satzungen, wahrscheinlich die ersten, welche eine westliche Frauengemeinschaft erhielt[1]). Eine strenge Gütergemeinschaft wurde hier geübt. Die Mitglieder entsagten jedem persönlichen Eigentum und es wurden keine Dienstboten gehalten. Die Nonnen übten sich in der Musik, sangen im Chor, studierten Schreiben und Lesen, vervielfältigten Handschriften, verrichteten alle die häuslichen Pflichten des Kochens und Säuberns, Webens und Spinnens und pflegten die Kranken im Hospiz. Ihr Leben scheint nicht ungebührlich eingeschränkt gewesen zu sein. Die Mitglieder durften nicht vor dem vierzigsten Jahr dauernde Gelübde ablegen und Frauen aus andern religiösen Häusern konnten empfangen und bewirtet werden.

Eine hervorragende Erscheinung der frühsten Krankenpflege war Radegundis, eine Freundin von

---

[1]) *Biogr. Universelle* (Universal-Biographie), Michaud, Art.: Cäsar.

Cäsaria der Jüngeren, und eine der ersten Frauen, von der man weiß, daß sie selbständig ein französisches Kloster verwaltete[1]), denn die Leitung der Gemeinschaft von Arles lag doch am letzten Ende in Cäsars Händen. Radegundis, die von jedem Gesichtspunkte aus eine bemerkenswerte und heldenhafte Erscheinung war, konnte sich rühmen, die Tochter eines thüringischen Königs und Nachkommen Theodorichs zu sein. Sie wird als eine Frau von starkem Charakter und glänzendem Verstand geschildert. Ihre Ehe mit König Clothakar war erzwungen und unglücklich. Freilich wird auch berichtet, sie habe ihre Pflichten als Gattin und Königin vernachlässigt, indem sie den König auf seine Mahlzeiten warten ließ, während sie sich mit gelehrten Männern unterhielt, aber da er sieben Frauen hatte, unter denen sie an fünfter Stelle kam, können diese Pflichten nicht allzu heilig gewesen sein. Er war aus grobem Stoff gemacht, »ein grausamer und ausschweifender Fürst«,[2]) und sie überragte ihn bei weitem an Geist und Fähigkeiten. Sie verließ ihn schließlich und floh nach Noyon, selbst bis in die Kirche, in der sie Zuflucht suchte, von den Vasallen ihres Gatten verfolgt. Sie verlangte unter den Schutz der Kirche gestellt zu werden und Medardus segnete sie zur Diakonisse ein. Sie besuchte dann das Kloster von Arles um die dortige Lebensweise und Art der Tätigkeit kennen zu lernen.

---

[1]) Eckenstein, a. a. O. S. 51.

[2]) Julia Kavanagh, *Women of Christianity* (Frauen des Christentums). D. Appleton Co., New York 1852, S. 59.

Auf ihrem Gut bei Poitiers gründete sie eine große Niederlassung, deren Nonnenkloster ungefähr 200 Insassinnen zählte.[1]) Sie hatte stets großes Interesse für die Krankenpflege gehabt und selbst im Palaste ihres Gatten war es ihr ein Trost gewesen, ihre Gemächer zum Gebrauch armer Kranker herzugeben, die sie gerne selbst pflegte. Dort hatte sie Aussätzige aufgenommen, sie gewaschen, bedient und ihnen eine Heimstätte gewährt[2]). (Zweifellos muß das eine stete Quelle der Erbitterung für ihren Gatten gewesen sein.) In ihrem Kloster St. Croix baute sie »Gärten, Bäder, Säulenhallen, Gänge und eine Kirche«. Die Bäder sind besonders bemerkenswert, denn seit dem Untergange des römischen Reichs waren sie fast ganz aus dem mittelalterlichen Leben verschwunden. Radegundis' Biograph Fortunatus schildert, nach Eckenstein, ihre Krankenpflege; »sie schrak vor keiner Krankheit zurück, nicht einmal vor dem Aussatz«. Neben der Krankenpflege beschäftigte sich ihre Gemeinschaft mit dem »Lesen der heiligen Schrift«, studierte alte Literatur, schrieb Manuskripte ab und wirkte bei dramatischen Aufführungen, dem Anfang der Mysterienspiele des Mittelalters, mit. Radegundis hielt als königliche Prinzessin ihr Interesse an öffentlichen Angelegenheiten aufrecht. Sie liebte den Frieden, und griff oft schlichtend in die Streitigkeiten der Herrscher ein.

---

[1]) *Histoire illustrée de Sainte Radegonde* (Illustrierte Geschichte der h. Radegundis) von Abbé Briand und *Vie de Sainte Radegonde* (Leben der h. Radegundis) von M. Fleury.

[2]) Kavanagh, a. a. O. S. 59.

Sie lebte als einfaches Mitglied in ihrem Kloster, an dessen Spitze sie eine andere Nonne, Agnes, als Äbtissin gestellt hatte; aber trotzdem sie sich unaufhörlich den mühsamsten Arbeiten unterzog, betrachtete die ganze Gemeinschaft sie als Haupt und Mittelpunkt und ihr Tod im Jahre 587 wurde bitter betrauert[1]).

Ein anderes berühmtes Kloster war das von Hohenburg im Elsaß, wo eine lange Reihe geistig bedeutender, literarischer und mildtätiger Äbtissinnen herrschte, und das allen Ankömmlingen, ob krank oder gesund, Gastfreundschaft erwies. Hier baute Odilia, die erste Äbtissin, deren Einfluß sich durch den ersten Teil des 8. Jahrhunderts erstreckte, auf der halben Höhe des Berges ein *hospitum,* um Reisende und Kranke unterzubringen und mehr als drei Jahrhunderte später errichtete 1181 die berühmte Herrade, die 1167 Äbtissin war und die ein lateinisches Werk, *Hortus Deliciarum* (Der Lustgarten), schrieb, in dem sie in Kürze die ganze Geschichte und das Wissen der Zeit zusammenfaßte, ein zweites und größeres Hospiz am Fuße des Berges[2]). In dem prächtigen Doppelkloster von Fontevrault, von dem schon die Rede war, muß ein ausgedehnter Krankendienst bestanden haben, denn weder den Aussätzigen noch den Hilflosen wurde die Aufnahme verweigert[3]).

---

[1]) *The Monks of the West, from St. Benedict to St. Bernard* (Die Mönche des Westens vom h. Benedikt bis zum h. Bernhard) von Montalembert. John C. Nimmo, London 1896, Bd. II. S. 167—179.

[2]) Wetzer und Welte's *Kirchenlexikon,* Art. »Hohenburg«.

[3]) Eckenstein, a. a. O. S. 194.

Diese gewaltige Gemeinschaft, die ausschließlich von Frauen beherrscht wurde, bemühte sich auch besonders um die Rettung gefallener Frauen. Von den frühesten Zeiten an war die Fürsorge für die Aussätzigen ein Hauptgedanke gutherziger Menschen. Nicht nur die Christen hatten dieses Mitgefühl, es gibt auch einen Bericht aus dem 3. Jahrhundert von einem jüdischen Rabbi, der diesen Unglücklichen sein Leben widmete, mit ihnen lebte und ihre Kinder unterrichtete.

Die auffallendste Erscheinung unter allen Frauen der früheren Jahrhunderte, über welche Berichte erhalten sind, war Hildegard [1]), genannt die »Prophetin«, die »Sibylle des Rheins«, deren Hauptbedeutung im Lichte unserer weniger leichtgläubigen, modernen Zeit in ihrer einzigartigen Stellung als Lehrerin der Medizin besteht. 1098 in Schloß Böckelheim bei Kreuznach als Tochter einer vornehmen Familie geboren, war Hildegard ein zartes Kind von außergewöhnlichen geistigen Anlagen. In ihrem achten Lebensjahr brachten ihre Eltern sie nach dem Kloster Disibodenberg, (so genannt, weil der h. Disibodus von Irland dort seinen Wohnsitz genommen hatte, nachdem er auf seiner Missionsfahrt zur Bekehrung der Heiden nach Deutschland gewandert war), um

[1]) Das hauptsächlich herangezogene Werk ist »*Das Leben und Wirken der heiligen Hildegardis*« von Ph. Schmelzeis. Herder, Fribourg 1879. Schmelzeis gründet sein Werk vornehmlich auf die von den Mönchen Theodorich und Gottfried nach Hildegards eigener Geschichte ihres Lebens geschriebenen Biographien, in den *Acta Sanctorum Bollandist* 17. September

von Jutta, einer frommen Dame von Geburt erzogen zu werden. Nach Juttas Tode wurde Hildegard im Alter von 30 Jahren das Haupt des Klosters, das ein Doppelkloster war und unter der Herrschaft eines Abtes stand. Ihre geistige Kraft und Bedeutung gab ihr eine natürliche Macht über alle, die mit ihr in Berührung kamen, und so ungewöhnlich war ihre Verstandesschärfe und so erhaben ihre Seele, daß sie früh als Prophetin galt. Sie selbst schrieb ihre ungewöhnlichen geistigen Kräfte einer Art Offenbarung zu, die ihr während eines mystischen oder hellsehenden Zustandes häufig gewährt wurde, der aber nicht im Geringsten mit Verzückung oder Ekstase verwandt war, wenigstens enthalten ihre Biographien keinen derartigen Hinweis. Nach zehn oder elf Jahren, die Hildegard in dem Doppelkloster verbrachte, trennte sie sich von demselben und siedelte nach Ruppertsberg über, wo sie als Äbtissin ihrer eigenen Gemeinschaft völlig unabhängig war und eine große Gruppe von Frauen aus vornehmen Familien um sich versammelte. Als diese Gemeinschaft wuchs, gründete sie das Kloster Eibingen als Zweiganstalt. Während ihres langen Lebens von 81 Jahren erlangte Hildegard eine Fülle von Kenntnissen, die wohl übernatürlich erscheinen konnte und auch tatsächlich als Wunder angesehen wurde. Dieses Wissen umfaßte Heilkunde, Krankenpflege, Naturwissenschaft oder Naturkunde und eine geistige und religiöse Philosophie von gewaltigem Maßstabe. Daneben war ihre Vertrautheit mit den kleinsten Einzelheiten des politischen Lebens der Zeit, den Bestrebungen der Dynastien, dem Ehrgeiz der Fürsten und Potentaten so eingehend und genau, daß sie fähig war auf Gefahren hinzuweisen, zu warnen, zu drohen und mit untrüglichem Urteil vorauszusagen, was geschehen würde. Sie prophezeite den Zerfall des Deutschen Reiches, den Unstern des Papsttums und das Kommen der Reformation und scheute sich sogar nicht in gebieterischen Worten zu Friedrich Barbarossa selbst zu reden. Kein Wunder, daß eine Frau, die solche geistigen Eigenschaften mit einem ebenso edlen wie gebietenden Charakter und einer milden gütigen Natur verband, verehrt, geliebt und als ein inspiriertes Wesen hochangesehen wurde, nicht nur von den vielen Kranken, die zur Heilung zu ihr kamen und dem Strom von Pilgern, der sich Rat bei ihr holte, sondern auch von den Großen der Welt — Prälaten, Königen und Fürsten — mit denen sie in einem bemerkenswerten Briefwechsel stand. Hildegards Briefe sind ein Denkmal ihrer sozialen Bedeutung; ihre Bücher, deren es eine große Zahl gibt, bezeugen ihr Wissen und die Originalität ihres Denkens. Sie war auch musikalisch und hat eine Anzahl Choräle hinterlassen, die von ihr selbst in Musik gesetzt sind.

Hildegards größter Anspruch auf die Bewunderung eines modernen und nüchternen Zeitalters liegt in ihrem medizinischen Wissen. Sie war bedeutender als Arzt denn als Pflegerin, obgleich sie die Kunst beider verband. Moderne Ärzte haben nicht verfehlt, Hildegards wissenschaftliche Errungenschaften aufmerksam und ernsthaft zu studieren. Sie schrieb zwei medizinische Bücher: das *Liber Simplicis Medicinae*, auch *Physica* genannt, von dem sie selbst als dem *Liber Subtilitatum de Diversis Creaturis* spricht, und das *Liber Compositae Medicinae,* das sich mit den Ursachen, Symptomen und der Behandlung von Krankheiten beschäftigt. In demselben steht »viel über die Natur des Menschen, die Elemente und die verschiedenen geschaffenen Ordnungen und wie man diesen nützlich sein könne«.

»In diesen beiden medizinischen Büchern verfolgt und deutet Hildegard den geheimnisvollen Sinn der Wunder und Geheimnisse der Natur in einer Weise, daß eine Frau unmöglich solche Dinge wissen konnte außer durch den heiligen Geist«. So schreiben die alten Kommentatoren, deren einer das Buch der einfachen Medizin »gut« und »sehr erstaunlich«; das andere »ein ausgezeichnetes Werk« nennt. Reuß, ein Kritiker späterer Zeiten, schrieb: »Vieles war ihr bekannt, von dem andere Schriftsteller des Mittelalters nichts wußten und das scharfsichtige Forscher unserer Zeit herausgefunden und als neue Entdeckungen ans Licht gebracht haben«. Ein anderes Werk von Hildegard, *Liber Operum Simplicis Hominis*, beschäftigt sich mit anatomischen und physiologischen Gegenständen. Melanie Lipinska, eine bedeutende Ärztin unserer Zeit, stellt in ihren Schriften Hildegard an die Spitze der Klosterfrauen, die im Mittelalter die ärztliche Kunst ausübten und betont auch die Überlegenheit ihres Wissens über das aller ihrer Zeitgenossen [1]). Sie weist nach, daß Hildegard die Auto-

---

[1]) a. a. O. S. 261—266.

infektion vorher gesagt hat, und sogar den Blutumlauf nahezu vorher gesagt und verstanden zu haben scheint; daß sie die Luft als Nährmittel betrachtete, daß sie das Gehirn als den Ordner aller Lebensprozesse und als das Zentrum des Lebens erkannt hat und den Einfluß des Nervensystems und des Markes auf den Entwicklungsprozeß verstand. »Kurz und gut, ein tiefer und über alle Gegenstände mit der Anschauung des Genius nachdenkender Geist, voller Erfahrung, die ganze Wissenschaft ihrer Zeit umfassend: so erscheint sie in ihrem ersten medizinischen Werk«.

Das *Liber Subtilitatum* ist, wie Dr. Reuß sagt,[1]) »wissenschaftlich betrachtet die wertvollste Aufzeichnung von deutscher Naturwissenschaft und medizinischem Wissen im Mittelalter«. Er hält dafür, daß viele der Begriffe von Naturphilosophie, Beobachtungen in Zoologie und Botanik und pharmakologische Entdeckungen der modernen Zeit im *Liber Subtilitatum* genau geschildert oder angedeutet sind. Reuß, selbst halb naturwissenschaftlich, halb mystisch, nennt es ein »deutsches Nationalwerk, — einen Kodex deutscher Natur- und Heilkunde, deutscher Mönchs- und Volksmedizin . . . von höchstem Wert . . . Nicht minder lehrreichen Stoff bietet das Werk für die deutsche Sittengeschichte, wie eine Mythologie und Ökonomie«. Er erklärt ihre geistigen Taten als ermöglicht, »nicht mittels leiblicher Sinnenperzeptionen, nicht in sombambüler Extase, sondern durch innerliche Erleuchtung des Verstandes und göttliche Offenbarung . . . »Nur

---

[1]) von Schmelzeis zitiert S. 500.

dadurch«, sagt er, »wird denn auch der wahrhaft bewunderungswürdige, den wissenschaftlichen Standpunkt des 12. Jahrhunderts weit überragende Scharfblick der Heiligen erklärbar, welcher die innersten Geheimnisse der Natur zu durchdringen und so tief gedachte mystische spekulative und komparative Aufschlüsse aus dem Stilleben der Tier- und Pflanzenwelt zu geben vermochte«. Der moderne Geist würde freilich kaum den Schluß ziehen, daß Hildegards Wissen nicht auf dem Zeugnis ihrer Sinne beruhte. Aber wie erlangte sie diese Kenntnisse? Man vermutet (nach zufälligen und außerordentlich kurzen Andeutungen in ihren Schriften), daß die Versorgung der Kranken eine Aufgabe des Klosterlebens sowohl auf Disibodenberg als auch auf dem Ruppertsberg war und es ist höchst wahrscheinlich, daß dies sich so verhält, da solche Pflichten allen Klöstern gemeinsam waren. Indessen findet sich kein Bericht über die Krankenpflege als solche und keine besondere Erwähnung der Krankenversorgung in ihren Biographien (die auf ihrer Autobiographie beruhen), außer hie und da die flüchtige Erwähnung wunderbarer Heilungen und der Zahl der Gebrechlichen, die zu ihr kamen, um sich raten und behandeln zu lassen. Schmelzeis schenkt auch in seinem großen Band der Krankenpflege als solcher keine Beachtung [1]). Lipinska sagt nur, indem sie sich auf Reuß beruft: »Sie besaß in so hohem Grade die Kunst zu heilen, daß kein

[1]) In der *Intern. Encycl.* (Art. »Krankenpflege«) ist die Angabe gemacht, daß Hildegard »eine Schule für Pflegerinnen« zum Dienst in den Hospitälern gründete, aber dieser Gedanke erscheint zu modern, um wörtlich aufgefaßt werden zu dürfen.

Kranker zu ihr kam, der nicht die Gesundheit wiedererlangte«. Wo immer es Legenden von Wunderkuren gibt, da trifft man auch stets auf irgend einen hervorragenden Erfolg in der praktischen Behandlung, irgend eine Persönlichkeit, die mit besonderen Kenntnissen in der Medizin und Krankenpflege ausgestattet war. So kann man vernünftiger Weise schließen, daß Hildegard ihr medizinisches Wissen nicht auf übersinnliche Weise, sondern durch Beobachtung und Behandlung der Kranken erlangt hatte; und man möchte fast annehmen, daß sie sich von Disibodenberg und dem Regiment des Abtes losmachte, um völlige geistige Freiheit zu gewinnen und sich ganz ihren Forschungen widmen zu können. Sie hat über den weit verbreiteten und hartnäckigen Widerstand, der ihr bei diesem Schritt entgegentrat und die boshaften Gerüchte, die darüber umgingen, selbst berichtet. »Wie kommt es, daß so viele geheime Dinge diesem törichten und ungelehrten Weibe enthüllt sind, während es genug weise und eifrige Männer gibt?« — »Viele«, fügt Hildegard hinzu, »wundern sich, ob meine Offenbarungen von Gott kämen oder ob sie Verführungen böser Geister wären«. Neben dem Murren des Volkes erhob sich viel Widerspruch unter den Mönchen, welche ein so ausgezeichnetes Mitglied zu behalten wünschten, damit sein Ruhm auf ihre eigene im übrigen unbedeutende Gemeinschaft zurückstrahle, und unter den kirchlichen Würdenträgern, aber schließlich fügten sich alle ihrer wiederholten Erklärung, daß sie einer Eingebung des göttlichen Willens folge. Schmelzeis, der rückhaltlos die Theorie der übernatürlichen Führung übernimmt, erzählt mit großer Ausführlichkeit, mit welcher Sorgfalt und Beharrlichkeit sie sich ganz von der Kontrolle des Abtes von Disibodenberg freimachte und erklärt und rechtfertigt eingehend ihre ganze Stellung bei dieser kühnen Befreiungstat durch die großen Dinge, zu welchen sie von Gott berufen war, wie ihre weitere erhabene Laufbahn in moralischer Belehrung, Beratung und Weissagung bewies.

Hildegards medizinische Werke entstanden zwischen 1151 und 1159, als sie nahezu 60 Jahre alt war. In einer neuerdings erschienenen Veröffentlichung hat ein deutscher Gelehrter sie mit großer Ausführlichkeit[1]) im einzelnen geprüft und reichlich aus ihnen übersetzt und entnommen. Das Verzeichnis der Gegenstände, mit denen sie sich beschäftigte, ist in der Tat erstaunlich reichhaltig und umschließt das ganze Gebiet der sexuellen Physiologie sowohl als der Medizin und Hygiene. Vielleicht war es wegen des erschreckend wissenschaftlichen Charakters ihrer medizinischen Bücher, daß diese nicht in das Verzeichnis der unter dem Schutz der Kirche geschriebenen Bücher aufgenommen wurden und dies mag außerdem auch der Grund gewesen sein, warum Hildegard, obgleich verehrt und berühmt, wie eine Heilige, doch nie offiziell kanonisiert wurde. Sie wird indes als Heilige[2]) in dem *Martyrologium Romanum* geführt.

---

[1]) Dr. phil. Paul Kaiser, »*Die Schriften der Aebtissin Hildegard*« in den *Therapeutischen Monatsheften.* Berlin, Juni—Dezember 1902.

[2]) *Allgemeine Deutsche Biographie,* Art. »Hildegard«, v. d. Linde. Leipzig, 1880.

Hildegards religiöse Schriften sind ebenso bemerkenswert, aber mit diesen und ihren Reisen, auf denen sie öffentlich predigte und lehrte, erlaubt uns unser Gegenstand nicht uns zu befassen. Man muß hoffen, daß eines Tages ein wissenschaftliches oder rationelles Lebensbild von Hildegard erscheint, was, wie v. d. Linde sagt, bis jetzt noch nicht geschehen ist[1]).

Grégoire berichtet interessante Einzelheiten über die Verbindung alter Hospitäler mit Brücken, die unter der Obhut der Brückenbauer oder »*Frères pontifes*« standen. Er erwähnt Allucio im 12. Jahrhundert, der ein Hospital am Arno in Toskana errichtete und dort eine Brücke baute. Viele Orden mit anderen Namen, sagt Grégoire, gehörten dieser brückenbauenden Brüderschaft an und waren 500 Jahre lang in Italien und Frankreich tätig; nicht von edler Geburt, wie die Hospitalritter, weder kriegerisch noch reich genug, um Neid zu erregen, sind sie fast gänzlich übersehen und vergessen. Sie waren schlichte, hart arbeitende Brüderschaften mit bescheidenen Pflichten, bauten ihre Brücken, Dämme und Ufer und sorgten für die Unterkunft der Pilger, pflegten die Kranken, setzten über die Flüsse und kämpften gegen die Räuber[2]).

(Anm. d. Übers.: Der letzte Absatz dieses Kapitels ist erst nach dem Erscheinen der ersten Ausgabe von der Verfasserin eingefügt, findet sich also im Urtext noch nicht).

---

[1]) a. a. O.

[2]) *Recherches historiques sur les Congrégations des frères pontifes* (Geschichtliche Forschungen über die Hospital-Orden der »Brückenbrüder«) M. Grégoire, Paris 1818.

Kapitel IV.

DIE RITTERLICHEN KRANKENPFLEGE-ORDEN.

Jede Geschichte der ritterlichen Hospitaliter-Krankenpflege-Orden, welche siebenhundert Jahre lang die Aufmerksamkeit der ganzen Kulturwelt fesselten und jetzt noch in bedeutender, herzerhebender Erinnerung vor uns stehen, muß notwendig einige Berichte über die Kreuzzüge enthalten, welche sie ins Leben riefen. Die »höchste Torheit des Mittelalters« haben manche Schriftsteller die Kreuzzüge genannt und diese Phrase ist in den allgemeinen Gebrauch übergegangen. »Ich selbst«, sagt Froude, »nenne die Kreuzzüge ebensowenig eine Torheit, wie ich den Ausbruch eines Vulkans oder die französische Revolution oder sonst irgend ein Hervorquellen der Lava, die in der Natur oder im Herzen der Menschheit liegt, Torheit nennen würde«. In allen Himmelsstrichen, allen Zeitaltern haben die Menschen gewisse Orte als heilig angesehen, entweder wegen der Begebenheiten, die sich an dieser Stelle ereignet hatten, oder weil Reliquien dort aufbewahrt wurden; was immer der Zweck war, ob Erleichterung des Geistes, des Körpers oder der Seele, die lange Reihe der Pilgerfahrten zu den Tempeln, Gräbern oder andern heiligen Plätzen verliert sich in dämmernder Vergangenheit. Die Tempel von Griechenland und Mekka, die heiligen Plätze der andächtigen Buddhisten, die Gräber der Könige, Heiligen und Märtyrer sind alle das Ziel der Pilgerfahrten gläubiger und gequälter Seelen ihrer Zeit gewesen; was ist begreiflicher, als daß die ganze Christenheit die Höhle teuer und heilig hält, welche in der Nähe des Platzes, wo Christus gekreuzigt wurde, in den Stein gehauen ist und in die sein Leib nachher gelegt wurde. Bald nach seiner Himmelfahrt, so wird uns berichtet [1]), begannen die Pilgerfahrten nach Jerusalem. Mit Tasche und Stab zog der Pilger aus auf seine lange und mühselige Wanderung, um, wenn alles gut ging, mit einem Zweig des heiligen Palmbaumes heimzukehren, den er zum Zeichen, daß er sein Gelübde erfüllt habe, über dem Altar seiner Kirche anbrachte. Frauen unternahmen diese Reise ebensowohl wie Männer. Helena, die Mutter des Kaisers Konstantin, die erste Frau, welche nach Palästina ging, erwarb die Bewunderung alter Schriftsteller durch den »besondern Mut und die tiefe Frömmigkeit«, mit der sie diese Wallfahrt unternahm und eine Kirche in Jerusalem baute. Paula folgte ihr und das Ergebnis ihrer Pilgerreise war die Errichtung einer Reihe von Krankenhäusern, damit »niemand durch Mangel an

---

[1]) *The History of the Crusades* (Geschichte der Kreuzzüge) von Charles Mills. Longmans, London 1828, Bd. I, S. 13.

Schutz auf dem Wege leiden solle, wo Maria, die Mutter Christi, nur einen Stall als Zufluchtsort fand«. Die Flut der Pilger wuchs endlich derartig an, daß, wie ein Schriftsteller sagt, die Reise fast zu dem wurde, was man als eine modische Erholung bezeichnen könnte, und schon im 4. Jahrhundert erhoben gewisse Bischöfe ihre Stimme gegen diese Mode, indem sie besonders die Frauen vor den damit verbundenen Gefahren warnten. Die Vorliebe für die Pilgerfahrten wurden, wie Mills berichtet, durch einen Umstand befördert, der scheinbar in gar keinem Zusammenhang mit eigentlicher Frömmigkeit stand. Die dauernden Beziehungen, die Frankreich seit vielen Jahren mit Griechenland unterhalten hatte, dehnten sich bald nach den gegenüberliegenden Küsten des Mittelmeeres aus, und Handel und Religion reichten sich so die Hand, daß der »fromme Wallfahrer und der weltliche Kaufmann oft in derselben Person vereinigt waren und die Hospitäler, welche die Mildtätigkeit für den erschöpften Pilger auf dem Weg nach Jerusalem gegründet hatte, auch der Rastplatz der Karawanen wurden« [1]). Wie es scheint, bestand noch eine weitere Veranlassung zum Unternehmen von Pilgerfahrten in dem reichen Gewinn, den der Handel mit wundertätigen Reliquien einbrachte; ganz besonders mit Bruchstücken heiligen Holzes, angeblich Teilen des wahren Kreuzes, von denen Erasmus bemerkt: »Wenn alle Bruchstücke des Kreuzes gesammelt würden, fände man genug, um ein Schiff daraus zu

---

[1]) Mills a. a. O. Bd. I. S. 12.

bauen«. Mittlerweile wurde die heilige Stadt Jerusalem der Schauplatz zunehmender Streitigkeiten und Kämpfe. Zuerst erbauten die siegreichen Heiden Venus- und Jupitertempel auf den heiligsten Plätzen. Im 4. Jahrhundert triumphierte das Kreuz und christliche Kirchen traten an Stelle der heidnischen Tempel. Im 7. Jahrhundert stieg der Halbmond des Islam auf und der mächtige Mahomet behielt die Gewalt bis zum Einbruch der Türken von Norden, der damit endete, daß diese wilden Barbaren die Herrschaft über Palästina erlangten. Während der ersten Jahrhunderte hatten die von den Christen so hoch verehrten Orte Pilgern aller Länder von Indien bis Britannien offen gestanden und ihre Besuche waren, abgesehen von verschiedenen Gebühren und Abgaben, wenig beschränkt. Als aber Mahomet begann seine Religion statt durch Beredtsamkeit durch das Schwert zu verbreiten, wuchsen die Schwierigkeiten der Reise zu Gefahren an. Die Sicherheit mußte durch Geldsteuern erkauft werden und Raub und Gewalttat drohte den Pilgern von allen Seiten. Aber weder Schwierigkeiten noch Gefahren hielten sie auf und die Pilgerfahrten nahmen beständig zu, bis der herrschende Glaube, daß der Untergang der Welt im Jahre 1000 bevorstehe, eine Welle religiöser Glut über Europa trug und die Christen in Scharen von tausenden ins heilige Land führte. »Die Wege waren von großen Haufen jeden Geschlechts und Standes gefüllt, welche erklärten, gern ihr Leben hingeben zu wollen, sobald sie nur das Grab ihrers Erlösers geküßt hätten« [1]). Die Miß-

[1]) *Gibbon's Roman Empire* (Römisches Reich). Bd. VII S. 175.

handlungen durch die Ungläubigen, das Elend und die Beschimpfungen, welche sie erlitten, veranlaßten schließlich (um 1050 n. Chr.) gewisse reiche Kaufleute aus Amalfi, in Jerusalem zwei Hospitäler (eines für jedes Geschlecht) unter dem Schutz des heiligen Johannes des Armenpflegers [1]) und Maria Magdalenens zu errichten. »Hier«, sagt Mills, »fanden die müden Pilger Ruhe, die Kranken wurden geheilt, den Armen wurde geholfen . . . die Menschlichkeit besiegte sogar die Unterschiede der Sekten und selbst ein hülfsbedürftiger Muselmann klopfte nie vergebens ans Tor«.[2]) Die großmütigen und warmherzigen Hilfeleistungen der Angestellten erregten allgemeines Interesse und es wird berichtet, daß Almosen und Gaben aus allen Gegenden gesandt wurden, um die Unkosten der Hospitäler zu decken, während beständig fromme Pilger ihre Dienste anboten, um sich, statt in die Heimat zurückzukehren, den Wanderern zu widmen, welche fortwährend krank oder hülflos von Westen kamen. »Die Ausgeplünderten wurden neu gekleidet, die von Krankheiten Entkräfteten mit Geschick und Güte gepflegt und die Sterbenden erhielten ein christliches Begräbnis. Dies Hospital des Almosenpflegers war die Wiege der berühmten Brüderschaft der Hospitalritter des heiligen Johannes von Jerusalem, von Rhodus und von Malta, die sieben Jahrhunderte lang das Schwert und Schild des Christentums in

---

[1]) Weder der Evangelist noch der Täufer, sondern ein gewisser Cypriot mit dem Beinamen der Barmherzige. Hallam's *Middle Ages* (Mittelalter). Bd. I. S. 54.

[2]) Mills a. a. O. Bd. I. S. 14.

heidnischen Landen waren« [1]) und deren Taten »eine leuchtende Spur hinterlassen haben« [2]).

Hatten die Christen unter den Kalifen viel Leid und Elend ertragen, so wuchs es unter den Türken tausendfältig. Müde Pilger, die unfähig waren, Tribut zu zahlen, »gingen noch an den Toren selbst zugrunde ohne den Trost, das heilige Grab gesehen zu haben, das zu schauen sie so weit gekommen waren« [3]). Diejenigen, welche die Bedrückungen und Grausamkeiten der Türken überlebten, kehrten heim »krank, erschöpft, mittellos« [4]) und berichteten von den ausgestandenen eigenen Leiden und dem Frevel, welcher an der heiligen Stadt verübt wurde; und die Geschichte ihrer Leiden erregte allmählich unter den westlichen Völkern eine Stimmung, die sich später in den Kreuzzügen Luft machte[5]). »Im Lauf weniger Jahre entstand in ganz Europa eine Flamme, die Ströme von Blut, während mehrerer Jahrhunderte in wildem Kampfe vergossen, kaum zu löschen im Stande waren. Bei dem Namen Palästina griff jeder christliche Krieger nach seiner Lanze und der Gedanke, die heilige Stadt vor den ungläubigen Hunden zu retten und die

---

[1]) *Knights of Malta* (Die Malteser-Ritter). Sutherland S. 23.

[2]) *Hospitallaria* S. 37. Es müssen einige frühere Anstalten bestanden haben, denn Vertot spricht von Bernard, einem französischen Mönch, der 870 eine Wallfahrt nach Jerusalem machte und dort »ein Hospital für die Lateiner und im selben Hause eine durch die Bemühungen Karls des Großen und auf dessen Kosten gesammelte Bibliothek fand«.

[3]) Sutherland a. a O. S. 24.

[4]) Mills a. a O. Bd. I. S. 17.

[5]) Sutherland a. a O. S. 24.

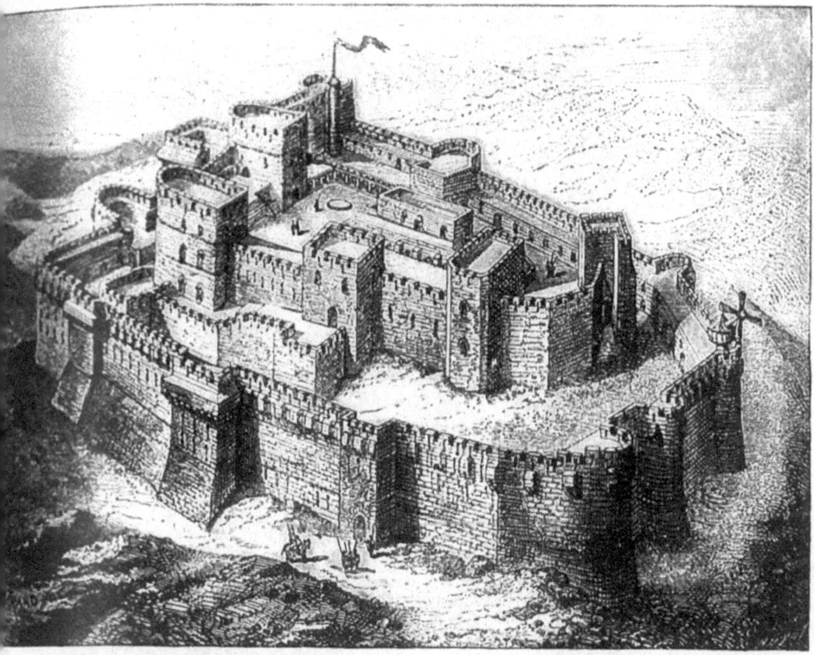

Festung der Hospitalritter in Syrien, 1125 durch die Franken den Kurden entrissen und 1202 wieder aufgebaut. Eine Abbildung nach der Wiederherstellung. Stich aus *Monuments of Architecture of the Crusaders in Syria* (Baudenkmäler der Kreuzfahrer in Syrien)

Military and Religious Life in the Middle Ages and at the Period of the Renaissance von Paul Lacroix. Bickers & Son, London.

Leiden der Christen zu rächen, erregte schließlich einen Gefühlssturm, der zu einem Wirbelwind wachsender und unwiderstehlicher Tätigkeit anschwoll«. Das Kreuz riß alle mit sich fort und seine Kämpen wuchsen zu einem mächtigen Heere an. Von Peter, dem Einsiedler geführt, wälzte sich der Zug fort, hunderttausend Kämpfer, 600000 waffenfähige Pilger, außer den Priestern, Mönchen, Frauen und Kindern. Der ungeordnete, nicht an Zucht gewöhnte Pöbel, den Mills eine »teuflische Menge« nennt, kam elend unter den Ungläubigen um, ehe er eine einzige Stadt befreit hatte.

Die »ernsteren und edleren Brüder«, die ihnen unter Gottfried von Bouillon folgten, waren es, welche den Namen der Kreuzfahrer berühmt machten. »Ein glänzenderes Heer hat die Sonne nie gesehen. Ihre bewunderungswürdige, treffliche Ordnung erregte das Staunen aller Zuschauer. Jede Bewegung erfolgte auf Trompetenschall, der kleinste Verstoß gegen die Mannszucht wurde streng bestraft — eine regelrechte Schule für alle Einzelheiten des Soldatenlebens . . . . So tapfer, geduldig, mäßig, barmherzig wie nur möglich waren diese stattlichen Heldenkrieger[1]), deren gleichen die Welt nie gesehen«. »Ihr Lager bot das seltene und erhebende Schauspiel einer keuschen und mäßigen Soldateska; und obgleich nicht frei von der gewöhnlichen Neigung, vergangene Zeiten auf Kosten der Gegenwart zu preisen, mußten doch selbst die strengsten Beurteiler zugeben, daß unter den Kreuzfahrern viel

---

[1]) Fuller braucht ganz andere Beiworte.

mehr Tugend herrschte als unter den Scharen Israels in alten Zeiten. Die Schlichtheit und Reinheit der alten Kirche war neu erwacht. So herzlich war das Band der Bruderschaft, daß alles als Gemeingut betrachtet wurde. Die Generäle befahlen und kämpften nicht nur, sondern taten auch Wachtdienst und verrichteten die niedrigsten Arbeiten im Lager; so daß Offiziere und Soldaten kaum zu unterscheiden waren. Es bedurfte keiner künstlichen Disziplin, wo Frömmigkeit das ganze Wesen durchdrang«[1]. Diese kurze Beschreibung der Kreuzfahrer zeigt den Typus jener Männer, die später die Ritter unserer Hospitalorden wurden. Ihr langer und schwieriger Marsch nach Jerusalem, ihre Schlachten, Siege und Niederlagen, ihre Nöte durch Blutbäder, Feuersbrünste, Hunger und Pestilenz können hier nur flüchtig berührt werden, aber ein erfreulicher und wohltuender Seitenblick fällt bei Mills auf die Frauen bei ihrer alten vertrauten Tätigkeit[2]. »Müde, durstig und von Arbeit und Hitze niedergedrückt, würden die Christen in Verzweiflung geraten sein, wenn die Frauen des Lagers ihren Mut nicht belebt und ihnen Wasser vom Strom gebracht hätten. Der Kampf wurde mit zehnfacher Kraft erneuert.« In einem späteren Kapitel sagt er, daß die Frauen zu den Waffen griffen. »Man konnte auch die Frauen nicht hindern, sich in den Kampf zu werfen, man sah sie überall in diesen Augenblicken der Gefahr und Angst ihre erschöpften

---

[1]) Mills a. a. O. B. I. S. 138.

[2]) ibid. Bd. I. S. 142.

Freunde unterstützen und ihnen Hilfe bringen«[1]. »Die Krankheit, dieser treue Genosse der Not wurde durch Winterregen, Sommerhitze, ungesunde Nahrung und das enge Beieinanderwohnen der Massen gesteigert«[2]. Und als die Kreuzfahrer nach vielen schrecklichen Monaten endlich siegreich in Jerusalem eindrangen, war nur noch ein trauriger Rest ihres glänzenden Heeres vorhanden. So begann der heilige Krieg, der sich über viele Jahrhunderte ausdehnte und »in Bezug auf seine Dauer der längste, in Bezug auf seine Kosten der teuerste, in Bezug auf das vergossene Blut der grausamste, in Bezug auf seine vorgebliche Ursache der frömmste und in Bezug auf seinen eigentlichen Zweck der politisch klügste Krieg war, den die Welt je gesehen hat«[3].

Als Gottfried von Bouillon im Jahre 1099 zum König von Palästina gemacht wurde, bestand eine seiner ersten Handlungen darin, das Hospital des heiligen Johannes (nicht mehr des Almosenpflegers, sondern des Täufers) eingehend zu besichtigen. Er fand es erfüllt von verwundeten Soldaten, die laut die Menschenfreundlichkeit und Sorgfalt priesen, welche sie empfingen. Mills bezeichnet dieses Hospital als die »große Wohltätigkeitsanstalt für die Christen in Jerusalem«, indem er hinzufügt, »es empfand jeden politischen Sturm, der Palästina in der letzten Hälfte des 11. Jahrhunderts erschütterte und erlangte neue Kraft als die Kreuzfahrer triumphierten. Die Ver-

[1] ibid. Bd. I. S. 249.

[2] Gibbon a. a. O. Bd. VII. S. 219.

[3] *The Holy War* (Der heilige Krieg). Thos. Fuller S. 28.

walter dieser Wohltätigkeitseinrichtung waren so selbstlos, daß sie Brot aßen, welches aus dem gröbsten, mit Kleie vermischten Mehl bestand, während das, welches die Kranken erhielten, aus dem reinsten Mehl gebacken war«[1]). Die Bewunderung, welche die Hingebung der die Kranken pflegenden Brüder hervorrief, veranlaßte mehrere Kreuzfahrer von vornehmer Geburt die Waffen niederzulegen und an ihrer barmherzigen Arbeit teilzunehmen. Gottfried war so dankbar für die Wohltaten, welche er und seine Kreuzfahrer empfangen hatten, daß er das Hospital reich mit Herrschaften und Nebengütern in verschiedenen Teilen Europas belehnte. Andere reiche und mächtige Kreuzfahrer folgten seinem Beispiel und in kurzer Zeit, berichtet man, standen den »Hospitalitern die Einkünfte von einer großen Anzahl reicher Güter sowohl in Europa als in Asien zur Verfügung«[2]). Bis zu dieser Zeit war die Verwaltung des Hospitals eine rein weltliche; es stand unter der Leitung von Peter Gérard, der einfach den Titel »Rektor« trug. Ein weiblicher Zweig des Ordens war eben so alt, wie der männliche, denn die Versorgung der Kranken und Verwundeten hatte von Anfang an die Hilfe von Frauen notwendig gemacht; eine edle römische Dame, namens Agnes,

---

[1]) Vertot, *Knights of Malta*, Bd. I. S. 14: »Sie bekleideten, die von Räubern entblößt waren; dort wurden die Kranken mit Sorgfalt behandelt, für jede Art des Elends fand die Mildtätigkeit der Hospitalritter eine neue Art der Fürsorge, um sie zu erleichtern.«

[2]) *Achievements of the Knights of Malta* (Die Taten der Malteser-Ritter). Sutherland, S. 36.

stand an der Spitze der Schwesternschaft, die das Hospital der h. Maria Magdalena bediente. Die Frauen waren auch nicht wie Nonnen von den Männern getrennt (wie dies später geschah), sondern sie trafen mit den Rittern bei Tische, in der Kirche und am Krankenbett zusammen und pflegten die Fremden ihres eigenen Geschlechts. Vor der Belagerung von Rhodus trugen diese Schwestern ein langes rotes Gewand mit schwarzem Mantel, später war beides schwarz[1]). Es ist nicht klar, was aus den Schwestern des heiligen Johannes wurde, als der Orden zum erstenmal nach der Rückeroberung durch die Ungläubigen zerstreut wurde, aber man findet sie später in Spanien wieder, wo sie wertvolle Ländereien und Bauten besitzen. Auch tauchen sie im 13. Jahrhundert in Frankreich, im Hospital von Beaulieu, auf.

Ob die Erlangung so vielen wertvollen Besitzes es wünschenswert machte, den Verwaltungsplan zu ändern und zu erweitern oder ob Gérard so von der Wichtigkeit und Heiligkeit seines Amtes durchdrungen war, daß er ihm mehr Ansehen verschaffen wollte oder ob ein Druck von höherer kirchlicher Stelle die Ursache war, — jedenfalls ist es Tatsache, daß bald, nachdem die Heilige Stadt etwas zur Ruhe und Ordnung gekommen war, die Brüder und Schwestern, eine religiöse, die Welt feierlich abschwörende Genossenschaft bildeten[2]), und sich am Altar dem

---

[1]) *Histoire des Ordres Monastiques, Religieuses et Militairs* (Geschichte der klösterlichen, religiösen und ritterlichen Orden). Helyot, Paris 1714. Bd. III. S. 128.

[2]) *The Order of St. John of Jerusalem.* (Der Orden d. h. Johannes von Jerusalem). John Taaffe, S. 225.

Dienst der Armen und Christi nach den Regeln des h. Augustinus weihten [1]). Die Genossenschaft nahm eine bestimmte Tracht an: ein langes, schwarzes Gewand, auf dessen linker Brust ein weißes Leinenkreuz gestickt war, das als Symbol für die acht Seligpreisungen acht Spitzen hatte, das sogenannte Malteserkreuz [oder Johanniterkreuz]. Nach Fullers Beschreibung trugen sie auf einem schwarzen Mantel das weiße Kreuz von Jerusalem, ein gekreuztes Kreuz oder fünf Kreuze zusammen, zum Gedächtnis der fünf Wunden unseres Heilands. Jerusalem war jetzt in den Händen der Christen und die Nachricht von dem Siege zog große Massen von mit religiösem Entzücken erfüllten Pilgern herbei zum Besuch der Heiligen Stadt und ihrer geweihten Plätze. Wie früher waren viele am Ende ihrer Reise vom weiten Wege erschöpft, krank und hilflos und die Krankenpfleger fanden beständig Beschäftigung um ihnen ihren traurigen Zustand zu erleichtern. Der Ruhm der wohltätigen Mönche verbreitete sich und man erzählt, daß sie »täglich einer ungezählten Menge Armer Nahrung reichten, die Kranken pflegten und die Sterbenden trösteten und ihre Tage der Barmherzigkeit widmeten« [2]). Die Dankbarkeit war eine so allgemeine und der Gaben waren so viele, daß es kaum eine Provinz gab, in der das Haus des h. Johannes nicht Herrschaftsrechte ausübte. So reich und ausgedehnt wurde endlich der Orden, daß er

[1]) Helyot a. a. O. Bd. III. S. 75.

[2]) Taaffe a. a. O. S. 178: »Mein Orden soll nicht menschlich, sondern übermenschlich sein«, sagte Gérard.

Fürstentümer, Städte und Dörfer sowohl in Asien wie in Europa besaß und im ganzen Christenreich nicht weniger als 19000 Güter zu Lehen hatte. Fuller macht eine scharfe und bezeichnende Bemerkung über den Orden, der feierliche Gelübde der Keuschheit, der Armut und des Gehorsams abgelegt hatte. »Aber es ist die Art der meisten Orden«, sagt er, »daß ihre Quelle klar ist und der Strom schlammig wird. Die Hospitalbrüder nahmen es, nachdem sie reich geworden waren, mit der Strenge ihrer ersten Satzungen nicht mehr so genau . . . Was war der «Gehorsam» gegen ihren Herren anderes als Auflehnung gegen den Patriarchen, ihren ersten Schutzherrn? wie wir später sehen werden. Was war ihre «Armut» anderes, als eine Täuschung der Welt, da ihr Orden Prozesse in *forma pauperis* führte und ihnen doch 19000 Herrschaften im Christenreich gehörten?«[1]). Ihre Einkünfte, sagt Mills, überstiegen auch die größten Anforderungen der Mildtätigkeit und führten naturgemäß zu einer Ausdehnung ihrer Arbeit. Mehr und größere Gebäude wurden zur Aufnahme der Pilger und der sie pflegenden Brüder, errichtet und der Orden vergrößerte seinen Wirkungskreis durch Gründung von Töchterhäusern in den westlichen Küstenprovinzen. In diesen wurden nicht nur kranke Pilger gepflegt, sondern Führer und Bedeckung gestellt und Auskünfte über die Beförderung durch Schiffe und Karawanen gegeben. Sie waren von der Entrichtung des Zehnten befreit und die

---

[1]) Fuller a. a. O. S. 52.

aufeinanderfolgenden Inhaber des päpstlichen Stuhles gewährten ihnen viele Vorrechte. 1118 starb der Vater und eigentliche Gründer des Ordens, der friedliebende und wohltätige Gérard, und ihm folgte Raymond du Puy, ein Mann von ganz anderem Schlage, der an Höfen und im Lager erzogen und hochmütig und kriegerisch war. Unter ihm veränderte sich der Orden und bekam einen ausgesprochen streitbaren Charakter — er wurde eine Körperschaft von Krieger-Mönchen, welche die Fürsorge für die Armen, die Pflege der Kranken mit den Pflichten des Soldaten verbanden: »zwei verschiedene Berufe«, wie Vertot sagt, »von scheinbar entgegengesetzter Natur«. Er fügt hinzu: »Ihre Tracht war schlicht und bescheiden; sie beschränkten die Pracht auf den Schmuck ihrer Altäre und der arme Pilger erntete die Vorteile ihrer Mäßigkeit bei Tisch. Sie verließen die Krankenzimmer nur, um sich dem Gebet hinzugeben oder gegen die Feinde des Kreuzes ins Feld zu ziehen«[1]).

Zu irgend einer Zeit während du Puys Verwaltung, die fünfundzwanzig oder mehr Jahre umfaßte, wurden die Satzungen des Hospitals des h. Johannes endgiltig festgelegt und ihr Einfluß auf die spätere Leitung von Hospitälern war weitgehend und mächtig. Besonders diejenige Regel, welche sich auf die Aufnahme der Kranken bezieht, beherrschte sämtliche Hospitalbestimmungen des Mittelalters und findet sich fast wörtlich in den meisten alten Regeln der *Maisons-Dieu*. Le Grand gibt sie folgendermaßen

---

[1]) Vertot a. a. O. Bd. I. Vorwort.

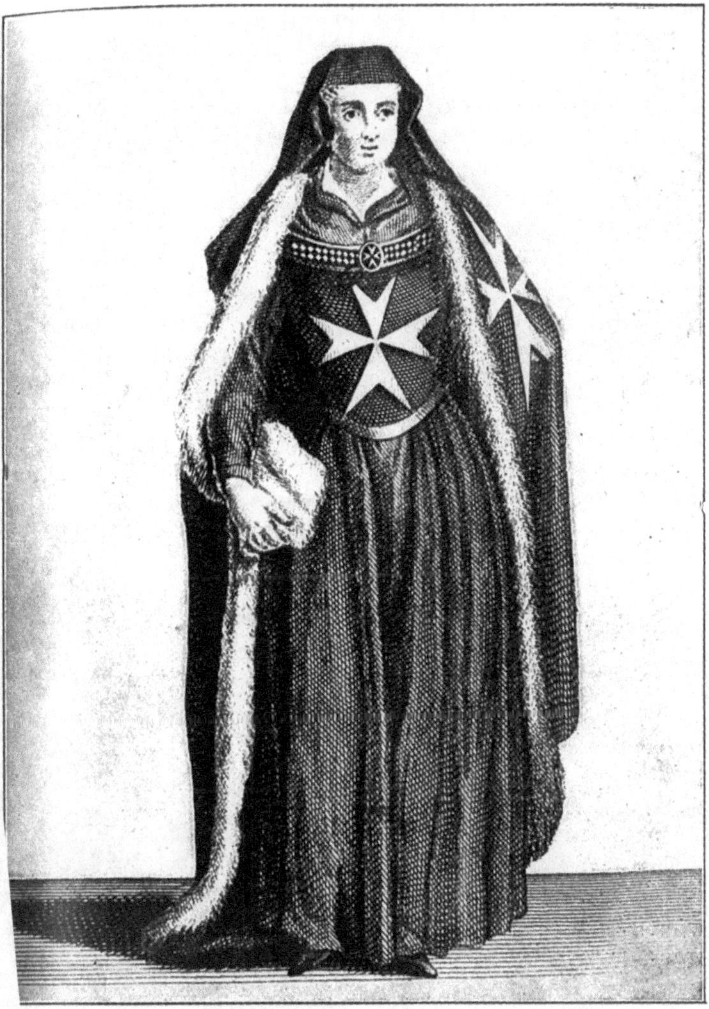

Alte Tracht der Ordensfrauen des h. Johannes von Jerusalem im Hospital von Beaulieu, vor der Einnahme von Rhodos.
Helyot, *Les Ordres Monastiques* etc., Bd. III.

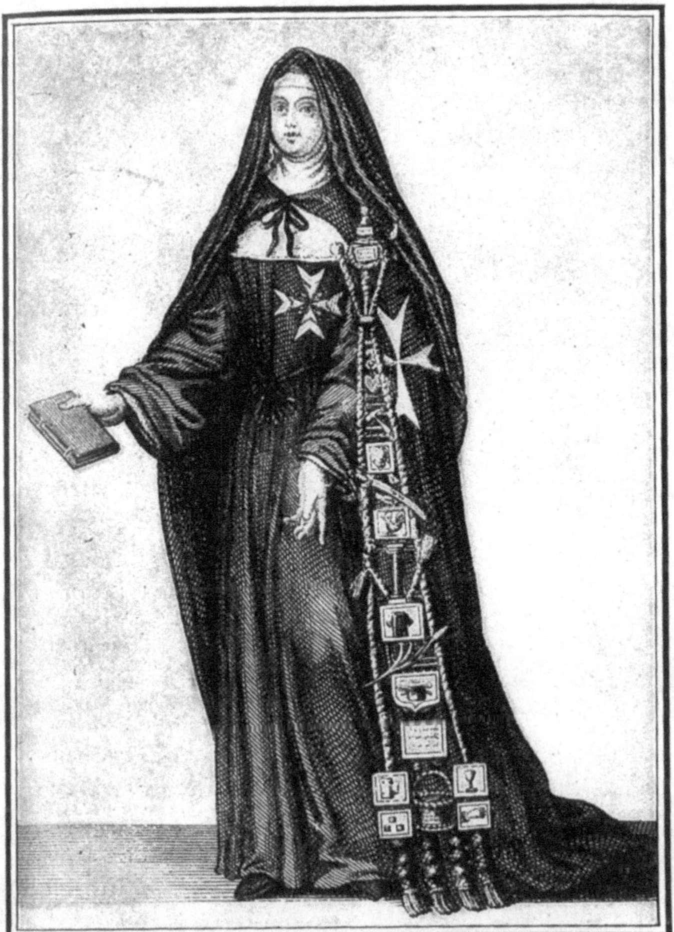

Ordensfrau des h. Johannes von Jerusalem aus dem Kloster in Toulouse, im Chorgewand.

Helyot, *Les Ordres Monastiques* etc.

wieder: »Wenn der Patient sich in dem vom Meister bezeichneten Hause vorstellt, soll er folgendermaßen empfangen werden: nachdem er zuerst einem Priester seine Sünden bekannt hat, empfängt er die Kommunion, dann wird er zu Bett gebracht und soll dort je nach den Mitteln des Hauses wie ein Edler behandelt werden, und jeden Tag, bevor die Brüder zu ihrem eigenen Mahle gehen, sollen sie ihm aus christlicher Liebe zu essen geben«[1]. Le Grand hält es ferner für wahrscheinlich, daß dies eine formelle Fassung der Gebräuche war, wie sie im alten Hospital der Männer von Amalfi herrschten und daher möglicherweise bis in die ersten christlichen Jahrhunderte zurückreicht.

Die Hospitaliter wurden jetzt in drei Klassen geteilt: erstens die Ritter, Männer adliger Geburt, welche Waffen trugen und die Würden des Ordens für sich beanspruchten; zweitens die Priester, welche alle religiösen Pflichten in Kirche, Lager und Hospital versahen; drittens die dienenden Brüder oder *serjeus* (Halb-Ritter), die dienten, wo es nötig war. (Das Wort *serjeus* scheint zu der Zeit, als man die Begriffe Liebe und Religion noch nicht trennte, in einem interessanten Sinne gebraucht worden zu sein; Mills macht darauf aufmerksam, daß die Redewendungen *serjeus de Dieu* und *serjeus d'amour* in alten Autoren gebräuchlich sind, ebenso auf Shakespeares »af-

[1]) *Statuts d'Hôtels-Dieu et des Léproseries* (Statuten der *Hôtels-Dieu* und der Aussätzigen-Häuser): Textsammlung des XII.—XIV. Jahrhunderts, veröffentlicht von Léon Le Grand. Paris, Picard & Sohn, 1901. Einleitung S. IX—X.

fectious men at arms«)[1]). Wenn die Ritter nicht vom Krieg in Anspruch genommen waren, beschäftigten sie sich mit den verschiedenen Aufgaben des Hospitals, und man sagt, daß selbst die Helden Griechenlands nicht eifriger in der Heilung verwundeter Krieger und Pilger waren als die Helden Palästinas. Der Ruhm dieser Krieger-Mönche erfüllte bald die ganze Christenheit und die jugendliche Ritterschaft Europas wetteiferte miteinander in dem Wunsche, sich unter das Banner des Weißen Kreuzes zu stellen.[2]) In kurzer Zeit, hören wir, war der Orden von edlen und tapfern Rittern jeden Landes überfüllt und die Mitglieder wurden nach ihren Sprachen in *langues* eingeteilt. Als der Orden an Zahl und Niederlassungen wuchs, wurde er noch weiter in sieben Nationen oder *langues* eingeteilt, nämlich: Provence, Auvergne, Frankreich, Italien, Arragonien, Deutschland und England. So gewaltig wurde endlich das Vermögen des Ordens, daß man, um es ordnungsmäßig zu verwalten, denselben in Komtureien einteilen mußte, von denen je eine durch einen Ordensritter mit dem Titel »Komtur« verwaltet wurde. Diese wieder wurden in Prioreien eingeteilt und einem »Gross-Prior« unterstellt. Ihr Schatz galt für reicher als der irgend eines europäischen Machthabers und das Haupt des Ordens wurde als der mächtigste Fürst des Orients angesehen. Zu dieser Zeit soll der Orden nicht weniger als 30000 Ritter, Priester,

---

[1]) »*Verlor'ne Liebesmüh*«, Act IV., Sc. III. In der Schlegel-Tieck'schen Übersetzung »Ihr Herren Liebesritter«.

[2]) Das Banner des h. Johannes war ein weißes Kreuz im roten Feld.

und dienende Brüder gezählt haben.[1]) Einem päpstlichen Erlaß gemäß, wurde die schwarze Tracht mit der Kapuze und dem weißleinenen achtspitzigen Kreuz anfangs von allen Hospitalitern getragen. Später unterschieden sich die Ritter des h. Johannes von den andern durch ein weißes Kreuz auf rotem Grund. Während der ernsten und eindrucksvollen Feier, mit welcher der Ritter in den Orden aufgenommen wurde, legte man ihm das schwarze Gewand um und auf das weiße Kreuz zeigend sprachen die Brüder: »Wir tragen das weiße Kreuz als ein Zeichen der Reinheit. Trage es sowohl in deinem Herzen als äußerlich und halte es ohne Flecken und Makel. Die acht Spitzen sind die Zeichen der acht Seligpreisungen, an welche du stets gedenken sollst, nämlich: 1. Dich im Geist zu freuen. 2. Friedfertig zu leben. 3. Deine Sünden zu beweinen. 4. Demütig zu sein gegen die, so Dir schaden. 5. Die Gerechtigkeit zu lieben. 6. Barmherzig zu sein. 7. Aufrichtig und reinen Herzens zu sein. 8. Verfolgungen willig zu dulden.«[2]) Das Regiment war ein »aristokratisches«, die höchste Macht

[1]) »Zu dieser Zeit gab es keinen Machthaber in der Christenheit, der nicht einige Hospitalritter in seinem Rat hatte. In Florenz, Pisa und Verona hatten sie prächtige Hospitäler und Kirchen, und die Schwestern des Ordens wurden als vollkommene Vorbilder christlicher Tugenden angesehen. Von Schwester Ubaldina von Pisa wird erzählt, daß sie die Mutter der Armen, die Wiederherstellerin der Kranken, die Trösterin der von Herzen Betrübten war; es gab kein Elend, für das sie nicht Hülfe oder Trost fand.» Sutherland a. a. O. S. 105.

[2]) »Es wird ihnen überreicht: 1. ein Schwert, als Zeichen der Tapferkeit. 2. mit einem Kreuz als Griff — ihre Tapfer-

lag in den Händen eines aus Rittern bestehenden Rates, dessen Vorsitzender der Meister war. Wie auch die Form sein mochte, der sie belebende Geist muß ein hoher und edler gewesen sein, denn alle Schriftsteller sind einig im Lob der Strenge ihrer Lebensführung, der großen Barmherzigkeit, welche ebensosehr die kleinen Häuser auszeichnete, wie das Hospital, dem sie entsprangen; die Reinheit ihres Lebens, von der es heißt, daß sie »nicht weniger bemerkenswert war, als die Uneigennützigkeit, mit der sie nichts sich selbst zueigneten.« Der König Andreas von Ungarn sagt von ihnen: »Als ich mich in ihren Häusern aufhielt, sah ich, daß sie täglich eine unzählbare Menge Armer beköstigten, die Kranken in guten Betten lagerten und mit Sorgfalt pflegten, ihnen mit musterhafter Frömmigkeit beistanden und die Toten mit gehörigem Anstand begruben. Mit einem Wort: die Ritter des h. Johannes betätigten sich manchmal wie Maria, durch andächtige Betrachtung, manchmal wie Martha, durch Werktätigkeit.«[1])

---

keit sollte die Religion verteidigen. 3. Mit dem Schwert wurden sie dreimal auf die Schulter geschlagen, um sie zu lehren, geduldig für Christus zu leiden. 4. Sie mußten das Schwert abwischen — ihr Leben sollte ohne Tadel sein. 5. Ihnen wurden goldene Sporen angelegt — weil sie den Reichtum unter ihre Füße treten sollten. 6. Dann nahmen sie einen Wachsstock in die Hand — denn sie sollten anderen durch ihr musterhaftes Leben leuchten. 7. Und dann gingen sie zur Messe, wo wir sie verlassen«. — *The Holy War*, Fuller. S. 53.

[1]) *The Military Religious Orders of the Middle Ages.* (Die ritterlichen religiösen Orden des Mittelalters) F. C. Woodhouse, S. 46.

Um diese Zeit (1119 n. Chr.) erschienen die Roten Kreuzritter oder Templer, die wir hier erwähnen, damit sie nicht mit dem Orden des h. Johannes verwechselt werden. Der Orden der Tempelritter war ursprünglich lediglich zu dem Zwecke gegründet worden, Pilger durch Bergpässe und andere schwierige und gefährliche Orte auf dem Wege nach und von Jerusalem zu geleiten und zn beschützen. Er war zuerst eine freiwillige Vereinigung französischer Herren von vornehmer Geburt (der Orden des h. Johannes war italienischen Ursprungs), legte aber später die üblichen Gelübde ab, nahm ein Ordenskleid an und errichtete sein Hauptquartier in Jerusalem in der Nähe des Tempels; daher der Name »Templer«. Der Glaube, daß die ersten Gründer dieses Ordens Schüler der Hospitaliter gewesen seien, und mehrere Jahre durch ihre Freigebigkeit erhalten worden wären, hat zu allerhand Unklarheiten Anlaß gegeben. Sie waren nie ein Krankenpflege-Orden. Ungleich anderen religiösen Orden trugen die Templer Bärte. Ursprünglich hatten sie ein weißes, später ein schwarzes Gewand (das weiße war ein Symbol der Reinheit ihres Lebens und Berufes, das schwarze war später für die untergeordneten Mitglieder bestimmt), mit einem roten Kreuz auf der Schulter, zur Erinnerung, daß sie jeden Augenblick bereit sein sollten, ihr Blut für den Glauben zu vergießen. In der Schlacht sollte ihr halbschwarzes, halbweißes Banner, *Beauseant* genannt, zeigen, daß sie gerecht und gütig gegen die Freunde Christi aber schwarz und schrecklich gegen seine Feinde seien. Sie erhoben sich zu großer Macht und Würde und sicherten sich durch die Schönheit ihrer Kirchen ein bleibendes Andenken, wie die Hospitaliter durch ihre glänzende Organisation der Krankenpflege. In späterer Zeit wurde ihre große Macht und ihr Reichtum die Ursache ihres Verfalls.

Noch ein anderer Hospital-Ritter-Orden, deutschen Ursprungs, entstand 1191, der Deutsche Orden oder die Deutschen Ritter genannt. Seine eigentliche Gründung hatte 60 Jahre früher stattgefunden,[1]) als ein deutscher Kaufmann aus Bremen ein der Maria geweihtes Hospital für männliche Pilger seines eigenen Landes in Jerusalem gründete, während seine Frau ein gleiches für Frauen baute.

Das Pflegepersonal dieser Hospitäler war zuerst dem Orden des h. Johannes angegliedert; als aber Arbeit und Zahl wuchsen und eine dem Dienst der Armen und Kranken, wie der Verteidigung der heiligen Orte gewidmete Gemeinschaft sich entwickelte, machte Papst Clemens III. sie zu einem unabhängigen Hospital-Orden. Als dann schließlich im Jahre 1197 in Akko eine gewaltige Zusammenkunft ritterlicher Krieger stattfand, und die kriegerische Begeisterung hoch aufflammte, nahm die Brüderschaft mit viel Gepränge und Feierlichkeit ritterliche Gelübde unter der Leitung eines Großmeisters. Ihr erstes Hospital wurde 1187 beim Fall Jerusalems zerstört, trat aber bei der Belagerung von Acra von Neuem ins Leben, als deutsche Soldaten, um den Kranken und Ver-

---

[1]) 1128 nach Herzog.

wundeten beizustehen, ihre aus Schiffsegeln hergerichteten Zelte in ein zeitweiliges Hospital umwandelten. Die Mitglieder des deutschen Ritter-Ordens stammten anfangs alle aus adeligen Familien und fügten den üblichen klösterlichen Gelübden der Armut, Keuschheit und des Gehorsams ein viertes Gelöbnis hinzu, welches sie zur Krankenpflege und Verteidigung des christlichen Glaubens verpflichtete. Über ihrem schwarzen Gewand trugen sie einen weißen Mantel mit einem schwarzen, goldgestickten Kreuz auf der Schulter. Sie zerfielen in Krieger, Pfleger und geistliche Brüder. Für die Krankenpflege bedienten sie sich der Satzungen der Ritter des h. Johannes und für den Krieg derjenigen der Templer.[1])

Dies sind die drei großen Orden, von deren Taten das Mittelalter widerhallte. Die Hospitalritter des h. Johannes waren zuerst ausschließlich ein Krankenpflege-Orden und wurden später ein kriegerischer. Die Tempelritter waren stets rein militärisch. Die Deutschen Ritter verbanden von Anfang an pflegende und kriegerische Pflichten. Man hat sie mit dem geheimnisvollen, von Hesekiel geschauten Tier verglichen, das ein menschliches und ein Löwen-Angesicht hatte: ersteres als Sinnbild der Barmherzigkeit, mit welcher sie die Kranken pflegten, letzteres als Sinnbild der Tapferkeit, mit der sie die Feinde Christi bekämpften. Sie erlangten in Deutschland große Macht und verbreiteten sich weit, da ihnen sehr viele Hospitäler übergeben wurden. Im 12. und

---

[1]) Wetzer und Welte, Art. *Deutsche Orden.*

13. Jahrhundert erhielt der Orden eine stark demokratische Färbung, gewann dadurch neue Kraft, erregte aber die Eifersucht der Geistlichkeit.[1])

Ein anderer berühmter Ritterorden war der des h. Lazarus. Nach einigen Geschichtsschreibern ist er der älteste aller Hospitaliterorden und entsprang indirekt dem großen, vom h. Basilius 370 in Caesarea erbauten Hospital, dem ein besonderes Gebäude für Aussätzige angegliedert war. Es gibt sogar Legenden, welche diesen den Aussätzigen dienenden Orden bis zu den Tagen Christi und Lazarus, des Bruders von Maria und Martha, zurückzuverfolgen suchen. Pater Helyot glaubt nicht an diese Legenden und Creighton weist nach, daß man keine Beweise dafür hat, daß Lazarus, Martha's Bruder, überhaupt aussätzig war, vielmehr habe der Nebel religiösen Gefühls den sagenhaften Lazarus des Gleichnisses mit dem von den Toten erweckten Lazarus zu einer Gestalt verschmolzen.[2]) Helyot stimmt nicht einmal der Auffassung zu, daß der Orden des h. Lazarus bis auf die Tage des Basilius zurückreiche; aber er erwähnt die Ansicht derer, die meinen, daß er nach Basilius' Regeln eingerichtet wurde, um in den vielen nach dem Muster der Basilias erbauten Hospizen für Aussätzige zu dienen, und daß der Papst Damasus ihn

---

[1]) *Öffentliche Krankenpflege im Mittelalter,* Dr. Victor Fossel. 1900, S. 8.

[2]) *History of epidemics in Britain* (Geschichte der britischen Epidemien) Charles Creighton M. A., M. D., Camb. Univ. Press, England. MacMillan & Co., New-York 1891, Band I., S. 79, 80.

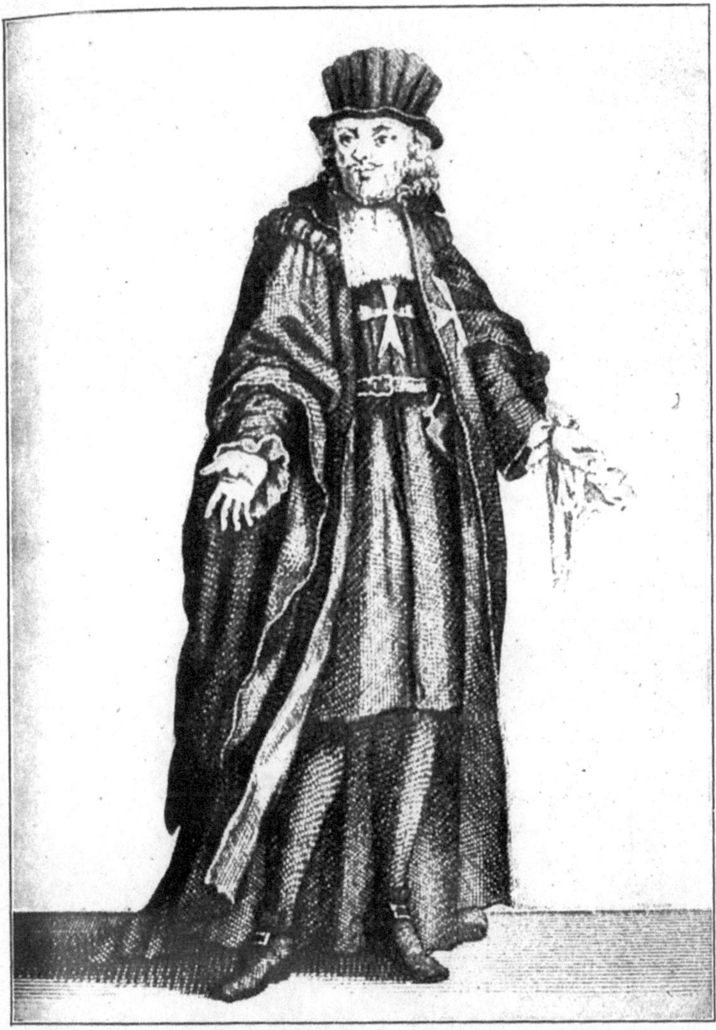

Großmeister vom Orden des h. Johannes von Jerusalem.
Helyot, *Les Ordres Monastiques* etc., Bd. III.

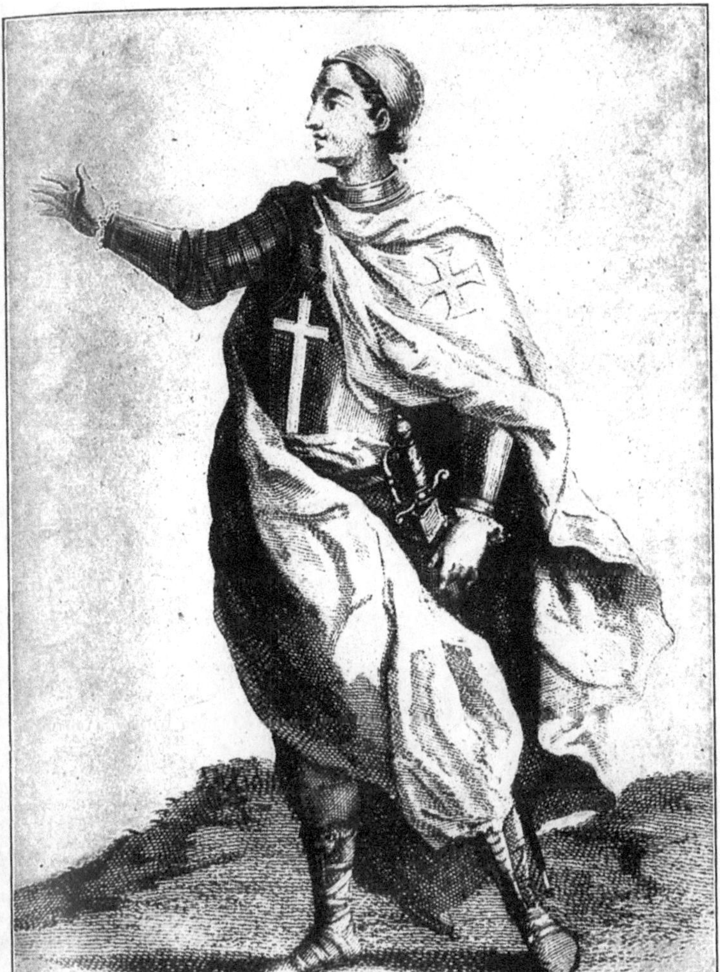

Alte Tracht der Ritter des Ordens vom h. Lazarus im 15. Jahrh.
Helyot, *Les Ordres Monastiques* etc. Bd. I.

anerkannte.[1]) In späterer Zeit wurden der Basilias ähnliche Anstalten in verschiedenen Orten des Orients gegründet, und eine derselben bestand anscheinend zur Zeit der ersten Kreuzzüge in Jerusalem. Die Gebäude waren dem h. Lazarus, dem Schutzheiligen der Aussätzigen, gewidmet und wurden *lazarettos* genannt.

Während also die Legende den Ursprung des Ordens ins 4. Jahrhundert zurückverlegt, beginnen genaue Berichte erst mit den Kreuzzügen. Der Orden nahm als Mitglieder nicht nur Ritter auf, die an den Kämpfen der Kreuzzüge teilgenommen hatten und sich besonders der Sorge für die Aussätzigen zu widmen wünschten, sondern auch die von der gefürchteten Krankheit Geheilten. Es gab zwei Körperschaften der Ritter: die Krieger und die Krankenpfleger. In dem Orden waren auch Schwestern. Eine Bestimmung der Lazaristen verpflichtete sie, einen Großmeister aus vornehmer Famile zu wählen, der selbst aussätzig war, und diese merkwürdige Regel erfuhr nur einmal im Jahre 1253 eine Ausnahme, als Papst Innocenz IV. die Erlaubnis gab, einen Nicht-Aussätzigen für diesen Posten zu wählen, weil alle Aussätzigen von edler Geburt durch die Ungläubigen umgekommen waren. Nach den Kreuzzügen erlangte der Orden großes Ansehen und Vermögen in Europa. Christliche Fürsten wendeten ihm verschwenderische Gaben zu, und seine Tätigkeit wurde durch die Bulle des Papstes Clemens IV. un-

---

[1]) Helyot, Band I., S. 258.

geheuer gesteigert, welcher verfügte, daß Aussätzige gezwungen sein sollten, in den *lazarettos* zu leben. Die Könige von Frankreich schenkten dem Orden reichen Grundbesitz und nahmen das Recht in Anspruch, den Großmeister zu ernennen, dessen Sitz in Boigny war. 1608 vereinigte Heinrich IV. den französischen Zweig mit der neu organisierten Gemeinschaft »Unserer heiligen Frau vom Berg Carmel«. Unter dem Namen »Ritter unserer heiligen Frau vom Berg Carmel und des h. Lazarus« verschwanden die alten Satzungen der Lazaristen, mit Ausnahme derjenigen, welche sie zur besonderen Pflege der Aussätzigen verpflichtete; aber das langsame Verschwinden des Aussatzes aus der europäischen Gesellschaft beraubte den Orden auch dieses charakteristischen Merkmals und zur Zeit der französischen Revolution wurde er endgültig unterdrückt. In Italien hatte er eine ähnliche Geschichte. 1490 hatte Innocenz VIII. ihn aufgehoben und zu diesem Zwecke eine Bulle erlassen, welche aber in Frankreich nicht beachtet wurde und nur zu einer Teilung des Ordens führte. Der italienische Zweig wurde vom Papst mit den Malteserrittern auf Wunsch der letzteren vereinigt, da ihnen die Vorherrschaft der Lazaristen ein Dorn im Auge war. Ein späterer Papst löste diese Vereinigung wieder, und der Orden hatte dann nochmals eine Periode unabhängigen Bestehens bis zur Zeit Papst Gregor's XIII., der aus Vorliebe für den Orden des h. Mauritius die Lazaristen unter einem Großmeister seiner eigenen Wahl mit diesen verschmolz. Um 1830 bestanden beide Orden nicht mehr.

Die ersten Ritter des h. Lazarus trugen auf ihrem Mantel (dessen Farbe unbekannt geblieben ist), ein einfaches Kreuz, dessen vier Arme gleich lang sind und an den Enden etwas ausladen. Das französische Lazaruskreuz war ein achtarmiges, goldenes und grünes oder purpurrotes Kreuz mit winzigen goldenen Lilien in den Ecken. Das italienische Abzeichen war weiß und grün. Das Sinnbild des Lazarusordens ist in neuerer Zeit das Erbteil der deutschen Berufsorganisation der Krankenpflegerinnen geworden.[1]) Auch der Name *lazaretto* hat seine ursprüngliche Bedeutung verloren und wurde später auf die Militär-Krankenhäuser angewendet, vielleicht infolge irgend einer düsteren Ideenverbindung mit Geschlechtskrankheiten.

Wir kehren jetzt zu den Hospitalrittern des h. Johannes zurück. Durch das ganze 13. Jahrhundert kämpften sie tapfer zur Verteidigung des heiligen Landes und übten gleicherweise an Kreuzfahrern und Moslems, wenn sie krank oder verwundet waren, mildeste Barmherzigkeit. Ihre Gastfreundschaft war so groß, daß nie ein erschöpfter und müder Wanderer von ihrer Türe gewiesen wurde, und die dadurch verursachten Unkosten bildeten eine ihrer größten Ausgaben. »Die Gastlichkeit nimmt unter allen Tugenden den höchsten Rang ein«, sagten sie; »sie

---

[1]) »*Das Lazaruskreuz — unser Abzeichen*«, von Schw. Ch. v. Caemmerer in »*Unterm Lazaruskreuz*«, Nov. 1906, No. 21. S. 2 u. 3, nach Angaben des Herrn Professor Luthmer, Direktor der Kunstgewerbeschule in Frankfurt a. M.

schließt alle übrigen ein« [1]). Am Ende des XIII. Jahrhunderts war Acra die letzte christliche Feste in Palästina, und um dieselbe zu verteidigen, verbanden sich die Hospitaliter und Templer gegen den Sultan von Ägypten, — indessen nur, um eine so vernichtende Niederlage zu erleiden, daß alle Templer getötet wurden und nur sieben Hospitaliter entkamen. Dieser kleine Rest des Ordens fand ein zeitweiliges Asyl in Cypern und eroberte später mit vereinigten Kräften die Insel Rhodos, die er 200 Jahre lang gegen eine große Übermacht siegreich verteidigte. 1522 mußte er sich endlich Solimann ergeben und war einige Jahre ohne Hauptquartier, obgleich er noch reiche Besitzungen in jedem Lande Europas innehatte. 1530 überwies ihnen Kaiser Karl V. die Inseln Malta, Gozo und Tripolis mit allen ihren Festungen und Schlössern. Die erstgenannte wurde ihre Feste und der letzte Schauplatz ihrer Siege. Die Ritter sind nacheinander als Johanniter-, Rhodeser- und Malteser-Ritter bekannt gewesen; aber ungeachtet der Verschiedenheit der Namen trat nie eine Veränderung des Ordens ein. Sie waren stets die Ritter des h. Johannes. Die

[1]) »Die Pflichten der Gastfreundschaft sind dreifach: den Gast beim Kommen und Gehen zu verteidigen; ihn gut zu beköstigen und unterzubringen; wenn er krank ist, seine Heilung zu versuchen«. — *The Order of Knights of St. John, Jerusalem,* John Taaffe, S. 149. Es ist wahrscheinlich, daß die Gastfreundschaft der Brüder manchmal ausgenutzt wurde, denn in späterer Zeit fanden sie es nötig, von der Fürsorge auszuschließen: Mörder, Wegelagerer, Brandstifter, Sodomiten, Verschwörer, Diebe, Verräter, Giftmischer, Schuldner, falsche Zeugen und Kirchenräuber.

Stadt Valetta wurde von ihrem Großmeister La Vallette gegründet und so vorzüglich befestigt, daß sie selbst noch im Verfall die höchste Bewunderung verdient. In Valetta wurde 1575 eines der größten und wichtigsten der vielen Hospitäler des Ordens errichtet. Das h. Infirmarium der Ritter des h. Johannes besteht noch heute und ist ein »herrliches architektonisches Denkmal« [1]). Es besteht aus einer großen Gebäudegruppe, welche 7—800 Kranken Raum bietet und unter einem Dach einen Riesensaal von 500 Fuß Länge, 34 Fuß Breite und 30 Fuß Höhe enthält, nebst verschiedenen kleineren Sälen, Verwaltungsräumen, Küchen etc. Vieler Unregelmäßigkeiten und späterer Anbauten ungeachtet, gilt der ganze Bau als ein Gebilde von großer architektonischer Schönheit. Die Wände sind dick und die Fenster klein und hoch gelegen, ein Beweis dafür, wie gering in jenen Tagen der Sonnenschein gewertet wurde. Die Düsterkeit des großen Krankensaales wurde durch gestickte Wandbehänge und Gemälde gemildert. Auf einem alten Druck haben die Betten Vorhänge in Gestalt eines Glockenzelts, die wohl dazu gedient haben mögen, den Kranken besser abzuschließen, oder Mücken und Fliegen fernzuhalten. Ein besonderes Interesse knüpft sich an diese Anstalt wegen der außerordentlichen Pracht ihrer Ausrüstung und Bedienung [2]).

---

[1]) *The Regulations of the old Hospital of the Knights of St. John.* (Die Regeln des Hospitals des h. Johannes) von W. K. Belford. 1882, S. IX.

[2]) Der Orden der Malteserritter ist als der einzige Orden berühmt, der Geisteskranke aufnahm. *The History of European Morals* von W. H. Lecky. Bd. II, S. 89.

Diese waren zu ihrer Zeit ohnegleichen, und wir würden es tatsächlich mit all den Verbesserungen, welche der moderne Fortschritt in die Hospitalversorgung gebracht hat, schwer finden, manche der alten Verordnungen von 1533 zu übertreffen. Beim Durchlesen derselben ist man wirklich überrascht von der Sorgfalt und Zweckmäßigkeit, mit der die Arbeit eingeteilt und der Dienst geordnet ist. Der Großmeister des Ordens war der *superior* oder das offizielle Oberhaupt des Krankenhauses. Der Groß-Hospitaliter [1]) stand ihm direkt vor und sorgte für sein Gedeihen. Der *infirmarius,* ein geweihter Ritter, war der tatsächliche Verwalter des Hospitals, dem zwei Ritter, *prodomi* genannt, zur Seite standen. Der *infirmarius* lebte im Hause und war für die ganze Verwaltung verantwortlich, nicht nur für die gute Zucht und das Betragen der Angestellten, sondern auch für das Ergehen der Kranken bis zu dem Grade, daß er die Ärzte bei der Behandlung der Kranken zu überwachen hatte. Seine Pflichten und diejenigen seiner zwei unmittelbaren Gehülfen waren durch die Verordnungen folgendermaßen festgelegt:

Der *infirmarius* ist ein geweihter Ritter, dessen Fürsorge die Pflege der Kranken anvertraut ist, welche er ihren Verhältnissen und ihren Bedürfnissen entsprechend mit Betten zu versehen hat. Er wohnt in besonderen Gemächern im Krankenhaus. Früh morgens läutet er die Glocke für den Rundgang, bei dem er gegenwärtig sein muß, um sich zu überzeugen, daß die Kranken sorgfältig von den Ärzten behandelt werden und daß alles, was sie brauchen, beschafft wird. Wenn die Zeit

[1]) Haupt der französischen *langue* oder Gemeinschaft.

des Mittagsmahles gekommen ist, läutet er die Tischglocke, um alle Angestellten zusammenzurufen und ist bei demselben anwesend, um sich zu versichern, daß jeder der Untergebenen seine Pflicht tut. Dasselbe geschieht am Abend bei dem Rundgang und dem Abendessen. Vor allem muß er dafür sorgen, daß vollkommene Ruhe herrscht und zu diesem Zweck muß er oft die Betten und Säle des nachts besuchen, um nach den Wärtern, Lichtern etc. zu sehen.[1])

Zwei geweihte, unbescholtene Ritter (gewöhnlich *prodomi* genannt), werden durch den Allerehrwürdigsten Großmeister ernannt und haben auf die Wünsche der Kranken zu achten, die Güte und Menge der Rationen, die Verteilung der Arzneien und Mahlzeiten zu überwachen. Sie müssen auch die täglichen Ausgaben und den Verbrauch an Sachen im Krankenhaus aufschreiben und die Quittungen mit eigener Hand unterzeichnen.

Sie versorgen viele arme Unheilbare, die nicht imstande sind, sich selbst zu erhalten, mit täglichen Almosen und teilen außer dem was in den Kesseln übrig bleibt, große Mengen von Suppe und Maccaroni aus, welche täglich zu diesem Zwecke bereitet werden. Eine große Zahl alter Leinentücher und Decken wird an arme Frauen abgegeben, und viele Binden und Krücken an Krüppel. Sie sorgen für Pfleger und bezahlen sie monatlich; auch kleiden sie die armen Findlinge und versorgen sie, sobald sie entwöhnt sind, am vorerwähnten Platze, *La Falanga* (das Findelhaus), mit der nötigen Nahrung, und endlich überwachen sie die Anwendung von heißen Bädern und Quecksilbereinreibungen, welche in einem getrennten Saal des Hospitals ausgeführt werden[2]).

---

[1]) Bedford, a. a. O. S. 3.

[2]) »Wie voller Barmherzigkeit waren doch diese ersten Hospitaliter! Wir besitzen heute noch eine Schilderung dessen, was im Jahre 1185 ein alter Brauch war, also damals schon 60 bis 70 Jahre bestanden haben muß, folglich in die Zeit

Jede Einzelheit der Arbeit war sorgfältig ausgedacht, und für jedes Amt waren die nötigen Angestellten da. Der *armoriere* war mit dem gesamten Silbergeschirr des Krankenhauses, das für die Kranken gebraucht wurde, betraut und verantwortlich für seine Sauberkeit und sichere Verwahrung.

Ein »Ordensschreiber« trug alle Ausgaben des Krankenhauses in das große Hauptbuch ein, das jedes Jahr an die ehrwürdige Kammer des allgemeinen Schatzamtes abgeliefert wurde; er war bei der Verteilung der Gaben zugegen und war damit betraut, den letzten Willen der Kranken aufzunehmen. Er lebte im Hospital, und seine Arbeit scheint eine leichte gewesen zu sein.

Der *linciere* hatte die Verantwortung für alles Leinen, Möbel und Betten. Ihm wurden ein bezahlter Diener und mehrere Sklaven zugebilligt zum Säubern und Klopfen der wollenen Sachen und zum Aufarbeiten der Matratzen.

Der *bottigliere* sorgte für Wein, Brot, Öl etc., die er dem *prodomi* gegen Quittung herausgab. Er hatte einen besoldeten Gehülfen und ein Zimmer im Krankenhaus.

Gérards zurückführt — wie sorgten sie für die Kinder der Kreuzfahrer . . . und die verlassenen Kinder, und für Almosen für die Gefangenen, und für ihre Kleidung, nachdem sie befreit waren; arme Mädchen erhielten Heiratsgut, dreimal in der Woche gab es Nahrung und Kleidung für alle, welche darum baten, ohne Beschränkung der Zahl; . . . Arbeiter und ein Schneiderraum waren vorhanden, um den Bedürftigen täglich ihre Gewänder auszubessern etc. etc.« *The Order of Knights of St. John of Jerusalem,* von John Taaffe, S. 178.

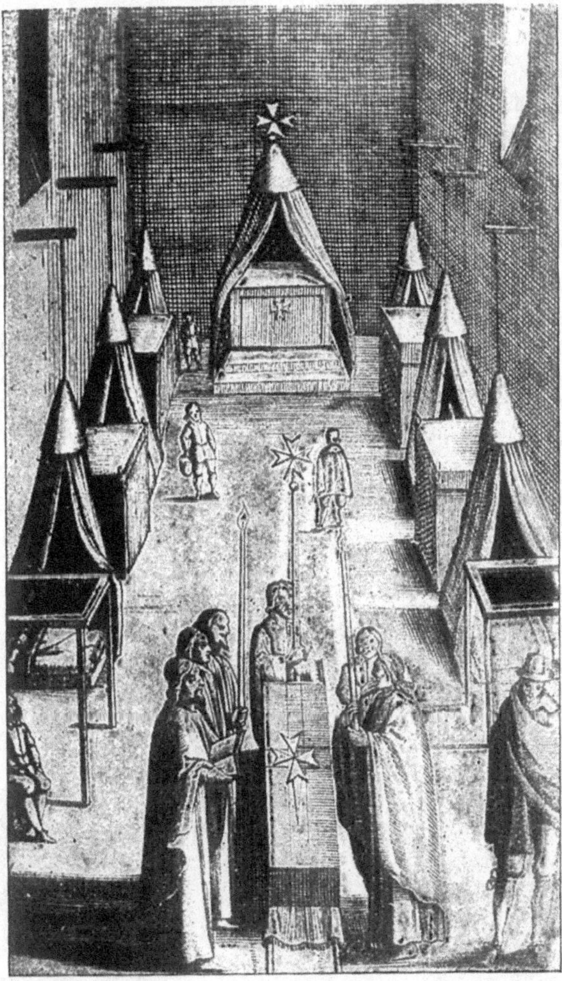

Der große Krankensaal im Hospital der Johanniter-Ritter in Valetta, wie er im 17. Jahrhundert war.

Aus einem alten deutschen Werk über den Orden, das 1650 in Augsburg gedruckt wurde.

Das Bild stellt die Krankenbetten mit den Mückennetzen und die Ritter bei der Pflege der Kranken dar. Im Vordergrund findet eine Totenfeier statt.

Es gab zwei Köche, einen Schaffner und Gehülfen, welche für alle Fleischrationen sorgten, die sie nicht in der Küche abnehmen durften, bis sie von den *prodomi* begutachtet waren.

Um dem Koch und den Wärtern bei der Reinigung der Gefäße und andern niedrigen Arbeiten beizustehen, wurden etwa 44 Christen und Türken aus dem Sklavengefängnis ausgewählt, für welche eine getrennte Krankenabteilung in demselben Gefängnis bestand.

Der heilige Rat unterhielt außerdem einen besoldeten Arzt, der täglich eine öffentliche Vorlesung über Anatomie zu halten hatte; um insbesondere die Anfänger auszubilden, wurde jeden Mittwoch eine öffentliche Vorlesung abgehalten, in der die gewöhnlichen Krankheiten besprochen wurden.

Das ärztliche Personal zählte ferner zwei »Sachverständige, welche danach zu sehen hatten, daß die Anordnungen des Wundarztes ausgeführt wurden«, und sechs junge Männer als Gehülfen, die sogenannten *barberotti,* die abwechselnd Dienst taten, »um das Krankenhaus nicht ohne geeignete Hülfe zu lassen, besonders bei plötzlichen Erkrankungen«.[1])

»Außerdem gab es einen Barbier-Heilgehülfen oder Aderlasser, der für Blutegel, Kataplasmen, Zugpflaster etc. und was sonst zur Medizin gehört, zu sorgen hatte, und dem zwei besoldete junge Leute unterstellt waren.«

Wir hören nur von einer Frau, die als »ältlich

---

[1]) Bedford, a. a. O. S. 7—11.

und erfahren «geschildert wird, außerhalb des Hospitals lebte und Scorbutfälle pflegte. Für die geistigen Bedürfnissen der Kranken sorgten die Kaplane, deren zehn dem Krankenhaus beigeordnet waren.

Die Regeln für die Krankensäle beginnen mit folgendem interessanten Verzeichnis: —

Die Säle.

Das heilige Infirmarium berücksichtigt die geeignete Trennung der Krankheiten und den Zustand der Kranken, daher hat jeder Raum seine besondere Bestimmung. . . . Ein alter Saal für die Laien, religiösen Orden und Pilger.

Ein großer Saal für fieberhafte und andere leichte Erkrankungen.

Ein kleinerer Saal für ernste Fälle und Sterbende mit einem anstoßenden Raum.

Ein neuer Saal für die an Blutungen Leidenden, mit zwei Räumen für die, welche sich dem Steinschnitt unterziehen. . .

Ein Raum für Geisteskranke und deren Wärter.

Zwei Säle für die mit Quecksilbersalbe Behandelten, getrennt vom Infirmarium. . .

Die Betten, Leintücher und Decken.

Die Betten der Kranken sind von Zeit zu Zeit wegen der erforderlichen Reinlichkeit zu wechseln und werden jeden Abend von den Wärtern gemacht; es ist auch ihre Aufgabe, sie sauber zu halten. — Betten mit Vorhängen gibt es im Ganzen 370, im Sommer erhalten sie weiße Leinenvorhänge. Die Betten, welche von mit Schwindsucht oder andern Leiden behafteten Kranken benutzt worden sind, werden mit allen Leintüchern und anderem Zubehör ohne allen Vorbehalt verbrannt. . .

Die Leintücher werden ohne Ausnahme nach den Bedürfnissen der Kranken gewechselt, selbst wenn dies mehrmals am Tage erforderlich sein sollte.

Sowohl die Leintücher wie die Decken werden, wenn sie alt sind, nach einer gewissen Zeit durch die *prodomi* an arme Bettler verteilt.

Das Silbergeschirr.

Es trägt sehr zu der Würde des *infirmariums* und der Reinlichkeit der Kranken bei, daß sie abends und morgens mit Deckeln, Näpfen und Tellern aus Silber bedient werden. . . Die Sklaven erhalten Zinngeräte.

Hier folgt ein langes Verzeichnis silberner Geräte, darunter: 250 Schalen, 356 Schüsseln, 167 Becher, 12 Näpfe, 256 Löffel, 10 große Löffel, 10 Gabeln, 43 Quartmaße.

Wandbekleidungen und Gemälde.

Zur größeren Behaglichkeit der Kranken werden die Wände der Räume im Winter mit wollenen Vorhängen verkleidet, welche der Sorge des *linciere* übergeben sind, der für sie aufzukommen hat, und deren 131 vorhanden sind. Zur Sommerszeit werden die Räume mit überall wohl verteilten Gemälden geschmückt. . . .

Die Beschaffenheit der Nahrung.

Vor allen Dingen haben die *prodomi* auf die gute Beschaffenheit des zur Bereitung der Mahlzeiten verwendeten Materials zu sehen, indem sie stets das Beste von Allem auswählen; daher erhalten die Kranken die besten aus Hühnern Kräutern, Makkaroni, Reis und gehacktem Fleisch bereiteten Suppen, und jede Art von Fleisch, welche ihnen verordnet wird, — wie Tauben, Geflügel, Rindfleisch, Kalbfleisch, Wild und farciertes Fleisch — in der nötigen Menge; außerdem Mandelmilch, frische Eier, Pflaumen, Rosinen und jede Art von Erfrischung, welche Kranken erlaubt ist — wie Stärkungsmittel, süßen Zwieback, Äpfel, Granatäpfel mit Zucker, und jede Art von Süßigkeiten, den Wünschen jedes einzelnen entsprechend. Die Ritter und Ordensmitglieder erhalten doppelte Portionen. [1])

John Howard besuchte dieses Hospital 1786 und teilt seine Eindrücke in derbem Englisch mit. Man fühlt beim Lesen, daß viel von dem Geist und den Idealen der Gründer verloren gegangen ist und sieht in Gedanken den Verfall des Ordens voraus, der wenige Jahre später eintrat. Er sagt:

»Die Fenster sind klein und dicht unter dem Dach, sodaß die Kranken nichts außer den toten Wänden und ihren kranken Genossen gegenüber sehen können, nicht einmal den Himmel. Die Ärzte klagen darüber, daß dieser Mangel an Licht und Aussicht eine schlechte moralische Wirkung auf die Kranken habe und erklären, diese gelangten allmählich dahin, ihre ganzen Gedanken auf ihr Leiden zu konzentrieren. . . .

Alle Kranken haben einzelne Betten. In den größten Sälen sind vier Reihen von Betten. . . Alle waren so schmutzig und widerlich, daß man sie mit Wohlgerüchen durchräuchern mußte; und doch beobachtete ich, daß der Arzt bei seinem Rundgang gezwungen war, sein Schnupftuch vor das Gesicht zu halten. Ich halte den Gebrauch von Wohlgerüchen stets für einen Beweis, daß man versäumt hat, auf Sauberkeit und Lüftung zu achten, und dieselbe Achtlosigkeit fiel mir lebhaft auf, als ich die verschlossenen Abtritte öffnete, mit welchem diese Halle sehr zweckmäßig versehen ist.

Es ist eine große Wohnung vorhanden, in welcher der Statthalter während seiner zweijährigen Anstellung wohnt. . . Er bezieht ein Gehalt und ist gewöhnlich — wie ein verständiger, hier ansässiger Herr mir erzählte — ein junger, unerfahrener Mann, da Andere entweder die Abgeschlossenheit

[1]) Bedford, a. a. O. S. 14—19.

nicht lieben, oder besorgt sind, sich irgend eine Krankheit zuzuziehen. . .

Die Zahl der Kranken in diesem Hospital betrug während der Zeit, die ich auf Malta verbrachte (vom 29. März bis 19. April 1785), von 510—532. Diese wurden von den schmutzigsten, zerlumptesten, gefühllosesten und unmenschlichsten Personen gepflegt, die ich je sah. Ich fand einmal acht bis neun von ihnen bei einem Trinkgelage im Raum eines delirierenden Sterbenden. Der Statthalter erzählte mir, daß sie nur 32 Diener hätten und daß viele von ihnen Schuldner und Verbrecher seien, die hierher geflohen wären. Zu gleicher Zeit bemerkte ich, daß etwa 40 Angestellte gehalten wurden, um etwa 26 Pferde und ebenso viele Maultiere in des Großmeisters Stall zu versorgen, und daß dort alles sauber war. Ich kann nicht umhin beizufügen, daß sich in jedem dieser Ställe ein Brunnen befand, aus dem beständig Wasser in ein Steinbecken floß, während im Hospital wohl der Platz für einen Brunnen, aber kein Wasser vorhanden war.

»Es herrscht ein großer Raummangel in diesem Hospital. Ich verlangte, daß ein tobsüchtiger Kranker, der die Andern störte, in einem Raume allein untergebracht werden möchte, erhielt aber den Bescheid, daß es keinen solchen gäbe. Diesem Hospital gegenüber steht ein großes Gebäude, das aber nur als Waschhaus benützt wird. Eine große Verbesserung könnte geschaffen werden, wenn man ein Waschhaus außerhalb der Stadt (der einzig zweckmäßigen Lage) einrichtete und diese geräumigen und luftigen Wohnungen für arme Ritter und Genesende verwendete. Das schleichende Hospitalfieber (die unvermeidliche Folge von Dumpfheit, Unsauberkeit und Schmutz) herrscht hier.

Im Frauenhospital waren 230 Kranke, die alle Einzelbetten hatten. Die Aufseherin begleitete mich durch jeden Saal und benutzte beständig ihr Riechfläschchen; worin sie vollkommen recht hatte, — denn ein widerlicheres und schmutzigeres Frauenhospital habe ich nie zuvor besucht. [1])«

Der Orden des h. Johannes wurde in England im Jahre 1100 durch einige Brüder nach ihrer Rückkehr aus Jerusalem gegründet. Ihre erste Niederlassung, die stets das Mutterhaus des Ordens blieb, war die schöne Priorei von Clerkenwell, »ein vornehmes Gebäude«, das eine Kirche, ein Hospital und ein Hospiz für die Ritter enthielt, von denen heute nur noch ein einziges Tor stehen geblieben ist. Ein reicher normannischer Baron und seine Gattin hatten es für sie erbaut; sie errichteten in der Nähe auch ein Nonnenkloster für fromme Frauen, die sich dem Dienste Gottes und den Werken der Barmherzigkeit widmeten. Die einzige Frauengemeinschaft, welche der Orden jemals in England besaß, hatte ihren Sitz in der Priorei in Buckland in Somerset und wurde 1166 gegründet. Die zeitgenössische Geschichte zeigt, daß die Ritter in England eine sehr bedeutende Stellung einnahmen. Der Prior war stets ein Baron und hatte einen Sitz im Parlament. Sie besaßen Reichtum und Macht, wahrscheinlich zu viel von Beidem, denn 1534 hob König Heinrich VIII. den Orden auf und beschlagnahmte sein Vermögen, unter dem Vorwand, daß er ausländischer Rechtsprechung unterworfen sei. Die Königin Maria stellte den britischen Zweig mit allen Vorrechten und Besitzungen wegen seiner großen der Religion und der Menschheit

---

[1]) *Lazarettos and Hospitals* (Lazarette und Hospitäler). John Howard, 1789, S. 59.

geleisteten Dienste wieder her und ernannte Sir Thomas Tresham zum Lord-Prior. Elisabeth indessen unterdrückte ihn wieder mit charakteristischer Energie und Gründlichkeit, diesmal endgültig.

Der Stolz auf seinen Reichtum und seine Macht und die allmähliche Vernachlässigung seiner bescheideneren menschlichen Pflichten zu Gunsten der geistigen Herrschaft hatte aus dem einst unvergleichlichen Orden dienender Brüder eine Gefahr für die weltliche Macht werden lassen. Dr. Fossel sagt:[1]) »Aber der ungeheure Reichtum gedieh dem Orden nicht zum Segen. Noch mehr entzog sich der Johanniter- oder Hospitaliter-Orden den Aufgaben der Krankenpflege, nachdem er, aus dem heiligen Land vertrieben, nacheinander auf Cypern, Rhodus, Malta (daher der Name Malteser-Ritter) eine Heimat gefunden hatte. Der Kampf gegen die Ungläubigen erfüllte seine ganze Tätigkeit, innerhalb welcher die Werke des Erbarmens bald gänzlich verschwanden, und nur in den einzelnen spanischen und französischen Ordenshäusern der Johanniterinnen fristeten sie noch eine Zeitlang ein verborgenes Dasein.«

In der ersten Hälfte des 19. Jahrhunderts wurde der Orden in England wieder errichtet, und in gewissen europäischen Ländern gibt es noch heute Ritter, wenn auch nur als religiöser Orden, nicht als streitbare Macht. Ein neuerer Schriftsteller sagt, daß noch 1837 die Zeremonien des Ordens in mehreren

---

[1]) *Öffentliche Krankenpflege im Mittelalter.* Dr. Victor Fossel, Mitteilungen des Vereins der Ärzte in Steiermark. No. 4 und 5, 1900, S. 8.

Hauptstädten des Festlandes mit großer Pracht begangen wurden.

Ein viel anziehenderes Bild erhalten wir indessen von ihnen während des schrecklichen Erdbebens, das 1783 Sicilien und Calabrien verwüstete und große Leiden für die überlebenden Einwohner mit sich brachte. Bei diesem Unglücke linderten die Ritter die Not des Volkes, halfen soweit es in ihrer Macht stand und bewiesen jene Güte und tatkräftige Mildtätigkeit, die sie während ihrer Blütezeit in höherem Maße besessen zu haben scheinen, als irgend eine andere Körperschaft von Männern. Der Orden ist stets im Wesentlichen aristokratisch gewesen, und die Priore, die sich in regelmäßiger Folge abgelöst haben, waren vielfach Männer von hohem Rang. Die Mitglieder widmen sich Menschlichkeits- und Wohltätigkeitszwecken, wie der Gründung von Landhospitälern und Genesungsheimen und beschaffen die Mittel zur Ausbildung von Pflegerinnen für die Armen. Sie versorgen in den Hospitälern genesende Kranke, ohne Unterschied des Glaubens, mit besonders nahrhafter Kost, wenn dies nötig ist. Sie verleihen Denkmünzen und Anerkennungsschreiben für besondere Leistungen im Dienste der Menschlichkeit. Sie haben die *National Society for the Aid of the Sick and Wounded in War* (Nationalverein zur Pflege Verwundeter und Kranker im Kriege) gegründet, sowie eine Einrichtung von großer Nützlichkeit, die *St. John Ambulance Association* (Hülfsgesellschaft des h. Johannes), deren Zweck es ist, die Belehrung über die »erste Hülfeleistung bei Verletzungen« im Frieden und

Krieg in weitere Kreise zu tragen.[1]) Durch die Einrichtung und Erhaltung eines vollständigen Ambulanzdienstes in den Bergwerks- und Kohlendistrikten erinnern sie uns an die barmherzigen Taten der *miserere*, der Brüder der Barmherzigkeit, die uns in den Straßen von Florenz so vertraut sind. In der Konferenz, die am 26. Oktober 1863 in Genf zusammentrat und uns jetzt als die Rote-Kreuz-Konferenz bekannt ist, befanden sich neben den Delegierten der vierzehn dort vertretenen Regierungen auch Mitglieder des Ordens vom h. Johannes in Jerusalem. In den letzten Statuten der Gemeinschaft finden wir, daß die Mitgliedschaft viele hohe Ämter umfaßt, die Grundlage aber, auf der der ganze Bau ruht, sind die »dienenden Brüder und Schwestern«, die in dem Verzeichnis zuletzt genannt sind. Unter den Bestimmungen, welche den Zweck des Ordens betreffen, übermitteln die beiden folgenden (die erste und letzte) aus dem 11. Jahrhundert, jenen edeln und humanen Geist, der ihren wahren und dauernden Ruhm bildet. Gegenstand und Zweck des Ordens sind:

1. Im Allgemeinen die Ermutigung und Förderung aller Werke der Menschlichkeit und Barmherzigkeit, wie Hülfe in Krankheit, Not, Leiden und Gefahr, und die Verbreitung des Hauptgrundsatzes des Ordens »*Pro utilitate hominum*« (Zum Nutzen der Menscheit, . . .

16. Dienende Brüder und Schwestern . . . werden aus denen gewählt, die im Geiste der Barmherzigkeit sich der Krankenpflege und ihre Kräfte den Zwecken des Ordens widmen wollen.[2])

---

[1]) Hier ist von England die Rede. (Die Übersetzerin).

[2]) Das deutsche Gelübde der Rechtsritter des Johanniter-Ordens hat folgenden Wortlaut:

Weder ihr Reichtum noch ihre Macht, noch ihr unerschrockener Mut konnte ihnen den unsterblichen Platz in der Geschichte verschaffen, den sie durch

---

Wer in die evangelische Balley des ritterlichen Ordens des heiligen Johannes vom Spital zu Jerusalem als Ritter aufgenommen wird und die Zeichen des Ordens angenommen hat, der hat öffentlich in der Versammlung der Ritter zu bekennen und zu geloben:

1. Daß er der christlichen Religion, insbesondere dem Bekenntnisse der evangelischen Kirche, mit treuem Herzen anhangen, das Ordenskreuz auf der Brust als Zeichen seiner Erlösung tragen, des Evangeliums von Jesu Christo sich nirgends schämen, dasselbe vielmehr durch Wort und Tat bekennen, gegen die Angriffe des Unglaubens mutig und ritterlich verteidigen und einen diesem Bekenntnis würdigen Wandel in Gottesfurcht, Wahrheit, Gerechtigkeit, züchtiger Sitte und Treue führen wolle.

2. Insbesondere hat er zu bekennen: daß er den Kampf gegen den Unglauben, den Dienst und die Pflege der Kranken, als Zweck des Johanniter-Ordens anerkennt, und demgemäß zu geloben: daß er gegen die Feinde der Kirche Christi und gegen die Verstörer göttlicher und menschlicher Ordnungen überall einen guten und ritterlichen Kampf kämpfen, sowie nach besten Kräften die christliche Krankenpflege des Ordens begünstigen, fördern und verbreiten wolle.

3. Hat er zu bekennen und zu geloben, daß er Seiner Königlichen Majestät von Preußen, dem Landesherrn und hohen Patron dieser Balley, stets und unter allen Umständen getreu, gewärtig und gehorsam sein, die Wohlfahrt und das Beste des Vaterlandes suchen und erstreben und mit Daranwagung Leibes und Lebens für den König und das Vaterland mutig und unerschrocken streiten wolle.

Für Ausländer tritt an Stelle des Gelübdes ad 3 das Folgende: 3. Hat er zu bekennen und zu geloben, daß er Seiner Königlichen Majestät von Preußen, dem hohen Patron, ihre Taten der Liebe und Barmherzigkeit erworben haben. In Deutschland leben die Traditionen des Ordens des h. Johannes in den Johannitern und Johanniterinnen fort: Verbindungen von Männern und Frauen, deren Zweck die freiwillige Krankenpflege ist. Sie bilden mittels kurzer Hospitalkurse[1]) Krankenpflegerinnen aus, welche im Kriegsfalle zum Dienst herangezogen werden können. Auf diese Weise bleiben sie in fortdauernder Beziehung zu der Ge-

---

in Ordenssachen treu, hold und gewärtig sein und zugleich durch sein Beispiel in Untertanentreue gegen seinen angestammten Souverän vorleuchten und dem Orden Ehre machen wolle.

4. Er hat zu bekennen und zu geloben, daß er die drei Schläge, welche er mit dem Schwerte von dem Herrenmeister empfangen hat, für sein Letztes halten und gelitten haben will.

5. Endlich hat er zu bekennen und zu geloben, daß er die Ehre des Ordens überall wahren, sein Bestes befördern und den Oberen im Orden, besonders einem jedem regierenden Meister in diesem Meistertum, nach den Statuten des Ordens, stets willigen Gehorsam mit aller Treue und Ehrerbietung leisten, auch in allen Stücken und an allen Orten, daheim und öffentlich, in eigenen und fremden Sachen sich, wie es einem christlichen Ritter geziemt, halten und erweisen wolle.

(Durch Handschlag ist vorstehendes Gelübde dem Durchlauchtigsten Herrenmeister und den Kommendatoren zu bestätigen.)

[1]) Seit der Einführung der »staatlichen Anerkennung« in Preußen ist der Johanniterinnenkurs, der ausschließlich in Diakonissenhäusern eingerichtet wird, auf ein Jahr ausgedehnt und schließt mit der Staatsprüfung ab. Als deutsches Werk über den Johanniter-Orden gibt uns das Berliner Bureau desselben an: C. Herrlich, *Die Balley Brandenburg des Johanniterordens.* Carl Heymann, Berlin. (Die Übersetzerin.)

schichte der Krankenpflege; die Erörterung ihrer jetzigen Bedeutung auf dem Gebiete der Krankenpflege ist jedoch einem späteren Kapitel vorbehalten.

In unserem eigenen Lande [Amerika] ist der Name des h. Johannes noch häufig mit Wohltätigkeitseinrichtungen verbunden, die fast ausschließlich mit Angelegenheiten der Gesundheit und Krankheit zusammenhängen. In erster Linie sind die *St. John's Guilds* zur Bekämpfung der Tuberkulose und die *floating hospitals* (schwimmenden Hospitäler) zur Verminderung der Säuglings- und Kindersterblichkeit zu nennen.

Kapitel V.

EINE GRUPPE HEILIGER.

Der h. Franziskus von Assisi.[1]) — Der vornehmste und erfolgreichste aller Krankenpflege-Missionare für die Aussätzigen des Mittelalters war Franziskus Bernardone von Assisi — der h. Franziskus, der Gründer des berühmten Franziskaner- oder Minoriten-Ordens, der schon als heiterer, sorgenfreier junger Kavalier und Sohn wohlhabender Eltern, mit einem Gemisch von Widerwillen, Mitleid und Brüderlichkeit die elenden Geschöpfe ansah, die ihm bei seinen Abenteuern in den Weg kamen. Noch ehe er auf das Leben voll Behaglichkeit und Reichtum, das vor ihm lag, verzichtet hatte oder von seiner Mission als Prediger und seinem späteren entsagungsvollen Leben auch nur träumte, während er noch seine Abende mit an-

[1]) Quellen: *Life of St. Francis* (Das Leben des h. Franziskus) von Paul Sabatier, übersetzt von Louise Seymour Houghton. Charles Scribner's Söhne, New York 1894. *The Story of Assisi* (Geschichte von Assisi), Lina Duff Gordon. 1900. *The Little Flowers of St. Francis* (Die Blümlein des h. Franziscus), übersetzt von T. W. Arnold. 1901.

deren jungen Leuten im Darbringen von Ständchen in den steilen Straßen von Assisi verbrachte, fing er schon an — fast ohne zu wissen weshalb —, die Aussätzigen in ihren Zufluchtsstätten zu besuchen und auf verschiedene Weise für sie zu sorgen, nicht nur durch Almosen, sondern auch durch persönliche Dienstleistungen. Waren sie auch nicht der Beweggrund zur endlichen Umkehr des lebhaften, natur- und musikliebenden jungen Italieners zu einem selbstverleugnenden religiösen Leben, so waren sie doch eng mit den Stunden seines geistigen Erwachens verbunden und blieben ihm ein besonderer Gegenstand des Interesses und der Fürsorge. Franziskus wurde 1182 geboren, und während der 44 Jahre seines Lebens fand eine völlige Umwälzung in der sozialen Lage und den allgemeinen Lebensbedingungen der Aussätzigen statt. Das Geheimnis dieser Reform muß hauptsächlich in der Tatsache gelegen haben, daß Franziskus und seine Jünger mit den Aussätzigen lebten, ungefähr wie sie mit anderen Leuten auch gelebt hätten, indem sie weder um ihretwillen in die Verbannung gingen, noch sich von der Welt abschlossen, sondern ihre Predigt- und Lehrtätigkeit fortsetzten, während sie mit den Aussätzigen zusammenwohnten. Franziskus selbst wandte sich gleich nach dem ersten Abschied vom Vaterhause einer Aussätzigen-Niederlassung zu, wo er lebte, bis seine Pläne für die Zukunft sich allmählich gestaltet hatten, und sein Freund Bernardo schloß sich ihm an und teilte seine kleine Hütte. Die ganze Frage der Behandlung Aussätziger war, wie Knox-Little sagt, »eine der großen sozialen Schwierigkeiten jener Zeit.... Der Aussätzige verlor alle seine Rechte....; er hatte keine Beschäftigung....; er hatte keine bürgerlichen Rechte, selbst nicht im Erlassen eines letzten Willens oder Überweisen seines Vermögens....; er war rechtsunfähig (seine Verfügungen waren gesetzlich ungültig)... An dieser Krankheit zu leiden war unbedingte Erniedrigung. Es ist ersichtlich, daß die medizinische und soziale Weisheit jener Zeit völlig fehlging in der Auffassung dieses fürchterlichen, wachsenden sozialen Übels... Der h. Franziskus erkannte, wie wichtig es für die Menschheit war, daß die Aussätzigenfrage gründlich geklärt wurde. Männer aller Stände traten in den Franziskaner-Orden ein..., Männer von Bildung, beträchtlichem Reichtum und edler Geburt. Wer sie auch sein mochten, er bestand darauf, daß sie im Aussätzigen-Hospital wohnten und die Leidenden pflegten. Die Folge davon war, daß etwas wie eine Verbesserung im Zustand der Städte und etwas einer geeigneten Behandlung der Kranken Ähnliches begann. Hieraus entwickelte sich im Laufe der Zeit die vollkommene Beseitigung dieser Geißel in Europa, die... in Wirklichkeit des h. Franziskus Werk war.«

Jahrelang pflegten die Minoritenbrüder von *lazaretto* zu *lazaretto* zu wandern, die Nächte in den Aussätzigen-Kolonien zu verbringen und am Tage in den Dörfern und Städten zu predigen. Ein Brüderorden, die *Crucigeri* oder Kreuzträger, war in Italien eigens zu dem Zweck gegründet worden, um die Pflege der Aussätzigen zu übernehmen; aber sie verloren oft die Geduld angesichts der Ansprüche und der Undankbarkeit ihrer Pfleglinge. Vielleicht rührte dies davon her, daß sie zu eng mit ihnen zusammenlebten, oder weil ihnen die starke Liebe zu allen Geschöpfen fehlte, die das Herz des h. Franziskus durchglühte. Jedenfalls begrüßten sie sehr begreiflicher Weise die Hilfe des letzteren und seiner Mönche, und oft wurde einem Franziskanerbruder ein einzelner Aussätziger zu langer Pflege übergeben [1]). Die folgende, Sabatier entnommene Erzählung gibt ein gutes Bild von der Krankenpflege, die einen Teil der von Franziskus ausgeübten Mission ausmachte:

Es geschah einmal, daß die Brüder den Aussätzigen und Kranken dienten in einem Hospital nahe dem Ort, wo der h. Franziskus lebte. Unter denen war ein Aussätziger, der war so ungeduldig, störrig und unerträglich, daß jeder glaubte, er sei vom Teufel besessen; und mit vollem Recht, denn er überhäufte seine Pfleger mit Beleidigungen und Schlägen, und was noch schlimmer war, er lästerte fortwährend den heiligen Christ . . . Die Brüder würden willig die Beleidigungen und Mißhandlungen, mit denen er sie überschüttete, geduldet haben, um das Verdienst ihrer Langmut zu erhöhen; aber sie konnten es nicht ertragen, die Gotteslästerungen mit anzuhören . . . . Sie entschlossen sich daher, den Aussätzigen aufzugeben, freilich nicht ohne dem h. Franziskus, der damals in der Nähe war, die ganze Geschichte genau berichtet zu haben.

Als sie ihm alles erzählt hatten, begab der h. Franziskus sich selbst zu dem bösartigen Aussätzigen. »Möge Gott dir Frieden geben, mein teuerster Bruder«, sprach er zu ihm im Nähertreten. »Welchen Frieden kann ich von Gott empfangen?« fragte der Aussätzige, »da er mir meinen Frieden und alles

---

[1]) Sabatier, a. a. O. S. 142.

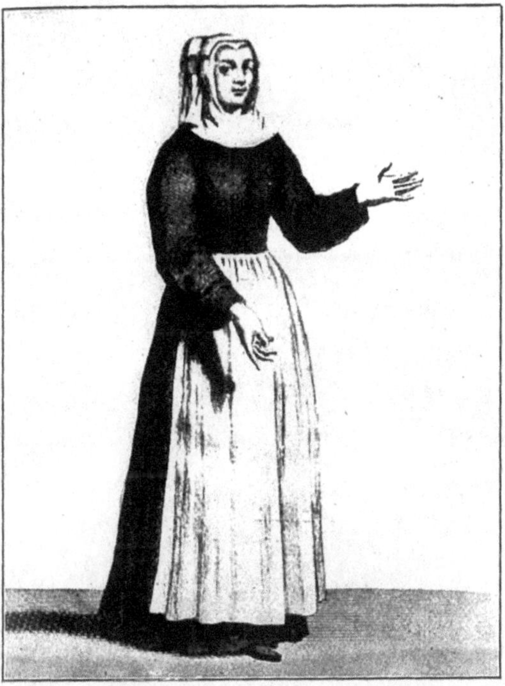

Schwester des Dritten Ordens vom h. Franziskus,
genannt von La Celle.
Helyot, *Les Ordres Monastiques*, etc.

Gute genommen und aus meinem Körper eine stinkende, faule Masse gemacht hat?«

Der h. Franziskus sagte zu ihm: »Mein Bruder, habe Geduld, denn Gott schickt uns in dieser Welt Krankheiten zur Errettung unserer Seele, und wenn wir sie geduldig ertragen, werden sie zu einer Quelle großen Segens für uns«.

»Wie kann ich geduldig dauernde Schmerzen ertragen, die mich Tag und Nacht quälen? Es ist auch nicht nur meine Krankheit, unter der ich leide; aber die Mönche, welche du mir zur Pflege gabst, sind unerträglich und sorgen nicht für mich, wie sie es sollten«.

Da sah der h. Franziskus, daß der Aussätzige vom bösen Geist besessen war und warf sich auf die Knie, um für ihn zu beten. Als er wiederkehrte, sprach er zu ihm: »Mein Sohn, da du mit den Andern nicht zufrieden bist, will ich Dir selber dienen«.

»Das ist alles recht gut, aber was kannst Du mehr für mich tun als jene?«

»Ich will alles tun, was Du willst«.

»Sehr gut: ich möchte, daß Du mich vom Kopf bis zu den Füßen wäschest, denn ich rieche so übel, daß ich mir selbst zum Ekel bin«.

Da eilte der h. Franziskus, Wasser mit vielen wohlriechenden Kräutern zu wärmen; dann nahm er dem Aussätzigen die Kleider ab und begann ihn zu baden, während ein Bruder ihm das Wasser eingoß«[1]).

Die Geschichte berichtet weiter, daß der Aussätzige wunderbar geheilt wurde; aber ein solcher Ausgang wäre kaum nötig gewesen, um uns zu zeigen,

[1]) Sabatier, a. a. O. S. 142, fügt hinzu: »Alle Einzelheiten dieser Geschichte lassen mich vermuten, daß sie sich auf Portiuncula und das Hospital San Salvatore delle Pareti bezieht«.

was es für diese armen, verbannten Dulder bedeutet haben muß, die gütige Gesellschaft, sowie die freundlichen persönlichen Hülfeleistungen dieser willigen Jünger des liebreichen und klarsehenden Franziskus zu empfangen.

An der Spitze der Schwesternschaft der armen Clarissen stand 40 Jahre lang Clara, ein Mädchen von vornehmer Geburt, das mit 17 Jahren um Mitternacht aus dem Hause ihres Vaters schlüpfte, ihr Festkleid mit dem braunen Nonnengewand vertauschte und ihr schönes Haar am Altar abschneiden ließ. Dieser Orden tat auch einigen Pflegedienst, um Franziskus und seinen Brüdern in ihrer Mission zu helfen. Die Geschichte von Franziskus und Clara ist ein wahres Gedicht, wie es sich in einem andern als jenem an wundersamen Leben und Taten so reichen Zeitalter gar nicht hätte wiederholen können und auch nicht verstanden worden wäre. Keine Spur eines irdischen Empfindens außer idealer Freundschaft scheint zwischen diesen Beiden, die während ihres ganzen Lebens befreundet waren, bestanden zu haben. Clara lebte nach einem kurzen Aufenthalt in einem Benediktinerkloster mit einer kleinen Gemeinschaft in der Kirche von San Damiano, die der h. Franziskus mit eigener Hand erbaut hatte. Die Schwestern gelobten gleichfalls vollständige Armut, aber die Brüder versprachen für sie zu arbeiten oder zu betteln, um für ihre Bedürfnisse zu sorgen; sie übernahmen es dagegen, für die Brüder und die Kirchen solche Dienste zu leisten, wie sie in ihren Kräften standen. Sie brachten daher einen großen Teil ihrer Zeit damit zu, leinene Altardecken zu weben, welche die Mönche an arme Kirchen schenkten, und ihnen ihre Gewänder auszubessern. Außerhalb ihrer Kirche befanden sich einige kleine Lehmhütten, in denen sie die ihnen vom h. Franziskus geschickten Kranken aufnahmen und pflegten, so daß schließlich San Damiano eine Art Hospital, und die Krankenpflege eines der Hauptinteressen der Gemeinschaft wurde. Die ganze Schilderung des dortigen Lebens ist unvergleichlich in ihrer eigentümlichen Einfachheit, und vielleicht war die Pflege in den kleinen Lehmhütten ebenso unweltlich und altertümlich.

Als Franziskus sich dem Ende seines Lebens näherte, berichtet eine rührende Geschichte von der Behandlung, die er in seiner letzten Krankheit erdulden mußte, die uns mit tiefem Mitleid für die armen Kranken jener Zeit erfüllt. Ärzte werden mehrfach in dem Leben des h. Franziskus erwähnt. »Die besten Augenärzte lebten in Pieti«, und in seiner letzten Krankheit behandelten ihn mehrere. Sabatier schreibt: »Als die Ärzte das ganze therapeutische Arsenal erschöpft hatten, entschlossen sie sich, zum Brennen zu greifen: man kam überein, einen weißglühenden Eisenstab über seine Stirn zu ziehen. Als der arme Kranke Kohlenbecken und Instrumente hineinbringen sah, ergriff ihn einen Augenblick der Schrecken; aber sofort faßte er sich wieder und sprach: »Bruder Feuer, du bist schöner als alle Geschöpfe. Sei mir in dieser Stunde günstig.« Der Versuch hatte ebenso wenig Erfolg, wie alle andern Heilmittel. Vergeblich reizte man die Wunde auf der Stirn durch Pflaster, Salben und sogar durch Einschnitte in dieselbe: der einzige Erfolg war, die Schmerzen des Dulders zu erhöhen.[1]) Franziskus starb 1226, Clara überlebte ihn einige Jahre. Nach ihrem Tode machte der Orden viele Veränderungen und Wandlungen durch. Die Krankenpflege als besondere Aufgabe wurde nicht fortgesetzt; aber die Nonnen verrichteten täglich irgend eine Art von körperlicher Arbeit.[2]) Im Allgemeinen war der Orden, der zu verschiedenen Zeiten und in verschiedenen Ländern als der Orden der Armen Fräulein, Clarissen, Minoritinnen und Armen Clariden bekannt war, auf strenge Beschaulichkeit gerichtet.

Eine der Schöpfungen des h. Franziskus, die seinen Geist am weitesten verbreitet hat, ist der Dritte Orden, oder der Orden der Tertiarier. Der Dritte Orden bedeutete recht eigentlich eine Wiederbelebung des ersten christlichen Geistes und seiner Art, Güte und Barmherzigkeit zu beweisen. Er sollte es Männern und Frauen, die in der Welt und in Familienbeziehungen lebten, und nicht imstande waren, diese Bande und Pflichten gegen das Leben der religiösen Orden zu vertauschen, ermöglichen, dennoch an den guten Werken jener teilzunehmen, ohne selbst gebunden zu sein. Gewiße Biographen des h. Franziskus berichten, die Idee des Dritten Ordens sei ihm plötzlich eines Tages in den Sinn gekommen, als infolge seiner Predigt sämtliche Bewohner eines Dorfes ihm folgten und alle gern der Welt entsagen wollten,

---

[1]) Sabatier, a. a. O. S. 312.

[2]) Tuker & Malleson, a. a. O. Teil III., Seite 150.

um seine Jünger zu werden. Zu erfüllt von wahrer Weisheit, um einen solchen Schritt zu billigen, versprach er den Leuten ihnen einen Orden zu geben, dem sie beitreten könnten, ohne ihren Platz in der Welt zu verlassen. Mit der Zeit bildeten viele Tertiarier Gemeinschaften, und Tertiarierklöster entstanden in vielen Ländern.

Es gibt jetzt eine große Anzahl getrennter Gründungen von regulären Tertiariern, die von Privatpersonen zu verschiedenen wohltätigen Zwecken eingerichtet worden sind, wozu auch stets die Krankenpflege gehört, und neue werden oft gebildet. Man nennt sie manchmal Diözesan-Tertiarier und sie werden einfach vom Bischof[1]) bestätigt.

Die Tertiarier lebten in den Gemeinschaften ein religiöses Leben und legten die drei üblichen Gelöbnisse der Armut, Keuschheit und des Gehorsams ab, aber keine feierlichen Gelübde; daher ihre Freiheit, sich allen Arten von tätiger Hilfe zu widmen. Andere Orden zögerten nicht lange, diesen dehnbaren Mechanismus zum eignen Gebrauch zu übernehmen. Es entstanden Dominikaner- und Augustiner-Tertiarier und ein großer Teil der Hospitalpflege wurde in die Hände des Dritten Ordens gelegt.

Viele berühmte pflegende Heilige haben dem Dritten Orden des h. Franziskus angehört, darunter Elisabeth von Ungarn, Ludwig von Frankreich, Elisabeth von Portugal, Isabella von Frankreich, Anna von Böhmen, Brigitte von Schweden.[2])

---

[1]) Ibid. Teil III, S. 153.

[2]) Ibid. Teil III, S. 164.

Elisabeth von Ungarn. — Eine Zeitgenossin des h. Franziskus, und eine der beliebtesten Heiligen und Pflegerinnen des Mittelalters war Elisabeth von Ungarn, — die Mutter der Armen, »die liebe Frau Elisabeth« — in Kunst, Legende und Geschichte als eine Schutzheilige der Krankenpflege, der Barmherzigkeit und der Kinderfürsorge hervortretend, die Heldin der Geschichte des Rosenwunders und das Vorbild zu Wagners auserlesener Schöpfung der Elisabeth im Tannhäuser. Die Sage, daß ein Stern Zeit und Ort ihrer Geburt verkündet habe, tritt nur in Verbindung mit solchen allgemein beliebten Persönlichkeiten auf, die ganz besondere Verehrung genießen; diese Legende wird auch von Elisabeth erzählt. Sie war im Jahre 1207 als Tochter des Königs Andreas II. von Ungarn geboren und wurde mit 15 Jahren an Ludwig, den Sohn des Landgrafen von Thüringen, verheiratet, dem sie schon in der Wiege verlobt war. Sie war schön, von brünettem ungarischen Typus, zart von Gestalt, aber mit seltenem Geist und Gemüt ausgestattet; voll leidenschaftlicher Hingabe für arme und niedrige Leute; rührend selbstlos und schlicht, fragte sie nichts nach Pracht und Würden, wußte jedoch die königlichen Gewänder mit einer Anmut zu tragen, die Gäste und Fremde bezauberte. Ihre Ehe mit Ludwig war mustergültig. Sie beteten einander an und der junge Fürst war in seiner Familie der Einzige, der aus so feinem Stoff gemacht war, daß er Elisabeth recht würdigen konnte; denn bei den andern begegnete sie nur Kälte und Eifersucht. Sie ging gerne von der Höhe der Wartburg nach Eisenach hinunter, um die Dorfbewohner zu besuchen, obwohl sie bei ihrer Rückkehr dem Hohn und Spott ihrer hochgeborenen Gefährten Stand zu halten hatte, die sie als eine »Béguine« verlachten und beklagten, daß sie so wenig von einer Prinzessin an sich habe. Sie war gewohnt, täglich Besuche in den Hütten zu machen, wo Kranke waren, um Hülfe zu bringen und die Leidenden zu pflegen. Neugeborene und deren Mütter waren ihre liebste Sorge; sie badete, kleidete und pflegte dieselben unermüdlich. Auf einem dieser Gänge soll sich der Zwischenfall mit den Rosen ereignet haben. Einigen Berichten zufolge war es der gestrenge Landgraf, ihr Schwiegervater, nach andern ihr grausamer Schwager, der sie, ergrimmt, weil sie stets so viel Geld für die Armen ausgab, auf ihrem Wege zur Stadt anhielt und wissen wollte, was sie unter dem Mantel habe. Nach der eigentlichen Volkssage [1]) aber war es ihr Gatte selbst, der, von der Jagd heimkehrend, wohl wußte, was sie unter dem Mantel trug: — Brot, Fleisch und Wein — sie mit liebevoller Neckerei festhielt und darauf bestand, den Mantel fortzuziehen. Als er den Arm voll roter und weißer Rosen am kalten Wintertag erblickte, nahm er ehrerbietig eine derselben und ging seines Weges, voll ehrfürchtiger Scheu über diesen Beweis der engelgleichen Natur seines Weibes. Montalembert, der berichtet, daß er 1834 diese Legende von den Bauern in Marburg gehört, fügt hinzu, daß nach ihrer Erzählung Ludwig diese Rose

---

[1]) *The Life of Saint Elizabeth* (Das Leben der heiligen Elisabeth) von Montalembert, 1904, ist hauptsächlich benutzt worden.

sein Lebenlang aufbewahrte. Keine Verschwendung ihrerseits störte ihn. Selbst als seine Mutter in voller Empörung ihm zeigte, wie Elisabeth Helias, den kleinen aussätzigen Knaben, in ihr eigen Gemach führte und bettete, lächelte er nur. Hier symbolisiert die Sage wieder; denn die Erzählung fährt fort, daß, als die erboste Mutter, in der Hoffnung, das Herz ihres Sohnes von seinem Weibe abzuwenden, die Decke fortzog, man statt des aussätzigen Knaben die Gestalt des Gekreuzigten erblickte. »Unter allen Unglücklichen, welche ihr Mitleid erweckten«, sagt Montalembert, »nahmen die Aussätzigen den größten Platz in ihrem Herzen ein.«

Zu jener Zeit erregte das Elend der Armen in allen gütigen Herzen den Wunsch zu helfen. Das Jahr 1226 brachte eine Hungersnot, und Elisabeth ließ mit außergewöhnlicher Energie und organisatorischem Geschick Brot backen und es täglich systematisch an 300—900 Arme an den Toren der Wartburg verteilen. Sie und ihr Gatte hatten beide schon Hospitäler gebaut. Ludwig hatte ein *xenodochium* in Mencken errichtet, und Elisabeth hatte neben der Wartburg auf dem Wege zum Schloß ein kleines, für 28 Kranke Platz bietendes Hospital gebaut, auf einem Platze, der später von einem Kloster eingenommen wurde. Selbst die Steine dieses Gebäudes sind heute verschwunden, aber die Quelle wird noch der Brunnen der h. Elisabeth genannt. Sie baute auch zwei Hospize in Eisenach, von denen das eine, das St. Anna-Hospital für Kranke, noch

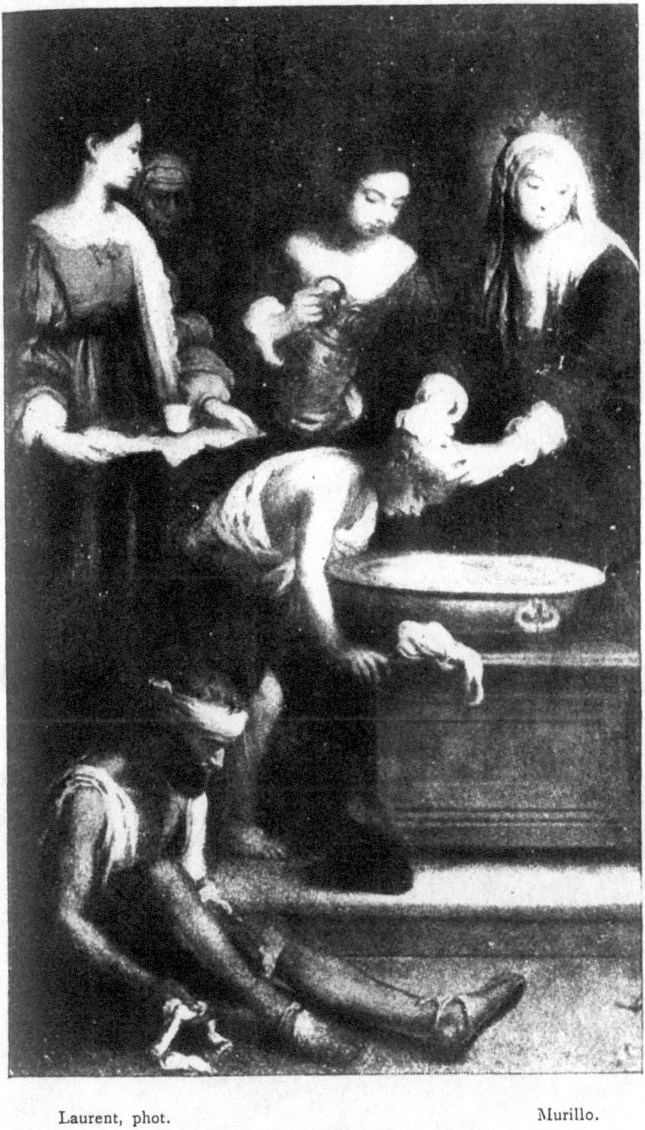

Laurent, phot. Murillo.

Die h. Elisabeth pflegt ihre Kranken.
In der Akademie St. Ferdinand, Madrid.

jetzt besteht.[1]) Das andere, ein Heilig-Geist-Spital,[2]) war für arme Frauen bestimmt. Elisabeths ganze Zeit und Kraft war der Krankenpflege gewidmet. Zweimal täglich ging sie in die Hospitäler, um die elendesten Kranken zu versorgen, badete sie, verband ihre Wunden und brachte ihnen das Essen. »Alles«, wie Montalembert sagt, »mit einer Heiterkeit und Anmut des Wesens, welche durch nichts gestört werden konnte«. Kranke Kinder erweckten ihre besondere Sorgfalt und Zärtlichkeit. Sie vergaß nie, Spielzeug mitzubringen, um sie aufzuheitern, und versäumte ebenso wenig, ein Weilchen mit ihnen zu spielen, wenn sie ihre Arbeit beendigt hatte. Sie selbst wurde mit 16 Jahren zuerst Mutter und ist auf Denkmälern stets von Kindern umgeben dargestellt. Sie hatte im ganzen vier Kinder.

Der Wegzug ihres Gatten, der sich auf einen Kreuzzug begab, und sein vorzeitiger Tod im Jahre 1227 endeten das Glück Elisabeths. Ihre Schwäger Conrad und Heinrich hatten kein Verständnis für ihre Mildtätigkeit und vertrieben sie aus ihrem Heim in der Wartburg. Die alten Gemälde in Marburg zeigen, wie sie mitten im Winter mit ihren kleinen Kindern den Hügel herabsteigt, und viele Geschichten erzählen

---

[1]) Guttstadt, *Krankenhaus-Lexikon* vom Jahre 1900 sagt über dasselbe: Männer- und Frauenstift für unverheiratete Personen christlicher Religion. 1626 gegründet, 1886 reorganisiert.

[2]) Ebenda heißt es: Frauenstift. Gründung weit zurückliegend, reorganisiert 1883. Selbständige. Stiftung. Kranke Hospitaliten werden vom Krankenhausarzt behandelt.

von ihrer Demütigung, dem Undank, den sie auf allen Seiten erntete, und dem Elend, in dem sie von Haus zu Haus Schutz suchte, nur um fortgewiesen zu werden, und wie sie endlich Unterkommen in dem Hintergebäude eines alten Gasthauses fand.

Die Legenden waren natürlich das Entzücken der Erzähler, und je unmenschlicher die ihr zugefügten Beleidigungen, um so wirkungsvoller war der Gegensatz zu Elisabeths sanftem Charakter. Wer aber selbst Erfahrung in der Krankenpflege unter den Armen hat, wird nicht glauben, daß sie von allen ihren alten Kranken so grausam in ihrer Not fortgewiesen worden sei, wenn auch manche sich wegen des Zorns ihrer rachsüchtigen Schwäger gefürchtet haben mögen, ihr Beistand zu leisten. Nüchternere Chronisten sagen einfach, daß Elisabeth nach dem Abschied von der Wartburg zu ihrer Tante ging, die Äbtissin in Kitzingen war, und daß später ihr Onkel, der Bischof von Bamberg, ihr das Schloß Pottenstein baute, wo sie mit ihrem Hofe lebte, bis der Leichnam ihres Gatten aus dem Orient heimgebracht wurde.

Die Ritter und Waffengefährten ihres Gatten, die von ihm mit Elisabeths Schutz betraut waren, traten jetzt für sie ein, und sie wurde wieder in den Besitz der Wartburg gesetzt, nachdem sie Ludwigs Leiche nach Reinhardsbrunn begleitet hatte, wo er begraben wurde, und wo sie zu seinem Gedächtnis ein Hospital [1]) baute. In diesem Hospital nahm sie

[1]) Virchow sagt, Ludwig selbst habe dieses Hospital gebaut.

die besonders bedauernswürdigen Kranken auf und widmete sich selbst aufs eifrigste der Krankenpflege [1]).

1228 kehrte sie nach der Wartburg zurück, und da ihr auf Befehl des Papstes ihr Vermögen zurückerstattet worden war, setzte sie ihre Wohltätigkeit fort. Sie baute jetzt, wie gewöhnlich angenommen wird, das Hospital Mariae Magdalenae in Gotha, das 1541 von der Stadtverwaltung wieder aufgebaut wurde. (Virchow nimmt an, daß sie und Ludwig dieses Hospital 1223 gemeinsam erbauten, obwohl er andere Schriftsteller anführt, die es als 1229 gebaut angeben). 1229 ließ sie sich dauernd auf Schloß Marburg nieder, das ihr mit einem Jahrgeld ausgesetzt war und baute das dem h. Franziskus geweihte Hospital, in dem sie ihre Tage beschloß. Bis sein Bau beendet war, blieb sie in dem kleinen Dorfe Wehrda, weil ihr Schloß unzugänglich und unbequem war; aber sobald es fertig war, zog sie hinein und widmete sich ausschließlich der Krankenpflege, da sie durch ihren Beichtvater, einen Mann von besonders abscheulichem Charakter, von ihren eigenen kleinen Kindern getrennt worden war. Dort starb sie im Alter von vierundzwanzig Jahren, zu früh von den Wechselfällen des Lebens aufgerieben, und wurde in der Kapelle des Hospitals beigesetzt. Das Hospital war, wenn auch nur klein, immer voll, denn Elisabeth's Ruhm war

---

[1]) *Geschichte des Hospitals S. Elisabeth in Marburg.* C. F. Heusinger, *Schriften der Gesellschaft zur Beförderung der gesammten Naturwissenschaften zu Marburg.* 1872, Band IX. S. 69—149.

weit und breit bekannt geworden. Es stand bei seiner Erbauung fast im Urwald; aber nach ihrem Tode lockte der Bericht von ihrer Heiligkeit und ihren Heilungen jährlich Tausende von Pilgern dorthin, und die Stadt wuchs allmählich ringsum das Hospital zu ihrer jetzigen Größe an. Die von den zahlreichen Pilgern mitgebrachten Reichtümer machten das Hospital und seine kleine Kapelle zu einem wertvollen Besitz, und nach Elisabeths Tod erhoben sich viele Ansprüche und Gegenansprüche auf die Verwaltung derselben unter ihrer vornehmen Verwandtschaft. Der Johanniterorden und der Deutsche Orden, welche im Orient zur Hospitalpflege gegründet worden waren, erhoben beide Anspruch darauf. Dem letzteren wurde es schließlich übergeben. Infolge ihrer kriegerischen Neigungen entarteten die Deutschen Ritter als pflegender Orden sogar noch rascher als die Malteserritter, und das kleine Hospital machte manche Veränderungen durch, bis zur Zeit der Reformation die Reliquien der h. Elisabeth verstreut wurden und die Leitung in andere Hände überging. 1811 wurden die Gebäude des damals bestehenden Hospitals durch königlichen Erlaß der Universität übergeben [1]. Elisabeths ursprüngliches Hospital stand in der Nähe oder bei der Kirche der h. Elisabeth in Marburg. Abgesehen von ihrer persönlichen Pflegetätigkeit nimmt man an, daß die Pflege in den verschiedenen von Elisabeth gegründeten Hospitälern im Allgemeinen vom Orden des h. Lazarus ausgeübt wurde, den sie,

[1]) Heusinger, a. a. O.

wie man sagt, von Ungarn aus in Deutschland eingeführt haben soll [1]).

Es gab damals, wie Heusinger uns wieder in Erinnerung ruft, in christlichen Ländern keine Laienärzte. Die Professoren der neu errichteten Universitäten in Wien und Prag wurden aus der Geistlichkeit gewählt und die Ausübung der Medizin lag ganz in den Händen der Mönche und Nonnen. Da man auf keine andere Art zu einer wissenschaftlichen Ausbildung gelangen konnte, als durch die Theologie, gab es in Schlesien ebenso wenig wie an anderen Orten geschulte Ärzte unter den Laien. Nur die ungebildeten Bader oder Wundärzte mit grober Handgeschicklichkeit waren Laien.

Zwischen Franziskus von Assisi und Elisabeth bestand eine gegenseitige Wertschätzung, obgleich sie sich nie begegneten. Jedes hatte indes von den Werken und der Güte des Andern gehört, und um seine Teilnahme und sein Mitgefühl für Elisabeth zu beweisen, sandte Franziskus ihr, da er sonst nichts besaß, seinen alten grauen Mantel, den sie hochschätzte und gerne trug. Elisabeth selbst wäre gerne eine Bettlerin gewesen. 1229 oder 1230 trat sie unter strengen Gelübden dem dritten Orden bei, nach Helyot die erste Franziskaner-Tertiarin, welche Gelübde dieser Art ablegte. Die grauen Schwestern oder grauen Nonnen des 13. Jahrhunderts, die gleichfalls Tertiarinnen des h. Franziskus waren, wurden oft Schwestern

---

[1]) *Zur Gesch. des Aussatzes und der Spitäler, besonders in Deutschland.* Virchow, *Archiv f. Path. Anat.* 1860 2. Art. Bd. 18, S. 313.

der h. Elisabeth genannt, weil sie dieselbe als ihre Schutzheilige erwählt hatten.

Elisabeth war mit einer merkwürdigen Gruppe von Idealisten und Humanitariern jener Zeit verwandt, welche den berühmten Familienzweigen der Grafen von Andechs und Meran angehörten.

Virchow sagt von den Gliedern dieser Familie, die durch Jahrhunderte im sozialen Leben Süddeutschlands hervortraten, daß ihre guten Taten unzählbar seien. Ein Zug edler Hoheit des Geistes und Gemütes zeichnete sie aus. Die Männer waren das reinste Vorbild der Ritterlichkeit, und kein Kreuzzug wurde unternommen, ohne daß sich Ritter von Andechs und Meran demselben anschlossen, während die Frauen unermüdlich in der Hospital- und Pflegetätigkeit waren, so daß mehrere unter ihnen in Anerkennung ihrer Liebeswerke heilig gesprochen wurden.

Eine dieser Frauen, Hedwig, die den Herzog von Schlesien ehelichte, war Elisabeths Tante; eine andere war Anna, die Schwiegertochter Hedwigs, und wieder eine andere Agnes von Böhmen, Annas Schwester. Hedwig und ihr Gatte bauten 1234 ein Hospital für aussätzige Frauen in Neumarkt. Ein zu früherer Zeit (1203) in Trebnitz gegründetes Hospital wird Hedwig zugeschrieben, und ein sehr merkwürdiges — eines der frühesten Beispiele der in Deutschland später weitverbreiteten Hospitäler vom Hl. Geist das 1214 in Breslau für Unheilbare, Sieche, Arme und Fremde gegründet wurde, — dem Herzog vom Schlesien.

Anna baute 1253 ein Hospital zu Elisabeths Gedächtnis in Breslau, und Agnes gründete um 1234 das St. Peters-Hospital in Prag. Ein alter Chronist berichtet von Agnes von Böhmen: » — Es machte ihr Freude, ihre Güte auf die Kranken auszudehnen; sie bereitete ihnen ein weiches Lager und entfernte sorgfältig alles, was Nase und Augen belästigen konnte. Sie bereitete die Nahrung voll unermüdlicher Tatkraft und kochte sie eigenhändig, auf daß sie schmackhaft sei, die Kranken von ihren Leiden befreit würden, die Schmerzen sich verminderten, die Krankheit weiche und die Gesundheit wiederkehre.«

Alle diese Frauen schafften selbst täglich und unermüdlich als Pflegerinnen in den Hospitälern und den Wohnungen der Armen in den Städten. Die alten Berichte sprechen von Hedwigs »großer Güte«, und ein Miniaturgemälde zeigt sie in schlichter, für die Hospitalarbeit geeigneter Tracht, bei der Verrichtung ihrer verschiedenen Pflichten. Auf dem einen vertritt sie die Sache der Armen bei ihrem Gatten; auf einem andern beschenkt sie die Armen mit einem Haus. Sie wäscht und küßt die Füße der Aussätzigen, füttert die Kranken in ihren Betten, verteilt Nahrung an die Armen, hilft den Gefangenen, gibt den Pilgern Almosen.[1]) (Die sieben Tugenden.) Ein Hospital in Kreuzberg, das gleichfalls einer dieser guten Frauen zugeschrieben wird, das in Neumarkt und das in Prag, bestehen noch heute. Der Aussatz, (der im 6. und 7. Jahrhundert in Europa eindrang), hatte im 13. Jahrhundert eine erschreckende Verbrei-

[1]) Eckenstein, a. a. O. S. 294.

tung erlangt und alle mildtätigen Menschen machten entsprechende Anstrengungen, um diesen Zustand zu bekämpfen. Tollet schätzt, daß es im 13. Jahrhundert 19000 Aussätzigen-Hospitäler gab. Nach Virchow wurden während des 12., 13. und 14. Jahrhunderts[1]) Hunderte und aber Hunderte von Hospitälern für Aussätzige gebaut; allein in Deutschland führt er eine außerordentliche Zahl mit Namen an und nennt die Gründungszeiten. In Schlesien war die Not besonders dringend, und eine ungeheure Zahl von

---

[1]) Ein angemessenes Studium der Geschichte des Aussatzes würde allein ein ganzes Buch füllen. Die Behandlung der Aussätzigen im Mittelalter strahlt jede menschliche und barmherzige Regung, die das Menschenherz kennt, wieder, aber auch jede denkbare Form abergläubischen Irrtums. Neben der sozialen Brandmarkung, die zu bekannt ist, um dabei zu verweilen, und die noch heute besteht, wurde ihnen zeitweise eine gewisse Verehrung zuteil, als Wesen, denen Gottes direkter Wille ein Unheil auferlegt hatte, um sie auszuzeichnen. So erwähnt Léon Le Grand in seiner Sammlung *Statuts d'Hôtels-Dieu et des Léproseries* die in vielen Aussätzigen-Hospitälern bestehende Sitte, die Kranken »Bruder« und »Schwester« zu nennen und ihnen religiöse Regeln vorzuschreiben, im Glauben, daß es Gottes Vorhaben sei, sie einem religiösen Leben zuzuführen: auf der andern Seite begegneten sie einem Volksabscheu, der 1321 in Frankreich seinen Höhepunkt in einer allgemeinen Verfolgung der Aussätzigen erreichte — auf die Beschuldigung hin, daß sie beabsichtigten, die Brunnen zu vergiften. König Philipp erließ eine Bekanntmachung, welche erklärte, das Land müsse »von der verbrecherischen und abergläubischen Brut der Aussätzigen gereinigt werden«, und viele wurden verbrannt. Siehe *History of Latin Christianity* (Gesch. des Latein. Christentums), H. H. Milman. 1881, Buch XII, Kap. VI.

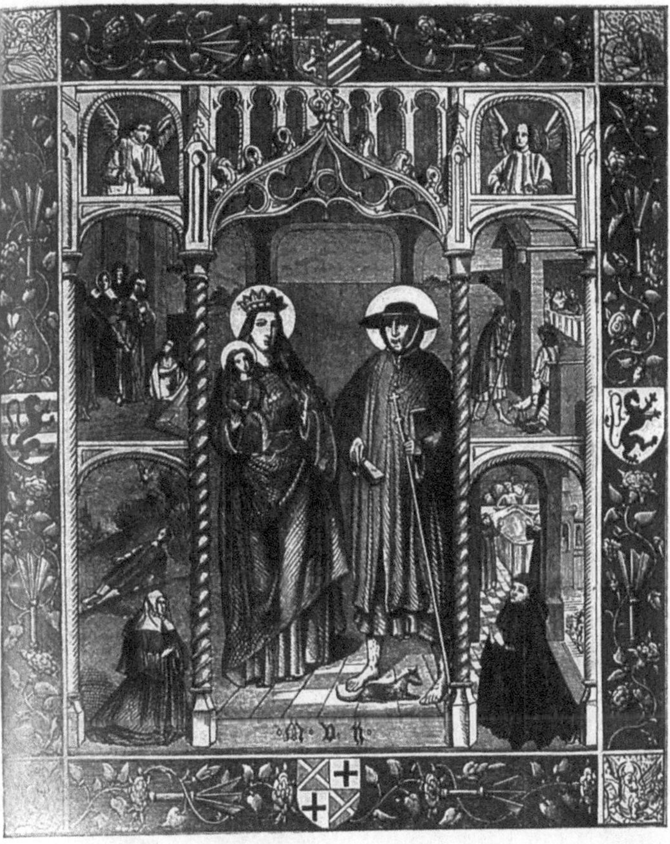

Das Banner eines vlämischen *Lazaretto,* mit dem Wappen der Familie Gruthuyse, vom Jahre 1502.

Nach einem gemalten Vorhang, der in der Kupferstich-Sammlung in der National-Bibliothek aufbewahrt wird. Das Bild bezieht sich auf das Leben des h. Lazarus. In der Mitte die h. Jungfrau und der h. Lazarus; letzterer trägt die Spuren der Wunden, welche die Hunde leckten. Im oberen Seitenbild links weist der reiche Mann Lazarus von seiner Türe. Gegenüber steht Lazarus vor der Türe des reichen Mannes und ein Hund leckt seine Schwären. Unten liegt der reiche Mann auf seinem Totenbett; ein böser Geist wartet darauf, seine Seele zu entführen. Auf der gegenüberliegenden Seite liegt Lazarus tot auf dem nackten Erdboden; aber eine Taube trägt seine Seele gen Himmel. Die Stifter des Banners knien im Vordergrund vor der h. Jungfrau und dem h. Lazarus. In der Umrandung des Bildes ist achtmal die Klapper dargestellt (deren die Aussätzigen sich bedienten, um ihre Annäherung anzukündigen).

Military and Religious Life in the Middle Ages and at the Period of the Renaissance von Paul Lacroix. Bickers & Son, London.

Hospitälern wurde gebaut. Nirgends sonst waren, wie er hinzufügt, die Pflegeorden systematischer entwickelt und verteilt. Die Pflege in den Aussätzigen-Hospitälern wurde fast ganz von den verschiedenen Zweigen des Lazarus-Ordens ausgeübt. In den Hospitälern, die von den Frauen der Familien Andechs und Meran gegründet waren, war ein Zweig dieses Lazarusordens tätig, der das Kreuz mit einem roten Stern trug, und Anna selbst pflegte in Prag unter diesem Wahrzeichen. Außer der Hospitalpflege besuchten diese später heilig gesprochenen Pflegerinnen auch die Kranken in ihren Wohnungen. Sie verwendeten große Sorgfalt auf die Pflege der Wöchnerinnen und vereinigten in sich alle Ämter des Arztes, des Armenpflegers und der Krankenpflegerin.

Die heilige Katharina. — Es war ein einzigartiges Merkmal der Krankenpflege im Mittelalter, daß sie oft gleichsam den Hintergrund im Leben von Männern und Frauen bildete, die im Vordergrund höchst dramatische und außergewöhnliche Rollen auf der Bühne des Lebens spielten. Bei niemand trifft dies so auffallend zu wie bei Katharina Benincasa von Siena, die 1347 als Tochter bescheidener, achtbarer und alltäglicher italienischer Eltern geboren wurde. Wie diese guten arbeitsamen Leute dazu kamen, eine Tochter von so außergewöhnlich feiner seelischer Veranlagung zu haben, war ihnen selbst ein Rätsel, welches sie schließlich dadurch lösten, daß sie — wie andere auch — sie als Heilige verehrten. Katharina zeigte früh eine Neigung zu strenger Askese (deren Schilderungen indes wahrscheinlich übertrieben sind), und verfügte über eine erstaunliche geistige Stufenleiter von Mystizismus und Ekstase, die sich jedoch zu Zeiten mit gesundem Menschenverstand und scharfer Beobachtung verband. Fügt man dazu eine Leidenschaft, der Menscheit zu dienen und eine wahrhaft erstaunliche Tatkraft und Willensstärke in der Arbeit, so ist die Verehrung nicht schwer zu verstehen, die sie in jener lebhaft bewegten und überaus leichtgläubigen Zeit fand. Katharina lebte nur vierunddreißig Jahre; aber in dieser Zeit war sie Hospitalpflegerin, Prophetin, Predigerin und Reformatorin der Gesellschaft und der Kirche. Bei dem allen war sie stets die Tochter des Hauses, bereit zu kehren und zu säubern und die niedrigsten Hausarbeiten zu verrichten. Das Haus, in dem Katharina gelebt hat, steht noch heute, gut erhalten, am Ende einer engen Gasse in Siena, und ihr kleines zellenartiges Schlafkämmerchen mit dem steinernen Kopfkissen auf dem Fußboden wird täglich von neugierigen und teilnehmenden Reisenden besucht. Neben dem Steinkissen steht die kleine Lampe, welche sie bei ihren nächtlichen Besuchen im Hospital La Scala mit sich trug. Der Weg von ihrem Hause bis zum Hospital ist ziemlich lang, und Katharina war eine sehr junges Mädchen, als sie zuerst anfing, morgens und abends hinzugehen, um eine alte aussätzige Frau zu baden und zu verbinden — Lecca, die Murrende und Undankbare, deren Zustand so schrecklich war, daß allen anderen bei ihrem Anblick übel wurde, und Andrea, eine alte Büßerschwester, die am Krebs starb und so unangenehm war, daß niemand sonst sie ertragen konnte. Letzere verläumdete sogar die sanfte Pflegerin, die ihrer wartete, so daß Katharinas Mutter gerne die Besuche ihrer Tochter im Hospital verhindert hätte. 1372, als die Pest über ein Jahr epidemisch in Siena herrschte, ging Katharina selten heim, sondern wanderte Tag und Nacht durch die Säle und ruhte nur hin und wieder wenige Stunden lang in einem anstoßenden Hause. Indes sind wenige Einzelheiten über ihre Pflegetätigkeit überliefert, wahrscheinlich weil die hervorragende politische Rolle, die sie spielte, ihre als bescheidener angesehenen Werke verdunkelte.

Heute könnte man sich kaum eine Krankenpflegerin vorstellen, die sich von ihrer Krankenhausarbeit weg als Mahnerin an den Papst selbst wendete; aber das durfte sich Katharina erlauben. Als die stets unruhigen Florentiner einen Streit mit dem Papst gehabt hatten und von ihm exkommuniziert worden waren, bewog der Ruhm ihrer außergewöhnlichen Heiligkeit sie, sich an Katharina als Friedensstifterin zu wenden. Der Papst war nach Avignon geflohen, wohin Katharina ihm folgte, um die Mission der Florentiner auszurichten, und wo man sie mit allen Ehren und Würden empfing. Gleichviel, wie man sich ihre geistige Überlegenheit erklären soll, jedenfalls ist es ein ergreifender Eindruck, diese furchtlose Frau, durch den Glauben an die Berechtigung ihrer Sendung erhoben, ratend, warnend und anklagend vor den Papst und seinen Hofstaat treten zu sehen. Ihr Geist beherrschte die Lage der Dinge.

Der Papst setzte sie nicht nur zu seiner Schiedsrichterin mit den Florentinern ein, sondern kehrte, ihrem Rate folgend, nach Rom zurück, wohin sie ihn begleitete, — teils um ihn durch ihr Ansehen zu schützen, und teils um seinen eigenen schwankenden Mut aufrecht zu erhalten. Katharinas zahlreiche Briefe an hohe Persönlichkeiten in Staat und Kirche sind noch vorhanden[1]) und bilden ein wertvolles psychologisches Studium. Wenn auch vieles in ihnen dem modernen Geist mißfällt, so sollte man sie immer im Zusammenhang mit ihrem wirklichen Leben voll selbstloser praktischer Arbeit betrachten. Man kann sich wohl kaum darüber wundern, daß Gutalebracia, ein berühmter Arzt ihrer Zeit, nicht an ihre Berichte und Wahrsagungen glaubte und sie bei einer Zusammenkunft zu widerlegen suchte. Nach den Berichten ihrer Biographen besiegte Katharina bei dieser Gelegenheit den Zweifler, indem sie sich auf den einfachen, praktischen Boden der »goldenen Regel«[2]) stellte und sich weigerte, auf irgendwelche Spitzfindigkeiten oder Mystizismen einzugehen.

In früher Jugend hatte sich Katharina den Tertiariern des h. Dominikus angeschlossen, einem Orden, der nach dem Muster der Tertiarier des h. Franziskus

---

[1]) *St. Catharine of Siena as seen in her letters* (Die h. Katharina, wie ihre Briefe sie zeigen). Vida D. Scudder, 1905.

[2]) Mit der »goldenen Regel« bezeichnet man im Englischen die Worte Christi: »Alles nun, was ihr wollet, das euch die Leute tun sollen, das tut *Ihr* ihnen«: das ist das Gesetz und die Propheten. Matth. 7, v. 12. Die Übersetzerin.

gegründet war. Sie starb 1380. Wie alle andern großen Heiligen war Katharina ein Lieblingsgegenstand der Maler. Sie ist oft dargestellt worden bei der Austreibung von Dämonen (einem beliebten Symbol der pflegenden und ärztlichen Heiligen) oder in der Ekstase, ausgestattet mit ihren Sinnbildern, der Lilie, den Dornen oder einem Buch.

Kapitel VI.

HOSPITAL- UND KRANKENPFLEGEGERÄTE.

Hospitäler und Krankenpflege sind so eng miteinander verwachsen, daß man das Eine unmöglich ohne das Andere studieren kann. Bei einer allgemeinen Schilderung der Krankenpflege ist es indes praktisch ausgeschlossen, mehr als ein Bild wichtiger Zeiträume und Wandlungen zu entwerfen und sie durch einige persönliche Einzelheiten zu beleuchten; ebenso verbietet die Ausdehnung der Hospitalgeschichte, mehr als einen flüchtigen Blick auf die damit verbundenen romantischen Legenden oder besondere Eigenart einiger weniger Hospitäler in der endlosen Reihe malerischer mittelalterlicher Gründungen zu werfen.

Die ältesten Hospitäler in Städten oder Dörfern waren, nach Tollet, mit wenigen Ausnahmen nur klein; sie konnten von sechs oder sieben bis zu fünfzig Kranken aufnehmen, während die in größeren Städten höchstens für 3—400 Kranke vorgesehen waren.

Viele der berühmtesten noch bestehenden Hospitäler haben einen sehr bescheidenen Ursprung als kleine

Armenhäuser, Heime oder Klöster. Erst im 12. Jahrhundert fing man an, Hospitalgebäude zu entwerfen, die auch nur annähernd dem heute gewohnten ungeheuren Maßstab entsprachen.

Die drei ältesten der noch bestehenden und berühmten Hospitalgründungen sind das Hôtel-Dieu in Lyon, das Hôtel-Dieu in Paris und Santo Spirito in Rom. Die Geschichte der zwei ersten umfaßt wichtige Blätter der Krankenpflegegeschichte und wird getrennt erzählt werden, denn der Bericht über diese ehrwürdigen Heimstätten der Krankenpflegeschwesternschaften bildet ein Kapitel für sich.

Ein ehemals berühmtes Hospital, das jetzt andern Zwecken dient, wurde 580 n. Chr. vom Bischof Masona in der jetzt Merida genannten Stadt in Spanien gegründet. Es gibt noch eine Beschreibung desselben von einem Diakonus, namens Paul. Derselbe schildert zunächst die guten Werke Masona's auf dem Gebiet des Klosterbaus und fährt dann fort: »Darnach baute er ein Hospital für Fremde, stattete es reichlich aus und beauftragte die Ärzte und Angestellten, mit hingebendem Eifer für die Bedürfnisse der Kranken und Fremden zu sorgen. Er wies die Doktoren an, beständig die entlegensten Winkel der Stadt zu durchforschen und jeden Kranken, den sie fanden, auf ihren Armen ins Hospital zu bringen, gleichviel ob er ein Höriger oder Freier, ein Christ oder ein Jude sei. Diese Kranken mußten sofort auf in geeigneter Weise vorbereitete Strohsäcke oder Betten gelegt und mit auserlesenen, nahrhaften Speisen versorgt werden, bis sie, so es Gottes Wille war, ihre Gesundheit wieder erlangten.

Welcher Überfluß an Vorräten auch von seinen Landgütern in das Hospital gebracht wurde, es schien dem guten Mann immer nur halb genug zu sein, und er fügte diesen guten Taten noch größere hinzu, indem er den Doktoren Anordnungen gab, von jeder Schenkung und jedem Vermächtnis, die den Altären und der Kirche zugewendet wurden, die Hälfte den Kranken zu überlassen.«[1]) Mit Bezug auf das Wort »Doktor« in diesem Zitat, bemerkt Haeser, daß die Ausdrücke *servitore, doctore* und »Priester« offenbar gleichmäßig für ein und dieselben Männer gebraucht wurden, deren Pflichten aller Wahrscheinlichkeit nach denen der *parabolani* ähnlich waren.[2])

Santo Spirito in Rom führt sein Bestehen am Ufer des Tiber auf Ina, den König der Westgoten zurück, der nach seiner Abdankung in Rom lebte und gegen 717 n. Chr. eine Kirche mit einem kleinen Gasthaus für Pilger seines eigenen Volkes gründete. Es wurde der Maria geweiht, und der sächsische Ursprung hat sich in seinem vollen Namen »Santa Maria in Sassia« (Sachsen) erhalten. König Offa von Mercia vergrößerte 794 das Gasthaus, und die Einkünfte zu dessen Erhaltung und zur Versorgung der Kranken entstammten gewissen Besitzungen in Britannien.[3])

---

[1]) *Ein Beitrag zur ältesten Geschichte der Krankenhäuser im Occidente.* C. F. Heusinger in *Janus: Zeitschrift der Geschichte der Medizin.* Breslau, 1846. S. 772—773.

[2]) a. a. O. S. 38—40.

[3]) *Der Hospitaliterorden vom heiligen Geist.* Virchow, *Gesammelte Abhandlungen aus dem Gebiete der öffentlichen Medizin.* Berlin, Teil II., 1879. S. 27.

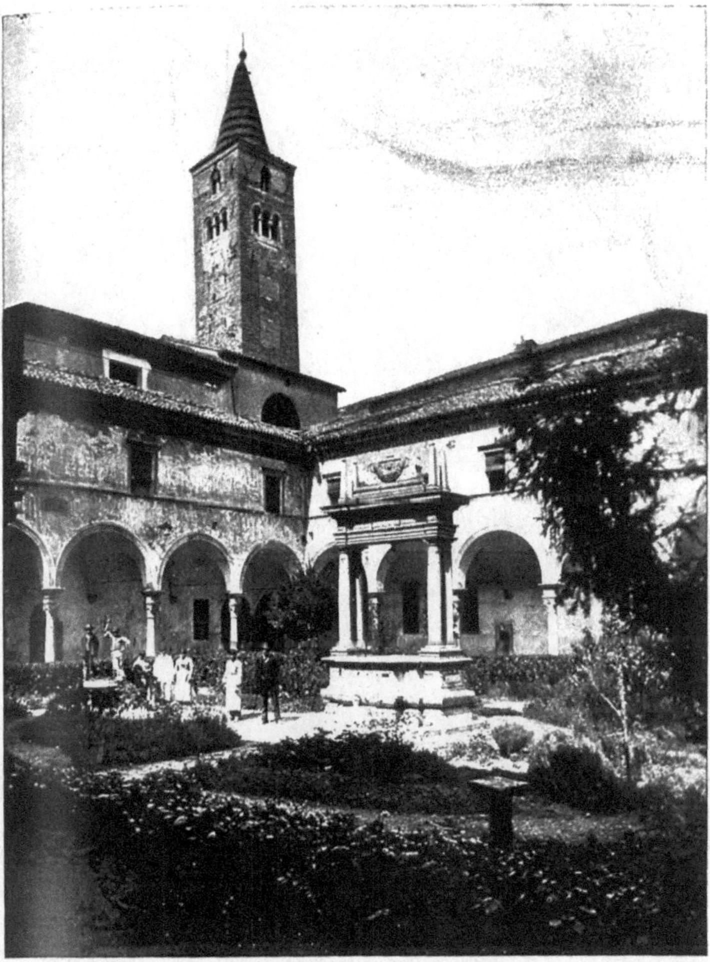

Altes Kloster in Ravenna, jetzt das Ospedale Civile.

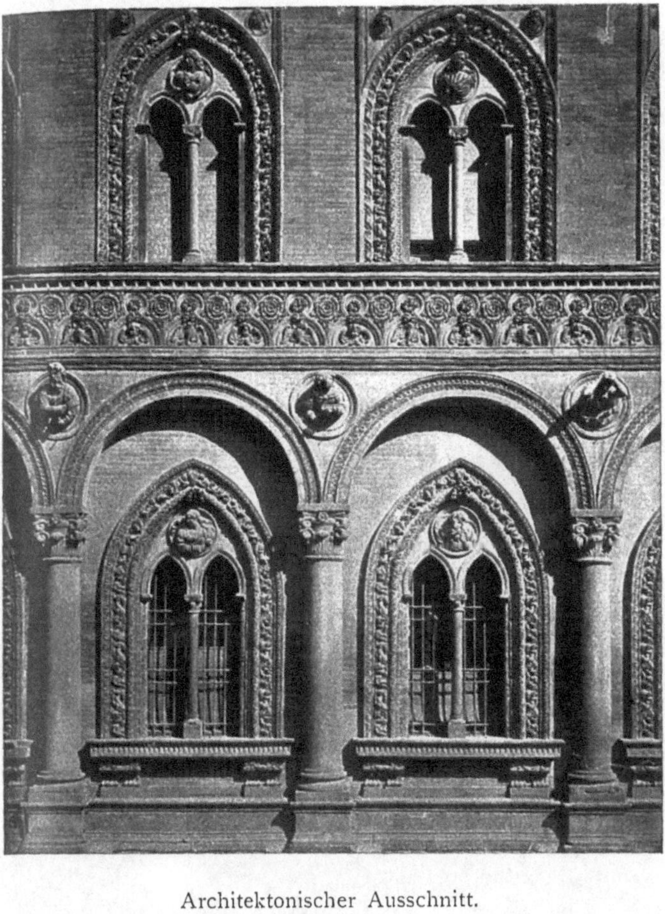

Architektonischer Ausschnitt.
Vom Ospedale Maggiore in Mailand.

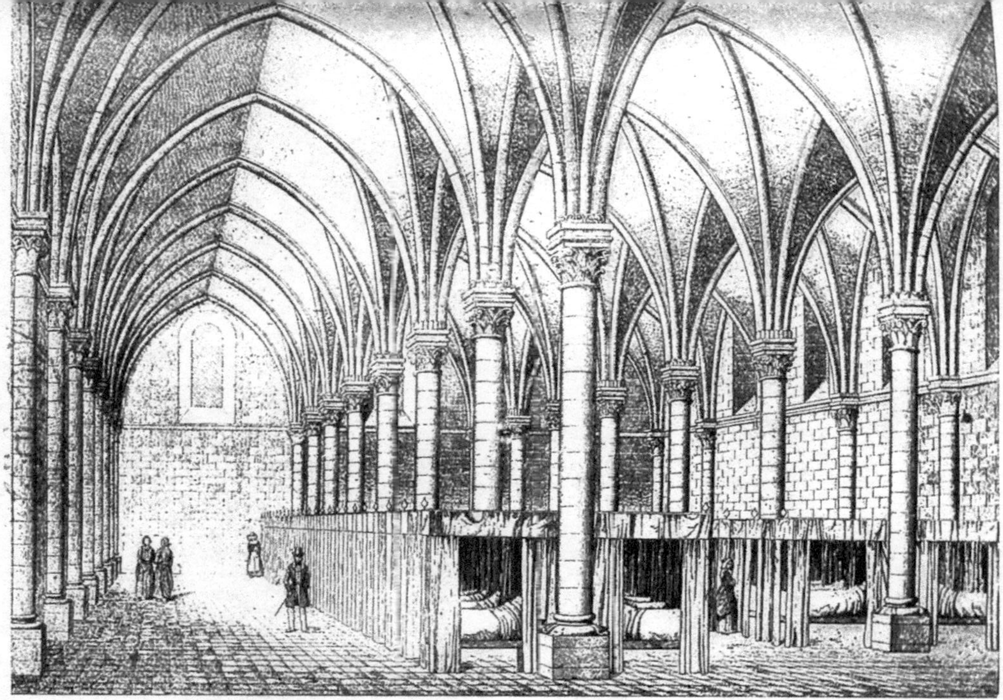

Das Hôtel-Dieu in Antwerpen.

Aus *Les Edifices Hospitaliers*, C. Tollet, 1892.

In den Jahren 817 und 847 brannte es zweimal ab und wurde wieder aufgebaut. 1077 wurde es von Heinrich IV. und 1162 von Friedrich Barbarossa zerstört. 1198 baute Innocenz III. es nach Plänen und Grundsätzen wieder auf, welche den Beginn seiner modernen Geschichte bedeuten. Es wird gewöhnlich als das früheste Beispiel eines Hospitals im heutigen Sinne genannt; d. h. es war unter den heute noch bestehenden das erste, das sich endgültig aus dem *xenodochium* oder Armenhaus zu der Spezialität für die ausschließliche Aufnahme von Kranken entwickelte. Doch auch diese Behauptung bedarf einiger Einschränkung; denn Santo Spirito erhielt von Innocenz einen besonderen Auftrag, für verlassene Kinder zu sorgen. Haeser datiert die Geschichte der modernen Hospitäler von der Zeit dieser Wiedererbauung Santo Spirito's.[1]) Zwischen 1471 und 1484 baute Sixtus IV. dasselbe noch einmal um, da es verfiel; seitdem steht es, gewisse innere Verbesserungen und Verschönerungen ausgenommen, unverändert bis auf den heutigen Tag.

Eine Sammlung auserlesener Stiche aus dem 15. Jahrhundert, die in den Archiven des Hospitals in Dijon[2]) zum Vorschein kamen, erzählen die Geschichte der Hospitalgründung mit all der kindlichen Einfalt

---

[1]) a. a. O., S. 24.

[2]) *Histoire de la Fondation des Hôpitaux du Saint Esprit de Rome et de Dijon* (Gründungsgeschichte der h. Geist-Hospitäler in Rom und Dijon), M. G. Peignot 1833. Einzusehen in der Bibliothek des Surgeon-General's, Washington. Hieraus ist das meiste Material für diese Mitteil. entnommen.

der aus den Tragödien des täglichen Lebens erwachsenden Legenden. Es heißt, daß Innocenz zur Gründung des Hospitals gedrängt wurde, weil er eines Tages sah, wie ein Fischer in seinem Netz die Leiche eines kleinen Kindes aus dem Tiber zog, und die verschiedenen Einzelheiten dieser Geschichte sind in den Bildern dargestellt. Auf einem Bilde sieht man drei verbrecherische junge Frauen, die auf der Brücke stehen, im Hintergrunde befindet sich Rom mit den sieben Hügeln und vielen Türmen. Sie werfen ihre gewickelten Säuglinge in den Strom. Es ist eine geschichtliche Tatsache, daß Kindermord in jener Zeit sehr häufig war, wenn auch manche Leute glauben möchten, daß diese Gewohnheit sich auf »die Heiden« beschränkte.

Auf dem nächsten Bilde sehen wir den Papst krank im Bett. Im Vordergrund sitzen auf niedrigen Stühlen zwei Ärzte, während ein dritter mit großer Kapuze und Hermelinkragen eine Probe in einem Glaskrug ansieht. In der Nähe des Papstes schwebt ein Engel, der dem Papst die Geschichte der ertränkten Kinder ins Ohr flüstert und ihm befiehlt, die Absuchung des Tiber anzuordnen. Das nächste Bild zeigt den Papst, wie er den Kardinälen seine Vision berichtet, welche Befehle erteilen, und im Hintergrund entsendet eine Dienerin zwei Fischer, die eilig mit ihren Netzen fortgehen.

Dann sieht man die Fischer ihre Netze schwer belastet mit jämmerlichen kleinen Leichen heraufziehen. Sie bringen dieselben herein und enthüllen sie vor den Augen des entsetzten Papstes.

Ein Engel offenbart nun dem Papst den Platz, wo das Hospital stehen soll und gibt ihm ein wunderbares Zeichen, durch welches er denselben erkennen kann. Der stattliche Reiterzug zieht über die Brücke, der Papst reitet auf einem Esel, der niederkniet, sobald der erwählte Ort, das Gasthaus des Ina, erreicht ist. Die Gebäude steigen wie durch ein Zauberwort empor, und der Engel offenbart ihm die Abzeichen des zukünftigen Ordens. Die Pflege wurde den Brüdern vom h. Geist anvertraut, und auf dem letzten Bild verteilt der Papst das blaue Gewand mit dem Kreuz an die dienenden Brüder.

Eine zweite Sammlung von Stichen zeigt den ebenso wunderbaren Ursprung des Hospitals von »St. Esprit« in Dijon, in Wirklichkeit einer Gründung des Herzogs von Bourgogne, zu der dieser mildtätige Fürst im Jahre 1204 durch den Besuchvon Santo Spirito in Rom angeregt worden war. Wieder erzählen die anschaulichen Bilder die Geschichte und zeigen, wie der Herzog vom Papst zum Besuch nach Santo Spirito in Rom geführt wird. Sie machen die Runde durch die Säle, in denen die Kranken in ihren Betten liegen. Der Herzog erhält des Papstes Erlaubnis, kehrt heim und berät sich mit seinen Baumeistern, verteilt die Gewänder an seine Mönche und besucht triumphierend mit seiner herzoglichen Gemahlin das fertige und belegte Hospital. Nebenbei sind die Einblicke in die Krankensäle wunderhübsch.

Diese historischen Hospitäler hatten architektonisch den Stil der Paläste jener Zeit, der noch in vielen Schlössern und heute bestehenden Hospitälern erhalten ist, nämlich lange, massive, zwei bis dreistöckige, um offene Höfe oder Plätze errichtete Flügel, die dank ihrer besonderen Konstruktion von fast unbegrenzter Ausdehnungsfähigkeit sind. Auffallende Beispiele dieses Styls sind die großen allgemeinen Hospitäler in Mailand und Wien; das erstere ein sehr schönes Bauwerk, eines der vollkommensten Erzeugnisse der Renaissance-Kunst, während das letztere ein sehr häßliches Gebäude ist. Heute gilt natürlich diese Nachahmung mittelalterlicher Paläste aus sanitären Gründen für durchaus unzweckmäßig. Die mittelalterlichen Hospitäler machten selbstverständlich die architektonischen Variationen der Zeitalter und Länder mit. Die französischen, um das Ende des 12. Jahrhunderts erbauten Hospitäler waren prächtige und kostbare Beispiele der gothischen Kunst, Kathedralen ähnlich, mit Sälen die an wundervolle Abteien oder Kreuzgänge erinnerten und oft von ausgedehnten üppigen Gärten umgeben, wie das Abtei-Hospital in Laon. Ein deutscher Historiker beschreibt ein typisches mittelalterliches Hospital folgendermaßen:

Von der Außenwelt abgeschlossen durch Mauern und kunstvoll geschmiedete Gitter mit prächtigen Toren, erhebt sich das Hospital des Mittelalters in landschaftlicher Umgebung von Gärten und Terrassen. Oft gleicht es einem befestigten Stadtteil, welcher eine Kirche mit verschiedenen Palästen und mehrfach hintereinander liegenden Höfen umschließt. — Diese Höfe sind bepflanzt mit schattengebenden Bäumen und dichtem Gebüsch: rauschend steigen in ihrer Mitte springende Wasser aus kunstvoll geschnittenen Becken und Schalen empor; ringsumher ziehen sich, in verschiedenen Stockwerken übereinanderlaufend, mit Ruhebänken versehene Säulengänge, unter deren schützendem Dach die Kranken auf dem mit bunt gewürfelten Marmorfliesen belegten Boden wandeln. — Im Innern des Hauptgebäudes führt eine große, vom hohen Kuppelgewölbe her sanft erhellte Rotunde zu der breitgeschwungenen, leicht ansteigenden Freitreppe hinauf, deren niedere Stufen den Kranken und Schwachen das Steigen erleichtern. — Treppenhaus, Korridor nnd die großen Konferenzsäle sind geschmückt mit den lebensgroßen Bildnissen, den marmornen Büsten, den sitzenden oder stehenden Statuen, welche das Andenken der großen Wohltäter dieses Hauses der Barmherzigkeit verewigen: oder es bringt hie und da ein Gemälde dem Herzen den Trost der Religion näher: Lazarus, der barmherzige Samariter, der Teich von Bethesda, die Auferweckung der Tochter des Jairus, die Heilung der Aussätzigen, die Auferstehung usw. — In den hochgewölbten Krankensälen, deren Mauern nicht selten bis zur Höhe von 8 Fuß mit gefirnisten Ziegeln belegt sind, befindet sich an einem Ende ein Altar mit dem Krucifix, am gegenüber liegenden ein Kamin; hie und da sind Marmorbilder verteilt. Die Betten der Kranken sind umzogen von weißen Vorhängen, — zwischen je zweien in die Mauer eingesenkt ein marmornes Waschbecken. — Sommer- und Wintersälc, von sonst gleichförmiger Einrichtung, unterscheiden sich durch die ungleich luftigeren Dimensionen und größere Fensterwölbung der ersteren. — Über das ganze Hospitalviertel ragt empor der überallhin sichtbare Bau der Kirche mit ihrem von der obersten Spitze herableuchtenden Kreuz. Mit dorischen und römischen Pilasterordnungen geziert, öffnet das Portal dem Blick das Innere der Kirche mit seinem farbenglühenden Helldunkel. Reich in Marmor, Bildhauerarbeit und Malerei ausgeführt, prangt inmitten natürlicher Blumen, vom Lichtschein zahlreicher Kerzen überflutet, der Hochaltar. Ernst und feierlich dringen zu verschiedenen Zeiten des Tages der Klang der Glocken, das Spiel der Orgel, die Melodien der Messe und frommer Gesang herüber in die stillen Krankensäle und vergegenwärtigen den Leidenden die für das Heil ihres Leibes und ihrer Seele betende Kirche [1]).

In Italien blieb man bei dem palastartigen Styl, oder errichtete Hospitäler in kühlen, hochgewölbten, von üppigen Gärten umgebenen Klöstern, die einem heißen Klima wohl angepaßt waren. In Spanien gab es später schöne Beispiele der spanischen Renaissancekunst, wie Santa Cruz in Toledo, das jetzt eine Kriegsschule geworden ist. Die freien Städte von Flandern und Norddeutschland hatten im 13. Jahrhundert sehr schöne Hospitalgebäude, während in Süddeutschland das alte Hospital in Rothenburg [o. d. Tauber] trotz frühen Ursprungs ein weiteres Beispiel dafür bildet, wie reich an malerischer Schönheit ein Krankenhaus und sein Zubehör sein können. Die in alten Hospitälern gefundenen Kunstwerke sind nicht zu zählen. Unter den Beispielen von Kloster-Hospitälern ist das stattliche Ospedale Civile in Venedig, vor 600 Jahren ein Dominikanerkloster, eines der interessantesten und schönsten, während man kaum Klosterhospitäler finden kann, die malerischer und charakteristischer wären als diejenigen in Neapel. Das oben erwähnte Ospedale Maggiore in Mailand datiert in seiner heutigen Form erst vom Jahre 1448, obgleich Mailand schon im vierten Jahrhundert *xenodochien* und im achten Findelhäuser hatte. Das Ospedale war ursprünglich ein herzoglicher Palast und wurde mit Erlaubnis des Papstes durch Francesco Sforza

---

[1]) *Allgemeine Umrisse der Culturgeschichtlichen Entwicklung des Hospitalwesens und der Krankenpflege.* Maximilian Schmidt. Gotha, 1870, S. 15—17.

und sein Weib Bianca in ein Hospital umgewandelt. Man nimmt an, daß mehrere kleinere Anstalten in das allgemeine Hospital mit aufgenommen wurden. Die Stadt Florenz ist voll alter Hospitäler von künstlerischem und geschichtlichem Interesse. Santa Maria Nuova, äußerlich von großer architektonischer Schönheit, wurde 1287 von Folco de' Portinari, dem Vater von Dantes Beatrice, gegründet. Es war ursprünglich ein Wohnhaus, das Platz für zwölf Betten bot, und die Frömmigkeit seiner alten Dienerin, Mona Tessa, die ihre Tage der Krankenpflege widmete, veranlaßte Portinari, wie man annimmt, zu der Gründung. Das Hospital, wo Romola pflegte, besteht noch, wird aber nicht mehr als Hospital benutzt, sondern ist jetzt die Accademia dei Belli Arti und enthält interessante Gemälde aus dem früheren Hospitalleben, die unter anderem zeigen, wie die ärztlichen Heiligen Kosmos und Damian ein gebrochenes Bein einrichten. Santa Maria wird im Jahre 1348 geschildert als »voll von Kranken, sowohl Männern wie Frauen, die mit vieler Sorgfalt gepflegt werden«, und ein Jahrhundert später wird es wieder mit hohem Lob erwähnt, trotzdem es oft vorkam, daß zwei bis drei Personen in ein Bett gelegt werden mußten. Dessenungeachtet waren die Betten weiß und sauber, Nahrung und Arzneien waren jedem Falle angepaßt, und die »Krankenwächter« waren bereit, jedem Wunsche zu entsprechen. Die Verwaltung wurde als so bewunderungswürdig angesehen, daß der Papst und der englische König Abschriften von den Regeln erbaten. 1650 wurden — zum Staunen und zur Bewunderung der Bürger —

eiserne Einzelbetten eingeführt. Es ist bezeichnend für den allgemeinen Verfall des 18. Jahrhunderts, (auf den wir später zurückkommen) daß 1742 der Zustand dieses interessanten Hospitals als schrecklich, die Nahrung als schlecht und ungenügend und die ärztliche Versorgung als erbärmlich geschildert wird, während Leichen in den Innenhöfen begraben wurden, die »pestilenzialische« Ausdünstungen verursachten [1]). In Florenz sieht man auch das einzigartige und interessanteste Findelhaus der Welt, das Ospedale Santa Maria degli Innocenti. Seine frühe Geschichte lehrt uns das bedauernswerte Geschick der verlassenen Kinder kennen, die in den dunkeln Jahrhunderten des Anfangs unserer Zeitrechnung das Eigentum des Finders wurden, als Sklaven galten, und von ihren Herrn verkauft und vermietet werden konnten.

Ein barmherziges Eigentumsrecht an die Stelle eines unbarmherzigen zu setzen, war der Gedanke, der einen guten Mönch in Mailand veranlaßte, dort 787 das Findelhaus zu gründen, das später für Florenz zum Muster wurde. Das Innocenti wurde unter dem Schutze der Seidenhändlergilde im ersten Teil des 15. Jahrhunderts gebaut und 1451 vollendet. Es ist ein Muster reizender Architektur mit schönen Malereien und den wohlbekannten Medaillons von Luca della Robbia geschmückt. Die kleinen Findlinge »erhielten ihre Freiheit« im siebenten Jahre, d. h. sie wurden niemals Sklaven. Sie wurden in Familien untergebracht,

---

1) *Old Florence and Modern Tuscany.* (Das alte Florenz und das moderne Toscanien) v. Janet Ross. 1904, S. 60—65.

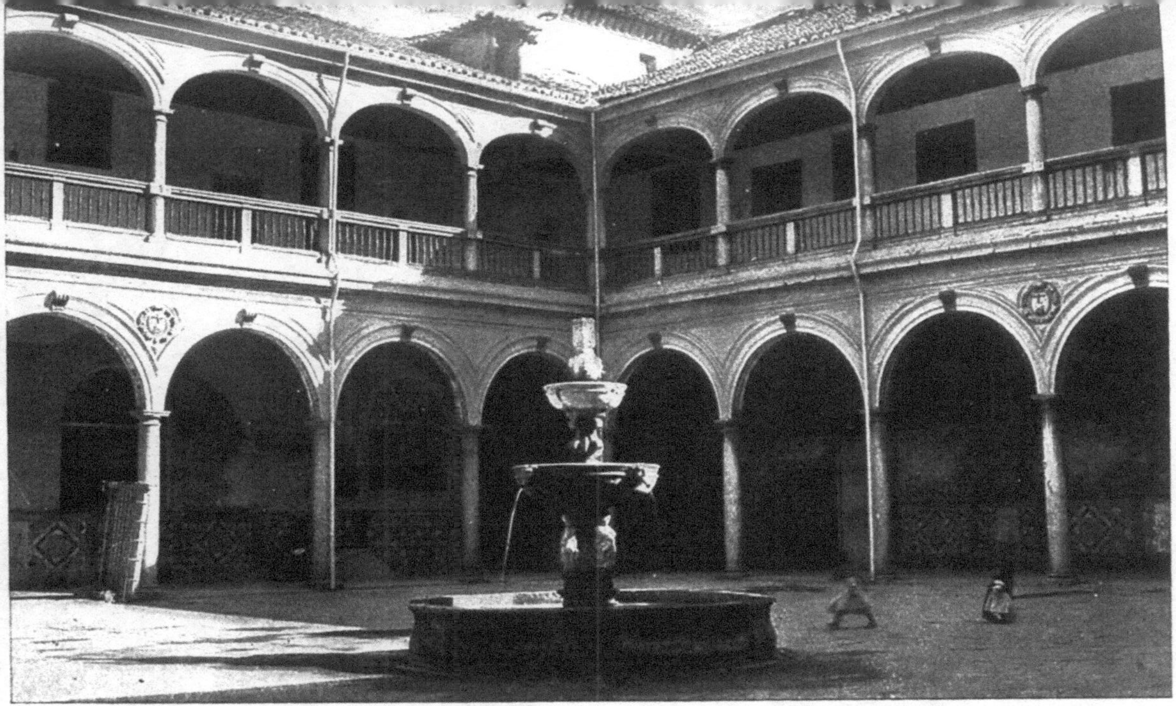

Montanya, für die *Geschichte der Krankenpflege.*

Hof des Hospitals San Juan di Dio, Granada.

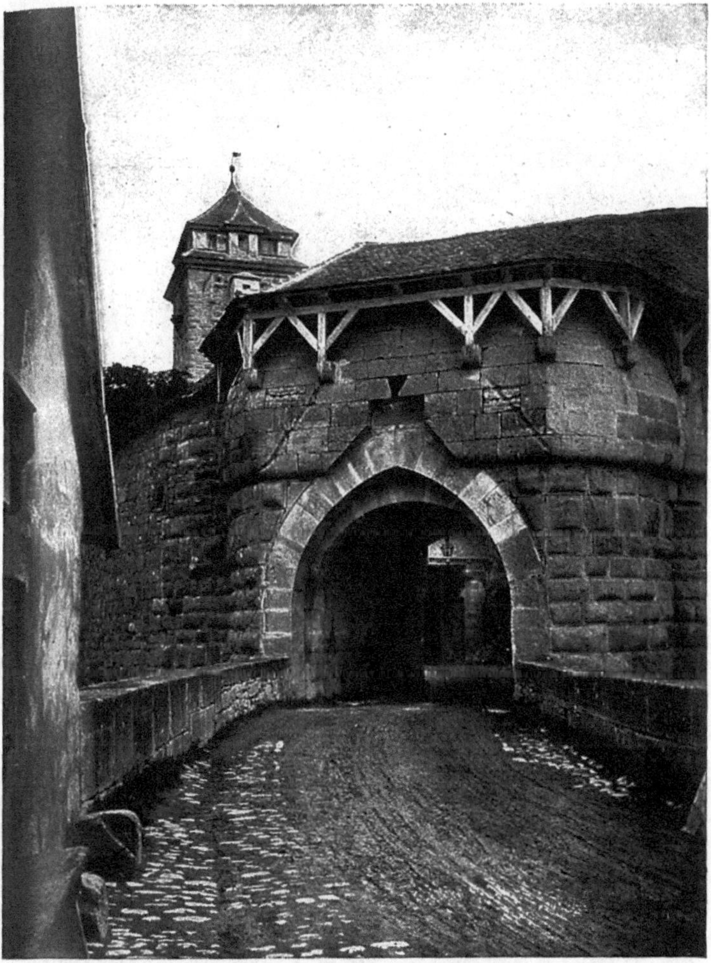

Eingang zum H. Geist-Hospital in Rothenburg o. d. Tauber.
Das Hospital wurde 1280 von den Stadtmauern eingeschlossen.

die versprachen, sie wie eigene Kinder zu halten; sie lernten Gewerbe; die Mädchen wurden, wenn sie heirateten, entweder vom Hospital oder von den Pflegeeltern ausgestattet oder endlich in Klöstern untergebracht.

Kuhmilch wurde 1577 zum ersten Mal zur Ernährung der Findelkinder benutzt, nachdem ein weit gereister Herzog berichtet hatte, daß er in Spanien eine Kuh gesehen habe, deren Milch man den Kindern gab. Heute befindet sich dieses Haus, das eine so reiche Geschichte hat, in den Händen der Schwestern des h. Vincentius von Paul, unter der Leitung eines hochwissenschaftlichen und fortschrittlichen Vorstandes, der hauptsächlich aus Ärzten besteht, und ist eine der am besten gehaltenen und verwalteten Anstalten dieser Art, die mittelalterlichen Zauber mit moderner Wissenschaft auf das glücklichste verbindet.

Das alte Hospital von Santa Maria della Scala in Siena mit seiner mehr als tausendjährigen Geschichte steht keinem andern an Interesse nach. Es wurde im 9. Jahrhundert gegründet von Soror (832 geboren, 898 gestorben), einem Manne in bescheidener Stellung, der nach Art der ersten Christen die Gewohnheit hatte, Pilger und bedürftige Personen aus Gastfreundschaft in sein eigenes bescheidenes Heim aufzunehmen. Die Gaben der Dankbarkeit und Anerkennung ermöglichten ihm, schließlich ein Hospital an der jetzigen Stelle gegenüber dem Dom zu bauen. Ein Teil des neuen Gebäudes bestand aus den Marmorstufen eines alten Minervatempels, der an derselben Stelle gestanden hatte, es bekam daher den Namen

»Della Scala« (*scala* = Treppe). Das Hospital nahm Findelkinder auf, zog sie auf, stattete sie aus und verheiratete sie. Es nahm auch Fremde auf, verteilte Almosen an die Armen und pflegte Kranke. Der Orden pflegender Brüder, den Soror hier gründete, soll der erste Orden von Hospitalbrüdern gewesen sein, der bestimmte Satzungen hatte[1]). Neben den Brüdern bestand selbstverständlich ein Orden von Schwestern, um für die Frauen und Kinder zu sorgen[2]). Mit der Zeit wurde das Hospital sehr reich und wegen seiner guten Verwaltung wurden viele andere mit ihm verbunden. Seit der Vollendung des Domes waren die Pflegenden des Hospitals Domherren der Kathedrale. Die Namen der h. Katharina und des h. Bernardino, die beide dort pflegten, erhöhten noch seinen Ruhm. Katharina's Werke sind schon erwähnt. San Bernardino verrichtete hier seine höchsten Leistungen in der Krankenpflege während der Pest im Jahre 1400. Er wird auf Bildern dargestellt, wie er den Blinden das Augenlicht wiedergibt, zweifellos zur Erinnerung an seine wirklichen Hilfeleistungen bei eiterigen Augen-Entzündungen. Die große Halle von Santa Maria ist mit wundervollen Fresken geschmückt, welche die Pflegetätigkeit der Brüder und die Ausstattung der Findlinge schildern. Ein anderes in Italien von frommen Männern errichtetes Hospital war das von Santa Maria Annunciata in Neapel, das im Jahre 1304 von zwei Brüdern, Nicolas und Giacomo Scondito, erbaut wurde.

Jeder Reisende, der über einen Bergpaß nach

---

[1]) Wetzer und Welte, *Kirchenlexikon*, Art. »Hospitäler«.

[2]) Haeser, a. a. O. S. 28.

Italien gewandert ist und von den Mönchen im Hospiz gelabt wurde, wird sich vorstellen können, was vor Jahrhunderten für einsame Fußgänger das Obdach bedeutet haben muß, das an schneebedeckten Pässen und wilden Orten zur Seite der Saumpfade für die Wanderer errichtet war, um ihnen Gastfreundschaft, Wärme und Nahrung zu bieten. Eines der berühmtesten dieser Hospize war das vom Vicomte von Flandern in Albrac oder Aubrac in Frankreich, auf einem schneebedeckten Paß aus Dankbarkeit für seine Errettung von Räubern errichtete. Seine Bewohner waren Priester; zwei bewaffnete Ritter zu Schutz und Führung der Pilger, einer, der vorausritt, um die Räuber zu verjagen; geistliche und Laienbrüder für den Dienst im Hospiz, einer, der die Armen bediente, Diener und Landarbeiter, und fünf Schwestern höheren Standes mit Dienstmädchen um die weiblichen Reisenden zu empfangen[1]. Im 12. Jahrhundert gab es zahlreiche Gemeinschaften dieser Art, einige der ältesten befanden sich in Köln, Mainz, St. Goar, Nürnberg und Würzburg. Im 12. Jahrhundert hatte in den Städten auch jede Anstalt ihre Krippe, eine Bezeichnung, die aus dem Französischen stammt, wo seit dem 5. Jahrhundert Wiegen vor die Türen der Hospitäler und Kirchen gestellt wurden, um die Findelkinder aufzunehmen.

Nicht nur christliche Länder konnten sich zahl-

[1] Helyot III. S. 169, und *L'Ancien Hôpital d'Aubrac* (das alte Hospital in Aubrac), Abbé Bousquet. Montpellier 1841. (Derselbe gibt die Zahl der Ritter zur Begleitung der Reisenden als 12 an und die Gründungszeit als etwa d. J. 1022).

reicher und schöner Hospitäler in den ersten Jahrhunderten unserer Zeitrechnung rühmen. Die Sarazenen besaßen ebenso schöne Hospitäler, die eine zeitlang die europäischen an medizinischem Wissen und als Gelehrtenschulen weit übertrafen. Heusinger erwähnt Berichte aus Hospitälern und *xenodochien* in Kaschmir um die Zeit Christi und sagt, daß diese nach den mildtätigen königlichen Frauen benannt waren, welche sie stifteten.[1]) Macrizi erwähnt schon 707 n. Chr. ein von einem der Kalifen in Cairo gegründetes arabisches Hospital, wo Aussätzige isoliert und Blinde versorgt wurden, und noch ein von einem andern Kalifen 854—855 gebautes.[2]) Nur freie Männer und Bürger wurden in diesem Hospital behandelt. Soldaten und Sklaven nahm man nicht auf. Beim Eintritt wurden den Kranken Kleider und Geld abgenommen und bis zum Fortgang aufbewahrt, und das Hospital gab ihnen Kleider, solange sie da waren.

Medizinischen Historikern zufolge war der Widerstand der Geistlichkeit gegen das Studium der Naturwissenschaften die Veranlassung zu einer »glänzenden und romantischen Pilgerfahrt«, die der ärztliche Geist nach dem Osten unternahm, um mit dem Einfall der Sarazenen über Spanien zurückzukehren. Diese Geschichte wird entzückend von Dr. Fossel erzählt[3]), der auf die

---

[1]) *Das Alter der Hospitäler in Kaschmir. Janus,* Breslau, 1847, II. S. 393—394.

[2]) *Beschreibung der Hospitäler in El Cahira. Janus,* 1846, I. S. 28. 29. Übersetzt von Wüstenfeld.

[3]) *Öffentliche Krankenpflege im Mittelalter,* Dr. Victor Fossel. *Mitteil. der Vereinigung der Ärzte in Steiermark.* 37. Jahrgg. Nr. 3. S. 37, 38.

Ketzerei der Nestorianer und ihre Wanderungen nach Persien, Indien und China im Anfang des 5. Jahrhunderts, wohin ihr Forschergeist sie trug, zurückgreift:

Es waren dies die Schulen der Nestorianischen Christensekte, die um die Mitte des fünften Jahrhunderts ihrer Glaubenslehre wegen aus Byzanz vertrieben, nach Mesopotamien, Syrien und Persien sich gewendet und dort Aufnahme und Verbreitung gefunden hatte. Die Nestorianer haben griechische Wissenschaft nach diesen Ländern getragen und hier Centren der Gelehrsamkeit gegründet, an denen Christen, Heiden und die zahlreichen Juden eine höhere Bildung empfangen haben. Der Medizin, welche ebenso eifrig gepflegt wurde wie andere Disziplinen, kam vor allem zustatten, daß hier die hellenische Heilkunde mit den reichen Erfahrungen indischer Ärzte in ein Bündnis trat und nach dem Vorbild von Konstantinopel an den Sitzen der Schulen Krankenhäuser errichtet wurden, die zugleich dem Unterricht zu dienen hatten. Die berühmteste der ärztlichen Schulen war jene von Dschondisapor (in der heutigen persischen Provinz Khuzistan).

Die Araber trugen das heilige Feuer der Gelehrsamkeit von hier in alle Länder, die sie eroberten, statteten alte Hospitäler aus und bauten neue. Eines dieser berühmten Hospitäler erbaute 981 die Mutter eines Kalifen. An demselben waren 24 Ärzte und eine große Zahl von Pflegenden oder »Bettmachern« und Dienern angestellt. Die Kranken wurden ihren Leiden entsprechend in verschiedenen Sälen und Abteilungen untergebracht.

Die größte Schöpfung unter den vielen Hospitälern des Islam war aber das prächtige Mansurische Krankenhaus in Kairo, das Sultan El-Mansur Girlavun im Jahre 1283 gestiftet und nach seinen eigenen Worten »den Großen und den Kleinen, den Freien und den Sklaven, für Männer und Frauen« bestimmt hatte. Gesonderte Krankensäle dienten zur Unterbringung von Fiebernden, von Verwundeten, Augenkranken Geisteskranken, Rekonvaleszenten. Jeder dieser Säle war mit Springbrunnen versehen, um die Luft in wohltuender Kühlung zu erhalten; in großen eigenen Räumen wurden die aus dem ganzen Morgenlande herbeigeschafften Arzneivorräte aufbewahrt, in besonderen Hallen fand der medizinische Unterricht statt, und ausgedehnte schattige Gärten, mit behaglichen Zelten ausgestattet, standen den Pfleglingen zur Erholung offen. Doch nicht nur für die eigenen Pfleglinge sorgte die Anstalt, auch für jene armen Kranken, die in der Stadt in ihren Wohnungen lagen, wurde ärztliche Hilfe, Arznei, Speise und Trank ohne Entgelt von diesem Hause der Barmherzigkeit geleistet.

Die Pflege wurde durch »Bettmacher« — Männer und Frauen — besorgt, und man behandelte nicht nur die Kranken im Hospital, sondern die Armen der Stadt wurden auch in ihren eigenen Wohnungen mit unentgeltlicher ärztlicher Pflege, mit Arzneien und Nahrungsmitteln versorgt. Den entlassenen Kranken gab man sogar ein Goldstück mit, damit sie nicht sofort wieder an die Arbeit mußten. Dieses berühmte Hospital wird von vielen Schriftstellern erwähnt. Ein anderes, sehr schönes Hospital befand sich in Damaskus. Es heißt, daß niemand in diesen Krankenhäusern abgewiesen und die Zeit des Aufenthaltes äußerst gastfrei ausgedehnt wurde. Man erzählt eine Geschichte von einem persischen Edelmann, der Damaskus besuchte, und als er das Hospital sah, beschloß, sich dort eine Weile des Aufenthaltes zu erfreuen. So gab er vor, krank zu sein, nur um aufgenommen zu werden. Der Arzt erkannte den

Fall, verordnete ihm jede Diät, die er wünschte, und so lebte er drei Tage vom Überfluß des Landes. Dann schickte der Arzt ihm ein »Recept«, aus dem hervorging, daß Gäste nicht länger als drei Tage bleiben dürften, und entließ ihn als geheilt.[1])

So traten in allen Hauptstädten, wie Alexandrien, Damaskus, Bagdad, Merw, Ispahan [Jerusalem, Antiochia] und an anderen aufblühenden Sitzen der arabischen Kultur Krankenhäuser ins Leben, die mit der praktischen Unterweisung junger Ärzte am Krankenbette einhergehend, ein rühmliches Zeugnis ablegten von der Einsicht und Hochherzigkeit ihrer muhamedanischen Gründer. Ebenso zahlreiche Krankenasyle schufen die Araber in Spanien, wo sie schon nach der Besitzergreifung des Landes die bestehenden christlichen Spitäler in Obhut genommen hatten. Wie ihre hier begründeten Gelehrtenschulen überhaupt, so wurden insbesondere ihre medizinischen Lehranstalten von den Angehörigen aller Länder Europas eifrigst besucht. Cordova allein soll zur Zeit seiner höchsten Blüte an fünfzig Spitäler besessen haben, und ähnlichen Reichtum mögen auch andere Mittelpunkte der spanisch-arabischen Kultur aufgewiesen haben.

Mit dem Zusammenbruch des arabischen Reiches sank auch die Kultur dieses Volkes rasch dahin, und die Schulen wie die Spitäler verschwanden bald aus den Blättern seiner Geschichte. Trotzdem verdienen sie einen Ehrenplatz in der Vergangenheit der Heilkunde und der Krankenpflege, denn sie haben Jahrhunderte hindurch Licht und Glanz verbreitet, gerade in jener Periode, in welcher das Abendland erst darangegangen war, die ersten Bausteine zur Gründung eigner ärztlicher Hochschulen aus den Händen der Mohammedaner in Empfang zu nehmen.[2])

---

[1]) Withington, *Hist. Med.* S. 165.

[2]) Fossel, a. a. O.

Im engen Zusammenhang mit der Entwicklung der medizinischen Wissenschaften stand im 12. Jahrhundert das Hospital von St. Barbara in Straßburg, das später mit einem zweiten, dem sogenannten Hospital für arme Fremde, jetzt Bürgerspital benannt, vereinigt wurde.[1])

Es ist jedoch nicht anzunehmen, daß alle Hospitäler den besonders berühmten in sanitärer Beziehung oder Pracht der Ausstattung gleichkamen. Waren auch die in reichen Abteien gebauten und von Gärten umgebenen Krankensäle Muster von Bequemlichkeit und sauberer Ordnung, so waren doch viele der Hospitäler in den Städten überfüllt, wie das noch heute aus den erhaltenen Überresten aus dem 13. und 14. Jahrhundert in den verhältnismäßig unverändert gebliebenen kleinen Städten hervorgeht. Noch ehe die wachsenden Hospitäler ihre spätere gewaltige Ausdehnung erlangt hatten, wurden die Gefahren und unhygienischen Zustände, welche das Zusammenpferchen so vieler Kranker mit sich brachte, von den Pflegern des Mittelalters erkannt und betont. 1250 verfaßten der Meister und die Brüder des Augustiner-Ordens im Katharinen-Hospital zu Regensburg einen Bericht, in dem sie beklagten, daß die engen Räume nicht nur unzureichend für die Aufnahme der bedürftigen Kranken wären, sondern daß diese infiziert würden und daß infolgedessen die Kranken der Ansteckung und vorzeitigem Tode ausgesetzt seien

---

[1]) Virchow, *Geschichte des Aussatzes und der Spitäler.* S. 313.

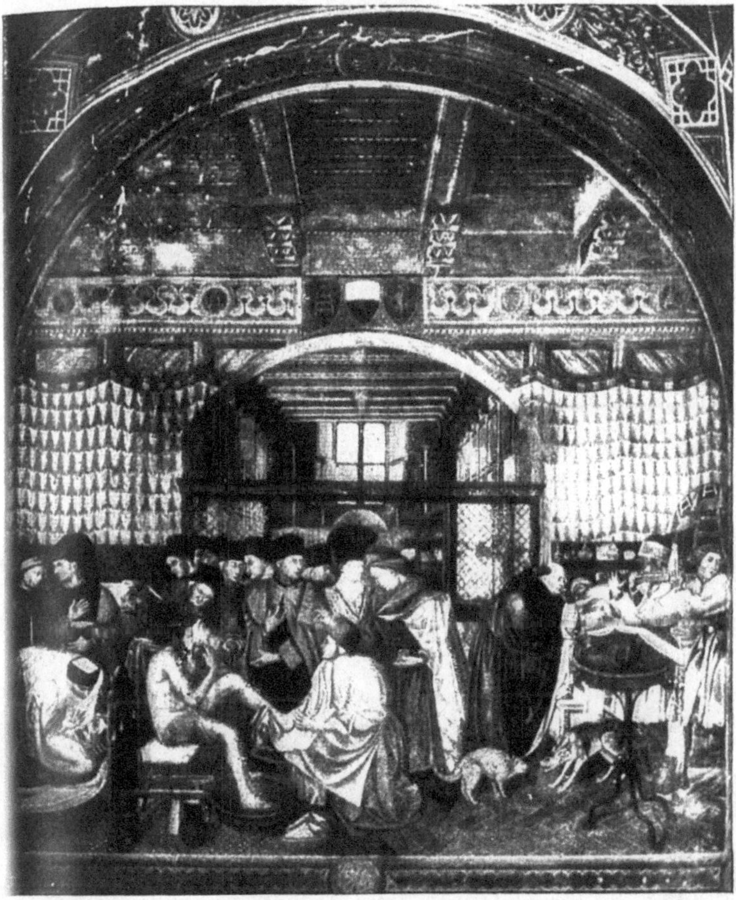

Alinari phot.

Die Versorgung der Kranken.
Ein Wandgemälde in Santa Maria della Scala, Siena.

wegen des armseligen Baues, der verdorbenen Luft, der giftigen Ausdünstungen und Ansteckungen der zu eng zusammengepferchten Kranken.[1])

Die allmähliche Vervollkommnung der Geräte und Bequemlichkeiten, welche in der Krankenpflege so wichtig sind, erörtert Dr. Paul Jacobsohn in einer sehr interessanten Reihe von Artikeln über Krankenpflege-Gerätschaften[2]) und in einer großen, erschöpfenden Abhandlung, in welcher er die verschiedenen Entwicklungsstadien des Krankenzimmerbegriffs in allen Zeitaltern schildert. Während gewisse notwendige Gerätschaften, wie Einlaufspritzen und Katheter, Nachtlampen, Becken, Schalen und Gefäße verschiedener Art seit den ältesten Zeiten angefertigt und gebraucht wurden, so waren doch im ganzen bis zum 18. Jahrhundert die Geräte und Bequemlichkeiten, die man für die Kranken benutzte, fast ausschließlich solche, die diesem Zwecke aus den von Gesunden gebrauchten Geräten und Hülfsmitteln angepaßt werden konnten. Sie waren alle dem Gebrauch der Kranken nur anbequemt, und gehörten fast ausschließlich zu dem, was er »Improvisationstechnik« nennt. So waren in den mitteralterlichen Hospitälern die für die Kranken gebrauchten Ein-

[1]) Schäfer, a. a. O. II. S. 135.

[2]) *Beiträge zur Geschichte des Krankenkomforts. Deutsche Krankenpflege-Zeitung* 1898. In 4 Teilen, beginnend auf den Seiten 141, 153, 170, 255. In Buchform verkürzt erschienen als Teil des Werkes *Handbuch der Krankenversorgung u. Krankenpflege,* herausg. von Dr. Georg Liebe, Dr. Paul Jacobsohn, Dr. George Meyer. 2. Bd., 1. Abt. Aug. Hirschwald Berlin 1902. (Anm. der Übersetzerin.)

richtungsgegenstände und Bequemlichkeiten die gleichen, wie für den gewöhnlichen Gebrauch. Das 18. Jahrhundert erlebte einen allgemeinen Verfall der Krankenpflege und Hospital-Organisation, und naturgemäß veränderte sich auch die Umgebung der Kranken zu ihrem Nachteil. An Stelle der großen luftigen Hallen, der kühlen Quellen und Springbrunnen und der lieblichen grünen Gärten der mittelalterlichen Hospitäler Frankreichs, Spaniens und des Orients traten die engen dunkeln Räume der städtischen und staatlichen Anstalten des 18. Jahrhunderts. Ein Schriftsteller erwähnt die plumpen hölzernen Betten mit den dünnen Vorhängen; die schweren hölzernen Läden, um die Sonne abzuhalten; die hölzernen Fußböden, welche man mit Essig und Wasser besprengte, um den Staub niederzuhalten und die Luft zu kühlen. Zur Reinigung der Luft liebte man alle Arten von Räucherungen und Verbrennungen, wie von Orangen- und Zitronenschalen, getrockneten Äpfeln, Zucker und verschiedenen scharfriechenden Heilstoffen und Hölzern; Lavendelspiritus wurde ebenfalls dazu benützt und mit Essig vermischt auf eine heiße Schaufel geschüttet. Oder man erhitzte Rosenwasser mit Essig und Zitronenschale in einer Pfanne über heißen Kohlen oder einer Spiritusflamme. Die Ursachen der schlechten Luft sind nur zu leicht ersichtlich aus dem Fehlen jeder Ventilation und der primitiven Handhabung aller Geräte; Dr. May, der sehr aufgeklärt war, empfahl den Gebrauch eines Thermometers und riet, daß alle gebrauchten Geräte sofort aus dem Krankenzimmer entfernt werden sollten. Aus

Gummi hergestellte Sachen waren damals unbekannt. Unterlagen, Kissen und Ringe wurden mit Leder überzogen, (wie dies wahrscheinlich während des ganzen Mittelalters geschah); die beiden letzteren füllte man mit Moos, Roßhaar oder Federn. Etwas einem Irrigator Ähnliches gab es noch nicht. Für kalte Füße wurden an Stelle der langstieligen kupfernen mit Kohlen gefüllten Bettwärmer des Mittelalters steinerne Krüge verwendet, die man mit heißem Wasser füllte. Die Verschiedenheit der Breiumschläge war geradezu erstaunlich.

Dr. Pfählers Buch, das 25 Jahre nach dem von Dr. May geschrieben wurde, zeigt einen großen Fortschritt in den Bequemlichkeiten und Hülfsmitteln des Krankenzimmers. [1]) Trinkbecher wurden zu seiner Zeit aus Porzellan oder Glas, statt aus Zinn gemacht, und silberne oder elfenbeinerne Löffel traten an Stelle der zinnernen. Uringefäße wurden aus Glas hergestellt und mit Asche und Salz gereinigt. Dann taucht die erste Erfindung zur Veränderung des Bettes auf, — eine verstellbare Einrichtung, die einem Liegestuhl ähnelte, und an der ein Lesepult angebracht werden konnte. Um diese Zeit wurde auch der Gebrauch von Roßhaarmatratzen bekannt. Luftkissen kamen auf, und eine Art Öltuch wurde für Unterlagen angefertigt; Bettvorhänge wurden aus grünem statt aus gemustertem Zitz hergestellt. Dr. Pfähler empfiehlt grüne Zweige und zerkleinertes Eis in Schalen

---

[1]) Nach Dr. Jacobsohn hat Dr. Pfähler für sein Buch französische Quellen benutzt. Siehe S. 534, 535, Bd. I.

zur Auffrischung der Luft, und läßt Wasser von einem Krug in den andern gießen, um durch das beruhigende Geräusch Schlaf herbeizuführen. Er verlangt, daß die Kranken vor den Mahlzeiten gewaschen werden und beschreibt die Schnabeltasse und lange Trinkrohre. Er gibt auch bessere Anweisungen zur Behandlung von Dekubitus und verordnet mit Reh- oder Hirschfell und weichem Tuch bezogene Kissen. Die alte Mode, das Bett mit Vorhängen oder Alkoven zu umgeben, sollte dem Kranken ein angenehmes Gefühl der Abgeschlossenheit verschaffen, und dies war ein Vorzug, — der jedoch durch die schlechte Luft des eingeschlossenen Raumes aufgehoben wurde. 1777 wurden von Le Roy tragbare Bettschirme erfunden, sie waren aber so schwerfällig, daß man sie nicht umhertragen konnte und wurden nicht benutzt. Da indes die Alkoven beibehalten wurden, befürworteten fortgeschrittene Schriftsteller wegen der unerträglich schlechten Ventilation der Säle Einzelräume für jeden Kranken. Im alten Münchener Hospital wurden erst 1832 die Alkoven endgültig entfernt, teils um die Wanzen zu beseitigen, teils weil sie dem klinischen Unterricht hinderlich waren. 1774 schrieb Anton Petit in Paris ein Buch über die beste Art des Hospitalbaues. Ein Buch von Dr. Anselm Martin aus dem Jahre 1832[1]) gibt vorzügliche Anweisungen für die persönliche Versorgung des Kranken: — »seine Nachtmütze sei nicht zu eng, das Halstuch trocken und warm, der Körper sauber, der Kranke

---

[1]) *Die Kunst den Kranken zu pflegen.* München, 1832.

gewaschen und gekämmt; seine Augen, Nase und Zunge sorgfältig gereinigt«. Um Verwechslungen zu vermeiden, schlug er vor, die Pulver zum äußeren und inneren Gebrauch in Papier von verschiedener Farbe zu falten. Diese Anwendung der Farben findet sich noch heute in den italienischen Hospitälern, wo verschiedenfarbige Hüllen, deren jede ihre Bedeutung hat, für Pulver in Gebrauch sind. Tropfflaschen gab es zu jener Zeit nicht, und die erteilten Anweisungen, um sorgfältig aus der Flasche zu tropfen, sind überraschend genau und ausführlich. Jetzt werden auch mit zerkleinertem Eis oder Schnee gefüllte Blasen und viele verschiedene Arten von Bädern erwähnt. Zum Baden der Augen mußte der Kranke sich aufsetzen und ein Becken halten, in dessen Mitte ein mit der verordneten Lösung zum Überfließen gefülltes Glas stand. Der Kranke mußte sich darüber beugen und sein Auge in das Glas halten, es öffnen und schließen, damit die Flüssigkeit den Augapfel umspülte.

In der Charité in Berlin wurde 1832 Zentralheizung eingerichtet, und Korridore und Baderäume wurden erwärmt. In mancher Beziehung waren die Hospitaleinrichtungen besser geworden, so besonders in Bezug auf die Fenster und deren Verdunkelung. Für den Nachtdienst erschienen große Lampen nicht ratsam, man erfand daher kleine Wachskerzen, die in einem Wasserbehälter schwammen. Die Mahlzeiten wurden zierlicher gereicht. Eine Serviette oder ein Handtuch wurde über das Bett gebreitet, um darauf ein Tablett zu stellen. Man fand es höchst unbequem für die Bettpatienten, ihre Mahlzeiten von einem danebenstehenden Tische zu essen. Unterzeug wurde im Bett nicht mehr getragen, und besondere, mit Bändern an den Schultern befestigte Ärmel wurden für gewiße Fälle empfohlen. Eiserne Bettstellen kamen auf, waren aber unbeliebt. In der Tat waren die ersten Bettstellen dieser Art plump und schwerfällig und man duldete sie nur, weil sie weniger Schlupfwinkel für Ungeziefer boten. Dr. Dieffenbach schildert mit großer Schärfe all den Abfall und Plunder, der sich bei nachlässigen Pflegerinnen in den altmodischen Himmelbetten ansammelte — »alte Schuhe, Äpfel, Seife, Spinnen, Mäusenester und Wanzen, während das wurmstichige Holz Zecken beherbergt. Unter den Betten befinden sich Kohlen, Kartoffeln etc.«

Luftkissen und Ringe wurden etwa 1830 erfunden; die Kranken bevorzugten aber die alten mit Roßhaar gefüllten Ringe (wahrscheinlich weil jene zu stark aufgeblasen wurden). Um diese Zeit wurden auch Zinn- oder Blechpfannen in verschiedenen Formen als Bettwärmer angefertigt. Von jetzt an, sagt Jacobsohn, kam wieder eine rückschrittliche Periode der Stumpfheit in die Hospital-Anordnungen und Einrichtungen. Die Ärzte kümmerten sich, da ihre rein wissenschaftliche Arbeit sie völlig beanspruchte, gleich wenig um die Krankenpflege wie um die Hospitalgeräte, und es wurden keine weiteren Fortschritte in dieser Beziehung gemacht, bis der Einfluß von Kaiserswerth und der Arbeit und Schriften von Florence Nightingale sich geltend machten, unter dem die Hospitäler rasch einen freundlichen, behaglichen Charakter annahmen, wie er namentlich die englischen Krankenhäuser stets ausgezeichnet hat. Die Entdeckung der Keimtheorie lenkte die Aufmerksamkeit der Mediziner auf das Innere der Hospitäler, woraus zwei ins Auge fallende Ergebnisse folgten: erstens wurde alles Septische verbannt, und zweitens wurde eine bewußte Anstrengung gemacht, aseptische, besonders für den Gebrauch und die Bequemlichkeit Kranker geeignete Gegenstände anzufertigen. Der höchste Kultus der Asepsis führte für einige Zeit wieder zu einem kahlen und frostigen Aussehen der Hospitalräume, und in der neuesten Zeit ist es hauptsächlich den Bemühungen Prof. E. v. Leydens und M. Mendelssohns gegen 1890 zu danken, daß der Begriff des therapeutischen Wertes einer freundlichen und angenehmen Umgebung in Deutschland und den Ländern, denen dasselbe vorbildlich ist, entwickelt wurde. Infolgedessen wird diese bislang vernachlässigte Seite der Kranken-Behandlung heute ernstlich beachtet, so daß die Hospitalräume, wiewohl aseptisch, doch anfangen behaglicher und freundlicher auszusehen.[1])

---

[1]) Aus Jacobsohn, a. a. O.

Kapitel VII.

DER BEGINN DER WELTLICHEN ORDEN: DIE BÉGUINEN, SANTO SPIRITO, OBLATA VON FLORENZ.

Für die Benediktinerklöster begann, nachdem sie etwa 500 Jahre nach ihrer Gründung den Gipfel der Macht und des Einflusses erreicht hatten, eine lange Periode langsamen Verfalls, die, wenn sie auch hie und da durch günstige Umstände verzögert wurde, doch allgemein durch Formalismus, Nachlassen des ursprünglichen Eifers, und stellenweise sogar durch ein Sinken des moralischen Standpunktes bezeichnet wurde. Etwa um das 12. Jahrhundert, das man ebensowohl als das goldene Zeitalter des Klosterwesens, wie als das goldene Zeitalter der Ritterlichkeit bezeichnen könnte, entstand, wenigstens was die Krankenpflege anbelangt, eine neue Form des Klosterwesens. Das 12. und 13. Jahrhundert zeichnen sich aus durch eine nicht zu unterdrückende Energie, die ihren Ausdruck in freiwilliger Vereinigung außerhalb der älteren und starren kirchlichen Orden fand. Einen

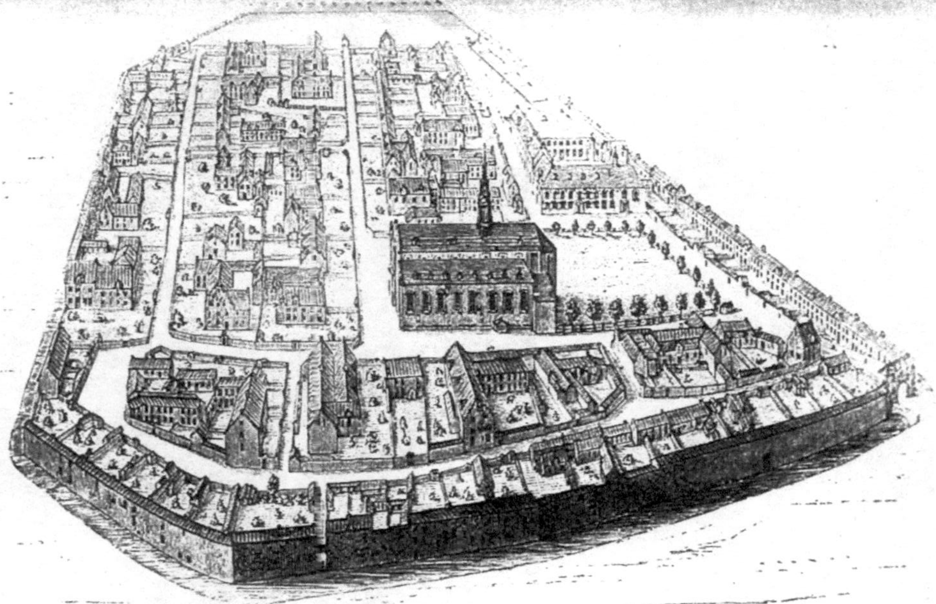

Das große Béguinen-Kloster in Ghent, das Kloster der h. Elisabeth genannt, wurde im 12. Jahrh. gegründet und hat noch dieselbe Lage inne wie im Jahre 1234. als die Gräfin Johanna der Gemeinde eine Verfassung gab.

Allgemeine Ansicht aus *The Ghent Churches* des Baron Kervyn de Volkaersbecke, nach dem Stich von P. J. Goetghebuer.

Military and Religious Life in the Middle Ages and at the Period of the Renaissance von Paul Lacroix. Bickers & Son, London.

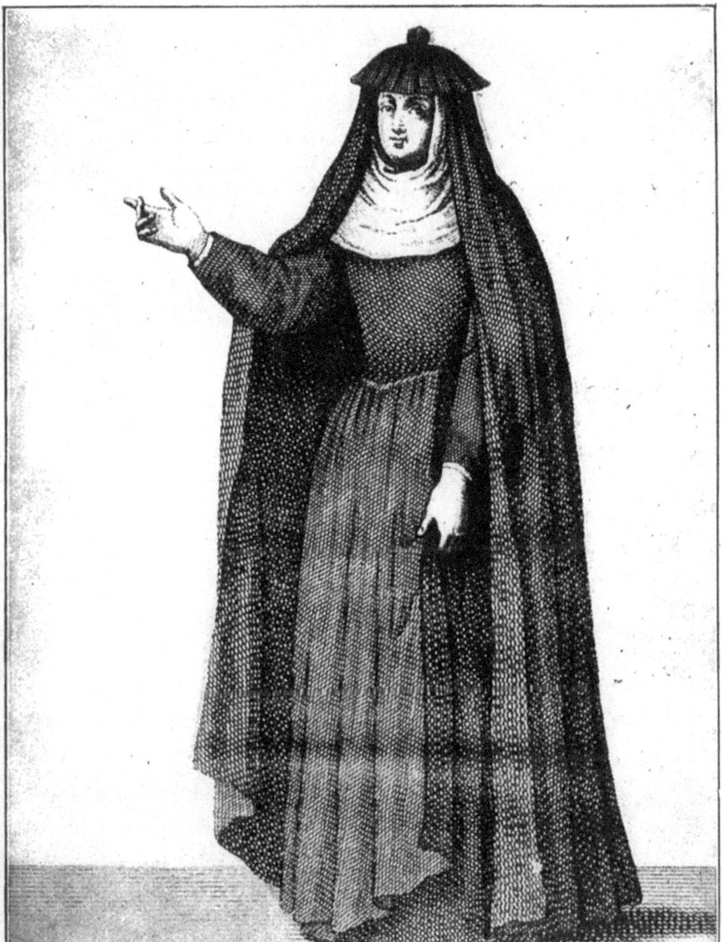

Béguine aus Antwerpen

Helyot, *Les Ordres Monastiques* etc., Bd. III.

solchen freien und freiwilligen Charakter trugen manche der hervorragendsten und erfolgreichsten Pflegeverbände, denn in jenem glänzenden, ritterlichen, hingebungsvollen, aber oft auch grausamen und abergläubischen Zeitalter erwies sich die Krankenpflege dauernd als eine Form des Dienstes, die sich am eindringlichsten an Herz und Gemüt der Menschen wandte. Tuker und Malleson sprechen von dem »moralischen Wunder«, das sich vollzog, als die Frauen in der ganzen Welt sich erhoben und aus eigenem Antrieb Arbeitsgemeinschaften gründeten, die »tätigen Orden«.[1]) Die weitaus größte Zahl der Pflegeorden entstand seitdem nicht mehr in der Kirche, sondern außerhalb derselben in Gestalt von weltlichen oder Laienvereinen. Im Vergleich mit dem, was man jetzt weltliche Genossenschaften nennt, würden allerdings diese mittelalterlichen Vereinigungen, selbst in ihren freiesten Anfangsstadien, uns heute als streng kirchlich erscheinen, so sehr gehörten religiöse Formen und Riten zu ihrem täglichen Leben. Aber »kirchlich« sein, bedeutete damals das Ablegen feierlicher oder dauernder Gelübde, während die weltlichen Orden sich nur zur Keuschheit, zum Gehorsam und manchmal zur Armut verpflichteten, und auch das nicht dauernd. Im Laufe der Zeit kamen jedoch alle diese Orden nach und nach unter die Herrschaft der Kirche. Haeser sagt:[2])

Wir sehen diese frommen Pflegerschaften ursprünglich völlig unabhängig von der Kirche sich entwickeln. Am ent-

---

[1]) Bd. III. S. 250.

[2]) Haeser, a. a O., S. 37.

schiedensten ist dies bei denjenigen der Fall, welche zu Anstalten weltlichen Ursprungs in Beziehung treten. Aber keine dieser Verbrüderungen entzieht sich in ihrer ferneren Entwicklung dem Einflusse der Kirchengewalt, indem sie sich derselben entweder freiwillig unterordnet (der häufigste Fall), oder indem die Kirche Mittel zu finden weiß, ihren Einfluß geltend zu machen, wo man geneigt sein sollte, sich demselben zu entziehen. Daß es an Versuchen dazu nicht fehlte, beweist die häufige Wiederholung der Verordnungen, welche für die Kirche das Recht in Anspruch nehmen, alle, auch die von Laien gegründeten Anstalten dieser Art zu organisieren. Es hatten aber auch die weltlichen Urheber solcher Stiftungen häufig hinreichende Veranlassung, eine gewisse Grenze der Willfährigkeit, der Kirche gegenüber, nicht zu überschreiten.

Es ist interessant zu beobachten, daß sich irgend etwas im eigentlichsten Wesen der Krankenpflege naturgemäß der strengen klösterlichen Form entzieht und dem feierlichen Gelübde widerstrebt. In diesem Sinne übten die großen Krankenpflegeorden des Mittelalters beständig, wenn auch nicht immer sichtbar, einen mildernden Einfluß auf die Neigung zu strenger Klösterlichkeit und bildeten dieser gegenüber eine fortwährende Gegenströmung. Wieviel dieser ausgeprägte Charakterzug des Pflegeberufs, — nämlich die Weigerung, sich von anderen Anforderungen als denen der Pflege binden zu lassen —, dazu beigetragen hat, die Klausur erst aufzuhalten, dann ganz zu beseitigen, oder, vom allgemeinen Standpunkt angesehen, wie stark dieser Faktor an der wirtschaftlichen Selbständigkeitsbewegung der Frau beteiligt gewesen ist, das ist ein Punkt, der noch nicht die Beachtung gefunden hat, die er verdient.

Als eine solche Frauenbewegung von weltlichem Charakter steht in erster Reihe der Béguinen-Orden .in Flandern, nach Helyot[1]) die erste dieser weltlichen Gemeinschaften. Er bildete eine der dramatischsten und zielbewußtesten jener zahlreichen Arbeits-Gruppen, die sich in der Verfolgung einer freien und nützlichen Tätigkeit dauernd gestalteten und umgestalteten, neue Organisationen schufen, wenn die älteren versteinerten und unwirksam wurden. Der Béguinen-Orden vertritt mehrere verwandte Prinzipien. Er war ein Protest gegen die Mißstände, welche sich in das unnatürliche Klosterleben jener Zeit eingeschlichen hatten; ein Protest gegen den Formalismus und die zwecklose Unterdrückung; und der Ausdruck eines hohen moralischen Standpunktes, der sich neben dem Recht auf Initiative und freiwillige Selbstbestimmung in der Arbeit behauptete. Haeser sagt:[2])

Deshalb sind viele dieser Verbrüderungen, gleich denen der Geißler, der Brüder vom gemeinsamen Leben, der Beguinen und Begharden, nur dann vollständig zu begreifen wenn sie als reformatorische Bestrebungen aufgefaßt werden. — Aus diesem Grunde ist es nicht ohne tiefere Bedeutung, daß wir mehrere der genannten Erscheinungen sich in Belgien entwickeln und zu größerer Wirksamkeit gelangen sehen, einem Lande, in welchem von jeher ein freiwilliges Volksleben sich kräftig geäußert hat.

Die Entstehungszeit des Béguinen-Ordens ist viel umstritten worden, und alle kritischen Schriftsteller, welche diesen Gegenstand behandeln, widmen der

---

[1]) *Les Ordres Monastiques,* Band VIII., Kap. I, S. 8.
[2]) Haeser, a. a. O. 46.

Besprechung von Irrtümern und unrichtigen Darstellungen viel Raum. Wir schließen uns im Wesentlichen Hallmann[1]) und denjenigen deutschen Schriftstellern, die mit ihm übereinstimmen, an.

Die Schriftsteller des 17. Jahrhunderts — sagt Hallmann — zeigen große Verworrenheit in Bezug auf die Béguinen. Einige führen ihren Ursprung auf die h. Begga, im 7. Jahrhundert zurück, andere fügen ihnen das Unrecht zu, sie mit einer Sekte von etwas berüchtigtem Charakter in Vilvorde in Zusammenhang zu bringen. Man hat sie auch Stiftsdamen genannt, während andererseits nachgewiesen wird, daß ihre Gebräuche im Gegensatz zum kirchlichen Leben standen. Soviel scheint festzustehen, daß die h. Begga, die Tochter des Herzogs von Brabant, nicht die Gründerin der Béguinen war. Einige Geschichtsschreiber sagen, daß sie 685 ein Kloster mit strengen Regeln gründete, während andere wieder versichern, sie habe den Orden der Stiftsdamen in Audenne gegründet. Man wird nicht fehlgehen, wenn man annimmt, daß, wie eine andere Autorität vermutet,[2]) die Béguinen sich Begga als Schutzheilige gewählt haben und andere Beziehungen nicht bestanden.

Lambert le Bégue, ein Priester in Liège, ein eifriger Reformator von tief-religiöser Natur, der furchtlos das Unrecht auch an hoher Stelle angriff und

---

[1]) *Die Geschichte des Ursprungs der belgischen Beghinen.* Dr. E. Hallmann, Berlin. 1854. Auch Haeser, a. a. O.

[2]) Wetzer und Welte, *Kirchenlexikon,* Art. »Beghinen und Begharden«.

sogar nicht zögerte, die Geistlichkeit anzuklagen, war der Mittelpunkt der ersten als Béguinen bezeichneten Frauengruppe. Er wird der Gründer des Ordens genannt, und wenn wir anzudeuten wagen, daß die Unzufriedenheit mit den bestehenden Verhältnissen und der Plan, für sich selbst eine andere Lebensführung einzurichten, zuerst in dem Geist einiger Frauen von Charakter und Urteil entstand und von ihnen auf Lambert übertragen wurde, der ihm Gestalt gab und ihn unterstützte, so können wir das nur als eine Vermutung hinstellen. Wer aber immer den Plan gefaßt hat, — Lambert war es, der mit flammender Beredsamkeit die Mißstände schilderte, die sich in die Doppelklöster eingeschlichen hatten, und, indem er bewies, daß es möglich sei, auch außerhalb der strengen Kirchenregeln ein frommes Leben zu führen und gute Werke zu tun, die Gründung einer Gemeinschaft befürwortete, in der die Frauen getrennt von den Männern ein gottesfürchtiges Leben führen könnten. Ihm danken auch die Frauen die erste Stiftung, welche ihre Organisation ermöglichte, denn Lambert war reich und benutzte seine Mittel, um ein Grundstück zu kaufen und Gebäude zu errichten, womit die neue Theorie auf die Probe gestellt werden sollte. Der Plan, nach dem diese Gemeinschaft eingerichtet war, erregt noch jetzt das Interesse aller Besucher der Béguinagen in Brügge und Gent. Im Mittelpunkt eines großen Grundstücks oder einer Wiese steht die Kirche, die Lambert bei ihrer Fertigstellung am 26. März 1184 dem h. Christophorus weihte. Um diese liegen verstreut winzige Einzelhäuser, die Platz für zwei bis vier Personen bieten. Die ganze Niederlassung war von einer Mauer umgeben. Wenn man die Niederlassung der Béguinen heute sieht, empfindet man ihre außerordentliche Zierlichkeit und Ordnung als ein Hauptmerkmal, und die Reihen kleiner, von hohen Bäumen überragter Häuser auf der grünen Ebene, die sich um die Kirche gruppieren, geben ihr einen eigenen Ausdruck von Frieden und Heiterkeit. Die nächste Béguinage wurde 1202 in Tirlemont und die in Gent 1234—35 gebaut. Dann verbreitete sich diese Einrichtung schnell über Belgien und die benachbarten Länder. Anfangs errichtete man sie außerhalb der Stadtmauern, nachdem sie aber in Kriegszeiten Schaden gelitten hatten, baute man sie innerhalb derselben. (Diejenige der Stadt Brügge stammt aus dem 13. Jahrhundert).

Die Béguinen führten ein teils weltliches, teils klösterliches Leben. Statt der strengen Klosterregeln hatten sie nur einfache Bestimmungen. Sie gelobten Keuschheit und Gehorsam, solange sie in der Anstalt wohnten: »Ich . . . . gelobe dir, mein Vater, und den jetzigen und späteren Vorgesetzten Gehorsam und Keuschheit, solange ich in der Béguinage verbleibe«. Sie hatten indes jederzeit das Recht, auszuscheiden oder zu heiraten. Sie verpflichteten sich nicht zur Armut, sondern behielten ihr persönliches Vermögen. Einzelnen wurde sogar gestattet, bei ihren Angehörigen in der Stadt zu leben. Diese hatten indes nicht Anspruch auf alle Rechte der Gemeinschaft. Auch trugen nicht alle

Gemeinschaften die gleiche Tracht, denn zu verschiedener Zeit und an verschiedenen Orten finden wir Gewänder, die sich in Farbe und Schnitt unterscheiden. In Liège war das Kleid gewöhnlich grau, an anderen Orten blau und in Nîmes und Nivelle trugen sie die gewöhnliche weltliche Tracht. Eine besondere Eigenart dieser Gemeinschaften waren die kleinen Häuser, in denen zwei, drei oder vier Personen zusammenlebten und ihren eigenen Haushalt führten. Diesen Plan kann Lambert nur von einer Frau übernommen haben, denn er selbst hätte sicher nicht daran gedacht. Die Mitglieder stammten aus jeder Gesellschaftsklasse. Die einzige Bedingung für das gemeinschaftliche Leben war äußerste Einfachheit; verschiedene Bestimmungen kennzeichneten die verschiedenen Gemeinschaften. So war es den Schwestern in Malines nicht gestattet, kleine Hunde zu halten, ohne eine Steuer an die Kirche zu zahlen. Die wohlhabenden Mitglieder lebten auf eigene Kosten und bedachten die Gemeinde oft mit Vermächtnissen. Die Mittellosen beschäftigten sich in irgend einer Weise, z. B. mit der Anfertigung von Spitzen, einer Industrie, die noch heute in den Béguinagen ausgeübt wird, oder mit Näharbeiten; einige gingen aus, um Kranke zu pflegen; andere erteilten damals, wie noch jetzt, Unterricht an Kinder und junge Mädchen. Die alten und schwachen Mitglieder wurden auf Kosten der Gemeinde versorgt, und man ließ sie nicht zum Gegenstand öffentlicher Wohltätigkeit werden. Als die Gemeinde Reichtümer sammelte, wurden diese verwendet: 1. um Häuser für die mittellosen Mitglieder zu bauen, 2. für ein Hospital, 3. für eine Kirche. Das Hospital wurde als wichtigster Teil ihres gemeinsamen Besitzes angesehen, und Haeser sagt, daß oft, wenn irgendwo ein alter Hospitalbau bestand, dieser die Veranlassung zur Gründung einer neuen Béguinage wurde. Durch die zahlenden Kranken im Hospital, die Privatpflege und die Erträge ihrer Gewerbe hatten sie Einnahmen, die sie als gemeinsamen Schatz ansahen, und für Unkosten und Ausbesserungen, allgemeine Ausgaben, Almosen, Verbesserung der Felder, Brückenbauten und andere Zwecke verwendeten. Nicht jede Béguinage besaß eine Kirche; und wenn eine solche fehlte, besuchten die Schwestern die Pfarrkirche. Sobald aber ihre Mittel es erlaubten, wurde eine Kirche gebaut. Die Vorschriften der Béguinen wurden dem Papst nicht zur Genehmigung unterbreitet, sondern wurden von der Superiorin und deren Gehülfinnen und dem Bischof der Diöcese aufgestellt[1]). Obgleich man dem Pfarrer des Kirchspiels nominell die erste Stelle zubilligte, hatte er doch keine wirkliche Gewalt über die Mitglieder, sondern mußte sich mit den älteren Schwestern beraten.

Wegen seiner Angriffe auf die Kirche wurde Lambert der Prozeß gemacht und er wurde gefangen gesetzt; er ging dann nach Rom, um seine Sache selbst vor dem Papst zu führen und starb dort. Fünfzig Jahre nach Lambert's Tod zählte der Orden 1500 Schwestern. Sie verbreiteten sich nach

---

[1]) Helyot, Band VIII. Kap. I.

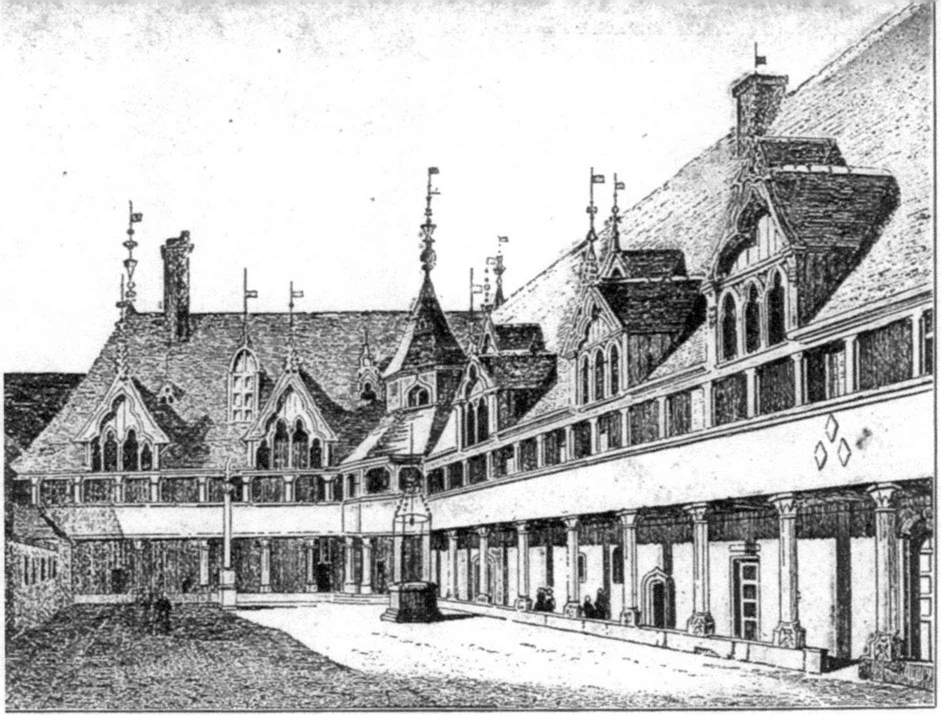

Der Hof des Hospitals in Beaune.

Les Edifices Hospitalærs, C. Tollet, 1892. Hamelin Frères, Montpellier.

Deutschland, der Schweiz und Frankreich, wo Ludwig der Fromme sie beschützte, und 1264 eine große Gemeinschaft gründete. Während des 13. und 14. Jahrhunderts hatte jede kleine Stadt in Frankreich, Flandern und Deutschland ihre Béguinage. Diese begannen oft ganz im Kleinen, vielleicht mit zwei oder vier Schwestern, wuchsen aber außerordentlich rasch. Frankfurt hatte 57, Straßburg etwa 50, Köln 140 und einige Béguinagen, die je 100—700 Mitglieder beherbergten. Ein alter Schriftsteller zählt 5000 Béguinagen, und im Anfang des 14. Jahrhunderts wurde die Gesamtzahl der so vereinigten Frauen auf 200 000 geschätzt. Die Wohnungen der deutschen Béguinen waren unter verschiedenen Namen bekannt — Klausen, Seelhäuser, Gotteshäuser. Die Frauen kannte man unter den Namen Arme Kinder, Freiwillig-Arme, Lullisten-Schwestern, Kapuzinerinnen, Blaue Nonnen. Im 15. Jahrhundert erregte der Name Béguine in Deutschland oft ein Vorurteil (denn dort hatten die Schwestern von Zeit zu Zeit hysterische oder unwürdige Neigungen gezeigt, oder, wie auch manchmal in Frankreich, die Grenzen der Schicklichkeit in ihrer Lebensführung überschritten). Aus diesem Grunde war der Name »Seelschwestern« angenommen worden. Zwischen den Béguinen und den Tertiarinnen des h. Franziskus oder des h. Dominikus bestand viel Ähnlichkeit, und es herrschten oft enge Beziehungen zwischen ihnen. So wählten die deutschen Béguinenhäuser oft Franziskaner- und Dominikaner-Priester. Mit der Zeit wurden viele Gemeinschaften zu Tertiarinnen entweder des h. Franziskus oder des h. Dominikus. Die belgischen Béguinen waren stets würdevoller wie diejenigen anderer Länder: weder hysterisch, noch zum Betteln neigend und immer unabhängig.

Um den Anfang des 14. Jahrhunderts wurde die gewerbliche und wirtschaftliche Betätigung der Béguinagen eine noch ausgesprochenere. Eine große Zahl Mittelloser wurden unterhalten, und die Gemeinschaften nahmen den Charakter einer höheren Art Armenhäuser an. Die folgenden Regeln sind Satzungen aus dem Jahre 1325 entnommen: »Jede Béguine muß ihrem Pastor in allen rechtmäßigen Dingen gehorchen und wenigstens dreimal im Jahr zur Beichte und Kommunion gehen. Jedes Béguinen-Hospital muß eine Superiorin haben, welche die Erlaubnis zum Ausgehen erteilt. Keine Béguine darf ohne Aufsicht durch die Straßen schlendern oder unanständige Lieder singen. Nach der Abendglocke darf keine Béguine auf der Straße an der Türe sitzen oder ausgehen, außer in den dringendsten Fällen. Personen männlichen Geschlechts im Alter von über zehn Jahren dürfen nicht in den Béguinenhäusern bleiben; auch dürfen keine fremden Frauen unter ihnen leben. Wenn eine Béguine bestraft wird, müssen alle Schwestern auf das Läuten einer bestimmten Glocke erscheinen. Den Bestraften ist nicht gestattet sich bei ihren Angehörigen zu beklagen«. Diese Regeln waren bis 1467 in Kraft.

Wegen ihrer auffallenden Neuerungen im Gemeinschaftsleben und ihren Ansprüchen auf Selbstverwaltung stießen die Béguinen bei der Geistlichkeit auf Widerstand und waren sogar einer gewissen Verfolgung ausgesetzt. Helyot erwähnt einige der Irrtümer, in die sie verfielen, wie z. B., daß es »nicht nötig sei, zu fasten oder sich Vorschriften zu unterwerfen, oder sterblichen Menschen zu gehorchen«. Sie wurden der Ketzerei beschuldigt und den Waldensern und andern freidenkenden Sekten gleichgestellt. Der Widerstand ging so weit, daß 1215 ein Befehl des Papstes verbot, noch weitere solche Schwesternschaften zu gründen. Aller Hindernisse ungeachtet stützte das Volk sie; sie fanden Schutz bei den weltlichen Behörden, und es war unmöglich, die Bewegung aufzuhalten. Wenn sie auch mehr oder weniger Verfolgung erduldeten und manchmal aus ihren Häusern vertrieben wurden, so kehrten sie doch schließlich in dieselben zurück. 1311 wurden ihre Orden auf dem Konzil von Wien wieder als ketzerisch bezeichnet; trotzdem blühten sie und dehnten sich aus, da sie von den Fürsten des Landes und selbst von den Bischöfen beschützt wurden. Daß unter ihnen Freidenker waren, kann sicher angenommen werden. 1310 schrieb Margareta Poreta, eine Béguine, ein pantheistisches Buch. Jedenfalls waren die praktischen Leistungen der Béguinen so unbestreitbar, daß sie den Schutz der Behörden und Fürsten rechtfertigten. Die Freiheit der Béguinen, die so eng mit dem belgischen Charakter verbunden ist, wird von Bischof Malderus von Antwerpen 1630 folgendermaßen beschrieben:

Der Béguinen-Orden ist eigentlich kein kirchlicher Orden, sondern eine fromme Gesellschaft, und im Vergleich mit der früheren völligen Hingabe eine Art Vorschule, in welcher die zur Frömmigkeit neigenden Frauen Belgiens in einer Weise leben, welche für die Gemütsart und das Wesen des Volkes sehr bezeichnend ist. Das belgische Volk ist nämlich eifersüchtig auf seine Freiheit und will mehr geleitet wie getrieben werden. Wenn es auch zweifellos verdienstvoller ist, sich dem Dienste des Himmels durch dauernde Gelübde der Keuschheit, des Gehorsams und der Armut zu weihen, und obgleich viele fromme Frauen in Belgien dazu neigen, das zu tun, so schrecken doch die meisten vor solchen unverbrüchlichen Gelübden zurück. Sie wollen lieber unantastbar keusch bleiben, als versprechen, dies zu sein; sie sind bereit zu gehorchen, aber ohne sich förmlich zum Gehorsam zu verpflichten; sie verwenden lieber ihren ärmlichen Besitz zu vernünftigen Ausgaben für Arme, als daß sie ihn mit einem Mal zum Besten aller hergeben; sie wollen lieber die Welt täglich freiwillig aufgeben, als daß sie sich selbst für immer einmauern.

Während der ganzen praktischen Betätigung der Béguinen blieb die Krankenpflege ein wichtiger Zweig ihrer Arbeit. Eine ihrer schönsten Niederlassungen befand sich in Malines, und umfaßte über 1500 Schwestern, ihren Anhang ungerechnet. Hier scheint ein wichtiges Zentrum der Krankenpflege gewesen zu sein, denn Helyot bemerkt, daß die Pflege in vielen Hospitälern durch Orden besorgt wurde, welche aus dem der Béguinen von Malines hervorgingen. Zwei besonders bekannte und sehr schöne Hospitäler waren die in Beaune (dieses Hospital besteht in nahezu seiner ehemaligen Schönheit noch heute) und in Châlon-sur-Saône. Das erstere wurde 1443 von Nicolas Rolin [1]), dem Kanzler des Herzogs von

[1]) *L'Hôtel-Dieu de Beaune*, 1445—1880 von M. l'Abbé E. Bavard. Beaune, 1881. — Alardine Gasquière war die erste

Burgund, gegründet, der Béguinen aus Malines dorthin brachte, um die Versorgung desselben zu übernehmen. Es war mit großem Prunk erbaut, mit langen, in eine Kapelle mündenden Sälen, so daß die Kranken den Gottesdienst hören konnten; diese Säle öffneten sich auf viereckige Höfe mit Galerien in den unteren und oberen Stockwerken. Kranke beiderlei Geschlechts aus jedem Stande, gleichviel ob reich oder arm, wurden aufgenommen. Es gab einen Saal für Schwerkranke, und hinter den übrigen Gebäuden befand sich ein Totenhaus mit vielen »Waschräumen und Steintischen«. In den oberen Galerien lag eine Flucht getrennter Wohnungen für reiche Kranke, und der Adel kam

---

»Supérieure« in Beaune. Sie hatte ein ausgeprägtes Verwaltungstalent und richtete das ganze Hospital vorzüglich ein, aber sie war bigott. Ihre Regeln waren so streng, daß sie sich bei Nicolas Rolin und Guigone de Salins, seiner Frau, unbeliebt machte. Diese war eine reizende Frau aus alter Familie mit sehr freien Anschauungen. Da Alardine zu sehr unter dem Einfluß von zwei fanatischen Geistlichen stand, entließen sie dieselbe und sie kehrte nach Flandern zurück. — An ihre Stelle setzten sie eine andere Schwester und gestalteten ihre Tätigkeit sehr ähnlich der einer englischen Oberin. Sie entwarfen sehr vernünftige Regeln, und die Schwestern, die meist aus sehr guten Familien stammten, konnten ihr eigenes Vermögen behalten und darüber verfügen. Als Rolin starb, trat seine Gattin in das Hospital ein, übernahm die Aufsicht über dasselbe und beteiligte sich an der Krankenpflege, bis sie starb. — Sie hatte einen langen Prozeß mit ihrem Sohn, einem Kardinal, der das Vermögen beanspruchte. Die Entscheidung fiel zu ihren Gunsten aus. Sie war eine Gegnerin der »religiösen« oder strengen Klosterregeln, da sie fand, daß diese störend in die Krankenpflege eingriffen. (Diese von der Verfasserin neu eingefügte Fußnote fehlt in der englischen Ausgabe).

aus meilenweitem Umkreis dorthin. Jede Wohnung bestand aus einem Schlafzimmer, Ankleideraum, Vorzimmer und Kabinett. Sie waren reich möbliert, und jeder Kranke hatte drei Betten, damit er von einem in das andere gelegt werden konnte. Jede Wohnung hatte eigene Wäsche, eigene Möbel und Geräte, und sie »borgten nichts voneinander«. Die Wohnungen und Säle waren nach dem König, der königlichen Familie, den Herzögen von Burgund und anderen hervorragenden Persönlichkeiten benannt. In den Mittelsälen wurden die Kranken der Mittelklasse aufgenommen, und in den unteren Galerien die Armen. Die reichen Kranken ließen sich ihre eigenen Mahlzeiten und Wein bringen und zahlten für ihre Arzneien; aber die Räume und die Dienste der Schwestern standen ihnen unentgeltlich zur Verfügung. Wenige gingen indes fort, ohne dem Hause ein Geschenk zu machen. Die Armen wurden unentgeltlich versorgt, nur wenn sie etwas Außergewöhnliches wünschten, mußten sie dafür bezahlen. Ein kleiner Fluß lief durch den Hof und wurde mittels Kanälen zur Spülung durch die verschiedenen Abteilungen geleitet. Es wird hervorgehoben, daß es in dem Hospital keine schlechten Gerüche gab, wie in so vielen anderen, sondern daß alles frisch und sauber war [1]).

Auch das Hospital in Châlon-sur-Saône war sehr prächtig, und auch dort gab es keine üblen Gerüche; sondern im Winter liebliche Düfte und im Sommer hingen Körbe mit lebenden Pflanzen von der Decke

---

[1]) Helyot, Band VIII. Kap. I.

herab. Es hatte einen großen Garten mit einem Strom, über den kleine Brücken führten. Helyot erwähnt auch die schönen Apotheken in diesen Hospitälern, in welchen die Schwestern die Heilmittel bereiteten; ebenso die Schlafsäle und den Speisesaal der Schwestern. Die Gebäude waren von ausgedehnten Gärten umgeben und reichlich mit Wasser versorgt. »Die Kranken wurden dort« — wie er schreibt — »mit aller Geschicklichkeit, Sorgfalt und Güte gepflegt, die man bei dem Anblick der Anstalt erwarten konnte«. Die Béguinen, welche hier die Arbeit einrichteten, gründeten einen ausdrücklichen Pflegeorden, und die Schwestern von St. Martha von Burgund, wie sie genannt wurden, blieben in der Hospitalarbeit tätig [1]).

---

[1]) In einem Buch: *Règles des Soeurs de Sainte Marthe de l'Hôpital de Châlon-sur-Saône,* 1850 auf Befehl des Bischofs von Autun gedruckt, sind die Regeln der Schwestern von St. Martha folgendermaßen mitgeteilt: Die »Postulanten« (unsern Schülerinnen gleich) wurden von der Superiorin aufgenommen. Wenn die Zeit für ihr Noviziat kam, wurden sie durch geheime Abstimmung der Schwestern gewählt. Dasselbe dauerte zwei Jahre. Dann legten sie einfache, jährlich erneuerte Gelübde ab.

Ihre Diensteinteilung war folgende:

4^{30} im Sommer und 5 Uhr im Winter Aufstehen.
5^{30}—6 Uhr Andacht, dann Saaldienst.
6^{30} Andacht für die Kranken.
7 Uhr Frühstück für die Kranken.
7^{30} Frühstück für die Schwestern.
8 Uhr Messe und Andacht; danach Saaldienst bis
11 Uhr Mittagessen der Kranken.
12 Uhr „ „ Schwestern, dann Ruhestunde.
2 Uhr Saaldienst.
3^{30} Andacht und Gebet.

Verschiedene Ursachen verminderten nach und nach die Zahl und Größe der Béguinen-Gemeinschaften. Durch die Wandlungen der Reformation verloren sie ihre deutschen Gemeinden, und die Gebäude wurden zu Armenhäusern verwendet. In Halberstadt ist ein solches noch heute zu sehen. An andern Orten gingen sie in die Hände der Kirche über, wie in Steenort bei Vilvorde, wo man sie 1468 den Karmelitern überwies. Die Béguinen sind jetzt hauptsächlich auf Belgien beschränkt; dort befanden sich die wichtigsten Gruppen in Gent — die Große und die Kleine Béguinage — und in Brügge. Hier haben die Béguinen bis jetzt ein genossenschaftliches Dasein behalten und bilden gegenwärtig eine historisch so interessante Frauengemeinschaft, wie man sie nur irgendwo finden kann. Die Freiheit und Unabhängigkeit ihrer ursprünglichen Lebensweise, ihre Fähigkeit, sich selbst zu erhalten, diie makellose Würde und ruhige, einfache Nützlichkeit ihres Lebens bestehen unverändert fort. Sie haben Wandlungen und Gefahren erlebt, aber immer glücklich überstanden. Schon im 13. Jahrhundert bei den Eroberungszug Philipps des Schönen wären sie beinahe geplündert worden. Sie sandten jedoch eine Deputation an den

---

4^{30} Abendbrot der Kranken.
5^{30} Gebet und Zubettbringen der Kranken.
7 Uhr Arzneien für die Nacht und Saaldienst.
7^{30} Abendbrot der Schwestern, Andacht.
9 Uhr zu Bett.

(Von der Verfasserin eingefügt, in der ersten engl. Auflage nicht enthalten).

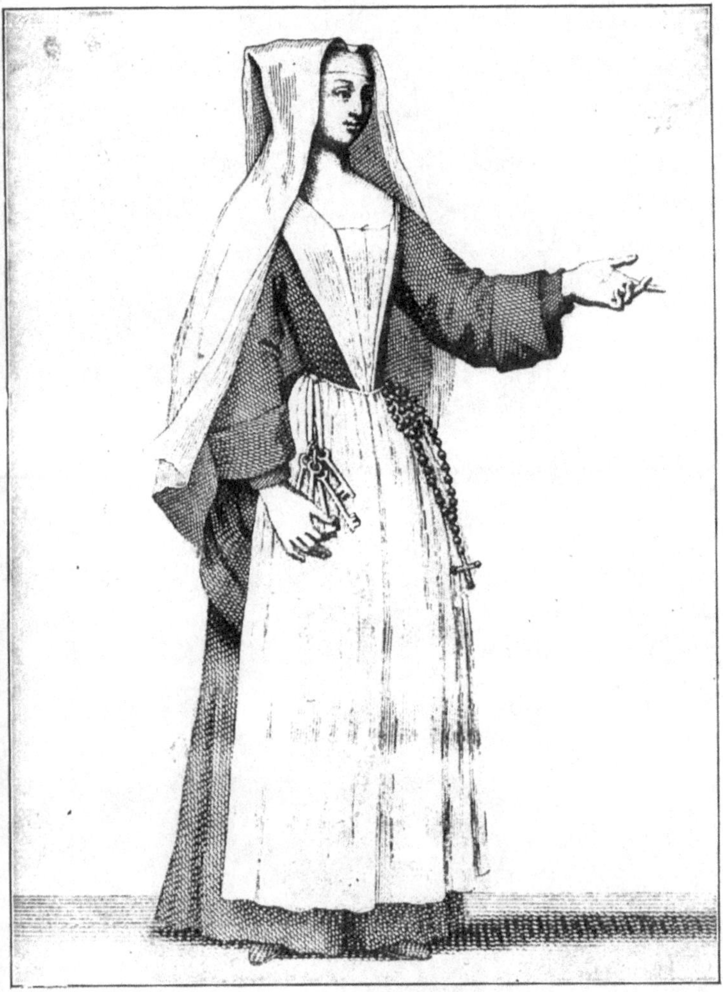

Schwester der h. Martha.
Helyot, *Les Ordres Monastiques* etc., Bd. III.

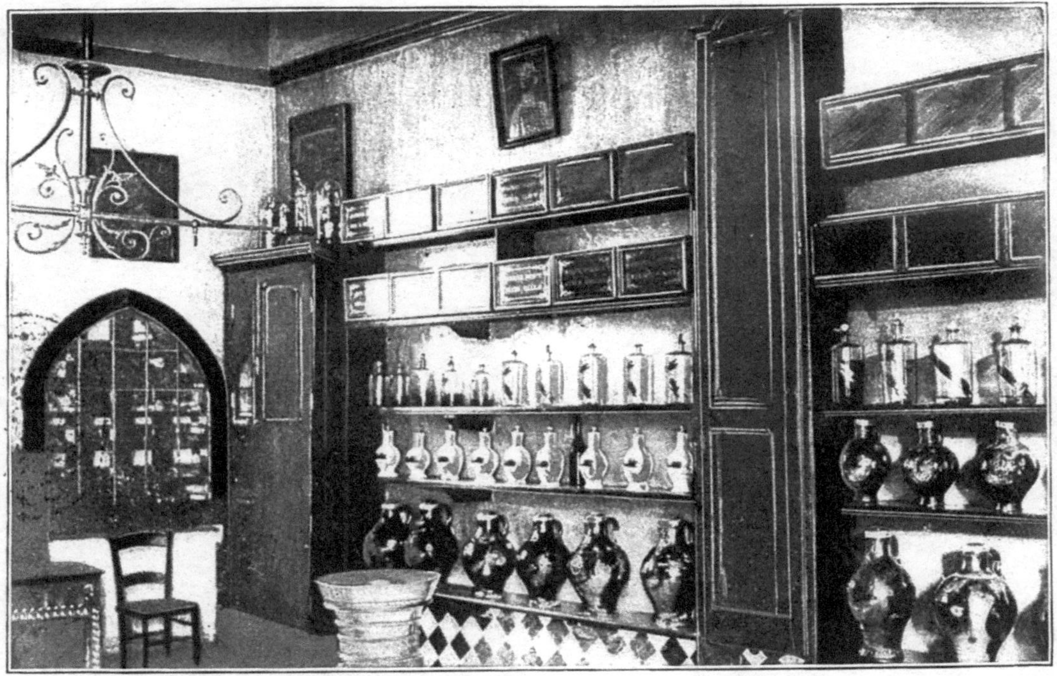

Die Apotheke einer pflegenden Schwesternschaft.
Hospital des h. Johannes in Brügge.

Fürsten, um Schutz zu erbitten, der ihnen einen gnädigen Empfang und weitgehenden Schutz zuteil werden ließ. Zur Zeit der französischen Revolution verloren sie einige Ländereien und erhielten den Befehl, ihre Tracht abzulegen. Die verhältnismäßige Freiheit ihrer Regeln und die allgemeine Achtung, welche sie genossen, bewahrte sie vor ernsten Schädigungen und den auf ihre Tracht bezüglichen Befehl beachteten sie nicht. 1824 schützte das Eingreifen der Stadt-Verwaltung von Gent sie gegen die Angriffe Wilhelms von Holland, der geneigt war, ihre Rechte zu beseitigen. Man schilderte in einer Petition ihre großen Verdienste bei Krieg, Epidemien oder Unglücksfällen und ihr makelloses, nützliches Leben mit solchem Erfolg, daß der König seine feindseligen Absichten aufgab. In den Jahren 1809—1810 widmeten die belgischen Béguinen ihre ganze Kraft dem Dienste des Heeres während einer Fieberepidemie. Während des Krieges von 1813 wurden ihre Häuser in Hospitäler verwandelt, und nach der Schlacht von Waterloo gaben sie buchstäblich alles was sie hatten, um die furchtbare Not zu lindern. 1832, 1849 und 1853 pflegten sie aufopfernd in Cholera-Epidemien. Neben ihrer Bereitschaft als Pflegerinnen ließen sie auch als Bürgerinnen nichts zu wünschen übrig. 1821 trugen sie eine große Summe zur Gründung städtischer Gewerbeeinrichtungen bei und haben häufig bei elementaren Unglücksfällen wie Überschwemmungen und Bränden durch Verteilung von Unterstützungen an Notleidende als Hilfsgesellschaft gewirkt. 1869 berrchtet ein sympathischer und bewundernder Besucher über ihre Zahl und

Lebensweise. Damals beherbergte die Große Béguinage etwa 800 und die Kleine Béguinage etwa 300 Mitglieder. In der Brügger Gemeinschaft, die etwas exklusiv ist und fast nur aus Frauen der höheren Klassen besteht, befanden sich etwa dreißig. Es gab damals im Ganzen einundzwanzig Gruppen, von denen einige in Holland lebten. Sie wurden allgemein geachtet und lebten ein anspruchsloses, fleißiges Leben unter ihrer Superiorin oder *Grande Dame*. Selbst die Wohlhabenden beteiligten sich an der körperlichen Arbeit. Neben dem Unterricht, der Verwaltung von Krippen, der Krankenpflege und der Herrichtung der Toten für das Begräbnis übten sie eine Anzahl häuslicher oder auf Handgeschicklichkeit beruhender Gewerbe aus, von denen sie ihren Unterhalt bestritten [1]).

Die Begharden, ein den Béguinen ähnlicher Männerorden, dessen Mitglieder, wenigstens zur Zeit der Gründung, Weber waren, scheinen niemals an der Krankenpflege beteiligt gewesen zu sein. Die Begharden waren durchweg unruhige Köpfe und von viel ausgeprägterer ketzerischer Gesinnung als die Béguinen. Ihr Orden entstand später als derjenige der Frauen und verschwand bald wieder. Im 14. Jahrhundert war der Name Begharde gleichbedeutend mit jeder denkbaren Art von Ketzerei.

Bald nach der Gründung des Béguinenordens bildeten sich andere Frauengruppen von ähnlichem Charakter, Produkte derselben hartnäckigen, tief eingewurzelten Freiheitsliebe, die in Verbindung

[1]) Alle Einzelheiten aus dem 19. Jahrhundert sind dem »*Beggynhof*« von dem Verfasser von »*Gheel*« entnommen.

mit einem starken religiösen Gefühl das Volk kennzeichnet, dessen freie Städte den majestätischen Glockenturm (Belfried) als Symbol ihrer bürgerlichen Unabhängigkeit errichteten. Die Schwesternschaft vom Gemeinsamen Leben, einer dieser Orden, sammelte sich um den 1340 geborenen Gerhard Groot aus Deventer, einen Idealisten und geistigen Führer. Er gründete auch den Orden der Brüder vom Gemeinsamen Leben, in welcher Gemeinschaft Thomas à Kempis lebte und studierte.[1]) Wie die Béguinen, legten auch diese Schwestern keine Gelübde ab und verpflichteten sich nicht dauernd. Sie trugen ein einfaches graues Kleid und erhielten sich selbst durch ihre Arbeit; aber von den Béguinen abweichend, kehrten sie zu einer klösterlichen Lebensform unter einem Dach zurück und behielten kein persönliches Eigentum. Alles war Gemeinbesitz und man führte eine gemeinsame Kasse. Ihre Haupttugenden waren Gehorsam gegen die Vorgesetzten, Demut, der keine Arbeit zu niedrig war, und Freundlichkeit gegen Jedermann. Sie waren hauptsächlich Gemeindepflegerinnen.

Ein weltlicher Krankenpflegeorden von großer Bedeutung, dessen Haupttätigkeit in der Hospitalpflege bestand, war lange Zeit hindurch der von Santo Spirito oder vom h. Geist. Gewisse alte Historiker legen diesem Orden ein sehr hohes Alter bei und versuchen seinen Ursprung auf die Zeit von Maria und Martha und die zahllosen Wohltätigkeitsanstalten,

[1]) *Thomas à Kempis and the Brothers of the Common Life* (Thomas à Kempis und die Brüder vom Gemeinsamen Leben) von Kettlewell. London, 1885.

die jene gegründet haben sollen, zurückzuführen. Es sind unklare Legenden im Umlauf über einen Krankenpflegeorden, der in diesen Häusern tätig gewesen sein soll, sowie über eine ritterliche Brüderschaft, welche die Pilger, ihre Kranken beschützte. Pater Helyot bestreitet die geschichtliche Wahrheit dieser Behauptungen;[1]) es ist jedoch wohl möglich, daß eine zusammenhängende Folge von Krankenpflegesystemen wirklich bestanden hat, wenn auch die Berichte darüber unvollständig sind. Roubaud und Tollet geben das Jahr 1070 n. Chr. als das Gründungsjahr des Ordens an;[2]) aber alle andern Schriftsteller beginnen seine Geschichte mit Guy de Montpellier, von dem man allerdings nicht viel mehr weiß, als daß er von ritterlicher Abkunft war, gegen Ende des 12. Jahrhunderts in Montpellier lebte, und dort etwa 1180 auf den Resten einer früheren, viel älteren Gründung ein Hospital errichtete und einen Pflegeorden, die Brüderschaft vom h. Geist, stiftete. Wenn gelegentlich behauptet wird, daß die Brüderschaft 1198 gegründet worden sei, so ist das darauf zurückzuführen, daß in diesem Jahre eine Bulle Innocenz III. das Hospital Santo Spirito in Montpellier, sieben andere in Frankreich und zwei in Rom erwähnt[3]).

---

[1]) *Histoire des Ordres Monastiques etc.* (Geschichte der Klosterorden etc.) Band II., Kap. XXX. S. 195—198.

[2]) *Histoire des Hôpitaux, Gazette des Hôpitaux* (Gesch. der Hospitäler, Zeitung der Hospitäler). Paris 1850, S. 598. Felix Roubaud. — *Les Edifices Hospitaliers* (Die Hospitalbauten). Paris, von C. Tollet.

[3]) *Historical Development of Modern Nursing* (Histor. Entwickl. der mod. Krankenpflege). Jacobi, *Pop. Science Monthly.* (Monatshefte der volkstümlichen Naturwissenschaft) Okt. 1883.

Der Orden ist auch als ein ritterlicher bezeichnet worden, und dies wird von Helyot bestätigt, welcher die Ansicht vertritt, daß er in einer Periode seiner Geschichte wohl ein ritterlicher, niemals aber ein kämpfender Orden gewesen sei; es seien keine Beweise vorhanden, daß die Ritter dieses Ordens jemals Waffen getragen oder die Kreuzzüge mitgemacht hätten.[1])

Der Orden von Santo Spirito war in seiner Urform eine weltliche Brüderschaft, und seine Hauptbedeutung und Wichtigkeit für die Geschichte der Krankenpflege liegt in seinem frühen und engen Zusammenhang mit den allgemeinen Hospitälern in großen und kleineren Städten. Bis dahin hatten sich die Hospitäler hauptsächlich in der Weise vermehrt, daß Pest- und Schutzhäuser außerhalb der Stadtwälle entstanden, für Kranke, deren übertragbare Leiden ihre Ausweisung aus der Stadt veranlaßten, und wo die Pflege von solchen Orden ausgeübt wurde, die besonders zur Versorgung von Aussätzigen und ähnlichen Kranken gegründet worden waren. Der Orden vom h. Geist war jedoch von Anbeginn verbunden mit der Gründung und Entwicklung allgemeiner Hospitäler innerhalb der Stadtmauern.[2])

Diese Bewegung fiel zeitlich zusammen mit dem Aufblühen des Mittelstandes und dem Streben desselben nach Erziehung und Zulassung zu den gelehrten

---

[1]) Band II. Kap. XXX. S. 195—206.

[2]) *Der Hospitaliter-Orden vom h. Geist,* Virchow, in d. *Ges. Abhandlungen aus dem Gebiete der öffentl. Medizin.* Berlin 1879. II. S. 23—108.

Berufen, sowie mit der allmählich wachsenden Neigung der bürgerlichen Behörden — als die Städte mächtig und unabhängig wurden — die Aufsicht über Einkünfte und Verwaltung der Hospitäler zu übernehmen.

Auf diese Weise beeinflußte der weltliche Orden ebensowohl die fortschreitende Entwicklung der ärztlichen Wissenschaft, wie er von ihr beeinflußt wurde; denn diese beruhte fortan zum größten Teil auf den innerhalb der Stadtmauern errichteten Hospitälern. In Bezug auf die allgemeinen Grundlagen seines Krankenpflegesystems gehört der Orden zu denjenigen, welche den Hospitalrittern des h. Johannes zu Dank verpflichtet sind; denn er übernahm fast Wort für Wort die Satzungen desselben mit Bezug auf die innere Verwaltung. Auch Frauen waren als Pflegerinnen in diesem Orden zugelassen; die Geschichtsschreiber aber haben ihnen fast gar keine Beachtung geschenkt. Dr. Hamilton[1]) erwähnt eine Witwe Ernesseus, die 1301 ihr Vermögen und ihre Dienste dem Hospital von Montpellier widmete, und Herzog lobt in allgemeinen Ausdrücken den Fleiß der Schwestern; aber wie weit sie an der verhältnismäßigen Intelligenz des Krankenpflegesystems beteiligt waren, läßt sich nicht sagen.

1204 wurde Guy de Puys vom Papst nach Rom berufen, um die Krankenpflege im Hospital San Spirito zu übernehmen. Der Orden vom h. Geist verbreitete sich weit und schnell in Deutschland und über die Grenzen der Schweiz. Es gab kaum eine Stadt in

---

[1]) Thèse. S. 23.

diesem Bereich, welche nicht ihr Hospital vom h. Geist besaß, und Virchow erwähnt über 150 mit Namen, ohne einen Anspruch auf Vollständigkeit zu machen. Der Orden bewahrte lange seinen weltlichen Charakter kräftigen Bürgertums, obgleich ein Erlaß des Papstes Gregor X. 1271—76, der alle Häuser des Ordens demjenigen in Rom unterstellte, der erste Schritt war, um die weltliche Organisation zu zerstören. In Italien und Frankreich kam er nach und nach unter die unmittelbare Herrschaft der Kirche, bis er schließlich in diesen Ländern zu einem streng klösterlichen wurde.[1]) Deutschland und die Schweiz widerstanden dieser Richtung am längsten, aber 1446 wurde der Orden den Augustinerregeln unterstellt und die kanonischen Pflichten, das Chorsingen etc. wurden denen der Krankenpflege, natürlich zum Nachteil der letzteren, hinzugefügt. Im 17. Jahrhundert war der Orden so entartet, daß Ludwig XIV. (wenn auch erfolglos) ihn in Frankreich aufzuheben versuchte. Er klammerte sich hartnäckig an seine großen Besitzungen in Europa und Westindien und behielt sie noch bis zum 18. Jahrhundert. Man findet noch Reste dieses Ordens unter dem Pflegepersonal einiger italienischer Hospitäler.[2])

Das Gewand der Brüder war, wenigstens in Frankreich und Italien, ursprünglich himmelblau, mit einem schwarzen Mantel, den ein doppelarmiges weißes Kreuz schmückte. Diese Tracht wurde später geändert und das blaue Kleid nur im Chor getragen.

---

[1]) Helyot, Band II. Kap. XXX, S. 206.

[2]) Jacobi, a. a. O.

Die florentinischen Hospitäler zeichnen sich seit langer Zeit mit Bezug auf den Pflegedienst vor der Mehrzahl der italienischen Hospitäler aus. Mit Ausnahme von zwei oder drei Spezialanstalten — einer nur für Männer, einer Entbindungsanstalt und dem berühmten Ospedale delle Innocenti, welches streng genommen kein Hospital ist — werden alle florentinischen Hospitäler von einem weltlichen Frauenorden von hohem Alter und großem historischen Interesse versorgt, — den *Suore ospedaliere Figlie di Maria Madre della Misericordia* (Hospitalschwestern, Töchter der Maria, der schmerzensreichen Mutter Gottes), deren alter Name einfach *le oblate* oder *le Donne Oblate di Santa Maria Nuova* war.

Wir haben schon den Ursprung von Santa Maria Nuova erwähnt, und dieser Orden der Oblata scheint fast gleichzeitig mit dem Hospital erwachsen zu sein. Marco Covoni, ein italienischer Geschichtsschreiber, gibt dafür das Jahr 1296 an. Zuerst ist nur von der Tätigkeit der Mönche die Rede, aber die bescheidene Mona Tessa, die sich hier den Kranken widmete und andere fromme Frauen veranlaßte, an ihrer Arbeit teilzunehmen, mag übersehen worden sein. Urkunden beweisen, daß die Gründerin des Ordens Tancia hieß; doch ist es nicht unmöglich, daß Mona Tessa und Tancia ein und dieselbe Person waren. Der Orden wurde den Bedürfnissen des Hospitals entsprechend vergrößert und hat seitdem jedes neue Hospital, das entstand, mit Pflegerinnen versorgt. In alter Zeit legten die »Oblata« ein lebenslängliches Gelübde ab, jetzt sind sie nach Ablauf eines dreijährigen Gelöb-

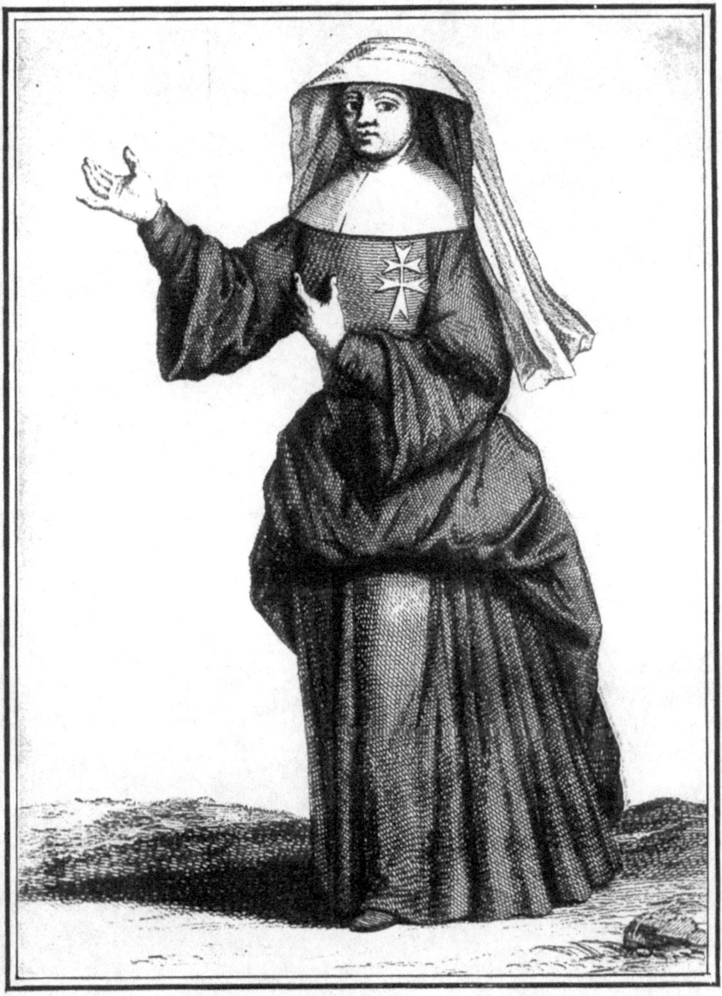

Hospitalschwester vom Orden des h. Geistes in der Comté le Bourgogne, in der gewöhnlichen Haustracht.

Helyot, *Les Ordres Monastiques* etc., Bd. III.

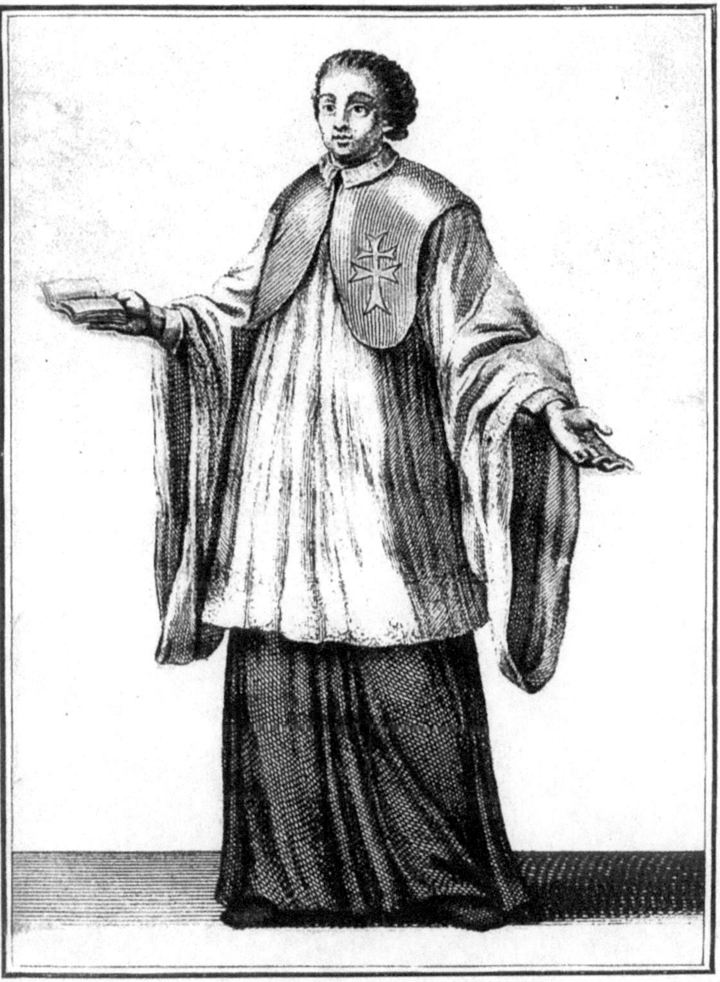

Wirklicher Kanonikus und Hospitalbruder des Ordens vom h. Geist
im Chorgewand, Italien.

Helyot, *Les Ordres Monastiques* etc.

nisses frei. Sie stehen unter einer Mutter Priorin, die alle drei Jahre neu gewählt wird, aber beliebig wieder gewählt werden darf. Die Priorin wurde zuerst von dem *Commissario* des Hospitals gewählt, der damals stets ein Priester war, dann formell von den Schwestern; 1782 aber wurde das Prinzip der weltlichen Überwachung eingeführt und Advokaten oder Senatoren wurden für das Amt des *Commissario* wählbar. 1850 wurden auch Ärzte als wählbar hinzugefügt, und seit 1873 hat ein gemischter Rat von sieben Laiendirektoren das Hospital und den Pflegedienst verwaltet. Die Mutter Priorin wird jetzt von den Schwestern nach Ernennung durch den Rat gewählt.

Das Kloster des Ordens steht der Kirche Santa Maria Nuova gegenüber und ist durch einen unterirdischen Gang mit derselben verbunden. Die Schwestern tragen wollene Gewänder, aber ihr Schleier ist praktischer, als der vieler anderer Orden. Wie in andern Orden sind auch ihre Pflegerinnenpflichten sehr beschränkt und bestehen hauptsächlich aus dem Verabreichen der Arzneien und Mahlzeiten, und der Aufsicht und Leitung des Haushalts, während die Hauptlast der Pflegearbeit auf die pflegenden Dienstboten fällt. Die weltliche Verwaltung hat ihnen aber doch mehr wissenschaftliche Kenntnisse verschafft, als sie gewöhnlich andern religiösen Pflegeschwestern zuteil werden, so daß dieser alte Orden, dessen dauernde Hospitaltätigkeit an Lange nur jener der Schwestern der Hôtels-Dieu von Lyon und Paris nachsteht, sich noch lebensfähig und erfolgreich den wechselnden Verhältnissen anpaßt. [1])

---

[1]) Wir sind Miss Amy Turton, die seit vielen Jahren mit der Hospitalpflege in Florenz und Rom in enger Verbindung gestanden hat, für das Material über die Oblata in Florenz verpflichtet.

Kapitel VIII.

DAS PFLEGESYSTEM ZWEIER BERÜHMTER HOSPITÄLER IN PARIS UND LYON.

Das Hôtel-Dieu in Lyon. — Von allen mittelalterlichen Hospitälern sind das Hôtel-Dieu in Lyon und das in Paris diejenigen, von welchen wir die vollständigsten Berichte über die Pflegeeinrichtungen haben. Der Name Hôtel-Dieu — Gotteshaus — wurde in der ersten Periode des Mittelalters gewöhnlich angewandt, um das hauptsächlichste Hospital einer französischen Stadt zu bezeichnen. Diese Gotteshauser waren ursprünglich *xenodochien* oder Armenhäuser, welche die Bedürftigen, Gebrechlichen und Kranken jeder Art und jedes Standes aufnahmen.

Im Jahre 542 gründete auf die Aufforderung Sacerdos, des Erzbischofs von Lyon, Childebert I, der Sohn Chlodwigs, mit Ultrogotha, seinem Weibe, das Hôtel-Dieu in Lyon, welches später eines der größten und vollkommensten aller französischen Hospitäler wurde. [1])

[1]) Das Material über das Lyoner Hospital ist sämtlich der *Histoire topographique et médicale du Grand Hôtel-Dieu de Lyon* entnommen. J. P. Pointe, Paris und Lyon 1842.

Es war bestimmt, Pilgern, Waisen, Armen, Gebrechlichen und Kranken Obdach zu geben. Die ersten kleinen Gebäude wurden bald für die dringenden Bedürfnisse zu eng, denn die Forderungen an die Anstalt waren um so größer, als es in einem ausgedehnten Gebiete das einzige war, in dem Soldaten aufgenommen werden konnten. Infolgedessen entstanden — von dem Mutterbau getrennt, aber zu diesem gehörig, — eine Anzahl von Neben- oder Zweig-Hospitälern, in welchen ansteckende Fälle und andere spezielle Krankheiten untergebracht wurden.

Childebert ernannte die Ärzte aus den Mitgliedern einer Akademie, die damals in Lyon bestand. Später folgte dieser Akademie eine Königliche Hochschule der Medizin und übernahm von ihr den Hospitaldienst. Von Anfang an bildete das Hôtel-Dieu einen schlagenden Gegensatz zu anderen Anstalten jener Zeit durch seine verhältnismäßige Freiheit von geistlicher Aufsicht. Seine Verwaltung war von Anbeginn Laien anvertraut, zu jener Zeit etwas sehr Ungewöhnliches. 600 Jahre lang blieb es unter Laienverwaltung. 1192 finden wir es unter der Leitung eines religiösen Ordens aus Cîteaux; aber wann dieser Wechsel stattfand, ist nicht genau festzustellen. Dieser Orden herrschte mehrere Jahrhunderte, aber 1478 gab es Klagen, daß die Mönche ihre Verantwortlichkeit »Rechtsgelehrten und Ratsherren« preisgegeben hätten. Der Bürgermeister der Stadt drängte dazu, das Hospital unter die Aufsicht eines Kollegiums zu stellen, dessen Mitglieder demselben ihre ganze Zeit widmen könnten, und 1583 übergaben die Brüder die Leitung an eine neue Laienkörperschaft, welche man die »Rektoren« nannte. Unter ihrer Leitung gedieh das Hospital und entwickelte sich in einer Weise, wie es nie hätte geschehen können, wenn es lediglich ein Teil von einer Gruppe verschiedener Interessen geblieben wäre.

Von 1308 bis auf die gegenwärtige Zeit ist das Hospital eine reiche Körperschaft gewesen. Als ein Beweis, wie ähnlich die Methoden der Menschen in verschiedenen Jahrhunderten waren, ist es interessant, daß man 1641 Theatervorstellungen zum Besten des Hospitals gab.

Ganz eigenartig ist auch die Organisation der Pflegerinnen des Hôtel-Dieu und ihre ursprüngliche Stellung. Die ersten Archive bezeichnen sie als *servantes chambrières, filles repenties, pénitentes* (Kammermädchen, Büßende Mädchen, Büßerinnen), und tatsächlich waren die Pflegerinnen und Dienerinnen des Hospitals großenteils gefallene Frauen, die bereut hatten und ein besseres Leben führen wollten. Sie wurden im Hospital angestellt, — viele von ihnen mögen zuerst als Kranke aufgenommen worden sein — um sich dem Dienste desselben zu widmen. Neben den Büßerinnen widmeten sich aber öfter auch Witwen der Krankenpflege. Im Laufe der Zeit wurden die Pflegerinnen *quasi-réligieuses* genannt, und seit Ende des 17. Jahrhunderts kennt man sie als »Schwestern«. Die männlichen Pfleger, die man ursprünglich Diener nannte, wurden später als Brüder bezeichnet.

Anfangs wurde keine besondere Tracht getragen; da aber diese Freiheit in Betreff der Kleidung »Anlaß zu Ärgernis« gab, schrieben die Rektoren 1526 ein weißes Kleid vor. 1562 wurde dasselbe gegen ein schwarzes Kleid mit weißer Leinenschürze und einer ungestärkten weißen Haube vertauscht. Der Hauptgrund für die Annahme einer Uniform war die Notwendigkeit, die Schicklichkeit außerhalb des Hospitals zu wahren, da die Pflegerinnen oft in Privatpflege gesandt wurden und an Begräbnissen teilzunehmen hatten.

In der Mitte des 16. Jahrhunderts stellten die Rektoren Regeln auf, welche dem Geist der Zeit Rechnung tragen sollten, und die ohne Zweifel bestimmt waren, die Krankenpflege auf eine höhere Stufe zu heben. Zu diesem Zwecke führten sie strengere Vorschriften, gewisse Änderungen in der Tracht und religiöse Gebräuche ein. Eintrittsbewerbungen mußten jetzt sechs Monate im voraus eingereicht werden und ein Probejahr unter einer Mutter Superiorin wurde zur Vorschrift gemacht. Wenn die Bewerberin am Ende des Probejahres den Beifall der Mutter Superiorin fand, erhielt sie ein graues Kleid mit einem Kragen um den Hals. Wenn sie weiter befriedigte, erfolgte später eine feierliche Einführung. Freunde und Außenstehende wurden eingeladen, eine hohe Messe in der Kirche gelesen; es wurde eine Predigt über die Werke der Barmherzigkeit gehalten, und die Pflegerin gelobte am Altar, ihre freiwillig übernommenen Pflichten treu zu erfüllen. Die Bewerberin wurde mit einem langen Mantel aus schwarzem Tuch bekleidet, in einen weißen Schleier gehüllt und mit einem silbernen Kreuz beschenkt. Die Feier wurde in jeder Weise so eindrucksvoll wie möglich gestaltet. Trotzdem gestattete man den Pflegerinnen nicht, sich als »Schwestern« im Sinne der Nonnen zu betrachten, sondern sie blieben endgültig ihren weltlichen Vorgesetzten verantwortlich. Dies wird durch einen kleinen Zwischenfall ersichtlich, der sich 1611 als Folge einer allmählich wachsenden Neigung einiger Pflegerinnen zu streng klösterlicher Lebensführung zutrug. Eine Welle religiöser Erregung war durch ihre Reihen gegangen, und gipfelte darin, daß eine gewisse Louise Soyr in dem Augenblick, als sie an der oben beschriebenen Feier teilnehmen sollte, öffentlich verlangte, strenge Gelübde abzulegen, und den Schleier aus der Hand des Geistlichen zu erhalten. Ohne Zweifel war Louise von einigen ihrer Genossinen zu diesem Schritte ermutigt und angespornt, welche die gleiche Forderung zu stellen gedachten, wenn sie Erfolg haben würde. Aber die Rektoren verweigerten dieselbe auf das entschiedenste und benutzten die Gelegenheit, um die bestimmte Erklärung abzugeben, daß das Hôtel-Dieu kein Kloster, sondern ein Hospital sei; daß dort keine Nonnen wirken sollten, sondern nur Frauen, die freiwillig dem Ruf zur Pflege armer Kranker folgten; daß diese Frauen ihre Tracht nur aus der Hand der Rektoren empfangen könnten, und daß ebenso, wie sie jederzeit frei wären auszuscheiden, sie auch zu allen Zeiten einer Entlassung ausgesetzt seien. Man hörte nichts mehr von strengen Gelübden, und die Rektoren fuhren fort, wie bisher die Zügel in den Händen zu halten. Das Kleid der Brüder war damals ein langer blauer Rock, und an Festtagen trugen sie ein silbernes Abzeichen mit dem Hospitalwappen. Die moralische Wirkung der Tracht war dem Hôtel-Dieu nicht unbekannt. Die Ärzte trugen bei ihrem Rundgang stets lange Mäntel mit wallendem Faltenwurf und Mützen, und die Rektoren trugen auch ein ernstes und würdiges Gewand, wenn sie das Hospital besuchten.

Die würdigen alten Rektoren versuchten auf verschiedene Weise, die Disziplin unter den Pflegerinnen zu vervollkommnen. Ihre Autorität mußten sie notwendigerweise auf irgend eine Persönlichkeit, die an der Spitze des Pflegepersonals stand, übertragen, manchmal auf den Verwalter, manchmal auf die Mutter Superiorin, und zuweilen auf den Almosenpfleger oder den Sekretär. Der Verwalter durfte sowohl Mönch wie Laie sein; in jedem Fall aber verblieb die Autorität und Überwachung an letzter Stelle in den Händen der Rektoren. Im Laufe des 16. Jahrhunderts kamen die Rektoren zu einem Beschluß, der ihrem gesunden Menschenverstand und klaren Urteil alle Ehre macht. Sie sahen ein, daß es viele Einzelheiten gebe, über welche der Verwalter nicht mit den Pflegerinnen verhandeln könne, die er aber doch nicht unbeachtet lassen dürfe, und daß es ihm deshalb unmöglich sei von allem zu wissen, was vorgehe. Sie wählten daher eine geschickte und verständige Frau, deren ganze Aufgabe darin bestand, die Pflegerinnen und die Dienerschaft anzuweisen und ihre Arbeit einzuteilen, zu überwachen und für dieselbe verantwortlich zu sein. Die Inhaberin dieses Amtes hieß nacheinander Mutter, *Mère Maîtresse*, *Gouvernante* und Superiorin. Ihre Verantwortung

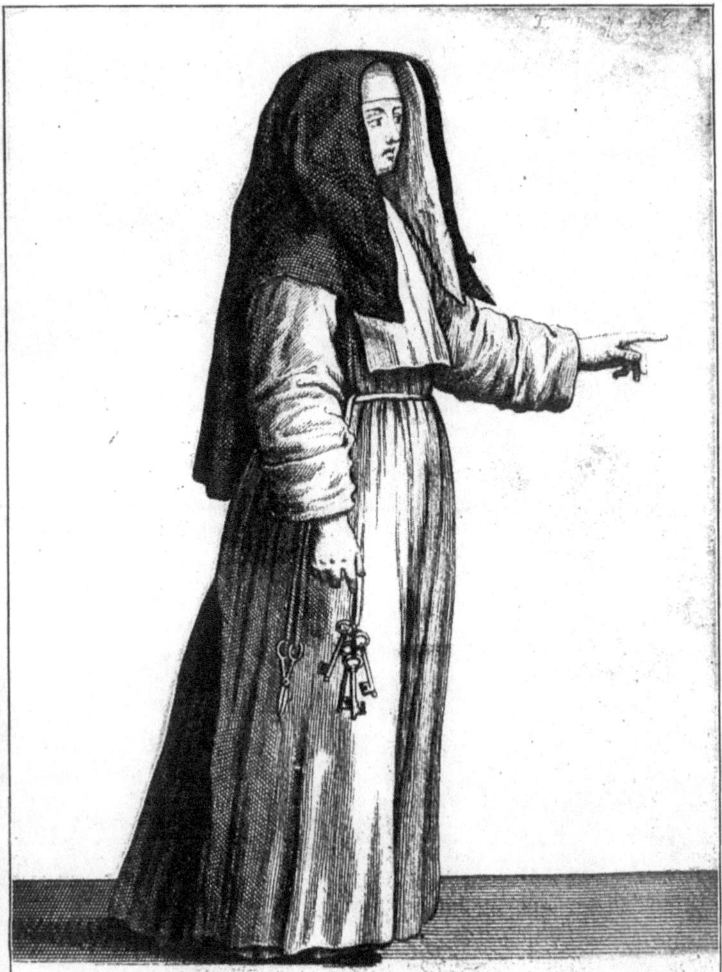

Fromme Schwester des Hôtel-Dieu in Paris, in der gewöhnlichen Tracht des Krankendienstes.

Helyot, *Les Ordres Monastiques* etc., Bd. III.

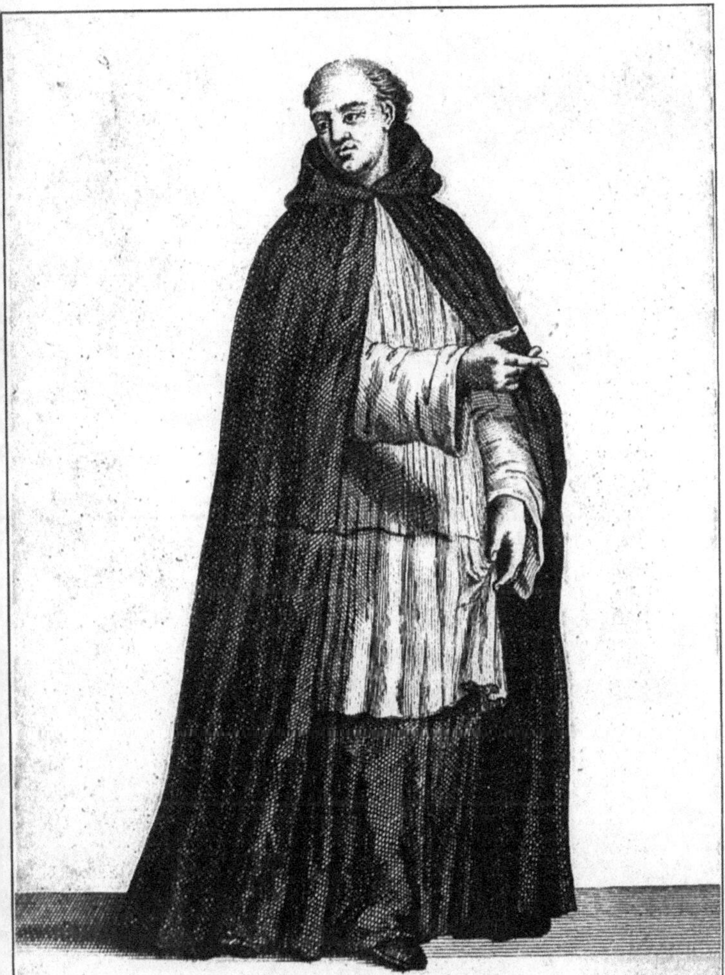

Frommer Bruder des Hôtel-Dieu in Paris.
Helyot, *Les Ordres Monastiques* etc., Bd. III.

war groß. Sie besaß einen Schlüssel zu den Archiven, führte den Vorsitz bei Empfängen und hatte das Vorrecht, bei den Zusammenkünften der Rektoren zu erscheinen, um über den moralischen und materiellen Zustand des Hauses zu berichten. So erschien 1586 die *Gouvernante* vor dem Rat der Rektoren und klagte, daß viele Leichen auf Kosten des Hospitals beerdigt worden seien, daß aber keine Rückerstattung von Seiten der Erben erfolgt wäre. Wiederum wird 1606 berichtet, daß die Rektoren, da die *Mère Maîtresse* kürzlich gestorben sei, die Zahl ihrer Sitzungen erhöhen mußten, um die zahlreichen Geschäfte zu erledigen, die seit ihrem Tode unerledigt geblieben waren.

Es kam nicht oft vor, daß eine Pflegerin freiwillig ausschied, es sei denn um zu heiraten, oder nahe Verwandte zu pflegen. 1597 hören wir, daß eine nach dreiundzwanzigjährigem Hospitaldienst heimging, um ihre betagte Mutter zu pflegen.

Die Zahl der Pflegerinnen scheint in der ersten Zeit ganz ungenügend gewesen zu sein. 1335 hielt man zwei Schwestern und drei Dienerinnen für ausreichend. 1523 bildeten die Mutter Superiorin und sechzehn Schwestern das weibliche Personal. Entweder muß das berühmte alte Hospital im Anfang sehr klein gewesen sein, oder die Zweiganstalten sind nicht mitgezählt; oder die Patienten müssen einen guten Teil der Arbeit getan haben. 1598 hatte das Hospital nur hundert Betten, tatsächlich war aber seine Aufnahmefähigkeit beträchtlich, denn jedes Bett war imstande, fünf Kranke zu beherbergen Die Laien-

Rektoren scheinen von der praktischen Krankenpflege ganz vernünftige Vorstellungen gehabt zu haben. 1630 entschieden sie, daß in Zukunft jeder Kranke ein Bett für sich haben solle, und bald darauf wurden die alten großen Betten verbannt. Im Ganzen kann das Hôtel-Dieu des Mittelalters, mit Bezug auf die allgemeine innere Verwaltung, die sorgfältige Trennung der verschiedenen Krankheiten, die Absperrung ansteckender Kranker, die Vorkehrungen für den Nachtdienst (eine ältere Schwester war stets in der Nähe, um die jüngeren anzuweisen), und die tatsächliche Krankenpflege sehr anerkennenswerte Leistungen aufweisen, die denen in Paris unvergleichlich überlegen und wahrscheinlich besser waren als in den meisten Hospitälern jener Zeit.

Im 18. Jahrhundert, einer Zeit allgemeinen Niedergangs in der Krankenpflege, verfiel auch das Hospital bis zu einem gewissen Grade. Während langer Zeit war der Verwalter fast beständig ein Priester, und hatte neben der geistigen Leitung des Pflegepersonals auch dessen dienstliche Beaufsichtigung und Disziplin in der Hand. Die *Mère Supérieure*, die mit so vieler Würde den Vorsitz geführt hatte, war verschwunden; aber wann und warum sie beseitigt wurde, erklärt Pointe nicht. 1785 behaupteten die Rektoren sich wieder und ordneten an, daß die doppelte Macht nicht länger in einer Hand bleiben sollte. Die Verwaltung wurde von da an wieder einem Laien übergeben, und der Priester behielt nur die Gewalt in geistlichen Dingen, während der Laien-Verwalter die Disziplinargewalt in den Krankensälen übernahm.

Als der Revolutionssturm losbrach, wurden alle regiösen Orden verbannt. Das Kleid der Schwestern des Hôtel-Dieu, das allmählich immer nonnenartiger geworden war, wurde durch das einfache Gewand der gewöhnlichen Bürgerin ersetzt und mit der Tricolore geschmückt. Aber 1802 bemächtigte sich die priesterliche Macht von neuem der Hospitäler, und es begann eine Zeit lebhaften Ringens und Streitens zwischen den geistlichen und weltlichen Oberhäuptern. Wie stets seit Anbeginn der Welt, suchte jede der kämpfenden Parteien die Herrschaft über die Frauen zu erlangen, und die Krankenpflege war das Sturmzentrum. Eine strengere klösterliche Ordnung einzuführen, war das Ziel der Einen, dies zu verhindern das der Anderen. Die Heftigkeit des Kampfes veranlaßte das Publikum und auch die Pflegerinnen selbst, in dem Streite Partei zu nehmen. Die Verwaltung war entschlossen, das Recht zur Anstellung und Versetzung der Pflegerinnen in den Krankensälen zu behalten und ihr Aus- und Eingehen zu regeln. So entschlossen war der Widerstand der geistlichen Partei gegen diese uns so einfach und selbstverständlich erscheinende Forderung, daß der Streit damit endete, daß der *Maître spirituel* (der geistliche Herr) das Hospital mit vierzig loyalen Schwestern, die unter seiner Flagge gekämpft hatten, verließ. Das war ein Sieg für das Hospital, aber ein teuer erkaufter; denn man litt nun einige Zeit unter der mangelnden Schulung eines neuen und unerfahrenen Personals. Die ausscheidenden Schwestern bildeten eine Gemeinschaft, nahmen eine religiöse, klösterliche Tracht an und sind seit jener Zeit in der Privatpflege tätig gewesen. Ihr Orden wird der *Bon Secours* genannt. 1840, als die Geschäfte des Hospitals wieder in ihre regelmäßige Bahn gekommen waren, faßte Pointe die starken und schwachen Punkte des Pflegesystems unter Hinzufügung gewisser Kritiken und Vorschläge folgendermaßen zusammen. Das Hospital hatte damals 1100 Betten. Bei der Auswahl der Brüder und Schwestern, die achtbaren Handwerkerkreisen entstammten, wurde darauf gesehen, daß sie einen aufrichtigen Charakter hatten, kräftig und gesund waren und einige Bildung, wenigstens die Kenntnis des Lesens und Schreibens besaßen. Sie wurden im Alter von 16—24 Jahren aufgenommen, von einem Priester auf ihre Sittlichkeit geprüft und dann von dem Laien-Verwalter zur Probe zugelassen. Während der mehrmonatlichen Probezeit trugen sie ihre eigene bürgerliche Kleidung; hatten sie sich gut geführt, so erhielten sie die Tracht sowie den Titel *soeur prétendante* (Schwestern-Anwärterin) und *frère prétendant*, denn die endgültige Zulassung zum Orden erfolgte nur, wenn der Tod oder sonstige Ursachen eine Lücke unter den Voll-Schwestern und -Brüdern schuf. Die Kandidaten konnten auf diese Weise zehn und mehr Jahre zu warten haben, ehe sie endgültig geweiht wurden.

Wenn diese endgültige Feier erfolgte, gab man ihnen ein Kreuz, und von dieser Zeit an hießen sie die *croisées*. Sie hatten dann das Recht auf lebenslänglichen Unterhalt durch das Hospital und empfingen ein kleines Gehalt. Die Verteilung des Pflegepersonals in den Sälen besorgte der Verwalter, der also eigentlich das dienstliche Oberhaupt war. Die Aufsicht in den Sälen hatten die Oberpflegerinnen — *cheftaines* — und die Zahl der Hülfspflegerinnen verhielt sich zu der der Kranken wie eins zu zehn auf den medizinischen, und wie eins zu fünfzehn auf den chirurgischen Abteilungen. Das Pflegepersonal hatte nur den Dienst bei den Kranken zu verrichten, für die Hausarbeit waren Dienstboten vorhanden Der Nachtdienst war anscheinend nicht so gut eingerichtet wie im Mittelalter, denn es war nur eine junge Schwester für hundert Kranke vorgesehen, und keine ältere Schwester zur Aufsicht da. Eine ausgezeichnete Einrichtung war die *cheftaine*, die durch lange Erfahrung jede Einzelheit des Dienstes gelernt hatte; dagegen gab es schwache Punkte wie, daß die Verwaltung die Pflegerinnen zu oft wechselte; daß die Dienerschaft roh war, die Schwestern nicht immer gut in Zucht gehalten wurden und oft den Ärzten nicht gehorchten. Pointe war der Meinung, daß diese entweder in Allem, was die Krankenpflege anbetrifft, volle Herrschaft über die Pflegerinnen haben müßten, oder daß, wenn die Einheitlichkeit der Verwaltung dies nicht zulasse, dann wenigstens dem Urteil und den Klagen der Ärzte mehr Aufmerksamkeit geschenkt werden müsse. In Wirklichkeit blieben dieselben unbeachtet.

Ferner meinte er, daß die Brüder zum großen Teil durch Schwestern ersetzt werden sollten, da es unmöglich sei, geeignete männliche Pfleger zu sichern. Endlich betrachtete er es als für den Dienst förderlich und weit besser für die Pflegerinnen, wieder eine *Mère Supérieure* anzustellen, da jene den Rat, den Schutz und die Aufsicht einer Frau brauchten und jetzt ganz der Leitung von Männern überlassen seien. Es ist so ungewöhnlich, daß ein Mann bei der Besprechung des Hospitaldienstes freiwillig einen Vorschlag dieser Art macht, daß M. Pointe eine ehrende Erwähnung seiner freisinnigen Anschaungen verdient. Dr. Anna Hamilton gibt die neueste Schilderung der Lyoner Schwestern in einem Bericht über die Krankenpflege in Frankreich.[1]) Sie erhalten eine elementare Berufsbildung im Hospital, die Disziplin ist ziemlich gut; sie dürfen den Dienst verlassen und sich verheiraten. Bleiben sie im Dienst, so ist ihnen, wie erwähnt, ihr Unterhalt zugesichert. Aber obgleich ihre Verfassung eine freie und unabhängige ist, so erhalten sie doch keine wirkliche Ausbildung im modernen Sinne, und ihre Leistungen sind rückständig und unzulänglich.

Das Hôtel-Dieu in Paris, daß seit Jahrhunderten und noch heute zu den berühmtesten Hospitälern der Welt gehört, datiert bis zu den Jahren 650 oder 651 n. Chr. zurück. Ein kleines, einfaches Unterkunftshaus mit einigen unbedeutenden Vorkehrungen für die Krankenpflege, unter dem schützenden Schatten der Kirche von St. Christophorus geborgen, dessen Namen es trug, war der bescheidene Ursprung des

[1]) Dritter Internationaler Kongreß der Krankenpflegerinnen. Buffalo, 1901. *Transactions* (Verhandlungen), S. 420.

gegenwärtigen Riesenhospitals mit seinen Hunderten von Kranken. Der Bischof Landry von Paris, dessen Standbild jetzt am Eingang eines der Häuserblocks steht, soll die Anregung zu seiner Gründung gegeben haben. Verbunden war damit ein kleines Nonnenkloster, das eine Gruppe mildtätiger Frauen bewohnte, die ihre Dienste der Kirche zur Verfügung gestellt hatten, um Altarbekleidungen zu sticken und für den Kirchenschmuck zu sorgen. Später erstreckte sich die Wirksamkeit dieser Gemeinschaft des h. Christophorus auch auf die Pflege in der kleinen Wohltätigkeitsanstalt. Von den ersten Zeiten weiß man nicht viel, und bestimmte Berichte beginnen erst mit dem 12. Jahrhundert. Unter Philipp August (1164—1225) wurde das Hospital an die Ufer der Seine in die Nähe von Notre Dame, dem bischöflichen Palast und den Klöstern der Domherren der Kathedrale verlegt. Die Domherren hatten das Hospital seit 1097 verwaltet, und es wurde nun ganz in der düstern, massiven Art der königlichen Paläste wieder erbaut und *Domus Dei,* Hôtel-Dieu genannt.[1])

Die Könige von Frankreich wandten ihm bald den Hauptanteil ihrer Wohltaten zu. Der dem h. Denisius gewidmete Saal war eine Stiftung Philipp Augusts im Jahre 1195, der des h. Thomas wurde von Blanche, der Mutter Ludwigs des Frommen, erbaut. Die Hospitalbesitzungen wurden häufig er-

---

[1]) Die Hauptquelle für den ersten Teil des Kapitels ist *L'Hôtel-Dieu et les Soeurs Augustines de 650 A. D. à 1810* (Das Hôtel-Dieu und die Augustinerschwestern von 650—1810) von Alexis Chevalier. H. Champion, Paris 1901.

weitert. Nach der Beschreibung von Tenon[1]) umfaßte es 1788 das Hospital an der Seine, die Hospitäler des h. Ludwig für ansteckende Krankheiten, das Hospital der h. Anna, ein Genesungshaus für Frauen und Mädchen, ein Landhaus für die Schwestern, ein Landgut, ausgedehnte Speicher, Kornböden und die Verwaltungsgebäude.

Aussätzige wurden von dem Hospital bald fern gehalten, wenn sie überhaupt jemals darin aufgenommen worden sind. Seit alter Zeit hatte Paris drei Zufluchtshäuser für Aussätzige außerhalb der Stadt, und 789 erließ Karl der Große eine Verordnung, die den Aussätzigen verbot, sich unter andere Leute zu mischen. Die Aussätzigenspitäler waren bis 1693 getrennt; dann wurden sie, da der Aussatz aus Frankreich so gut wie verschwunden war, mit den anderen Anstalten verbunden und für allgemeine Zwecke benützt.

Kein anderes altes Hospital hat der Nachwelt eine Krankenpflegegeschichte überliefert, die so ausgedehnt wäre, oder soviel Licht auf die innere Verwaltung eines Hospitals würfe. Die Veröffentlichung dieser interessanten Berichte verdanken wir hauptsächlich dem unaufhörlichen erbitterten Kampf, den die kirchlichen und bürgerlichen Mächte jahrhundertelang um die Verwaltung dieser wichtigen und großen Anstalt führten. In diesem, wie in jedem ähnlichen Kampf war die Krankenpflege das Sturmzentrum, und die Aufsicht

---

[1]) *Mémoires sur les hôpitaux de Paris* (Denkschrift über die Pariser Hospitäler).

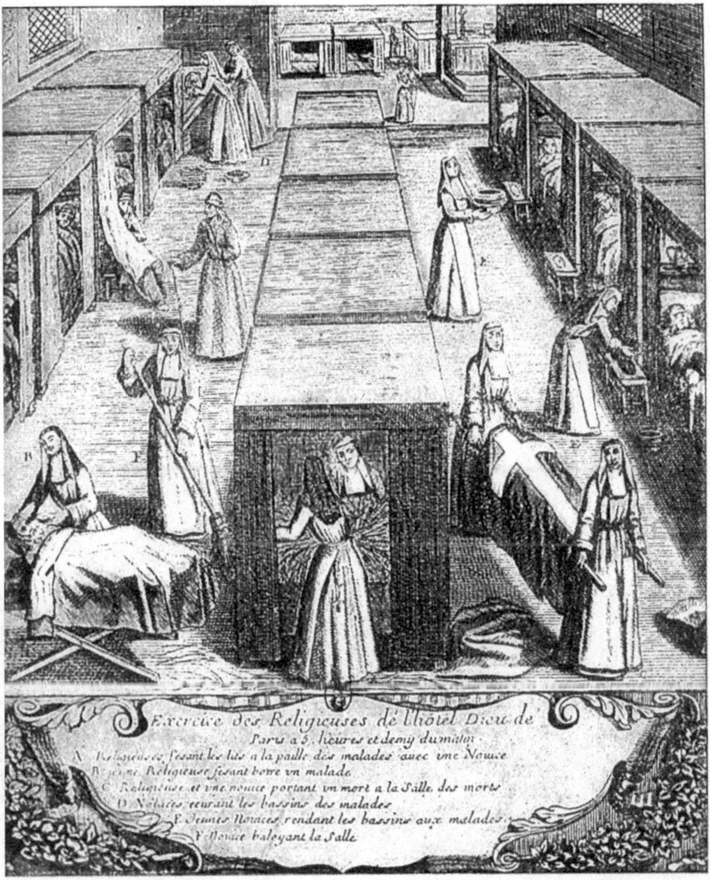
Exercice des Religieuses de l'hôtel Dieu de
Paris a 5. heures et demy du matin
sesant les lits a la paille des malades auec une Nouice
Religieuse fesant boire un malade
Religieuse et une nouice portant un mort a la Salle des morts
les bassins des malades
rendant les bassins aux malades
Nouice baleyant la Salle

Die frommen Schwestern des Hôtel-Dieu in Paris bei der Arbeit um $5^1/_2$ Uhr früh.

A. Eine fromme Schwester schüttelt mit einer Novize die Strohsäcke der Kranken auf. B. Eine junge Schwester läßt einen Kranken trinken. C. Eine Schwester und eine Nonne tragen einen Toten in die Leichenhalle. D. Eine Novize bringt die Waschbecken für die Kranken. E. Eine junge Novize reicht ihnen dieselben. F. Eine Novize kehrt den Saal.

Aus *Les Edifices Hospitaliers,* C. Tollet 1892, Hamelin Frères, Montpellier.

ıber das Pflegepersonal zu erlangen, der Hauptpunkt les gesuchten Vorteils. Die Geschichte dieses Ringens veist von neuem darauf hin, ein wie wichtiger Faktor lie Krankenpflege in der Zusammensetzung der Hospitäler ist, und wie viel nützliche Lehren aus der- elben gezogen werden können.

Die freiwillige Frauengruppe, die damit ange- angen hatte, die Altäre zu schmücken und die Kranken in St. Christophorus zu pflegen, wurde vom Papst Innocenz IV., der keine sich selbst verwaltenden eligiösen Frauen-Gesellschaften dulden wollte, in inem strengen Orden gesammelt und vereinigt. Er ınterwarf sie den Regeln des h. Augustinus und sie varen seitdem als die Augustiner-Schwestern oder *Congrégation hospitalière de l'Hôtel-Dieu* bekannt. hr Orden ist der älteste bestehende Nonnen-Orden, velcher ausschließlich die Krankenpflege ausübte.[1]) Sie hatten strenge Regeln. Im Gegensatz zu dem System der Pflegeschwestern in Lyon waren die Augustiner-Schwestern im Pariser Hospital streng klösterlich. Sie unterstanden der Geistlichkeit, waren lieser allein verantwortlich und lebten in jeder Hin- icht fast ebenso wie Klosterschwestern.[2])

[1]) Hamilton und Regnault, *Les Gardes-Malades,* S. 12.

[2]) Wenn es heißt, daß die religiösen Krankenpfleger des Mittelalters nach den Regeln des h. Augustinus lebten, so be- eutet das nach Le Grand nicht, daß alle Gemeinschaften durch- veg die gleichen Statuten hatten. Jede getrennt verwaltete Gruppe hatte ihre eigene lokale Verfassung, welcher der Brief es h. Augustinus als eine Art Vorwort vorangesetzt war. *Statuts d'Hôtels-Dieu et des Léproseries*; veröffentlicht von Léon Le Grand. Einleitung. Alphons Picard et Fils, Paris 1901.

Ihr ganzes Leben verbrachten sie im Hospital, und wenn sie einmal die Gelübde abgelegt hatten, entsagten sie der Welt und jedem Gedanken an eine andere Heimat als dessen Bezirk oder ein anderes Dasein als dasjenige in den Krankensälen. Selbst an ein Ausgehen wurde kaum gedacht, außer wenn sie in Privatpflege geschickt wurden. Als Novizen oder Probeschwestern hatten sie drei Stufen durchzumachen: zuerst waren sie Probeschwestern *(filles en approbation);* dann erhielten sie das weiße Kleid *(filles blanches),* und endlich die Haube *(filles à chaperon).* Diese Probezeit dauerte selten weniger als zwölf Jahre, oft aber noch länger; denn da die Satzungen die Zahl der Vollschwestern festsetzten, rückten nur wenn der Tod die älteren Schwestern abrief, Novizen auf, um die Lücken zu füllen.

Im Vergleich mit der Dauer dieses alten Pflegeordens erscheinen alle anderen kurzlebig. »Durch 1200 Jahre«, sagt Dr. Bourneville, »sind sie so eng mit dem Hospital verbunden gewesen, daß sie kein anderes Leben hatten. Sie haben keine andere Stätte. Ihr Heim ist das Hôtel-Dieu. Vom Tage ihres Gelöbnisses an leben und sterben sie dort.«

Es liegt etwas Ergreifendes und Rührendes in dem Gedanken an diese durch zwölf ununterbrochene Jahrhunderte währende Krankenpflege der Augustinerschwestern und ihrer aufeinander folgenden Generationen, die in vollkommener Selbstverleugnung und Entsagung selbst in ihren alten Tagen sich plagten, oft um in den Sielen zu sterben, wie arme, alte, abgenutzte, geduldige Pferde. Und vom 13. Jahrhundert an, wenigstens, wenn nicht früher, scheint man ihr Los unnötig dürftig und hart gemacht zu haben. Nicht bloß war ihre Arbeit fast grausam schwer, sondern ihnen wurde das Licht des Wissens und des Verständnisses vorenthalten, das so viel dazu beiträgt, um selbst über die größten Plagen hinwegzuhelfen. Sie waren von allem Anteil an geistigem Leben abgeschnitten, und selbst über den Lauf des menschlichen Fortschrittes in der Außenwelt erfuhren sie nichts. Berufliche Unterweisung gab es für sie nicht. Nur die Routine, die eine der anderen weitergab, glich einigermaßen dem, was man Belehrung hätte nennen können[1]. Kein Wunder, daß sie mit der Zeit geistig verkümmerten und zum Fortschritt unfähig wurden; daß die Wissenschaft sie weit dahinten ließ, und daß sie außer Stande waren, sich den Veränderungen in ihrer Umgebung anzupassen! Möglich, daß diese Frauen, wenn sie die Freiheitsliebe und die feste Entschlossenheit der Béguinen besessen hätten, den vermessenen Ansprüchen einer Macht, die nur mit vollkommener Unterwerfung zufrieden war, erfolgreich hätten widerstehen können. Aber die Schuld an ihrem schließlichen Verfall trifft gerechterweise nicht sie, sondern vielmehr die Urheber und Vollzieher der Verfassung, die ihnen aufgezwungen worden war.

1212 stellte ein bischöfliches Konzil Statuten für die französischen Hospitäler auf, welche unter anderm Regeln für die pflegenden Orden enthielten.

---

[1]) Hamilton, *Thèse* S. 31.

Bis dahin hatte jedes Hospital eigene Gesetze gehabt, jetzt wurde ein Versuch gemacht, eine gewisse Einheitlichkeit zu erzielen, und die Bischöfe verordneten, daß alle Pflegeorden die Gelübde der Armut, der Keuschheit und des Gehorsams ablegen und ein kirchliches Gewand tragen sollten[1]. In demselben Konzil (das ein schicksalsschweres für den Pflegeberuf war), verfügten die Bischöfe, daß, um die Gaben der Mildtätigen haushälterisch zu verwenden, so wenig Pflegeschwestern wie möglich in jedem Hospital beschäftigt werden sollten.

Das bedeutete natürlich, daß die höchstmögliche Last von schwerer Arbeit auf die Schultern der Pflegerinnen gelegt wurde. Von so alter und vornehmer Herkunft ist die Kunst, in öffentlichen Anstalten dadurch zu sparen, daß man die Zahl der Hülfskräfte einschränkt und die Hauptarbeit den Frauen aufpackt, — ein naiver und einfacher Ausweg, der noch nicht ganz aus unsern modernen Anstalten verschwunden ist. Die Bischöfe setzten verschiedene Regeln für die Hierarchie der Beamten und für die tägliche Lebensführung der Brüder und Schwestern fest: die Stunden des Aufstehens und des Sichniederlegens; die Zahl der Mahlzeiten und die Art der Nahrung; ihren Anzug; ihr Kommen und Gehen; die Strafen für verschiedenartige und mannigfaltige Vergehen: alles wurde bis ins Kleinste bestimmt. Die allgemeine Verwaltung des Hospitals wurde in die Hände des Kapitels von Notre Dame

[1]) Le Grand, a. a. O.

gelegt, das zu diesem Zweck zwei sogenannte *Proviseurs* abordnete. Diese *Proviseurs* — oder Direktoren, wie man sie heute nennen würde — übertrugen die unmittelbare Aufsicht, als Verwalter des Hospitals, einem aus dem Orden der Brüder Erwählten, der den Titel *Maître* erhielt.

Die Zahl der für das Hospital bestellten Brüder war dreißig, und diese Zahl wurde nicht überschritten. Artikel 30 der Satzungen ordnete an, daß die zwei Direktoren und der Verwalter eine Schwester auswählen sollten, und zwar die nach ihrem Urteil Fähigste und dieser Auszeichnung Würdigste, um die Schwestern zu leiten, sie in der Krankenpflege anzuweisen und in Zucht zu halten. Diese zuerst *Maîtresse* genannte Schwester war später als die *Prieure* bekannt. Die Zahl der Voll-Schwestern, welche ursprünglich auf fünfundzwanzig festgesetzt war, wurde auf vierzig erhöht, da ihnen nicht nur die ganze Sorge für die Frauensäle, einschließlich der groben Arbeit, sowohl wie der Krankenpflege, sondern auch die Versorgung der Wäsche und des Haushaltes oblag.

Es war weder den Brüdern noch den Schwestern gestattet, allein oder in selbstgewählter Gesellschaft in die Stadt zu gehen, sondern nur mit jemand, den der Verwalter bestimmte. Sie erhielten zwei Mahlzeiten am Tage und dreimal wöchentlich Fleisch. Ihre Mahlzeiten waren spärlich und die Schüsseln aus Zinn oder Blech. Die zwei Refektorien (eines für die Schwestern, das andere für die Brüder) hatten lange, gelbgestrichene, mit Tüchern bedeckte Tische. An einem Ende stand, ein wenig erhöht, der Tisch des Meisters oder der Priorin. Während der Mahlzeiten las einer der Brüder oder eine Schwester Abschnitte aus religiösen Werken laut vor.

Die Schwestern kamen in zwei Schichten zu ihren Mahlzeiten, und eine, die Konvent-Schwester genannt, hatte die Aufsicht über das Speisezimmer und die Mahlzeiten. Einmal in der Woche kamen die Brüder und Schwestern zusammen, um Klagen anzuhören und zu erheben. Bei diesen unerquicklichen Gelegenheiten sprachen die Superiore das Urteil über die zur Meldung gelangten Vergehen. Die Strafen waren verschiedenartig: Entziehung der ohnehin spärlichen Mahlzeiten, Essen auf dem Fußboden, oder verschiedentliche Bußen. Selbst körperliche Züchtigung wurde manchmal verhängt, und wenn ein Bruder gezüchtigt wurde, so geschah dies vor allen Brüdern; traf es eine Schwester, so wurde sie vor allen Schwestern bestraft.[1]) So seltsam und urwüchsig war die Art unserer Vorfahren, Zucht und Ordnung in der Krankenpflege zu wahren. Die Brüder und Schwestern standen um 5 Uhr morgens auf. Nach Beendigung ihrer Waschungen gingen sie in die Kapelle, während die Oberin die Runde machte. Nach der Frühmette begann für alle der Dienst in den Sälen. Sie löschten die Lampen aus und trafen unter der Leitung der *cheftaines* oder Oberschwestern die nötigen Vorbereitungen. Die

---

[1]) Le Grand, a. a. O. S. 43—53.

Kranken wurden geweckt; es wurde in den Sälen lebendig. Mit Waschbecken und Handtüchern gingen die Schwestern von einem Bett zum andern, wuschen Gesicht und Hände, gaben den Kranken zu trinken, trösteten sie und legten überall helfende Hand an. Dann wurden die Betten gemacht, und wer aufstehen konnte, verließ das Bett; die Schwerkranken wurden auf das nächststehende gehoben. Die Mahlzeiten reichte man um 11 und um 6 Uhr. Die Schüsseln und Löffel waren aus Holz. Die Kranken bekamen viermal wöchentlich Fleisch. Gewöhnlich wurde Hammelfleisch für Suppen und zum Schmoren verwendet. Rind-, Kalb- und Schweinefleisch gab es selten. Es gab Suppen, Eier, Obst, Käse und Pasteten. An Fasttagen bestand das Mahl hauptsächlich aus in Salz oder Öl gelegten Heringen und in Nußöl eingemachten Zwiebeln. Es berührt eigen zu hören, daß jeder Saal wöchentlich drei *pintes* Milch erhielt, — ein merkwürdig kleines Maß im Gegensatz zu dem verschwenderischen Milchverbrauch in den heutigen Hospitälern, selbst wenn diese *pinte* etwa drei Litern gleichkam. Die Schwerkranken erhielten einen besseren Wein, wie die anderen, auch junge Hühner, Tauben, Gänse und andere Leckerbissen. An Fischtagen bekamen sie kleine gebratene Fische.

Nach dem Mittagessen war Besuchszeit in den Sälen, und diese Zeit teilweiser Muße wurde für die vielen Kleinigkeiten benutzt, die man in den geschäftigen Morgenstunden nicht besorgen konnte. Es gibt auch ein hübsches Bild von den Veranstaltungen und Feierlichkeiten an Festtagen, an denen die Betten der Kranken mit Blumenkränzen geschmückt wurden und etwas von der allgemeinen Heiterkeit auch die düstern Säle erhellte. Die Nachtschwestern traten um 7 Uhr den Dienst an. Ihnen wurde für die Nacht etwas Wein bewilligt, doch wird keinerlei Nahrung erwähnt. Einmal oder öfter machte die Priorin nachts die Runde durch die Säle. Jede Vollschwester hatte ihr eigenes Zimmer, während die Novizen in Schlafsälen untergebracht wurden.

Die Priorin bekleidete nächst dem Verwalter die wichtigste Stellung, sie war bis zu einem gewissen Grade von ihm unabhängig und konnte direkt zu dem Ordenskapitel gehen und ihre Berichte erstatten. Es war ihr Vorrecht, die Pflegerinnen für die verschiedenen Säle und Abteilungen zu bestimmen, sie in Privatpflege zu schicken und ihnen die Erlaubnis zum Ausgehen zu erteilen. Die allgemeine Überwachung der Säle und der Krankenpflege war ihre Hauptaufgabe. Sie kaufte auch alle Vorräte ein und hatte die allgemeine Aufsicht in den Wäschekammern und Vorratsräumen, die ihr besonderer Stolz waren. Es scheint sogar aus allem hervorzugehen, daß die Priorin dem Haushalte mehr Sorgfalt und Aufmerksamkeit zuwendete, als der eigentlichen Krankenpflege. Die alten Aufzeichnungen geben eine nette Schilderung von den Pflichten der Priorin und ihrer Gehülfin; von ihrer Sorgfalt für das alte Linnen, das sie für Leichentücher, Binden und andere Zwecke wuschen und bleichten; von den großen Wäschekammern über dem Saal des h. Denisius, wohin sie oft einige jüngere Schwestern mit-

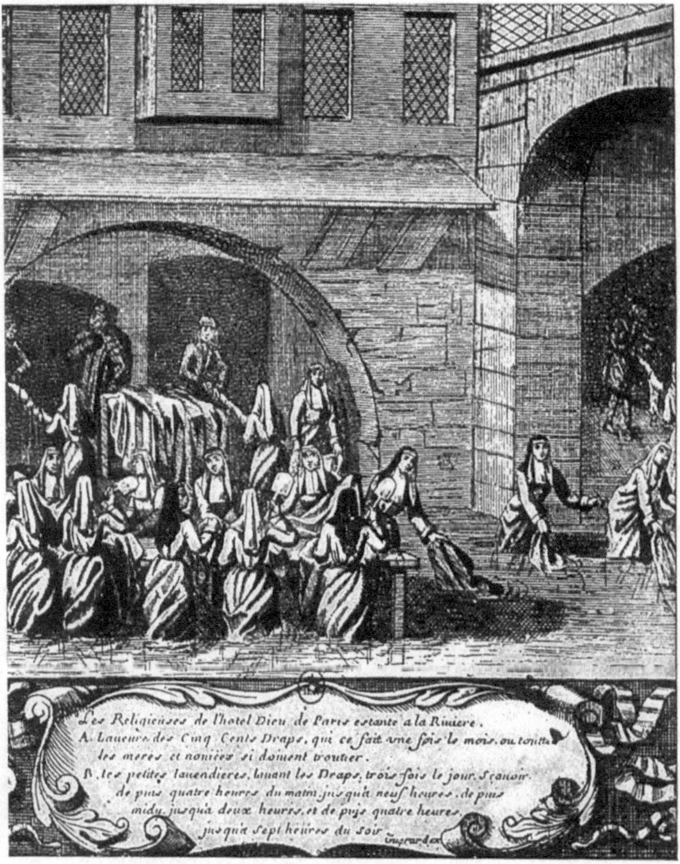
Les Religieuses de l'hotel Dieu de Paris estante a la Riuiere.
A. Laueure des Cinq Cents Draps, qui ce fait une fois le mois, ou toutte les meres et nouices si doiuent trouuer.
B. les petites lauendieres, lauant les Draps, trois fois le jour. Sçauoir. de puis quatre heures du matin, jusqu'a neuf heures. de puis midy, jusqu'a deux heures, et de puis quatre heures, jusqu'a sept heures du soir

e frommen Schwestern des Hôtel-Dieu reinigen die Hospital-wäsche in der Seine.

Die Wäsche von 500 Betttüchern, die einmal monatlich vorgenommen wurde, eine ›eit, an der sämtliche »Mütter« und Novizen sich beteiligen mußten. B. Die kleine ›sche. Die Betttücher wurden dreimal täglich, und zwar von 4 bis 9, von 12 bis 2 und von 4 bis 7 gewaschen. Von Guérard dargestellt.

Aus *Les Edifices Hospitaliers*, C. Tollet, 1892.

nahmen, um ihnen nähen zu helfen. Hier wurden alle Binden und Verbandvorräte angefertigt. In den Vorratskammern wurden die Gelées, das Eingemachte und die Süßigkeiten bereitet, wozu der Verwalter die Früchte und den Zucker lieferte. Wahrscheinlich hielt die Priorin es für richtig, sich besonders dem Haushalt zu widmen, da in jedem Saal eine Oberschwester oder *cheftaine* war, von denen viele ihre Posten jahrelang innehatten. Ein merkwürdiges System entledigte sie auch der direkten Verantwortlichkeit für die Novizen. Es war nämlich Sitte geworden, jede neu aufgenommene Novize der persönlichen Aufsicht einer der älteren Schwestern besonders zu unterstellen. Die Ältere hieß die »geistliche Mutter« ihres Schützlings und war für dessen Ausbildung, religiöse Unterweisung und allgemeine Führung verantwortlich. Wie man sich aber leicht vorstellen kann, gab diese Einrichtung gelegentlich Anlaß zu Unzuträglichkeiten.

Die Apotheke wurde von einer alten Schwester verwaltet, die eine jüngere Schwester und einen Knaben zur Beihülfe hatte. Die letzteren verteilten die Arzneien in den Sälen, und die jüngere Schwester reinigte die Apotheke.

Die Abteilung für Wöchnerinnen[1]) hatte eine Hebamme zur Leitung der praktischen Arbeit, und

[1]) In Verbindung mit der Wöchnerinnen-Abteilung stand der *Tour du Limbe,* ein viereckiger Turm, in dem die totgeborenen Kinder verbrannt wurden. Die Schwestern hatten den Schlüssel, mußten diese Arbeit verrichten und durften sonst niemand erlauben, sich dem Turme zu nähern.

eine Schwester für die Aufnahme der Kranken und die allgemeine Ordnung.

Alle schmutzige Wäsche wurde unter der Aufsicht einer Schwester in den Annahmeräumen abgeliefert. Diese sorgte dafür, daß sie richtig sortiert wurde. Unsere frommen Schwestern hatten weder eine Dampfwaschküche, noch auch nur hölzerne Wannen für diese gewaltige Arbeit. Ihre Waschküche war der Seinefluß, und um die Sachen zu waschen, wateten sie selbst im eisigen Winter in den Strom. Alle sechs Wochen fand die »große Wäsche« statt. Diese umfaßte alles gewöhnlichere Leinen und das im allgemeinen Gebrauche befindliche. Die »kleine Wäsche« ging unaufhörlich an jedem Tage vor sich. Sie umfaßte die Bettücher der akut Kranken, und die mit ihr beschäftigten Schwestern hatten oft Tag und Nacht zu tun. Der Wäschedienst wurde abwechselnd von den Schwestern je ein Jahr lang zur Zeit versehen, und eine Oberschwester leitete die Arbeit am Flußufer. Man kann wohl mit Recht sagen: »Die Schwestern ertrugen mit Heiterkeit und ohne Widerwillen den Gestank, Schmutz und die Ansteckungsgefahr durch die Kranken, die so unerträglich für andere waren, daß keine Form der Buße mit dieser Art von Märtyrertum vergleichbar ist. Niemand, der die frommen Schwestern des Hôtel-Dieu nicht nur Verbände anlegen, Betten machen und Kranke baden sah, sondern auch im kalten Winter beobachtete, wie sie das Eis der Seine aufbrachen uvd knietief im Wasser standen, um die schmutzige Wäsche zu reinigen, konnte in ihnen etwas anderes sehen, als heilige Opfer, die aus Übermaß an Liebe und Mildtätigkeit für ihre Nächsten willig der Todesgefahr entgegeneilten, die ihnen durch üble Gerüche und Ansteckungsstoffe drohte«.[1])

Die Schwestern hatten auch die Kammer zu beaufsichtigen, in der die Kleider der Kranken aufbewahrt wurden. Es war üblich, die nicht zurückgeforderten Kleider der Toten und ihr sonstiges Eigentum zu verkaufen, und diese Verkäufe bildeten eine ergiebige Einnahmequelle, aber häufig auch eine Quelle der Ansteckung. Es ist augenscheinlich, daß das Hospital seit frühester Zeit oft Überfüllungsperioden durchzumachen hatte. Es kamen oft fünf- bis sechsmal soviele Kranke wie Betten vorhanden waren, und obgleich Fälle von schwarzen Pocken damals nicht aufgenommen wurden und im Ganzen der Dienst in früheren Jahrhunderten für die Pflege ansteckender Krankheiten besser geregelt gewesen zu sein scheint, als später, so war doch die mittelalterliche Auffassung der Isolierung nicht die von heute. Jahrhundertelang erscheinen in den amtlichen Beschwerden wieder und wieder die Klagen wegen notorischer Überfüllung der Betten im Hôtel-Dieu. Wenn auch der Brauch, mehrere Kranken in ein Bett zu legen, während des Mittelalters ganz allgemein war, so scheint es doch, daß das Hôtel-Dieu in Paris sich in dieser Beziehung traurig auszeichnete. Es ist sogar bekannt geworden, daß in Zeiten der Not sechs Kranke in ein Bett gepackt wurden: drei mit

---

[1]) Helyot, Band III. Kap. XXII. S. 185.

den Köpfen am Kopfende und drei mit denselben am Fußende. Dieser schreckliche Brauch wurde von den Verteidigern der früheren Verwaltung nicht ganz ohne Berechtigung damit entschuldigt, daß es immer noch barmherziger sei, die unglücklichen Kranken unter solchen Bedingungen aufzunehmen, als sie auf der Straße sterben zu lassen [1]).

In der Mitte des 14. Jahrhunderts machen sich Unzuträglichkeiten bemerkbar. 1368 entstand ein Streit zwischen der »Mutter Superiorin« und dem »Meister«, der so bekannt klingt, als habe er gestern stattgefunden. Die vornehmen Familien, welche das Hospital reichlich unterstützten, pflegten sich um Schwestern für die Privatpflege an die Priorin zu wenden, deren Sache es war, in solchen Fällen eine Entscheidung zu treffen. Bei einer Gelegenheit hatte sie sich geweigert, eine bestimmte Schwester zu schicken, und diese (offenbar ein Typus, den es heute noch gibt) beschwerte sich bei dem Meister, der für sie Partei nahm. Die Priorin wandte sich an das Kapitel, und in einem schriftlichen Bericht ist die Berechtigung ihrer Entscheidung sehr gut dargestellt. Da der Meister nicht für ihre Säle verantwortlich sei (führt sie aus), könne er die Bedürfnisse derselben nicht beurteilen und sollte sich nicht in ihr Recht einmischen, zu entscheiden, ob eine Schwester für die Privatpflege entbehrt werden könne oder nicht. Doch bei dieser Gelegenheit wurde die Priorin, trotzdem sie offenbar Recht hatte, nicht unterstützt, und

---

[1]) Chevalier a. a. O. S. 59—60.

der umstrittene Punkt, bei dem es sich um die höchste Autorität in der Leitung der Pflegerinnen handelte, blieb völlig im Unklaren. Andere und schlimmere Übel nahmen die Aufmerksamkeit in Anspruch. Chevalier erzählt, daß die allgemeine Unordnung und Ausartung in allen Gesellschaftskreisen beim Beginn der Regierung Ludwigs XI. sich auch in dem Pflegepersonal des Hôtel-Dieu widerspiegelte. Die Zucht erschlaffte, und die Verderbnis war so groß, daß der König eine Untersuchungskommission einsetzte. Wahrscheinlich war die Verarmung der Schatzkammer infolge der Kriege eine Ursache; aber eine viel unmittelbarere Quelle des Unheils lag in der Altersschwäche des Verwalters, der alles drunter und drüber gehen ließ. Das Kapitel wollte ihm einen Gehilfen geben; aber unter den Brüdern war kein Einziger, der fähig gewesen wäre, diese Pflichten zu übernehmen. Ein alter, vom Dienst befreiter Bruder mit nicht sehr großen Fähigkeiten wurde wieder einberufen, und das Hospital bildete einen Schauplatz fortdauernder Widersetzlichkeit und Unverschämtheit. Traurige Ärgernisse moralischer Art erhöhten die Unordnung. Schließlich waren die armen, überarbeiteten, schlechtgenährten Schwestern, die keine Erholung außer Gebeten und Andachtsübungen hatten, auch nur Menschen. 1354 wurde eine unglückliche Schwester des Kindesmordes schuldig befunden und zu vierzehn Jahren Gefängnis verurteilt,[1]) obgleich ihr Schuldgenosse nicht einmal mit einem Tadel erwähnt

---

[1]) Chevalier, S. 118.

wird. Die Unregelmäßigkeiten, um die es sich zumeist handelte, erkennt man aus den oft wiederkehrenden Verordnungen des Kapitels: »daß die Schwestern gemeinsam essen sollen«, »daß die Schlösser an den Türen der Schwestern zu entfernen seien«, und am 3. Juli 1408, »daß eine kleine Treppe neben dem Zimmer des Verwalters zugemauert werden solle« [1]). 1482 gab es strenge Untersuchungen über Vergehen gegen das Gelübde der Armut. Die Schwestern beachteten dasselbe nicht länger; sie häuften Geld und Besitztümer auf. Das Kapitel beschloß jetzt auch, daß »Schwerkranke Einzelbetten haben sollten«, und noch ein weiterer Befehl wurde gegeben (wahrscheinlich ebenso vergeblich), daß »diejenigen, welche das Fleisch kochten, darauf achten sollten, daß es nicht durch sein schwarzes Aussehen widerwärtig für die Kranken sei« [2]).

1496 verbreitete sich eine schreckliche Syphilis-Epidemie im Krankenhaus, welche die Soldaten aus dem Feldzug von Neapel dorthin brachten. Sämtliche Bettücher der Oberin wurden verdorben und das Hospital wurde ein Infektionsherd [3]).

1497 brachen neue Streitigkeiten zwischen dem Personal und den zwei *Proviseurs* aus. Klagen

---

[1]) ibid. Buch II, Kap. 1.

[2]) ibid. S. 142.

[3]) Die Geistlichen behaupteten, daß die Ärzte nicht damit umzugehen wüßten, und ein Isolierhaus gab es nicht. Erst im 17. Jahrhundert wurde das Hospital des h. Ludwig für ansteckende Krankheiten gebaut. Man begann den Bau 1607 und beendigte ihn 1612.

über »Mißbräuche, Ärgernisse, Ungehorsam und Unverschämtheit« waren so häufig, daß der König und das Parlament eingreifen mußten. Der Verwalter wurde grober Unredlichkeit überführt; trotzdem verfochten eine Schar jüngerer Brüder und einige Schwestern seine Sache mit solchem Eifer, daß sie bei einer Gelegenheit wie wütender Pöbel mit Stöcken, Messern und Beilen auf den Bruder eindrangen, dem man zeitweilig die Aufsicht übergeben hatte, und der wirklich ehrlich war. Es gelang dem unglücklichen Bruder, halbtot zu entkommen und in seinem Zimmer Zuflucht zu suchen; aber selbst dahin verfolgten die andern ihn und versuchten die Türe einzuschlagen. Sogar die Kranken ergriffen Partei, und 25 bis 30 von ihnen verstärkten die aufrührerischen Schwestern und Brüder. Die Kranken wurden für den Augenblick vernachlässigt und das Reich der bösen Geister trat seine Herrschaft an. Als die Domherren von Notre Dame von dem Aufruhr hörten, eilten sie ins Hospital, um den Aufstand zu unterdrücken und die Schwestern zur Rückkehr zu ihrer Pflicht zu bewegen; aber sie wurden mit Gewalt vertrieben und mußten durch ein Seitenpförtchen entweichen, da die Schwestern die Haupttore verschlossen hatten [1]). Allmählich ging die Raserei vorüber, und ein neuer Verwalter wurde eingestellt, aber nur um dauernden Beleidigungen von Seiten der Schwestern und selbst der Priorin zu begegnen. Berichte über diese Vorgänge kamen durch die Hofdamen, die damals die Hospitäler zur

---

[1]) Chevalier, S. 150—152.

Verteilung von Almosen zu besuchen pflegten, an den Hof. Die Auflösung des Pflegedienstes schien eine so vollkommene, daß die Direktoren um 1504 einen Versuch machten, neue Elemente in denselben einzuführen. Man brachte einige graue Schwestern, Tertiarinnen des h. Franziskus, aus Flandern in die Frauensäle, und auf der Männerseite versuchte man es mit Brüdern vom Orden des h. Viktor. Der Versuch mißglückte indes, nachdem er nicht einmal ein Jahr gedauert hatte. Da keine vollkommene Beseitigung des alten Personals erfolgt war, machten die dort gebliebenen Mitglieder desselben den Neuangekommenen das Leben so unangenehm, daß sie alle nach Flandern zurückgesandt wurden. Eine bessere Ordnung wurde schließlich erreicht, als man mehrere der unlenksamen Schwestern und Novizen ausschloß; aber natürlich litt das Hospital nun unter dem zu hohen Prozentsatz unerfahrener Pflegekräfte [1]).

Bis zu dieser Zeit war die kirchliche Aufsicht der ganzen Hospitalniederlassung eine völlige und unumschränkte gewesen; jetzt aber mischte sich die bürgerliche Gewalt ein und forderte Aufsichtsrechte. Es begann ein Kampf, der länger als vier Jahrhunderte hindurch fortdauerte [2]). Als Antwort auf die allge-

---

[1]) Siehe Chevalier, Kap. V. VI.

[2]) Von dem entschlossenen Kampf zwischen der bürgerlichen und kirchlichen Macht berichtet Feillet uns in *La misère au temps de la Fronde,* daß die Ritter und Geistlichen es liebten, die Hospitäler als Stellen für ihre Verwandten und die Stiftungen derselben als Erbgüter anzusehen. Franz I., Heinrich II., Karl IX. und Heinrich III. erließen Befehle zur

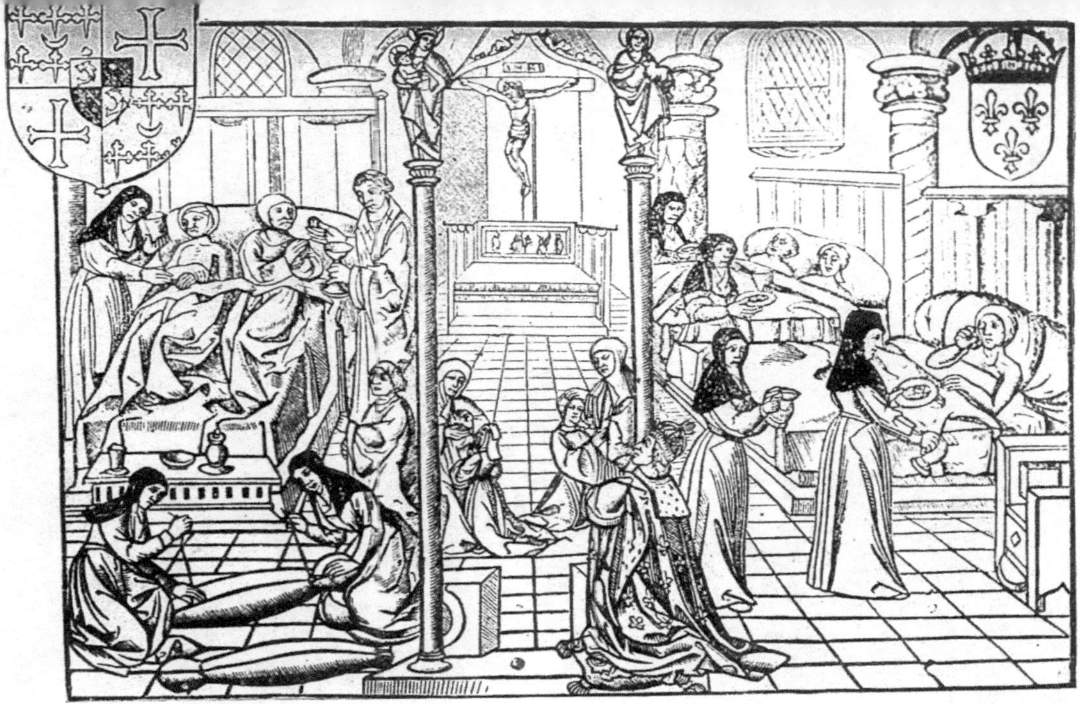

Krankensaal im Hôtel-Dieu in Paris.
Nach einem Holzschnitt aus dem XVI. Jahrh.
Aus *Les Edifices Hospitaliers*, C. Tollet, 1892. Hamelin Frères, Montpellier.

meinen und eindringlichen Klagen über die Mißwirtschaft befahl Ludwig XII. durch offenes Handschreiben im April 1505, daß die zeitweise Gerichtsbarkeit den Domherren von Notre Dame entzogen und weltlichen Direktoren anvertraut werden sollte. Sein Schreiben beginnt:

11. April 1505.

Im Namen des Königs!

»Viel teure und wohlgeliebte, als wir letztlich in unserer guten Stadt und Feste Paris waren, hörten wir viele Klagen über die schlechte Verwaltung und Mißwirtschaft des Hôtel-Dieu in Paris und der dortigen Armen«.

Am 2. Mai ernannte das Parlament folgende Pariser Bürger zu Direktoren: Jean le Gendre, Hierosime de Marle, François Coussinot, Henri le Bégue, Etienne Huv, Jean Baudin, Guillaume le Caron, Millet Lombard und bestimmte ihre Rechte und Pflichten bis ins Kleinste. [1])

Die Direktoren begannen nun eine vorbereitende Untersuchung, um die Zügel in die Hand zu nehmen.

Einschränkung der Monopole auf die Hospitalverwaltung. 1612 schwebten in manchen französischen Städten Prozesse um das Eigentum der Hospitäler. Die Stadt Rheims klagte gegen einen religiösen Orden, der seit 40 Jahren keinen einzigen Kranken gehabt hätte, aber die Einkünfte für andere Zwecke verbrauchte. Ein anderer Orden zog jährlich 20000 Pfd. (ca. 400000 M.) ein, welche für die Armen bestimmt waren. S. 216.

[1]) *Notes sur l'ancien Hôtel-Dieu de Paris. Extraites des Archives de l'Assistance publique.* Veröffentlicht von Albin Rousselet, Vorwort von Dr. Bourneville. E. Lecrosnier und Babé. Paris 1888. Von hier an sind unsere Angaben hauptsächlich aus dieser Sammlung amtlicher Berichte entnommen.

Die Schwierigkeiten, welche ihnen die Übernahme der Geldgeschäfte bereiteten, gehen uns hier nicht weiter an; aber in der inneren Verwaltung stießen sie bei dem alten Krankenpflege-Orden auf einen entschlossenen und verblüffenden Widerstand, dessen Unterdrückung einen Erlaß des Parlaments nach dem anderen erforderte. Zwischen 1536 und 1540 finden sich nicht weniger als sechzehn verschiedene Parlaments-Erlasse, die sich auf das Hôtel-Dieu beziehen. Die Anzahl des Pflege- und Dienstpersonals bildete eine dauernde Schwierigkeit. Es hieß, daß zu viele Schwestern da wären und zuviel Dienstboten gehalten würden. Jeder Mönch, jede Nonne, selbst jeder höhere Angestellte hatte einen Diener, deren Zahl sich im Ganzen auf etwa hundert belief. Überdies behielten die Schwestern viele Genesende im Hospital, die »sich nie sehen lassen durften«, wenn die Ärzte ihre Runde machten, und die manchmal jahrelang durchgeschleppt wurden, manchmal als Kranke, manchmal als Gehülfen, aber immer als ein Übel, da viele von ihnen den Überfluß ihrer eigenen Extrakost an die Kranken verkauften oder auf die verschiedenste Art und Weise denselben Trinkgelder entlockten. Es gab einen steten Kampf mit der Priorin wegen Angabe der genauen Zahl ihrer Nonnen und Meldung der vorgekommenen Todesfälle oder gelegentlichen Abwesenheiten des Personals. Die Direktoren wünschten die Zahl der Schwestern auf »sechs mal zwanzig« herunterzusetzen, aber die Priorin wollte nie mit genauen Zahlen herausrücken und auch nicht angeben, wieviele Schwestern zur Privatpflege in die Stadt geschickt wurden. Sie versuchten, der Sachlage dadurch zu begegnen, daß sie sich weigerten, neue Bewerberinnen einzustellen, aber nur mit dem Erfolg, daß die Priorin sie schließlich doch aufnahm. Angesichts der Tatsachen, welche in den Urkunden der alten Wohltätigkeitseinrichtungen die unmenschliche Überarbeitung der Frauen in den Hospitälern bewiesen, ist es unmöglich, in dieser Beziehung irgend welches Mitgefühl für die Direktoren aufzubringen. Die Schwestern mußten dafür sorgen, daß die Arbeit getan wurde, und für alles menschliche Dulden gibt es eine Grenze. Selbst ein Personal von »sechs mal zwanzig« kann nicht als ausreichend für die Verrichtung aller Arbeit eines Hospitals wie das Hôtel-Dieu angesehen werden, das in dieser Zeit einigen Hundert Kranken Zuflucht bot. Die 200 Untergebenen und Genesenden, deren Beibehaltung man ihnen zur Last legte, können auch in keiner Weise als Ausgleich für die Arbeitsleistungen einer gutgeschulten modernen Krankenhausdienerschaft, wie sie jetzt als unerläßlich angesehen wird, gelten. 1607 bestimmten die Direktoren die Anzahl der Schwestern wie folgt:

52 für die Säle, einschließlich zehn Nachtschwestern.[1])
1 als Pförtnerin,
2 für die Apotheke,
2 für die Kleiderkammern,
3 für's Kloster (für Haushalt und Beaufsichtigung der Dienerschaft),

---

[1]) *Notes*, S. 17.

2 für die Trockenräume,
3 für die Krankenzimmer im Kloster,
8 für die Wäschekammer,
3 für Privatpflege,
18 für die Wäsche,
2 Novizen.

In diesem Zusammenhang finden wir auch folgende Bemerkungen: »In Anbetracht der alten Schwestern, die nicht sehr schwer arbeiten können; der Erkrankten; derer, die im Notfall etwa nach St. Louis oder St. Marcel geschickt werden müssen, und der in Privatpflege Geschickten kann diese Zahl mit Rücksicht auf die Sicherheit der Kranken nicht verringert werden« [1]. Im Lauf einiger Jahrhunderte dämmerte bei den Direktoren einige Einsicht für die Anforderungen des Betriebs, und allmählich wurden mehr bezahlte Dienstboten eingestellt. Trotzdem gelingt es uns nicht, eine Spur der menschlichen Behandlung des Pflegepersonals zu finden, welche die Direktoren für die Kranken forderten. 1650 gab die Geistlichkeit den Schwestern eine neue Verfassung, welche die Macht der Mutter Superiorin erhöhte und ihr einen Rat von sechs der klügsten Schwestern zur Seite stellte. Die Privatpflege wurde auch etwa um diese Zeit aufgehoben. 1654 erschien die Priorin vor den Direktoren, um auf Grund der wachsenden Krankenzahl und des Alters und der Krankheit einiger Schwestern um die Erhöhung der Schwesternzahl zu bitten. Die Direktoren entschieden, daß man den Antrag sorgfältig prüfen müsse, wollten aber nicht mehr Schwestern bewilligen, wenn es nicht durchaus nötig sei. Die

[1]) *Notes,* S. 17.

Priorin besuchte eine zweite Sitzung, um ihre Forderung zu wiederholen; aber die Direktoren blieben hartnäckig, obgleich es auf der Hand lag, daß viele der Schwestern so alt waren, daß sie kaum noch etwas leisten konnten. 1655 setzten die Direktoren die Zahl der Schwestern auf achtzig herab, beschlossen aber gleichzeitig, eine gewisse Zahl bezahlter Dienstboten anzustellen und fügten später den achtzig Schwestern noch zehn hinzu.

1677 wurde den Direktoren wieder ein Antrag auf mehr Hülfskräfte übermittelt, da die Schwestern von der Last des Hospitaldienstes erschöpft seien. In den zwei Hospitälern, dem Hôtel-Dieu und St. Louis, waren damals 3600 Kranke, und viele Schwestern waren krank geworden oder zusammengebrochen. Die Priorin bat die Direktoren, die Schwestern von der Wascharbeit zu befreien, und dieselben setzten eine Kommission ein, um zu prüfen, was sich tun ließe. Man kann es nur als höchste Grausamkeit bezeichnen, daß man bei dieser Gelegenheit die überlasteten Frauen beschuldigte, »sie versuchten stets nichts zu tun«. Die Schwestern waren auch mit ihrer Ernährung unzufrieden. Um diese Zeit wird Schwester Heurtel wegen Ungehorsams angezeigt, weil sie sich weigerte, mit den Dienstboten des Hospitals des h. Ludwig zu essen. Der angegebene Grund war, daß sie fürchtete, Scorbut zu bekommen. Man kann nur Mitgefühl mit der armen Schwester Heurtel haben, um so mehr, als die Geistlichkeit, die in der Sache machtlos war, nichts für sie tat und die Direktoren verfügten, daß ihr keine andere Nahrung gereicht werden solle.

1692 führten die Direktoren endlich den Grundsatz durch, bezahlte Dienstboten einzustellen, und dehnten ihn auf alle Teile der Wirtschaftsführung aus. Sie wiesen nach, daß die Löhne bezahlter Dienstboten weniger ausmachen würden, als die Diebereien einer beständig wechselnden und ungeregelten Zahl von Hülfskräften aus den Reihen der Genesenden. Diese in ziemlichem Umfang durchgeführte Entscheidung schuf Erleichterung und ein besseres System, und man kann die *laicisation* der Pariser Hospitäler als mit dieser Zeit beginnend ansehen.[1])

In mancher andern Richtung mögen die Direktoren eher im Recht gewesen sein, obgleich es unstreitbar ist, daß an den meisten ausfindig gemachten Mißbräuchen nicht die Schwestern selbst, sondern die Art ihrer Organisation schuld war. Die Klagen der Direktoren sind mannigfaltig und jämmerlich: »Die Schwestern wollen nicht waschen, wollen weder die Armen baden, noch ihre Nägel reinigen und ihre Haare schneiden, noch alle diese nötigen Dinge tun.« Sie waren rebellisch und »verachteten die Verwaltungskommission«; sie waren eigenmächtig, verlegten die Kranken von einem Saal in den andern; sie »ließen einen Verschlag aus Fichtenholz an Stelle mehrerer Betten machen, welche sie zu diesem Zweck entfernten« (eine etwas armselige und kleinliche Beschuldigung), »obgleich derselbe ihnen verweigert war«. Sie wiesen alle Eingriffe in die Verwaltung der Krankenabteilungen zurück und sahen die Pflicht der Direktoren lediglich

---

[1]) *Notes,* S. 153, 154.

darin, die Rechnungen zu bezahlen. Sie wollten sich nicht einmal in der Krankenpflege der ärztlichen Autorität fügen, und noch 1787 fanden die Direktoren es nötig, eine Verfügung zu treffen, welche sie unbedingt verpflichtete, die Anordnungen der Ärzte zu befolgen. Doch gibt es in diesem Sturm von Klagen auch Lichtblicke. 1737 entstand ein furchtbarer Brand im Hospital. Dreißig Angestellte wurden verwundet und sieben kamen um, darunter eine Schwester; die Kranken wurden aber in so guter Ordnung aus den Sälen gebracht, daß die Verabreichung ihrer Arzneien nur um zwei Stunden verzögert war.

Die Geistlichkeit war eine Gegnerin der Leichenöffnung, und die Schwestern hinderten die Ärzte in dieser Angelegenheit. Sie widerriefen dauernd die Anordnungen der Ärzte über Arzneien und Diät. Sie hatten starke Vorurteile in Betreff der ärztlichen Behandlung.

Manche sind gegen Aderlässe; andere gegen Chinin; andere gegen Mineralwasser; wieder andere gegen Brechmittel und noch andere gegen Zugpflaster usw., und infolge dieser zahlreichen Vorurteile ist die Behandlung in den verschiedenen Sälen des Hôtel-Dieu entsprechend behindert und benachteiligt.

So klagten die angestellten Ärzte der Anstalt. Am überraschendsten vom modernen Standpunkt aus ist es, daß die Ärzte noch nicht die Entscheidung über die Aufnahme der Kranken hatten, sondern daß auch diese in den Händen der Schwestern lag, wie es in den ersten Jahrhunderten der christlichen Zeitrechnung der Brauch gewesen war. Die wirklichen Triebfedern dieser demütigenden Kämpfe waren die geistlichen und die weltlichen Mächte. Geistliche und Laien führten diesen Riesenkampf miteinander und benutzten die Schwestern abwechselnd als Waffe und Schild. Die armen Schwestern waren zu unwissend, um die Vorgänge zu verstehen und gingen ahnungslos in ihr Verderben. Ein einziger Zwischenfall wird dies beleuchten. Die Unordnung in der Entbindungsabteilung war so groß, daß die Direktoren 1662 befohlen hatten, geschriebene Bestimmungen im Saale aufzuhängen. Die Oberschwester riß den Anschlag »auf Befehl der geistlichen Oberen« herunter. Die Laien-Direktoren wandten sich an das Parlament, welches befahl, die Bestimmungen wieder anzubringen (1663) und eine Buße von 500 *livres* nebst den Kosten der Anbringung verhängte. Die Bestimmungen wurden mit diesem Parlamentserlaß durch den Sekretär der Direktoren in Begleitung eines Husaren wieder angebracht; aber im Laufe einer Woche waren sie mit Schmutz bespritzt, zerrissen, in einer Nacht teilweise abgerissen und am nächsten Morgen von Mutter Bazin völlig zerstört, die furchtlos von ihrer Küche her auftauchte, die Überbleibsel des Parlamentserlasses ergriff und in ihren Feuerherd warf[1]). Niemand wurde festgenommen oder mit einer Geldstrafe belegt; aber das Parlament erließ einen Befehl mit der Androhung körperlicher Züchtigung für die Missetäter. Wiederum wurde der Erlaß angeschlagen, und wieder wurde er abgerissen.

---

[1]) *Notes,* Vorwort u. S. 137.

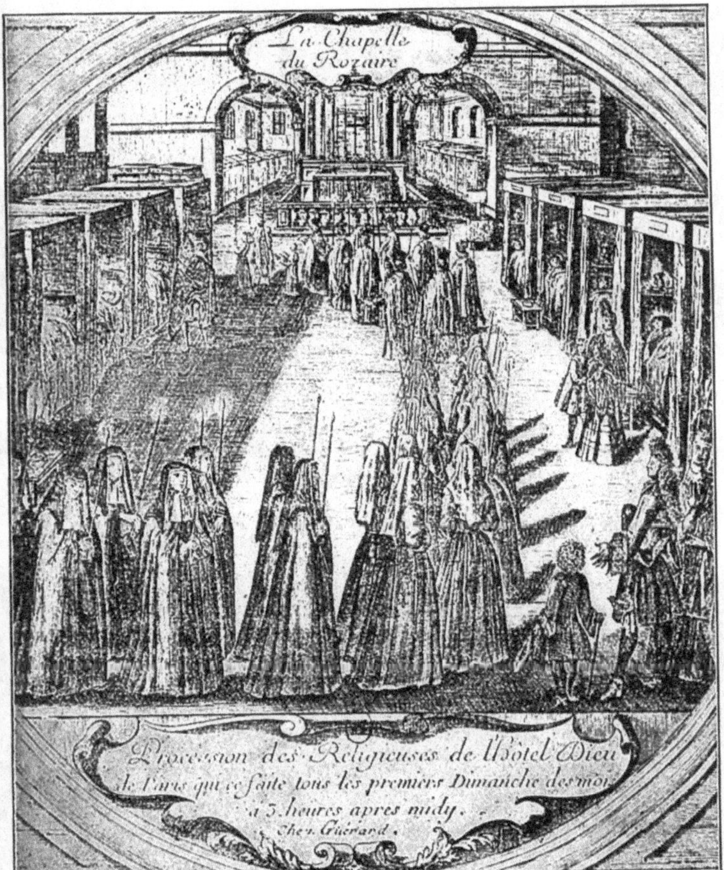
La Chapelle du Rozaire
Procession des Religieuses de l'hôtel Dieu de Paris qui ce faite tous les premiers Dimanche des mois a 3 heures apres midy.
Chev. Guérard.

Die Rosenkranz-Kapelle.

Prozession der frommen Schwestern des Hôtel-Dieu in Paris, die an jedem ersten Sonntag im Monat um 3 Uhr nachmittags stattfand. Dargestellt von Guérard.

Aus *Les Edifices Hospitaliers*, C. Tollet. 1892. Hamelin Frères, Montpellier.

Weitere amtliche Drohungen wurden bekannt gegeben, doch keine Strafen auferlegt. Die Erlasse wurden auf Holztafeln genagelt und mit eisernen Klammern befestigt; doch die Schwestern waren auch dieser Schwierigkeit gewachsen und verdeckten sie mit Bildern. Die Direktoren rafften nun allen Mut zusammen und gesetzliche Schritte folgten, die endlich mit einem Siege der Verwaltung endeten.

Die Beschwerden waren endlos und oft ernster Art. Arzneien wurden an Auswärtige verkauft und die Aufsicht über die Apotheke wurde schließlich statt den Schwestern einem befugten Apotheker übertragen. Die Überwachung war mangelhaft, und Soldaten besuchten des nachts die Entbindungssäle[1]). Sterbende Kranke wurden oft in andere Hospitäler überführt. Die Schwestern suchten den Nachtwachen zu entgehen und übergaben sie alten Frauen, wogegen die Direktoren folgendermaßen Einspruch erhoben:

Die Einführung dieser alten weiblichen Mietlinge ist eine bedenkliche Neuerung, nicht nur, weil die Armen ihnen nicht die Achtung zollen werden, die sie vor den Schwestern haben, und weil ernstliche Unfälle vorkommen könnten, sondern auch weil es scheint, daß diese Neuerung dahin führen könnte, daß nach und nach die Pflege der Armen aus den Händen der Schwestern in diejenigen dieser Mietlinge überginge.

Zu ihrer Verteidigung wegen Aufgabe des Nachtdienstes machten die Schwestern ihre ungenügende Zahl und Arbeitsüberlastung geltend.

Die Ärzte klagten nachdrücklich über die Be-

[1]) Bericht der *Dames de Charité, Nötes,* S. 73—75.

köstigung der Kranken; sie erklärten es für unrecht, die Kranken zum Innehalten der Fastenvorschriften zu zwingen, die für Gesunde gemacht seien, und bestanden darauf, daß die Suppen stets aus Fleisch bereitet werden sollten. 1630 wurde darüber Klage geführt, daß die Schwestern sich im Übermaß religiösen Betrachtungen, dem Besuch des h. Abendmahls, der Beichte und der geistlichen Versammlungen hingäben, worüber sie die Pflege der Kranken und die Unterweisung der Novizen vernachlässigten. Die Direktoren sagten über diesen Punkt:

Es ist ein neues und gefährliches Ding, religiöse Betrachtungen einzuführen, die dauernd vermehrt werden: die Pflege muß darunter leiden, denn man sieht die Schwestern mit gesenkten Häuptern auf und ab schreiten und behaupten, daß sie sich Betrachtungen hingäben. Wenn die Kranken rufen oder Wünsche haben, kümmert man sich nicht darum, und die besagten Schwestern und Novizen klagen, daß sie keine Zeit zum Beten haben; und diejenigen, welche durch Leute, die von den Pflegebedürfnissen des Hôtel-Dieu nichts wissen, zu diesen Betrachtungen angespornt sind, werden durch einen Mischmasch von Begriffen, die man ihnen in den Kopf gesetzt hat, pflichtvergessen, träge und ungehorsam, so daß es besser wäre, sich ihrer zu entledigen.

1634 bestand die Geistlichkeit darauf, daß die Schwestern an jedem Morgen eine halbe Stunde zur stillen Betrachtung haben sollten; aber die Direktoren widerstanden dieser Forderung mit der Begründung, daß die Schwestern die Krankenpflege in ihrer ganzen Strenge erwählt hätten.

Was sie tun und lernen müßten, sei die Wunden zu reinigen und zu verbinden; die Kranken zu säubern und zu waschen, sie dahin zu führen, wohin sie gehen müßten; sie zu tragen, ihre Haare und Nägel zu schneiden; ihnen ihre Arzneien zu reichen; ihnen Einläufe zu machen, ihnen zu trinken und alles sonst Nötige zu reichen; die Wäsche zu reinigen; das Leinen zu nähen und zu flicken; die Toten zu betten und andere Dienste zu leisten, wie die Gelegenheit sie erfordert.

So sagten die Direktoren. Es ist nicht unmöglich, daß die Geistlichkeit menschlich genug war, den Schwestern eine kurze Ruhezeit sichern zu wollen, und es scheint ziemlich hart, daß ihnen diese halbe Stunde verweigert wurde. Trotzdem wurden die ohnehin schon zahlreichen religiösen Übungen vermehrt, denn wir erfahren, daß die Tagesroutine von jeder ein Gebet beim Aufstehen forderte. Dann gingen alle zur Messe. Während des Mittag- und Abendessens wurde aus geistlichen Büchern vorgelesen; nach den Mahlzeiten gingen sie in die Kapelle, um das Dankgebet zu sprechen. Jeden Abend gab es eine Andacht, jeden Sonn- und Festtag eine Predigt; dann hörten die Schwestern in den Sälen oft fromme Ermahnungen von tüchtigen Rednern und erhielten jede Woche vom Kapitel religiöse Unterweisung: diesem allen war dann noch die in der Beichte und der Vorbereitung zur h. Communion verbrachte Zeit zuzurechnen[1]).

1630 hatte die Priorin, die seit 48 Jahren im Hospital war, erklärt, daß sie die »Neuerungen« mißbillige, daß die Novizen nicht auf das hörten,

[1]) *Notes,* S. 46—47.

was sie und die Oberschwestern ihnen sagten, daß sie den Dienst der Armen verachteten und nur an geistliche Übungen dächten. Eine andere alte Schwester gab an, daß die Novizen den ganzen Tag bis zum späten Abend mit geistlichen Übungen beschäftigt seien; infolgedessen seien sie am nächsten Tage müde und zur Arbeit unfähig. Eine andere, die 33 Jahre im Dienste war, sagte ferner: »Alles ist im Hause über den Haufen geworfen und alle diese Neuerungen und besonderen Andachten, die eingeführt werden, ziehen die Schwestern nur von ihrer wahren Pflicht, der Krankenflege ab«. Die Apothekerschwester, 38 Jahre im Dienst, erklärt: »Die jetzigen Novizen sind ganz unerträglich.« Man sagte, daß die Novizen sich ganz im Kloster abschlössen und kaum die Säle beträten, oder wenigstens nicht, bis die alten Schwestern alle die schwerste Arbeit getan hatten. »Sie sind viel eher im Beichtstuhl wie bei sterbenden Kranken zu finden«.

Die ungeschickte alte Methode, die ältesten Schwestern für eine oder mehrere Novizen verantwortlich zu machen, hatte endlose Mißhelligkeiten zur Folge. Sie züchtete Eifersucht, Zank, Günstlingswirtschaft und Klatsch. Die Älteren intriguierten, um bestimmte Jüngere unter ihre Aufsicht zu bekommen; die Jüngeren schmeichelten sich bei ihren eigenen »Müttern« ein und beachteten die anderen nicht, während keine »Mutter« zu bewegen war, an ihren eigenen Schützlingen irgendwelche Fehler zu finden, obgleich ihr dafür oft genug mit schwärzestem Undank gelohnt wurde. Um diese Schwierigkeiten zu beseitigen, sprachen die Direktoren den Wunsch aus, daß alle Novizen nacheinander unter die Obhut aller »Mütter« kommen sollten. Es wäre nicht leicht gewesen, diesen Vorschlag auszuführen, und ein anderer Plan war bald entworfen. Geneviève Bouquet, die Tochter eines Uhrmachers, eine ungewöhnlich tüchtige Frau, war am Ende des 16. Jahrhunderts in das Hospital eingetreten. Nach Helyot und Chevalier war ihr einziger Grund dazu die Liebe zur Krankenpflege, in der sie große Geschicklichkeit, Energie und natürlichen Verstand bewies. Beide sprechen von ihr als von einer Reformatorin des Pflegedienstes. Sie mißbilligte das bestehende System auf's schärfte und scheint die Schöpferin des später von der Geistlichkeit befürworteten Gedankens gewesen zu sein: daß alle Novizen zur Disziplinierung und Ausbildung unter eine Persönlichkeit gestellt werden sollten. Der Posten einer Probemeisterin wurde demgemäß geschaffen und wahrscheinlich gegen 1630 Geneviève übergeben. Aber diese Einrichtung, welche so außerordentlich vernünftig scheint und tatsächlich noch in ihrer wesentlichen Form in den heutigen Hospitälern besteht, entfachte nur einen neuen Kampf. Die Priorin, ihre Gehülfin und die alten Schwestern waren alle auf's tiefste empört, bitterlich eifersüchtig und empfindlich, und Geneviève stieß auf Schwierigkeiten und Hindernisse.[1]) So hoch gingen die Wogen des Zorns, daß die Direktoren 1634 eine Sitzung abhielten, um sich über den Zustand des Hauses zu unterrichten,

[1]) *Notes*, S. 61—63.

und daß die gleichfalls beunruhigten Domherren von Notre Dame fast um dieselbe Zeit eine ähnliche Untersuchung vornahmen. Die Priorin und die älteren Schwestern beklagten sich bitter darüber, daß Ansehen und Disziplin in den Sälen durch die Probemeisterin gestört würden, und eine, die 50 Jahre Schwester gewesen war, erklärte, daß die dauernde Anstellung einer Probemeisterin den Untergang des Hauses herbeiführen werde.[1]) Die Erhebungen der Domherren, welche 55 Schwestern zu sich riefen, gingen tiefer und enthüllten einen unglaublichen Zustand der Auflösung aller Ordnung. Eifersucht gegen die Probemeisterin war noch das unwichtigste Ergebnis. Eine tiefe und heftige Parteinahme für und gegen Lesecq, den Verwalter, zeigte sich, der allerdings, wie zufällige Streiflichter erkennen lassen, ein gewissenloser Abenteurer von entschlossenem Charakter, sich seit langer Zeit zähe und verzweifelt bemühte, den Direktoren die allgemeine Aufsicht zu entwinden und die frühere Verwaltungsform wieder herzustellen. Die Aussagen der 55 Schwestern enthüllen ein geradezu erstaunliches Bild von dem inneren Zustand des Hauses. Scheltreden und selbst Flüche werden wortgetreu wiedergegeben. Ausdrücke wie »Narr«, »Esel«, »fleischgewordener Teufel« werden reichlich gebraucht, und sogar von drohenden Fäusten ist die Rede.[2]) Ärgernisse werden angedeutet, bei denen der Wundarzt und die Hebamme beteiligt waren, und alle beschuldigen

[1]) *Notes* S. 50.
[2]) ibid. S. 61—63.

sich gegenseitig. Nur Geneviève Bouquet war, wie es scheint, ruhig, gemäßigt und weiblich, oder wie die Berichte sie nennen *une bonne fille* (ein gutes Mädchen). Wie lange die Stellung der Probemeisterin fortbestand, ist nicht ersichtlich; aber Geneviève Bouquet wurde später von diesem Posten entfernt und zur Zeit einer Epidemie in das Hospital des h. Ludwig geschickt. Ob dieser Schritt wirklich das Scheitern ihres Planes, systematischen Unterricht für die Novizen einzuführen, bedeutete, ist auch eine offene Frage. In St. Louis bewies sie schnell ihre praktische Tüchtigkeit. Sie erwirkte für das Hospital sowohl eine gute Wasserversorgung, wie einen Platz zum Wäschetrocknen, und einen Altar. Geneviève bekleidete nacheinander die Posten einer Apothekerschwester und einer Oberschwester an der Entbindungs-Abteilung des Hôtel-Dieu und wurde dann zur Priorin gewählt, welche Stellung sie die letzten neun Jahre vor ihrem im Jahre 1665 erfolgten Tode innehatte.[1])

In dem aufregenden Jahre 1634 begannen die *Dames de Charité* des Vincentius von Paul ihre Besuche im Hôtel-Dieu. Madame de Goussault, die vom Bischof vom Paris die nötige Erlaubnis dazu erwirkte, kannte zweifellos die ganze beklagenswerte Lage der Dinge, da sie eine persönliche Freundin in der Schwesternschaft zu besuchen pflegte. Eine weitere förmliche, durch das Zeugnis der *Dames de Charité* unterstützte Klage über die zahlreichen von den Schwestern geforderten religiösen Übungen wurde

---

[1]) Helyot, Band III, S. 190—192.

1639 von den Direktoren bei der Geistlichkeit eingereicht.[1]) Sie enthält viele nähere Einzelheiten über die Vernachlässigung und die Leiden der Kranken und schließt:

Die armen Kranken sterben wie die Tiere, ohne Fürsorge und Trost; und dies kann nicht geleugnet werden, denn es wird neuerdings durch die Klagen der Damen bewiesen, die täglich und mildtätig das besagte Hospital besuchen und dort oft den Todeskampf der Kranken mit ansehen, der sowohl Mitleid wie Schrecken erregt; und alle, welche diese Dinge bessern könnten, es aber nicht tun, sind Gott dafür verantwortlich.[2])

Im Laufe der Zeit führte der Einfluß und die Aufsicht der *Dames de Charité*, die milde, ermunternde Hülfe der Töchter und Geneviève Bouquet's Charakter und Tatkraft erhebliche Verbesserungen herbei, und das alte Hospital scheint in ein ruhigeres Fahrwasser gekommen zu sein.

Ein erfreuliches und freiwilliges Zeugnis wird den Schwestern (die lange nur getadelt worden waren), von Christopher Rinck ausgestellt, einem Dresdener Handwerker, der 1657 in Paris erkrankte und in das Hôtel-Dieu gebracht wurde. Er lag zu dritt in einem Bett;

---

[1]) Die Damen haben augenscheinlich amtliche Berichte über ihre Beobachtungen an die Direktoren eingereicht, denn ein im September 1635 von einer derselben, Mme. de Jardin, die früher in der Kriegspflege und Hülfsarbeit sehr tätig gewesen war, erstatteter Bericht wird in *Notes* S. 73—75 erwähnt. Er beginnt: »Die Damen sehen mit Sorge dem Nahen des Winters entgegen«; und zählt dann eine Reihe von Einzelheiten auf, die Beachtung verlangen.

[2]) Es gab keine Bettschirme in den Hospitälern.

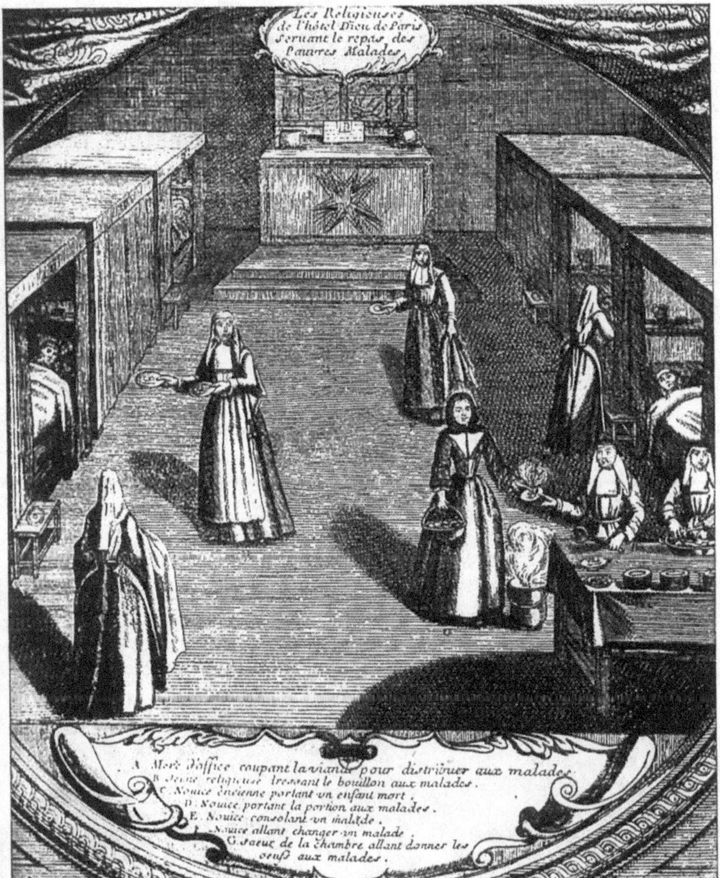
Les Religieuses
de l'hôtel Dieu de Paris
seruant le repas des
Pauures Malades
A. Mere d'office coupant la viande pour distribuer aux malades.
B. Jeune religieuse dressant le bouillon aux malades.
C. Nouice ancienne portant un enfant mort.
D. Nouice portant la portion aux malades.
E. Nouice consolant un malade.
Nouice allant changer un malade.
G. soeur de la chambre allant donner les
oeufs aux malades.

Die frommen Schwestern des Hôtel-Dieu in Paris reichen den armen Kranken ihre Mahlzeiten.

A. Die diensttuende »Mutter« schneidet das Fleisch für die Kranken. B. Eine junge Schwester richtet die Bouillon für die Kranken an. C. Eine ältere Novize trägt ein totes Kind hinaus. D. Eine Novize bringt den Kranken ihre Speisen. E. Eine Novize tröstet einen Kranken. F. Eine Novize wechselt den Teller eines Kranken. G. Die Saalschwester verteilt die Eier unter die Kranken.

Aus *Les Edifices Hospitaliers,* C. Tollet, 1892, Hamelin Frères, Montpellier.

aber beim Berichte dieser Tatsache sagt er, daß die Sterbenden in einen einzelnen Raum gebracht wurden.

Wohl dem Menschen der gesund wieder herauss kombt und noch viel besser dem der garnicht hinein muss. Doch kann ich nicht genugsam loben und preissen und wird vielen armen gedient die sonst verderben müsten, und zweifle ich nicht, dass Gott es ihnen hier und dort nicht solte vergelten. Den die grosse Mühe, stanck und Ungemach dulden diese Nonnen [es waren deren 300 — sagt er — ob die Angabe zuverlässig ist, läßt sich nicht sagen] alles mit Gedult, und fröhligen Herzen, sprechen denen Kranken zu, gleich einer Mutter oder noch besser, ausser dass Sie nicht leide haben, wenn man stirbet, ich habe dergleichen in keinem Land oder Stadt gehöret, und beschämen Sie die eigennützigen Lutheraner, die meisten alle Stiffts Intraden zu Sich ziehen, grossen Staat zu führen, und den Armen geben Sie nichts; es hat der teuffel unss schändlich mit diesem Laster besudelt, hetten die Leuthe unseren Gottesdienst und Evangelium, ihres gleichen were nicht zu finden von solcher Glückseeligkeit.[1])

Während des 18. Jahrhunderts scheinen die Zustände im Hospital nicht besser, sondern sogar schlechter geworden zu sein, und die Ärzte treten nachdrücklicher mit ihren Beschwerden hervor. 1756 wurde den Direktoren von den Ärzten eine lange, ausführliche und ausgezeichnete Urkunde unterbreitet, die über verschiedenartige Mängel in der Pflege klagt, besonders hinsichtlich der Diät, die ohne Rücksicht auf die ärztlichen Verordnungen und die Geeignetheit verabfolgt wird. Die Ärzte behaupten, daß jährlich viele Todesfälle den Diätfehlern zuzuschreiben seien.

---

[1]) Schäfer, a. a. O., Band II., Seite 138.

Ihr Tadel war berechtigt und notwendig, und doch bestanden zu gleicher Zeit solche offenkundigen Mißstände fundamentaler Art in den ärztlichen- und Verwaltungsabteilungen, daß man unwillkürlich an den Splitter und den Balken denken muß, wenn man die dauernden Klagen über die Mängel dieser Frauen liest.

1770 wurde die bezahlte Arbeit auf die Säle ausgedehnt und angeordnet, daß alles die Kranken Betreffende an die Ärzte zu berichten sei. Nach und nach verloren die Schwestern viel von ihrem ursprünglichen Boden. Die Kleiderkammern, der Verkauf des Eigentums der Kranken, die Apotheke, die Wäsche und viel vom Haushalt war ihnen bereits aus den Händen genommen, und jetzt wurde ihr Arbeitsfeld noch weiter durch die Einführung bezahlter Pflegerinnen und eine stetige Verminderung ihrer Zahl beschränkt. Neue Abteilungen wurden 1787 eröffnet, und diese Gelegenheit benutzten die Direktoren, um neue Bestimmungen einzuführungen, welche zuerst nur für diese galten, ein Jahr später aber auf alle Säle ausgedehnt wurden. Drei dieser Bestimmungen waren den Schwestern gründlich verhaßt, und zwar so sehr, daß sie unter der Führung ihrer Priorin einen letzten verzweifelten Widerstandsversuch machten, sich, — wenn diesmal auch vergeblich — an Erzbischöfe und hohe Persönlichkeiten wendeten, und sogar drohten, über den Kopf der Direktoren hinweg sich beim Parlament zu beschweren. Die Schwestern stellten sich auf den Standpunkt, daß ihre Verfassung und ihre Gelübde sie nur ihren geistlichen Leitern unterstellten, und daß sie andern nicht gehorchen könnten. Das war eine logische, aber nicht länger gültige Beweisführung.

Die drei verhaßten Bestimmungen, gegen welche sie bis zur Erschöpfung kämpften, waren die folgenden:

1. Die Ärzte hatten täglich die Entlassung der Kranken zu bestimmen und Listen aller Entlassenen an den Saalaufseher abzugeben, der darauf zu achten hatte, daß dieselben wirklich das Hospital verließen.

2. Ein Arzt hatte früh um 6 Uhr morgens eine Runde zu machen, ein anderer eine solche um 3 Uhr nachmittags.

3. Die Verteilung der Mahlzeiten war unter Aufsicht der Oberschwester und eines Arztes vorzunehmen, wozu der letztere eine Abschrift des Speisezettels mitbrachte.[1])

Diese Demütigung der Schwestern war bitter, und von ihrem Standpunkt jahrhundertelanger Überlieferung konnten sie die Berechtigung der Vorschriften nicht einsehen. Güte und Barmherzigkeit allein hatten bislang die Aufnahme und Entlassung der Kranken geregelt, — was wußten sie von Wissenschaft und System!

Die Verteilung der Mahlzeiten war früher eine schöne und würdige Feier gewesen (sagt Chevalier), ein Sinnbild für die Gaben der Kirche an ihre Armen. Dem stattlichen Zuge voran schritt die Oberschwester von Bett zu Bett, gefolgt von den Trägern der Schüsseln und Schalen mit den Speisen. Eine wohltuende Ruhe herrschte, und alle hatten

---

[1]) *Notes* S. 188.

dieser Stunde gerne entgegengesehen. Jetzt brachten die jungen und unehrerbietigen Ärzte einen ganz andern Ton hinein. Es machte ihnen Spaß, die Hüte in den Sälen aufzubehalten und den Schwestern gegenüber, die stets mit Achtung behandelt worden waren, grob zu sein. Lärm und Übereilung traten an Stelle der bisherigen Ruhe. In den Pausen scherzten die jungen Männer in unpassender Weise mit den Kranken, und die Schwestern wurden bei der Ausübung notwendiger peinlicher Pflichten behindert und in Verlegenheit gebracht.[1]) Es ist unmöglich, nicht das tiefste Mitgefühl für die armen Schwestern zu empfinden, wenn sie auch überständige Reste einer früheren Zeit waren; denn die Wissenschaft zeigt sich nicht von ihrer vorteilhaften Seite, wenn sie durch eine Schar unreifer junger Studenten der Medizin verkörpert wird.

Der berühmte Chirurg Desault verfaßte in dieser Zeit eine Denkschrift über die Mißstände im Hospitaldienst. Er war ein eifriger Vertreter der Einführung von Einzelbetten, und diese waren jetzt für alle neuen Abteilungen beschafft. Nur im Notfall wurden zwei Kranke in ein Bett gelegt. Aus seinem Schreiben geht hervor, daß in den übrigen Teilen des Hauses noch drei bis vier Kranke in einem Bette lagen, sodaß die Gesamtzahl sich auf 3—4000 Kranke belief.

1783 besuchte Hunczoos, ein ausgezeichneter Wiener Arzt, Paris, und in der Schilderung seiner Rundgänge durch das Hôtel-Dieu sagt er, daß er in

---

[1]) Chevalier, S. 503.

einem Bett einen Toten, zwei Sterbende und einen Genesenden sah.

Nach der neuen Ordnung für das bezahlte Wartepersonal kam je eine Person (männlichen oder weiblichen Geschlechts) auf 10 bis 15 Kranke, und zwei Hausburschen auf jede Frauenabteilung von mehr als 60 Betten. Das Pflegepersonal erhielt Kleidung und Lohn, der nach fünfjährigem willigem, treuem und verständigem Dienst erhöht wurde. Nach dieser Zeit wurden sie durch besondere Abzeichen an ihrer Kleidung ausgezeichnet und als eine höhere Klasse angesehen und wenigstens eine Person aus diesem höheren Rang wurde jeder Gruppe von sechs jüngeren Pflegenden in einem Saal oder einer Abteilung beigeordnet. Sie waren der Priorin unterstellt, ebenso der Oberschwester, dem Saalinspektor (einem männlichen Angestellten), und hatten den Priestern, Schwestern, Novizen und allen Beamten des Hauses bei Entlassungsstrafe Achtung und Ehre zu erweisen. Niemand, der über 40 Jahre alt war, wurde angenommen, und nach 15 jährigem Dienst mußten sie im Falle der Invalidität lebenslänglich vom Hospital unterhalten werden. Das war der Anfang der *laicisation* der französischen Hospitäler.

Die sachlichste Schilderung des großen Hospitals am Ende des 18. Jahrhunderts hat Tenon [1]) entworfen, der sie der königlichen Akademie der Wissenschaften, deren Mitglied er war, als Bericht überreichte. Zu seiner

[1]) *Mémoires sur les Hôpitaux de Paris* (Denkschrift über die Pariser Hospitäler) von M. Jacques René Tenon, Professor der Pathologie, 1788.

Zeit war das Hôtel-Dieu einzigartig, indem es zu jeder Stunde, und ohne Rücksicht auf Alter, Geschlecht, Landeszugehörigkeit oder Religion Fälle von Fieberkranken, ansteckende und nicht ansteckende Kranke, Geisteskranke, Wundkranke und Wöchnerinnen aufnahm. Es enthielt 1219 Betten, darunter 733 große (52 Zoll breit zu 4 Fuß, Tollet sagt 6 Fuß breit und 6 Fuß lang) für 4—6 Kranke, und 486 kleine (3 Fuß breit). Sie standen in zwei, drei und vier Reihen, die kleinen und großen durcheinander, und so ungleich aufgestellt, daß einige nur vom Fußende, andere nur von der Seite her erreicht werden konnten. Die Betten waren von Holz und hatten für die Gläser und Arzneien der Kranken hölzerne Borte am Kopf- und Fußende; sie enthielten dicke, schwere Matratzen, ein Federbett, ein Polster, 2 Bettücher, 2 Decken und Bettvorhänge, die im Sommer aus weißem Mousselin, im Winter aus rotem Serge bestanden. Die Schmalheit der Durchgänge zwischen den Betten machte die Reinigung unmöglich; die Wände waren schmutzig vom Auswurf der Kranken, und es war unmöglich, die Wanzen zu vertilgen. »Die Menschlichkeit seufzt über das Verbleiben der großen Betten«, sagt Tenon, »kein anderes Hospital hat die Federbetten, diese Überbleibsel des 7. Jahrhunderts, beibehalten«, fügt er hinzu. Die schmutzigen Strohsäcke wurden um 4 Uhr morgens (der Zeit für den Bettwechsel der sich verunreinigenden Kranken) in den Sälen geöffnet und mit frischem Stroh gefüllt. Das Hospital war vier Stockwerke hoch und enthielt 25 Säle, 12 für Männer und 13 für Frauen. Das alte

Hospital war äußerst unübersichtlich gebaut. Es gab keinerlei Einheitlichkeit. Jede Abteilung war ein kleines Hospital für sich mit eigenen Küchen, kleiner Waschküche, Trockenräumen etc.; jede verwahrte die Wertgegenstände, Kleider etc., ihrer Kranken selbst, so wurde jede Einheitlichkeit der Verwaltung verhindert. Es gab eine besondere Abteilung für Pockenkranke, in der 4—6 Kranke in einem Bette lagen; aber in andern Abteilungen wurden ohne Unterschied gewöhnliche ansteckende und nicht ansteckende Krankheiten aufgenommen und durcheinander in die Betten gelegt. Tenon erwähnt als in allgemeine Säle gelegte Kranke solche mit Masern, Fieber, roter Ruhr, Tollwut, Krätze, Lungen- und allgemeiner Tuberkulose [1]. Bei solch schrecklichen Zuständen muß man sich verwundert fragen, ob denn die Ärzte, die so kleinliche Klagen über die Arbeit der Schwestern an die Direktoren richteten, und die Direktoren, welche so langatmige Beschwerden gegen dieselben vor das Parlament brachten, nichts von dem bemerkten, was in ihrem eigenen Gebiet nach Abhülfe schrie. Die Kleidungsstücke der Kranken wurden so wenig abgesondert, wie die Kranken selbst und die infizierten mit den übrigen an das Publikum verkauft. Zu der Zeit aber, wo Tenon dies tadelt, hatten die Schwestern weder die Aufsicht über die Kleiderkammern, noch den Verkauf der unabgeforderten Sachen länger in Händen, da dieses Gebiet unter die Aufsicht der Direktoren gestellt war. Andere Hospitäler, wie das

[1]) Tenon, S. 204, 205.

von Beaune in Frankreich und diejenigen von Portsmouth und Plymouth in England, räucherten die Kleider der Kranken aus und trennten die von Infektionskranken getragenen von den anderen; aber an ein solches Verfahren dachte man im Hôtel-Dieu nicht. Die Krätze des Hôtel-Dieu hatte einen dem Hospital eigentümlichen, bösartigen Charakter. Sie war von Eiterungen und Brand begleitet und zerstörte häufig die Augen [1]).

»Die Krätze ist allgemein«, schrieb Tenon. »Sie hört nie auf. Die Ärzte und die Nonnen bekommen sie; die entlassenen Kranken tragen sie in ihre Familien heim, und das Hôtel-Dieu ist das Mistbeet, aus dem sie über ganz Paris verbreitet wird«. Sein bis ins Einzelne gehender Bericht erwähnt auch die hastig gespülten Kochgeschirre, die ohne Unterschied von Kranken mit und ohne Krätze gebraucht werden. Bösartige Fieber waren auch im Hôtel-Dieu heimisch. Die Entbindungssäle hatten die denkbar schlechteste, allen Ausdünstungen der Wundabteilungen ausgesetzte Lage. Tenon wies darauf hin, daß Vesou, ein geschickter Geburtshelfer und Arzt, längst dafür eingetreten sei, schwangere Frauen in Säle zu legen, wo sie nicht dem Wundgift ausgesetzt seien, daß aber dieser Rat nie befolgt worden sei, und daß schreckliche Wochenbettfieber-Epidemien in den Entbindungssälen wüteten. War dies nur die Schuld der Schwestern, die jetzt lediglich noch eine aufsichtführende Stellung hatten? Der Zustand der Geistes-

---

[1]) Tenon, S. 201.

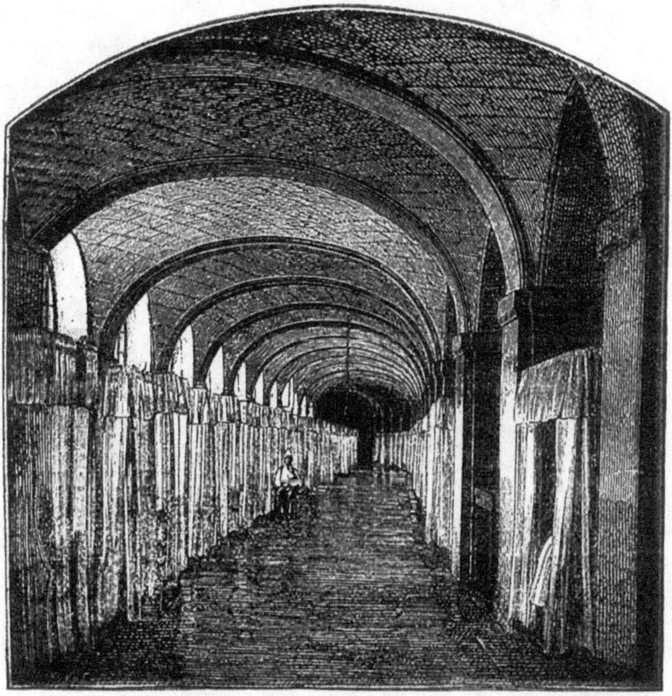

Der Saal der h. Martha (Hôtel-Dieu in Paris).
Aus *Les Edifices Hospitaliers,* C. Tollet, 1892. Hamelin Frères, Montpellier.

kranken spottete jeder Beschreibung, und tollwütige Kranke wurden mit Irrsinnigen in die gleichen Säle gelegt [1]).

Tenon führt Saviard an, der beobachtet hatte, daß tuberkulöse Zustände (damals Skrofulose genannt), sich schneller besserten, wenn sie dem Sonnenschein ausgesetzt wurden; allein diese Beobachtung war unbeachtet und unbefolgt geblieben.

»Im Operationssaal, wo trepaniert, geschnitten und amputiert wird, befinden sich sowohl die Kranken, die operiert sind und werden sollen, wie auch die, welche man gerade operiert. Sie alle sehen die Vorbereitung zur Marter und hören das Schmerzensgeschrei«. Auf diese Grausamkeit hatten die Schwestern keinen Einfluß; sie kann nur zur Bequemlichkeit der Operateure gedient haben.

Im Hôtel-Dieu wurden keine Statistiken geführt, und da es zu töricht gewesen wäre, diesen Mangel auf die Schwestern zu schieben, so berühren die amtlichen Beschwerden und Klagen über die Verwaltung der Nonnen diesen Punkt überhaupt nicht!

Wir erfahren durch Tenon auch, daß die bezahlten weltlichen Pflegerinnen armselige und unzulängliche Räume innehatten, und daß keine Krankenabteilung für sie da war, so daß sie bei Erkrankungen in die ekelhaften Betten unter die Kranken in den Sälen gelegt werden mußten [2]). Schon diese eine

---

[1]) Tenon, S. 216. Tenon gibt eine ausführliche Beschreibung der Klosetts, die so widerwärtig ist, daß die Einbildungskraft Mühe hat, ihr zu folgen.

[2]) Tenon, S. 314.

Tatsache beweist genügend, daß es eine entschiedene Ungerechtigkeit war, alle Vorwürfe über die gesundheitsgefährlichen Zustände im Hospital auf die Schultern der Augustinerschwestern zu laden; denn zu dieser Zeit herrschten weltliche Direktoren und wissenschaftlich gebildete Ärzte ohne Einschränkung und mit voller Verantwortlichkeit für die Verhältnisse, unter denen das weltliche Pflegepersonal lebte und seine Arbeit verrichtete. Wenn die Direktoren im Lauf von 300 Jahren nicht imstande gewesen waren, so gesundheitsgefährliche Verhältnisse, wie sie in den Klosetts und Kleiderkammern bestanden, zu beseitigen, oder dafür zu sorgen, daß die Ärzte die Kranken vorschriftsmäßig aufnahmen und klassifizierten und die ansteckenden von den nicht ansteckenden Fällen trennten, so ist es selbst für den standhaftesten Verteidiger der Zivilverwaltung schwer, einzusehen, worin ihre Verwaltung vom Standpunkte der Hygiene jener der Geistlichkeit überlegen gewesen wäre, besonders da es bekannt ist, daß die Verhältnisse in anderen französischen Hospitälern nachweislich besser waren.

Die französische Revolution brachte dem Hôtel-Dieu neue Untersuchungen und einige Verbesserungen. 1791 verfaßte Germain Garnier einen ausführlichen Bericht über alle seine Schrecken, deren kleinster nicht eben war, daß die Schlachthäuser der Stadt gerade unterhalb des Hôtel-Dieu lagen.[1]) 1793 spricht ein

[1]) Aus den Berichten der *Assistance publique* während der Revolution. Garnier sagt in diesem Bericht: »Es ist vorgeschlagen worden, [in dem Hospital] einen Kurs für praktische Medizin, den es in Frankreich nicht gibt, und eine

zweiter Bericht von großen Verbesserungen. Die großen Betten sind sämtlich verbannt und nur noch kleine vorhanden. Die Säle sind gelüftet und gereinigt, die Kranken gebadet und verbunden, die Beköstigung ist verbessert und die Schlachthäuser von der Kommission für öffentliche Gesundheit verlegt worden.

Es ist merkwürdig, daß in dieser ganzen langen Geschichte des Pflegepersonals von Hôtel-Dieu der Brüder nie mehr Erwähnung getan ist. Was wurde aus den 30 Brüdern, und wie war der Entwicklungsgang ihrer Pflichten? Fuhren die Brüder noch über die ersten Jahrhunderte hinaus fort zu pflegen, und waren ihre Leistungen gut, schlecht oder leidlich? Waren sie als Hilfspfleger unter den Schwestern tätig? Denn es ist ersichtlich, daß die Schwestern die Aufsicht in den Männersälen führten. Weder erwähnen die Freunde der alten Krankenpflegeorden die Brüder lobend, noch die Kritiker tadelnd. Die Ärzte machen keinerlei Andeutungen, daß sie von ihrem Dasein wissen. Die Direktoren beziehen sich nie auf sie. Das Schicksal der Brüder des Hôtel-Dieu wird also wahrscheinlich unbekannt bleiben.

Der Augustinerorden wurde durch die Revolution unterdrückt; aber den Schwestern wurde gestattet, persönlich im Hospital zu bleiben. Unter dem ersten Konsul wurde der Orden »provisorisch wieder hergestellt«. Gegenwärtig [1907] hat das berühmte alte Hospital mit seinem Anhängsel, dem Hospital des

Schule für Wundärzte einzurichten, um brauchbare Assistenten heranzubilden«. Hieraus kann man schließen, daß auch die Ärzte selbst nicht über allen Tadel erhaben waren.

h. Ludwig, noch sein zusammengesetztes Pflegepersonal. Die Augustinerschwestern, deren Verfassung ihr ganzes Dasein so eng mit der Pflege in demselben verband, haben noch immer einige Aufsichtsposten, obgleich sie aus allen andern Hospitälern, in denen ihr Orden früher pflegte, verschwunden sind, und obwohl die *laicisation* in den Pariser Hospitälern jetzt fast durchgeführt ist. In verringerter Zahl, ohne Einfluß, ohne Fühlung mit der Gegenwart, ohne Verständnis für die Ideale der Zukunft, eine verschwundene Vergangenheit vergeblich beklagend, führen sie noch teilnahmlos die Aufsicht über die schmutzigen, farblosen und öden Räume des Hospitals.[1])

[1]) Die letzten noch verbleibenden Schwestern können zu jeder Zeit endgültig entfernt werden. (Dies ist seitdem geschehen. Die Übersetzerin). Die Einführung weltlicher Pflege in den französischen Hospitälern im 19. Jahrhundert ist ein zu umfangreiches Kapitel für die Erörterung im vorliegenden Band und muß mit der modernen Periode besprochen werden.

Kapitel IX.

SPÄTERE MITTELALTERLICHE ORDEN.

Die Pflegeorden der späteren mittelalterlichen Periode sind so zahlreich, daß es kaum möglich sein würde, einen auch nur annähernd genauen Umriß aller zu geben, während ein Versuch, sie in ihren Einzelheiten zu schildern, eintönig wirken würde. Wir können aber immerhin einen Blick werfen auf die hauptsächlichsten Entwicklungsphasen der tätigsten Orden und derer, welche besondere Merkmale darbieten.

Zu den bedeutendsten unter den verschiedenen Tertiarierorden gehörten die Grauen Schwestern (*Soeurs Grises*, auch Barmherzige Schwestern und Schwestern der h. Elisabeth genannt). Der Orden wurde im 13. Jahrhundert gegründet und verpflichtete zu allen Liebeswerken. So widmeten sich diese Schwestern besonders der Krankenpflege in den Hospitälern oder den Wohnungen der Kranken und sind noch in großer Zahl tätig. Frauen von hohem und niederem Stand schlossen sich diesem Orden an; aber, wie in den Tagen der ersten Christen, betätigten sich in der praktischen Pflege hauptsächlich die Mädchen und Witwen, während die Frauen der wohlhabenden Bürger, vornehme Damen und selbst Königinnen Aufgaben übernahmen, die sich mit ihren Familien- und Gesellschaftspflichten vereinigen ließen. Die Krankenpflege, besonders in den Hospitälern, entwickelte sich zu einer bestimmten, große Anforderungen stellenden Aufgabe dieses Ordens und damit entstand die Notwendigkeit, durch ein Noviziat oder eine Probezeit von ein- bis dreijähriger Dauer die Befähigung einer Schwester gründlich festzustellen.

Zwei bedeutende männliche Pflegeorden stammen aus dem 16. Jahrhundert. Der Orden der *Fate-bene-Fratelli,* der Barmherzigen Brüder, der 1538 von Jean Ciudad, einem Portugiesen, in Spanien gegründet wurde. Derselbe war in einer Schlacht verwundet worden und hatte, wie das damals nicht selten vorkam, gelobt, sein Leben Gott zu weihen, wenn er wieder gesund würde. Er war ein Mann von seltener Frömmigkeit, schlicht, ernst und hingebend. Als erstes mietete er in Granada ein Haus, wo er die Kranken sammelte und sie mit rührender Hingabe pflegte. Um für ihren Unterhalt zu sorgen, ging er abends mit einem Korb durch die Straßen und bat um Unterstützung für seine Schützlinge. Wie in so vielen andern Pflegeorden waren die Brüder zuerst ausschließlich Laien, nicht Mönche. Ihr Name entstand aus der Inschrift auf ihren Armenbüchsen — »*Fate bene, fratelli*« (»Brüder, tut Gutes«). Sie waren Bettler und arbeiteten ohne bestimmte Regeln, bis 1570 solche für sie entworfen wurden. Sie waren in Hospitälern tätig, besuchten auch die Kranken in ihren Wohnungen und verteilten Arzneien. Der Orden verbreitete sich über einen großen Teil der zivilisierten Welt, und schon hundert Jahre nach seiner Gründung betrug die von ihnen gepflegte jährliche Krankenzahl nahe an 200000.

Die Brüder pflegen noch heute in einigen römischen und österreichischen Krankenhäusern. Das wichtigste der ersteren ist das von Santo Giovanni Calibita, auf der Insel, auf welcher vor Jahrhunderten der erste Äskulaptempel errichtet wurde, wo ihr Haus mit der Kirche des h. Bartholomäus verbunden ist. Auf den Gemälden des Juan di Dio sieht man oft im Hintergrund die Säle eines Hospitals.

Zu irgend einer Zeit gegen Ende des 16. Jahrhunderts gründete Camillus, ein einfacher, rauher, ungelehrter Bewohner des wilden Abruzzengebietes einen italienischen Orden von Hospitalbrüdern. Eine Jugendzeit voll Armut und Ungemach und eine lange Reihe von Krankheiten, wegen welcher er in Hospitälern lag, wo er jedenfalls vieles der Verbesserung Bedürftige bemerkte, bewegte den bescheidenen, schlichten Mann, seine wiederkehrende Kraft und Gesundheit der Krankenpflege zu widmen. Er bildete eine Brüderschaft, welche die geistlichen Brüder oder die Diener der Kranken genannt wurde. Neben den drei regelmäßigen Gelübden legten sie noch ein viertes ab, das sie zur Krankenpflege verpflichtete. Camillus starb 1614, und die demütige Hingabe seines ganzen Wesens hat ihm einen Platz unter den Heiliggesprochenen gesichert.

In Rom findet man noch einige Glieder des Ordens. Eine Schwesternschaft, die Camillinerinnen, oder die Töchter des h. Camillus genannt, leistete gleichfalls Edles und erduldete viel. Es war die besondere Mission dieser Schwestern, die Opfer der Pest zu pflegen, und zur Zeit der letzten großen Pestepidemie in Barcelona kehrte von dieser Schar von Heldinnen keine einzige aus den von der Pest heimgesuchten Straßen und Krankenhausabteilungen wieder, sondern sie kamen alle dort um. So erlosch der Orden. Ein neuer Orden in Rom hat jetzt ihren Namen angenommen[1]).

Zu Beginn des 17. Jahrhunderts wurde ein Orden der Barmherzigen Schwestern in Genua gegründet, den man die Töchter »Unserer lieben Frau vom Calvarienberg« nannte. Man bezeichnet sie jetzt häufiger als die Brignolinen, nach dem Namen ihres Reformators, Emanuele Brignole, und diese Schwestern üben jetzt die Krankenpflege in einer Reihe von Krankenhäusern aus. Die Gründerin war die 1587 in Genua geborene Virginia Bracelli.

1631 wurde Genua von einer großen Hungersnot heimgesucht und von der Pest bedroht. In diesem Jahr fing Virginia an, Waisen und gerettete Mädchen in ihr eigenes Haus aufzunehmen. Später mietete sie das verlassene Kloster der Mönche von Bregara, und die Anstalt nahm den Namen »Unserer lieben Frau von der Zuflucht auf dem Calvarienberge« an. Virginia Bracelli sorgte für diese Mädchen teils aus eigenen Mitteln, teils durch Gaben reicher

---

[1]) Tuker und Malleson, a. a. O. S. 403—05.

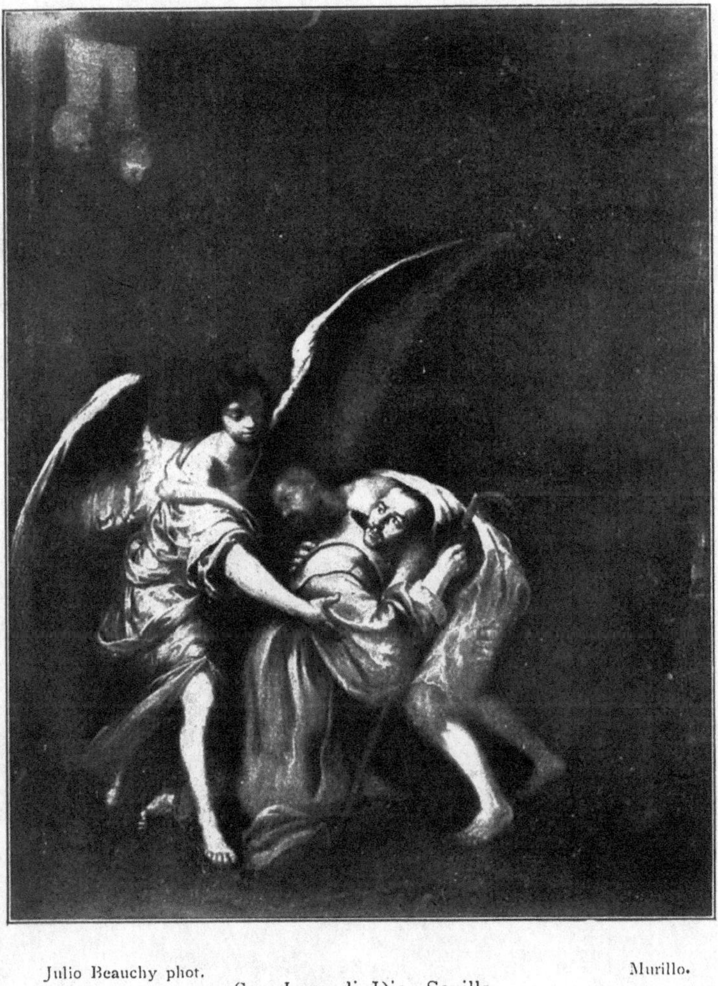

Julio Beauchy phot. Murillo.

San Juan di Dio, Sevilla.

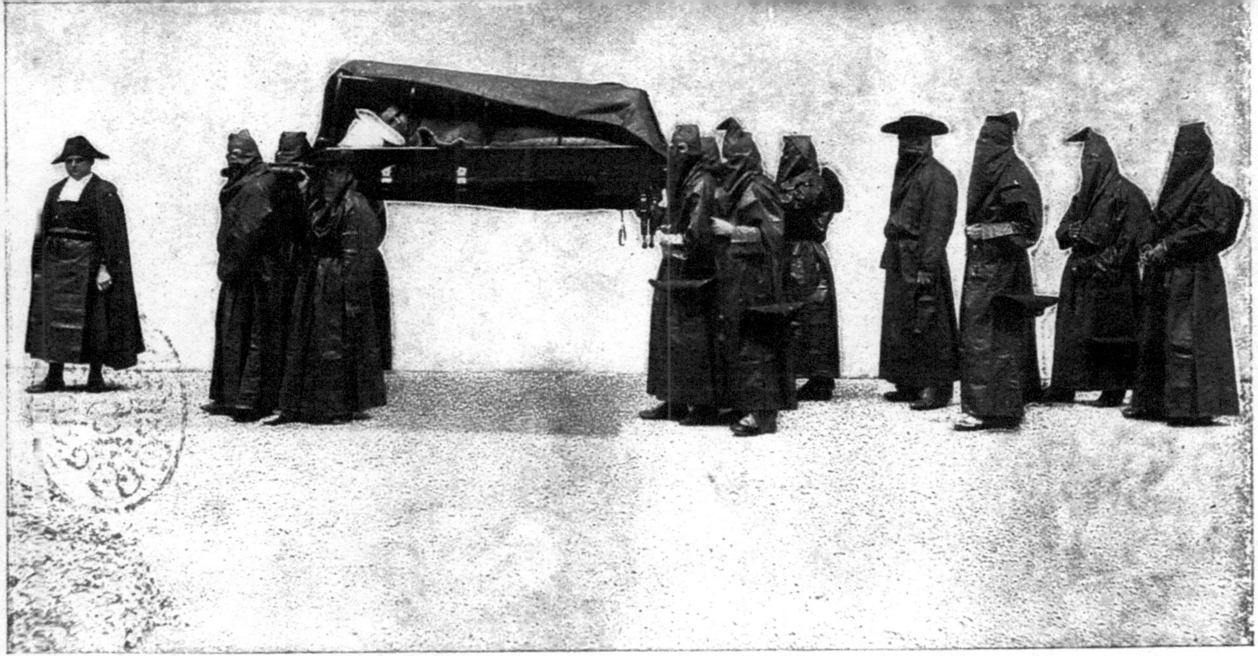

Alinari, No. 2836.

Die Brüder der Misericordia in Florenz bringen einen Kranken ins Hospital.

Patrizier. Mit der Zeit nahmen die Schwestern das Kleid der Tertiarinnen des h. Franziskus an. 1641 erbat und erlangte Virginia von der Regierung die Ernennung einer bestimmten Zahl von Beschützern, die für die Bedürfnisse der Anstalt sorgen sollten, und drei Bürger wurden als solche bestellt. 1650 wurde diesen ein vierter Protektor in der Person des Kardinals Brignole beigegeben, der sich bemühte, die Mädchen an einem Platze zu vereinigen und zu diesem Zweck ein passendes Gebäude mit Gärten erwarb und auf eigene Kosten vergrößerte. Nach dem 1651 erfolgten Tode der Gründerin kam Kardinal Brignole zu dem Schluß, daß die Mädchen ebenso gut in philanthropischen Anstalten tätig sein könnten, wie die Töchter des h. Vincentius von Paul, mit dem er Briefe gewechselt hatte. Die Gelegenheit dazu bot sich bald von selbst durch die Pestepidemie des Jahres 1656, während welcher die Töchter »Unserer lieben Frau der Zuflucht« Wunder des Heldenmutes und der Barmherzigkeit verrichteten. Ihr Ruhm verbreitete sich gleich dem des französischen Ordens weit, und viele italienische Städte erbaten Kolonien dieser Tertiarier-Schwestern, um ähnliche Zufluchtsstätten zu errichten. Ihre Regeln waren fast genau dieselben wie die der Barmherzigen Schwestern, mit dem Unterschied, daß die Brignolinen nur Frauen pflegten. In neuerer Zeit jedoch, etwa seit dem Jahre 1840, haben sie angefangen, auch die Pflege von Männern zu übernehmen[1]).

---

[1]) Von Mlle. Maria Ortiz von der Biblioteca Universitaria, Genua, und Miss Baxter, vom Ospedale Gesu e Maria, Neapel, brieflich mitgeteilt.

Tuker und Malleson geben an, daß alle Hospitäler Genuas in ihrer Obhut waren, was interessant ist in Anbetracht der Bemerkung Howards, daß gegen Ende des 18. Jahrhunderts diese die besten in Italien waren.

Die Besucher von Florenz und Rom betrachten mit besonderem Interesse das einzigartige Schauspiel, das die Misericordien-Brüder bieten. Man trifft sie oft auf den Straßen, wie sie in ihren gespenstischen Gewändern und Masken von düsterer schwarzer oder rein weißer Farbe eine Bahre tragen oder einen Sarg zum Begräbnis fortbringen. Diese Brüder sind eine freiwillige Körperschaft, die eine Art Verband für »erste Hilfe« oder einen Ersatz für einen Ambulanzdienst darstellt. Sie verpflichten sich, abwechselnd den Gesuchen um Hülfe zu entsprechen und besorgen die Überführung Kranker aus ihren Wohnungen in die Hospitäler, das Fortbringen und Begraben der Toten, und die erste Hülfe bei Unglücksfällen. Sie gehen auch bei Erkrankungen in die Häuser, um gewisse besondere Dienste zu leisten, wie das Umlegen, Heben oder Umbetten der Kranken, was sie mit größter Geschicklicheit und vieler Sorgfalt verrichten.

Wie die meisten mittelalterlichen Wohltätigkeitseinrichtungen erfolgte die Gründung des Ordens der Misericordien-Brüder als eine Sühne für begangene Sünden. 1244 bildete der Tuchhandel (*arte della lana* — Zunft der Wollweber) in Florenz den blühendsten Geschäftszweig, und es wurden dort häufig große Messen abgehalten. Die vielen Lastträger, welche vom Befördern der Warenballen lebten, hatten einen Keller gegenüber dem Baptisterium, wo sie sich, wenn sie nichts zu tun hatten, um ein großes Kohlenbecken versammelten und die Zeit mit Spielen, Streiten und Fluchen verbrachten. Pietro Borsi, einer von ihnen, war ein frommer Mann, der, um der Gotteslästerung zu steuern, seine Kameraden bewog, eine kleine Buße für jedes Fluchwort zu zahlen. Die Büchse an der Wand füllte sich bald, und da Bürgerkriege keine Seltenheit waren, schlug Borsi vor, sechs Tragbahren zu kaufen, auf denen die Lastträger Kranke oder Verwundete befördern sollten. Diese Einrichtung erwies sich als so gut, daß ihr bald von außen her Mittel zuflossen und Geld genug zusammenkam, um über dem Keller einen Betsaal *(oratorio)* zu bauen, in welchem Andachten und Messen für die Leidenden abgehalten wurden.

Außerhalb des Betsaals befand sich eine Kanzel; man baute bald noch eine schöne Loggia an, die mit der Zeit als eine Art Zufluchtsstätte benutzt wurde, wohin man verlorene oder verirrte Kinder brachte. Wurden sie bis zu einer gewissen Zeit nicht abgeholt, so brachte man sie nach dem Findelhaus der Bigallo. 1425 beschlossen die Stadtväter, daß man die Gesellschaften der Misericordia und der Bigallo verschmelzen sollte, — ein Versuch, der nicht erfolgreich war und nach fünfzig Jahren aufgegeben wurde. Die Misericordien-Brüder überließen ihre Loggia denen von Bigallo, deren Hauptzweck die Ausübung der Gastfreundschaft war, und die sich weigerten, Kranke zu befördern. Dann bauten die Brüder eine neue Kirche, die noch an der gegenüberliegenden Seite der Via Calzaioli steht, vertauschten ihr rotes Gewand mit einem schwarzen und bildeten einen Verband, der bis auf den heutigen Tag unverändert fortbestanden hat. Zweiundsiebenzig Anführer der Wache sind in Abteilungen von je sechs Personen eingeteilt, von welchen jede vier Monate hintereinander den Dienst übernimmt.

Außerdem hat die Brüderschaft sechs Kapitäne, sechs Räte und 72 *congregati,* die sich im bestimmten Verhältnis aus Priestern, Laienpriestern, Edelleuten und Gewerbetreibenden zusammensetzen. Zu diesen kommen *giornati* (Tages-Mitglieder) bis zur Zahl von 105, von denen 15 abwechselnd sich auf Benachrichtigung jederzeit zu jeder von ihnen geforderten Dienstleistung bereit halten müssen. Gegenwärtig ist die Gesellschaft reich und hat großen Einfluß, da sie viele Vorrechte besitzt und zahlreiche Vermächtnisse ihre Kasse bereichert haben. Ihre Chroniken berichten von viel großen und edlen Leistungen in Zeiten der Pestilenz, und manchem kranken, armen Geschöpf haben die guten Brüder der Misericordia, deren Hände am Krankenbett so stark und sanft sind, beigestanden und es sorgfältig gepflegt.[1])

Ähnliche Orden haben auch in Spanien lange bestanden. Howard sah auf seinen Reisen im 18. Jahrhundert die Mitglieder der Gesellschaft der *Hermandad del Refugio* durch die Straßen gehen und mit langen, mit eisernen Spitzen versehenen Stöcken auf das Pflaster klopfen. Auf dieses Zeichen hin riefen alle Kranken und Elenden, die ihrer Hilfe bedurften, sie herein. Sie überführten gleichfalls die Kranken in Hospitäler oder Asyle und unterhielten eine eigene Zufluchtsstätte für Bedürftige. Sie pflegten Anschläge an den Wänden der Kirchen und anderer öffentlicher Gebäude anzubringen, die angaben, wo sie in Notfällen zu finden seien.

In Spanien blieb indes nach der Vertreibung der Sarazenen von wissenschaftlichen Kenntnissen wenig übrig. Ein medizinischer Schriftsteller hat gesagt, daß kein Land weniger zur Heilkunst beigetragen habe, und jahrhundertelang war die Wohltätigkeit die einzige Form, in der den Kranken Hülfe geleistet wurde.

---

[1]) *The Anglo-Italian,* 21. Dez. 1895. S. 5.

Es dürfte ungewöhnlich sein, daß ein weiblicher Pflegeorden zur Erinnerung an einen jungen Mann gegründet wird; das aber war die Veranlassung zur Gründung des Ordens der Schwestern des h. Karl von Nancy, die zum Gedächtnis an Emanuel Chauvenet, einen jungen Rechtsgelehrten, 1652 durch dessen Vater erfolgte. Der junge Mann war durch seine lebhafte Anteilnahme an Wohltätigkeits- und Hülfswerken bekannt gewesen und während einer Epidemie nach Toul geeilt, um die Kranken zu pflegen. Dort war er in ihrem Dienst gestorben. Der Orden, dessen erstes Haupt gleichfalls eine Freiwillige, Barbe Thouvenin, wurde, war zuerst weltlich und blieb dies zehn Jahre lang, wurde dann aber klösterlich und nahm dauernde Gelübde nach den Augustinerregeln mit einigen Einschränkungen, wie die Krankenpflege sie erforderte. Krankenbesuche in den Wohnungen der Armen und allgemeine Hülfe in Epidemiezeiten waren die besondern Zwecke dieses Ordens, der sich auch in vielen Hospitälern für Männer und Frauen, Militärkranken- und Armenhäusern und Asylen verbreitete und nach Belgien, Preußen, Böhmen und Italien ausdehnte. Dieser war einer der wenigen Orden, welche die französische Revolution überdauerten[1]).

Unter den vielen zur Aussatzpflege gegründeten Orden seien hier die Barmherzigen Schwestern der Darstellung der h. Jungfrau erwähnt, eine Dominikaner-Gemeinschaft, die 1684 durch Mutter Poussepin gegründet war. Sie verbreitete sich indes nicht weit über die französischen Grenzen.

---

[1]) Tuker und Malleson, a. a. O. III., S. 271—272.

Die *Filles de Sagesse,* manchmal auch die *Soeurs Grises* oder Grauen Schwestern genannt, überstanden auch die Schrecken der Revolution, erduldeten aber Entsetzliches. Einige Schwestern wurden durch die Guillotine hingerichtet, andere vom Pöbel hingemetzelt und viele ins Gefängnis geworfen. Aber ungeachtet der Gefahren und der Verfolgung ließen sie sich nicht hindern, sondern gingen nach wie vor hinaus, um ihre Kranken zu pflegen und in ihr Mutterhaus zu bringen, das zeitweise in ein Hospital verwandelt war. Dieser Orden war 1715 anfangs eigens für die Krankenpflege gegründet worden, später aber »um aller Not der Armen abzuhelfen«. Dank der Geschicklichkeit und Tatkraft von Louise Trichet, der ersten Oberin und tatsächlichen Gründerin (obwohl der Plan zu dem Orden dem Bruder Louis Grignon von Montfort zugeschrieben wird), wurde er eine der volkstümlichsten, verbreitetsten und mächtigsten Gemeinschaften Frankreichs.

Bis in die neue Zeit besaßen diese Schwestern viele Häuser in Frankreich und Belgien und sorgten außer für Kranke, auch für Blinde und Taubstumme. Ihre Kleidung ist malerisch — ein hellgraues Kleid und Schürze mit einem Brusttuch und einer Bauernhaube aus weißem Mousselin[1]).

Die Schwestern des h. Vincentius von Paul, ein Orden, der sich von den Barmherzigen Schwestern zur Zeit der Revolution trennte und den Satzungen folgt, die 1799 von Schwester Thouret entworfen

---

[1]) Siehe Tuker und Malleson, a. a. O. III., S. 258.

wurden, entwickelten eine hervorragende Wirksamkeit in der Hospitalpflege und sind besonders in Rom tätig, wo man jetzt die Schwestern in vielen Anstalten findet, besonders in dem berühmten alten Hospital Santo Spirito und im Hospital La Consolazione. Man könnte kaum Frauen von lieblicherem Wesen und Gesichtsausdruck finden, als die Schwestern, die jetzt in diesen großen Hospitälern tätig sind, leider aber auch vom modernen Standpunkt aus keine mangelhaftere Krankenpflege als die unter ihrer Aufsicht geübte. Der Tagesdienst mag noch leidlich gut sein; aber der Nachtdienst spottet jeder Beschreibung.

Wie zahlreich die Krankenpflegeorden waren, ergibt sich aus einem Verzeichnis derjenigen des späteren Mittelalters, das Miss Stanley zusammengestellt hat. Wir geben dasselbe wieder, wenn auch nicht in vollem Umfange:

1612 *Soeurs hospitalières du St. Esprit.*

1621 *Hospitalières de Loche.*

1624 *Hospitalières de la Charité de Notre Dame.* Die Gründerin war eine Schafhirtin, deren Ideal es war, Hospitäler für Frauen zu gründen, und die diesen Wunsch wirklich in sechs oder mehr Städten erfüllt sah.

1630 *Congrégation de la Miséricorde de Jésus.*

1636 *Filles de Ste. Geneviève.*

1643 *Hospitalières de la Flèche.* Anna von Mélun, Prinzessin von Epinay, gehörte zu dieser Genossenschaft.

1650 *Soeurs de St. Joseph au Puy.*

1652 *Filles de St. Charles Borromeo.*
1673 *Soeurs Hospitalières de St. Joseph.*
1679 Die Barmherzigen Schwestern von Mme. Tulard in Evron, nach freien Grundsätzen gegründet. Die Schwestern legten kein Gelübde ab, brauchten sich ihres Besitzes nicht zu entäußern und hatten eine fünfjährige Probezeit im Hospitaldienst.
1720 *Ordre du Bon Sauveur*, zur Pflege Geisteskranker.
1729 *Soeurs Hospitalières d'Evremont.*
1773 *Soeurs du Saint Sacrement.*
1810 *Dames du Bon Secours* für Gemeindepflege.[1]

Literatur und Geschichte werfen milde und freundliche Lichter auf die Krankenpflege des Mittelalters. Thomas Wright erinnert an manches hübsche Bild, um seine Worte zu bestätigen: »Die Frauen des Mittelalters waren Wundärzte und Heilkundige; diese Aufgaben wurden als die natürlichen Pflichten ihres Geschlechtes angesehen«. Er führt die Erzählung von *Aucassin et Nicolette* aus dem 13. Jahrhundert an, in der Nicolette die Schulterverrenkung, welche sich Aucassin bei einem Sturz vom Pferde zugezogen hatte, wieder einrenkte und behandelte. Nachdem sie das Gelenk wieder in Ordnung gebracht hatte, »nahm sie Blumen, frisches Gras und grüne Blätter [wirklich eine reizende Kompresse] und befestigte sie mit einem Streifen ihres Hemdes, und er wurde gesund«. *In Auris et Aurilon* wird der letztere, als er vom Aussatz befallen wird, von der Gattin seines Freundes in ein Schlafgemach geführt, entkleidet,

---

[1]) *Hospitals and Sisterhoods.* S. 106—115.

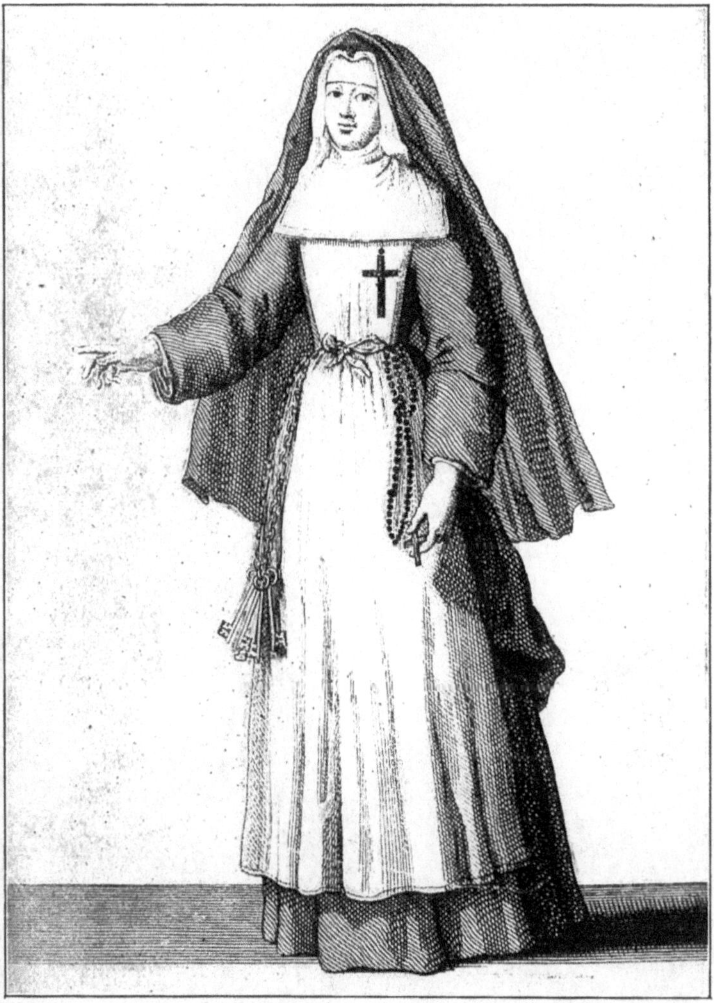

Hospitalschwester in Dijon.
Helyot, *Les Ordres Monastiques* etc., Bd. III.

gebadet und ins Bett gelegt[1]). Im *Roman de la Violette* führt das hochgeborene Mädchen Gérard, der schwer verwundet zu ihr gebracht wird, in ein Gemach, nimmt ihm die Rüstung ab, entkleidet und bettet ihn und, nachdem sie alle seine Wunden untersucht hat, verbindet sie dieselben mit einer »Salbe von großer Wirksamkeit«. Ebenso legt Rosamonde[2]) auf Elie's Wunden kostbare Kräuter, bereitet ihm ein Bad und legt ihn hinein. Ein anderes hübsches Beispiel, das Wright erwähnt, ist das illustrierte, jetzt im Britischen Museum befindliche Manuskript *Historia Scholastica* aus dem Jahre 1470. Hier sieht man Tobias blind und krank im Bett liegen, während Anna, sein Weib, am Feuer sitzend, ein Rezeptbuch studiert und ein Heilmittel zubereitet.

Die Pflege, welche Rebekka dem verwundeten Ivanhoe widmet, ist zu bekannt, als daß daran erinnert zu werden brauchte[3]).

Ein vollständiges Verzeichnis der erwähnenswerten Pflegerinnen aus dem Mittelalter ist niemals zusammengestellt worden. Wenn die Frauen aus hohem Stand einen besonderen Platz darin einzunehmen scheinen, so kommt das daher, weil ihre Namen den Geschichtsschreibern bekannt wurden, während die bescheideneren der Vergessenheit anheimfielen. Die Königin Elisabeth von Portugal widmete sich der Hospitalpflege. Sie trat 1325 in ein Kloster ein, legte aber kein Gelübde ab, da sie die volle

---

[1]) *Womankind in Western Europe.* S. 185.

[2]) ibid.

[3]) Walter Scott, *Ivanhoe.*

Verfügung über ihr Vermögen zu behalten wünschte, um es zu wohltätigen Zwecken verwenden zu können. Ihre Stellungnahme ist ein interessantes und lehrreiches Beispiel dafür, auf welche Art man in jener Zeit seine praktischen Ziele erreichte: denn damals, wie zu allen Zeiten, war wirtschaftliche Unabhängigkeit eine unerläßliche Vorbedingung, wollte man seine Kräfte ungehemmt betätigen. Elisabeth baute in Coimbra ein Hospital, sowie eine Anzahl von Zufluchtsstätten und Asylen[1]), und übte die acht Werke der Barmherzigkeit[2]), da zu der mystischen Zahl 7, die man früher zählte, noch die Bekehrung der Sünder hinzugekommen war.

Isabella von Castilien »übte ebenfalls die schwierige Liebespflicht, der Kranken zu warten, gleichviel von welchen ansteckenden und widrigen Krankheiten sie befallen sein mochten«.[3])

Katharina von Genua, die 1447 lebte, trat als junge Witwe in das Hospital dieser Stadt ein und verbrachte dort den größeren Teil ihres Lebens. Außer der Pflege im Hospital, sorgte sie für Kranke in ihren Wohnungen, pflegte Aussätzige und andere Kranke und brachte sie manchmal ins Hospital [4]).

Eine andere Freiwillige war Franziska, Herzogin von Britannien, die einen erbitterten Feind, — den

---

[1]) *Women of Christianity*. Kavanagh. S. 99.

[2]) Die acht Tugenden stimmten überein mit den acht Kreuzesspitzen der Hospitalritter und weiter zurückliegend mit den acht Spitzen des Kompasses und altastronomischer Figuren.

[3]) Kavanagh, a. a. O., S. 102.

[4]) a. a. O. S. 114.

Nachfolger ihres Gatten auf dem herzoglichen Throne, der sie mit großer Ungerechtigkeit behandelt hatte, — während einer langen Krankheit treulich pflegte und sich nachher in ein Carmeliter-Kloster zurückzog. Dort pflegte sie während einer Seuche die erkrankten Nonnen, solange dieselbe dauerte und verlor am Schluß ihr eigenes Leben [1]).

Die alte Gewohnheit hochgeborener Damen und der Brauch verschiedener Tertiarinnen, die Hospitäler zur praktischen Betätigung aufzusuchen, wurde bis in spätere Zeit fortgesetzt. Anna von Östreich hatte bestimmte Tage, an denen sie den Kranken im Hospital diente. Um nicht erkannt zu werden, trug sie eine Maske, was für die Kranken nicht gerade angenehm gewesen sein muß. Man ist auch versucht anzunehmen, daß sich die Dienstleistungen dieser königlichen Pflegerinnen auf das Zurechtrücken der Kissen und das Reichen einiger Leckerbissen beschränkt haben dürfte. Indessen berichtet Evelyn in seinen »Tagebüchern« wie erstaunt er gewesen sei, bei seinem Besuch in Paris im Jahre 1644 zu sehen, »wie anständig und christlich, ja sogar zartfühlend die Kranken in der Charité versorgt würden«, und daß er »vornehme Personen, Männer und Frauen«, ihrer habe warten sehen.

Eine unermüdliche Pflegerin war Mlle. de Mélun, die Tochter des Prinzen von Epinay. Sie richtete das Hospital in Baugé ein und diente ihm dreißig Jahre lang, bis zum Ende ihres Lebens. Auch sie legte,

---

[1]) Ibid. S. 133.

wie Isabella von Castilien, keine Gelübde ab, um die Verfügung über ihr Vermögen zu behalten, und ihren Reichtum verwenden zu können, wie es ihr gut dünkte [1]).

Es widmeten sich aber nicht nur Frauen von hoher Geburt der Krankenpflege. Jeanne Biscot, die Tochter eines geachteten Bürgers von Arras, verrichtete wahre Wunder der Krankenpflege in Kriegs-, Not- und Seuchenzeiten. 1640 glich Arras während der Belagerung einem Riesenhospital, nur mit dem Unterschied, daß von den Vorbedingungen eines Hospitals nichts da war, als die Kranken und Verwundeten. Jeanne wanderte, von ihren Freundinnen umgeben, durch die Straßen, verband Wunden, rettete, speiste und erfrischte die Kranken und Sterbenden. Sie gingen endlich zu den Behörden der Stadt, erbaten und erhielten die Bewilligung, ein großes öffentliches Gebäude als Hospital zu benutzen. Hierher brachten sie ihre Kranken, hielten das Haus neun Monate geöffnet und blieben alle als Pflegerinnen dort. Tapfer und hingebend, wie diese Mädchen waren, ist es nicht ihre Schuld oder die Folge von Versäumnissen ihrerseits, daß in den von ihnen so mutig eingerichteten Krankensälen eine Seuche ausbrach. Aber es geschah, und alle ihre Kranken wurden in einige Hütten in die Niederung jenseits der Stadt gebracht. Jeanne und ihre Freundinnen folgten ihnen dorthin und setzten die Pflege fort, solange sie nötig war [2]).

---

[1]) *La Vie de Mlle. de Méleun* (Das Leben des Fräulein von Mélun), Georges et Louis Josse. Paris, 1687.

[2]) Ibid.

Bewunderungswürdige Leistungen nachbarlicher Betätigung im Besuchen von Kranken werden Mme. de Chantal in Dijon, der Großmutter von Mme. de Sévigny, zugeschrieben. Sie war eine reiche und angesehene Frau, besaß Landgüter und war mit einer seltenen Persönlichkeit, Tatkraft, Hingabe und gesundem Menschenverstand ausgestattet. Überdies scheint sie völlig über dem in jener Zeit herrschenden Aberglauben gestanden zu haben. Sie glaubte nicht an Zeichen und Träume oder Reliquien, und dieser vernünftige Geist, der wohl feurig, aber doch klarsehend war, dieses warme Herz gaben einem Leben praktischer Wohltätigkeit die Richtung. Franz von Sâles war ihr Freund und Berater und schildert ihre Haupteigenschaften mit folgenden rührenden Worten: »Das starke Herz in ihr, das mächtiglich liebte und wollte«. Ihr Gatte scheint von gleicher Art gewesen zu sein, denn während ihres ehelichen Lebens beherbergte ihr Haus immer wenigstens einen Kranken. Bald war es ein alter hülfloser Mann, der an unheilbarer Krankheit litt — einen solchen Fall soll sie wie man berichtet, zehn Monate in ihrem eigenen Haus gepflegt haben; bald wieder war es ein armer freund- oder heimatloser Bursche mit Aussatz, der andern so widerlich war, daß sie sich bemühte alle nötigen Pflegedienste selbst für ihn auszuführen; oder irgend ein jämmerlicher unheilbarer Kranker, der zu beschwerlich für die gewöhnlichen Anstalten war.

Gleichviel ob sie in der Stadt oder auf dem Lande war, man benachrichtigte sie sofort, wenn ein Nachbar krank wurde und es gab wenige Tage, an denen sie nicht einige Stunden in den Wohnungen armer Kranker zubrachte. War sie dort, so arbeitete sie tüchtig und praktisch, — das bloße Besuchen und Almosengeben befriedigte sie nicht; sie wusch die Kranken, verband ihre Wunden, machte ihre Betten und kleidete sie sauber, worauf sie die schmutzige Wäsche mit heim nahm, sie kochte, um sie von Ungeziefer zu befreien, sie ausbesserte und zurückbrachte. Als sie in ihrem Schloß Bourbilly einst die ganze Landbevölkerung während einer schweren Epidemie pflegte, verbrachte sie den ganzen Tag damit, von einem Haus ins andere zu gehen. Außer der Pflege wusch sie auch die Toten und legte sie in den Sarg. Ihr Gedächtnis verdient in den Urkunden der Gemeindepflege treu bewahrt zu werden; denn sicherlich hat man niemals von nützlicherer eigenhändiger Arbeit gehört.

Nach dem Tode ihres Gatten organisierte sie den Orden der »Heimsuchung Mariae« zum Besuchen der Kranken und wurde dessen Leiterin. Franz von Sâles entwarf die Satzungen desselben, die einfach waren und weder ein Armutsgelübde noch sonstige Härten enthielten; auch waren die Mitglieder nicht der Klausur unterworfen. Es war lediglich eine freie, freiwillige und tätige Verbindung zum freundschaftlichen Besuchen und Pflegen der Kranken. Die Mitglieder mußten die Kranken täglich besuchen, sie baden, ankleiden und pflegen und ihre Wäsche zum Reinigen heim nehmen.

Mme. de Chantal war jedoch in der Freiheit ihrer Anschauungen ihrer Zeit voraus, und der aufgeklärte, verständige Plan, auf welchem ihr Orden gegründet war, konnte sich nicht halten, weil er den Beifall der Geistlichkeit nicht fand. Die allmählich im Lauf der Jahrhunderte wachsende Neigung der Kirche, Nachdruck auf den Gedanken strenger Klausur und feierlicher Gelübde zu legen, hatte in dem im Jahre 1545 erfolgten Erlaß des Trientiner Konzils, der jede Frauengemeinschaft strengster Klausur unterwarf, ihren Höhepunkt erreicht. Obgleich diese Engherzigkeit schon immer als drückend empfunden worden war, hatte man sie, wie die Geschichte der Béguinen beweist, dauernd umgehen können.

Auch Mme. de Chantal und Franz von Sâles glaubten, daß sie gegen diesen Strom schwimmen könnten; aber er war zu stark für sie, und der Orden von der Heimsuchung Mariae hielt sich nur vier Jahre (1611—1615) auf der freien und freiwilligen Basis, auf der sie ihn gegründet hatten. Der Widerstand, dem sie begegneten, war zu stark und hartnäckig; »eine Gemeinschaft ohne Klausur konnte nicht geduldet werden« und so wurde er schließlich vollkommen nach dem hergebrachten Muster umgestaltet.[1]) Das

[1]) Ein Pionier des Widerstandes gegen den Erlaß der Klausur war eine 1585 in Kent geborene Engländerin, Mary Ward, die den Dank der Nachwelt für ihren Mut verdient. Sie richtete mit einer Gruppe anderer begabter Frauen einen Lehr-Orden ohne Klausur ein, der nur von einem weiblichen, dem Papst direkt unterstehenden Oberhaupt geleitet wurde. Derselbe wurde aber verworfen mit der Begründung, daß seine Mitglieder eine Arbeit übernommen hätten, die »über die Kräfte und Fähigkeiten ihres Geschlechtes ginge«. Mary wurde als Ketzerin, Irrlehrerin und Aufrührerin ins Gefängnis geworfen,

freiwillige Übereinkommen wurde durch feierliche Gelübde ersetzt, und die praktische Arbeit des Besuchens und Pflegens wurde mit der *grille* (Gitter) und der Klausur vertauscht. Laienschwestern wurden eingeführt, um die Hausarbeit zu verrichten und der Orden wurde einem Bischof unterstellt. Nur eine der Grundlagen des Urplanes blieb übrig, und zwar, daß man Greise, Gebrechliche und Witwen in den Klostermauern aufnahm. Mme. de Chantal führte ein langes heiliges Leben. Sie überlebte Franz von Sâles viele Jahre und war eine verehrte und werte Freundin von Vincentius von Paul. Sie starb 1641.[1])

---

wo sie starb. Ihre tapferen Genossinnen und Nachfolgerinnen führten den Kampf fort, bis 1703 Clemens XI. sagte: »Laßt Frauen über Frauen herschen«. Siehe Tuker und Malleson, a. a. O. III., S. 255—56.

[1]) Siehe Tuker und Malleson, a. a. O. III., 287, 288 wegen Einzelheiten über den Orden. Wegen eines Umrisses von Mme. de Chantal's Leben, Kavanagh, a. a. O. Kap. XI., und *Histoire de Sainte Chantal* (Geschichte der h. Chantal), von Abbé M. Bougaud. Paris 1863. Mme. Chantal begann ihre Arbeit in Annecy. Als sie heilig gesprochen wurde, rief man die alten Bauern auf, um ihre wunderbare Krankenflege zu bezeugen. Bougaud entnimmt den größten Teil seiner Geschichte dem Tagebuch einer der Schwestern, der Mère de Chaugy.

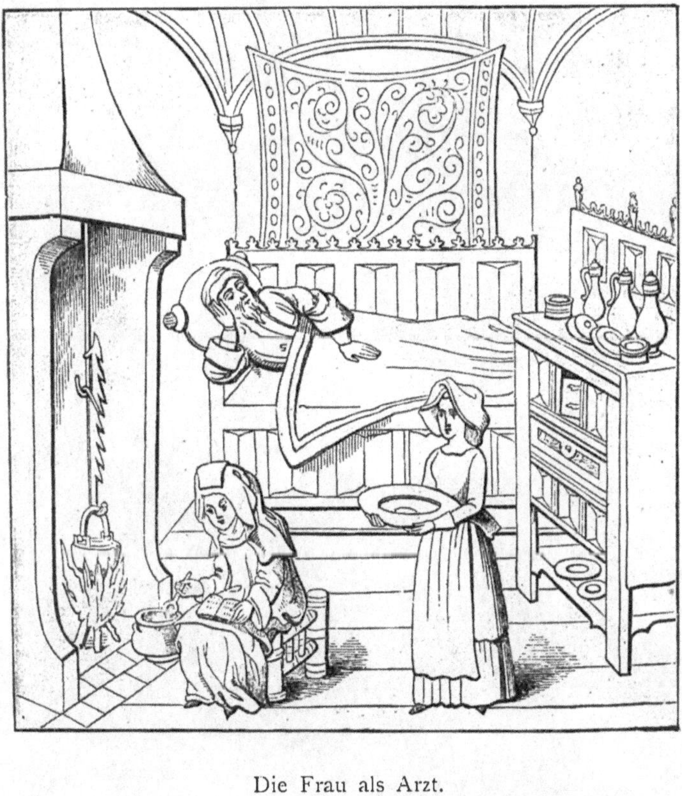

Die Frau als Arzt.

Aus *Womankind in Western Europe* von Thomas Wright. Groombridge & Sons, London, 1859.

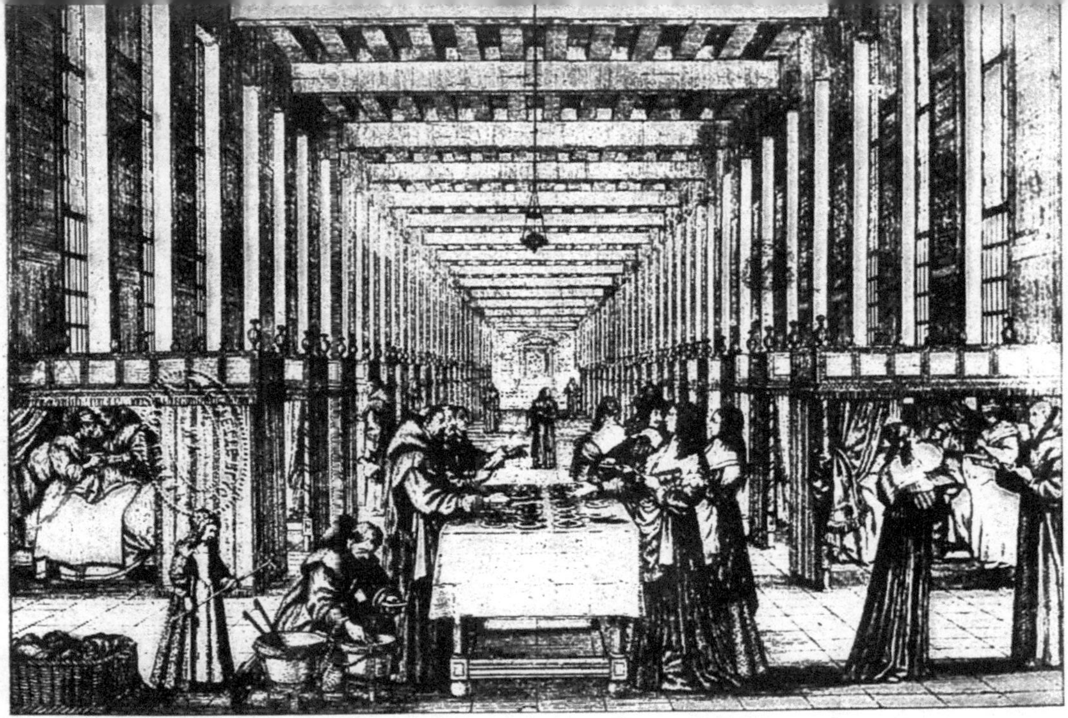

Damen im Krankendienst der Charité, Paris.

Aus *Les Edifices Hospitaliers*, C. Tollet, 1892. Hamelin Frères, Montpellier.

Kapitel X.

FRANZÖSISCHE UND SPANISCHE HOSPITÄLER IN AMERIKA.

Das Hôtel-Dieu in Quebec ist das zweitälteste noch bestehende Hospital in Nordamerika, und wie sein Schwester-Hospital in Montreal verdankt es sein Bestehen dem Eifer und der Hingebung einer Frau. Um seinen Ursprung zu ergründen, müssen wir annähernd drei Jahrhunderte zurückgreifen und der Geschichte »jener Vorhut des großen Heeres Loyola's« — wie Parkman sie genannt hat — der ersten Jesuiten folgen, wie sie mit glänzendem Streben feste Grundlagen für die französische Herrschaft in der jugendlichen kanadischen Kolonie zu schaffen suchten. Kein Blatt der menschlichen Geschichte enthält eine Erzählung größeren Heldenmutes oder ausschließlicherer Selbstverleugnung, als das, welches von der Arbeit und den Entbehrungen der ersten Missionare berichtet, deren Ziel kein geringeres war als die Bekehrung eines ganzen Erdteils, und die »von ihrer Hütte am St. Charles ein Arbeitsgebiet überblickten, dessen riesige Ausdehnung selbst die Schwingen der

Gedanken ermüden könnte, — ein abstoßender und erschreckender Schauplatz, verdüstert von Anzeichen der Gefahr und des Leides«[1]. Hier, in einer Wildnis von gewaltigen, finsteren Wäldern, oder an großen, einsamen Wasserwüsten, auf allen Seiten von grimmigen, verräterischen, unbarmherzigen Wilden umgeben, nur im Besitz der notwendigsten Lebensbedürfnisse, nahezu obdachlos, halb bekleidet, oft auch halb verhungert, arbeiteten die ersten Jesuitenväter mit nie wankendem Eifer und Mut an dem Ziel, das sie sich vorgesetzt hatten, »Seelen zum Eintritt in die Hürde Roms zu verlocken, zu überreden, zu zwingen«. Keine Geschichtsperiode ist in tiefere Dunkelheit gehüllt, als die der kanadischen Indianer vor der Ankunft der Franzosen in ihrer Gegend. Obwohl gewisse Stämme zweifellos eine Art Bilderschrift kannten, erklärt sich durch ihre Wanderungen und beständigen Kriege wohl der Verlust und die Zerstörung aller zuverlässigen Urkunden, und es bleiben außer Erinnerungen und Überlieferungen wenig Anhaltspunkte übrig. Wir wissen, daß, als die Kultur den neuen Erdteil berührte, sie menschliche Wesen vorfand, die im Zustande ursprünglichster Einfachheit und Unwissenheit, in dem es der Gattung möglich ist zu bestehen, die Urwälder durchstreiften. Obgleich die Geschichte uns erzählt, daß die Indianerstämme, welche das unter dem Namen Kanada bekannte Gebiet bewohnten, nicht zu den wildesten

---

[1]) *The Jesuits in North America* (Die Jesuiten in N.-Amerika), S. 94.

unter den Rothäuten Amerikas zählten, so wird man doch kaum einen Bericht über ihre allgemeine Lebensweise und Sitten lesen können, ohne sich zeitweise staunend zu fragen, ob es nicht einen Übergangszustand vom Tier zum Menschen gibt, dem einige dieser Geschöpfe angehörten. Man kann den übermenschlichen Mut und großen Glauben nur anstaunen, der Männer von edler Geburt und vornehmer Erziehung über das Meer führte, um das Los mit jenen zu teilen. Noch heute, nach dreieinhalb Jahrhunderten, gehört nicht viel Einbildungskraft dazu, um, wenn man den großen Fluß des Nordens, den St. Lorenz hinunterfährt, die Wälder und Gewässer mit den wilden Urstämmen zu bevölkern, die in und auf denselben viele Hunderte von Jahren unumschränkt geherrscht haben. Wir sehen im Geiste die nomadenhaften, verhungerten, sorglosen Algonkin's, die grausamen, grimmigen Irokesen und andere Horden verstreuter Stämme, deren althergebrachte Überlieferungen, Vorurteile und Aberglauben den Bemühungen der Patres, sie zu bekehren, zu bilden und zu beherrschen, fast unüberwindliehe Hindernisse entgegensetzten.

Vier Mönche von Récollet, (einem bettelnden Zweige des großen Franziskaner-Ordens), stachen von Honfleur in Frankreich in See und erreichten Quebec im Mai 1615. Hier bauten sie rohe Hütten und richteten darin den Altar auf, vor dem sie die erste Messe celebrirten, die je in Kanada gelesen worden war; von hier aus zogen sie betend und predigend auf ihren verlorenen Posten, zum Kampfe mit dem, was ihnen als die Macht der Finsternis erschien. Als einige Jahre später die Jesuiten-Missionare auf den

Schauplatz traten, und die tapferen Mönche von Récollet von ihnen verdrängt wurden, beginnen die in's Einzelne gehenden Berichte über die jugendliche Kolonie, ihr Leben und Gedeihen, aus denen wir nunmehr die Geschichte unserer Hospitäler und der Krankenversorgung der Gemeinschaft entnehmen. Eine anschauliche Schilderung der Lage, in der sich die unerschrockenen Mönche befanden, lesen wir in jener wunderbaren Geschichte, den *Relations* der Jesuiten; wir gewinnen daraus ein gutes Bild, ihres täglichen Lebens. Ihre

Art des Wohnens, Schlafens und Essens war in jeder Weise jener der Wilden ähnlich, da die Natur inmitten dieser Entbehrungen nur wenige Erleichterungen bietet. Etwas in Wasser gekochter Mais, zur Erhöhung des Genusses ein kleiner von innerer Fäulnis stinkender Fisch oder gepulverter, gedörrter Fisch als einziges Gewürz — das ist die gewöhnliche Kost des Landes; als etwas Besonderes ein wenig Maisbrot, ohne Hefe in der Asche gebacken, in das sie manchmal einige Bohnen oder wilde Früchte mischen, — das ist einer der größten Leckerbissen des Landes. Frischer Fisch und Wildpret sind so seltene Dinge, daß sie nicht der Rede wert sind, da es alle erdenkbare Mühe kostet, sie für Kranke zu beschaffen. Eine auf den Boden oder auf Baumrinde gelegte Matte ist dein Bett, das Feuer deine Beleuchtung; die Löcher, durch die der Rauch abzieht, deine Fenster, die niemals geschlossen werden können; zusammengebogene, mit Rinde bedeckte Stangen deine Wände und dein Dach, durch welche der Wind von allen Seiten bläst. Mit einem Wort: alles stimmt mit der Lebensführung der Wilden überein, bis auf die Kleidung, an die wir uns noch erst gewöhnen müssen.

Weiter:

Wenn man sie in ihren Hütten besucht — und man muß

mehr als einmal am Tage hingehen, will man seine Pflicht erfüllen, wie man soll, — so findet man dort ein verkleinertes Bild der Hölle, da man gewöhnlich nichts sieht, als Feuer und Rauch, und auf allen Seiten nackte, schwarze und halbgeröstete Körper, im Durcheinander mit Hunden, die so wert wie die Kinder des Hauses gehalten werden und Lager, Schüssel und Speise ihres Herrn teilen. Das alles ist in eine Wolke von Ruß gehüllt, und wenn man hineingeht, ist man, ehe das Ende der Hütte erreicht ist, vollkommen mit Ruß, Kot und Schmutz besudelt.[1])

Trotzdem hatten die Indianer hochentwickelte Ideale von Gastfreundschaft, und solange es etwas Eßbares im Dorfe gab, brauchte der Ärmste und Niedrigste nicht Not zu leiden. »Er brauchte nur in das nächste Haus einzutreten und sich ans Feuer zu setzen, worauf ohne ein Wort von beiden Seiten von den Frauen Nahrung vor ihn hingestellt wurde«.[2]) Pater Le Jeune, der Superior der Mission, machte eine Wanderung mit den Wilden und schlief jede Nacht auf der Erde, mit einer Birkenrinde zugedeckt, mit der ihn eine mitleidige Squaw versorgte. Und obgleich sein Bett seit der Erschaffung der Welt nicht gemacht worden war, so hinderte seine Härte ihn doch nicht am Schlafen.

Betten findet man überall. Der die Erde, die Felsen und die Wälder gemacht hat, machte auch die Matratzen und Polster, die man benutzen muß, wenn man mit den Wilden zieht; . . . die Frauen kochen die Mahlzeit (Mais) ohne Butter,

---

[1]) *The Jesuit Relations* (Die Berichte d. Jesuiten), herausgeg. von Reuben Gold Thwaite. Bd. XVII, S. 13, 17.

[2]) *The Jesuits in North America*, v. Francis Parkman. Band I, S. 40.

ohne Fleisch, ohne Fett, ohne Öl, ohne Salz und ohne Essig. Der Hunger vertritt die Stelle aller Saucen; er übertrifft alle Gewürze und Reizmittel der besten französischen Tafel.[1])

Als die Winterszeit kam, litten sie sehr unter der strengen Kälte, an die sie nicht gewöhnt, und gegen die sie schlecht geschützt waren. »Le Jeune's Tinte gefror und seine Finger erstarrten, wenn er an seinen Deklinationen und Konjugationen arbeitete oder das Vaterunser holprig in die Sprache der Algonkin übertrug. Das Wasser in dem Fasse neben dem Feuer gefror in jeder Nacht, und das Eis mußte jeden Morgen mit Beilen aufgebrochen werden.«[2]) Ihre Tage und Nächte waren gleichermaßen von Gefahren erfüllt. »Die Furcht vor den Irokesen lauerte überall«. Wieder und wieder tritt uns aus ihren Briefen und Berichten dieses Bild entgegen, bis es schließlich unauslöschlich in unsern Geist und unsere Erinnerung eingegraben ist, und wir die kleinen halb in Schneewehen begrabenen Missionshütten vor uns sehen, ihre tägliche magere Kost aus dem verabscheuten *sagamite*[3]) bestehend, mit ihnen essen und an ihren Leiden während der langen mühseligen Märsche in der bitteren Strenge des erbarmungslosen kanadischen Winters teilnehmen. »Meine Tinte ist nicht schwarz

---

[1]) *The Jesuit Relations,* Bd. XXXII. S. 265.

[2]) Parkman, a. a. O. Band I S. 106.

[3]) »Ihre Nahrung bestand aus *sagamite* oder Brei aus gestampftem Mais, der mit Stückchen von geräuchertem Fisch gekocht wurde. Chaumonot vergleicht ihn mit dem zum Tapezieren der Wände benutzten Kleister . . Sie hatten kein Salz«. Ibid. Bd. I. Seite 220.

genug, um unser ganzes Ungemach in seinen richtigen Farben zu schildern«, schreibt einer der Missionare. Krankheit war etwas Alltägliches sowohl unter den Franzosen als unter den Indianern. Es gab Pocken-Epidemien und andere Krankheiten, die unbestimmt als »Seuche«, »Ansteckung« oder »Pest« bezeichnet werden. Ihre Lebensweise machte es fast unvermeidlich, daß eine Krankheit sich verbreiten mußte, wenn sie irgendwie ansteckend war. Welche Krankheit die Leute auch hatten, die Kranken und Gesunden lebten zusammen und benutzten mit der größten Achtlosigkeit alles gemeinsam, und in ein paar Tagen pflegten alle Bewohner einer Hütte angesteckt zu sein, so daß sich das Übel von Hütte zu Hütte, von Dorf zu Dorf verbreitete und endlich das ganze Land beherrschte. Skorbut oder die Landkrankheit, wie sie bisweilen genannt wurde, war vielleicht die am meisten vorkommende aller Krankheiten. Sie trat häufig auf und durchlief mit vernichtender Wirkung ihre Reihen. Es heißt, daß einmal von der Mannschaft von Jacques Cartier's drei Schiffen, die im ganzen über hundert Mann zählte, höchstens drei bis vier frei von diesem Leiden waren, und auf einem war nicht ein »gesunder Mann«, um die Kranken zu pflegen. Während des ersten Winters, den Champlain mit seiner kleinen Franzosengruppe in Quebec zubrachte, wurden sie von dieser gefürchteten Krankheit fast vernichtet.

Parkman gibt folgenden Bericht über die Epidemie unter Cartier's Mannschaft während ihres ersten Winters in Quebec im Jahre 1535:

Ein bösartiger Skorbut brach unter ihnen aus. Mann

für Mann fiel dieser schrecklichen Krankheit zum Opfer, bis fünfundzwanzig tot waren und nur noch drei oder vier gesund blieben. Es waren nur wenige Leistungsfähige übrig, um die Kranken zu pflegen, und die elenden Dulder lagen in hülfloser Verzweiflung und träumten von der Sonne und dem Wein Frankreichs. Der steinharte Boden spottete ihrer schwachen Kräfte, und unfähig ihre Toten zu begraben, verbargen sie dieselben in Schneewehen. Cartier rief die Heiligen an; aber sie blieben taub für sein Flehen. Dann nagelte er das Bild der h. Jungfrau an einen Baum, und an einem Sonntag rief er seine niedergeschlagenen Begleiter zusammen, die sich, von ihren Leiden hager, schwankend und aufgedunsen, in einer Prozession zu dem Platze bewegten und und im Schnee niederkniend, Litaneien und Davids Psalmen sangen. An diesem Tage starb Philippe Rougemont aus Amboise im Alter von 22 Jahren. Die h. Jungfrau geruhte keine andere Antwort zu geben.[1])

Die Indianer besaßen allerdings schon ein Heilmittel für Skorbut, und zwar eine Abkochung von den Zweigen der Sprossenfichte. Parkman berichtet von einer bestimmten immergrünen Pflanze, die er *ameda* nennt, und deren Blätter in einer Abkochung ein höchst wirksames Mittel gegen diese Krankheit seien. Er sagt, es scheine eine Art von Sprossenfichte, oder noch wahrscheinlicher ein Lebensbaum zu sein. Das erfrischende als Sprossen- oder Wurzelbier bekannte Getränk, das in den ländlichen Teilen Kanadas noch heute allgemein gebräuchlich ist, mag also seinen Ursprung unter den alten Indianerstämmen als Heilmittel gehabt haben. Gelegentlich gab es Pocken-

[1]) *Pioneers of France in the New World* (Französische Pioniere in der neuen Welt) von Francis Parkman. Band II. S. 34.

Epidemien, und ein Bericht über eine solche Heimsuchung verschafft uns einen klaren Einblick in die Arbeit der Missionare.

Die Seuche, welche seit zwei Jahren von Zeit zu Zeit die Huronenlager heimgesucht hatte, kehrte jetzt mit zehnfacher Gewalt wieder, und mit ihr erschien bald eine neue und fürchterliche Geißel, — die Blattern. Der Schrecken war allgemein. Die Krankheit steigerte sich mit dem Nahen des Herbstes; und als der Winter kam, wurde ihr Wüten, weit davon entfernt, aufzuhören, wie die Priester es gehofft hatten, erschreckend. .... Die Jesuiten wanderten einzeln oder paarweise im tiefsten Winter von Dorf zu Dorf, pflegten die Kranken und suchten sie für ihre geistlichen Lehren dadurch zu gewinnen, daß sie sich bemühten, das körperliche Elend zu mildern. Sie besaßen, vielleicht zum Glück für ihre Kranken, keine Arznei außer etwas Senna [1]). Ein paar Rosinen waren jedoch noch übrig, und eine oder zwei von diesen, mit einem Löffel voll Zuckerwasser wurden von den Leidenden gern genommen, da sie dieselben mit einer geheimnisvollen Wirksamkeit ausgestattet glaubten. Kein Haus blieb unbesucht. Wenn der Missionar, zugleich ein Arzt der Seele und des Leibes, die rauchigen Höhlen betrat, fand er ihre Bewohner, den Kopf in Tierhäute gehüllt, in stiller Niedergeschlagenheit am Feuer hocken. Überall hörte man das Wimmern kranker und sterbender Kinder, und auf oder unter den Erhöhungen an den Seiten der Hütten hockten schmutzige Männer und Frauen in allen

---

[1]) »Unsere häufigste Tätigkeit war die des Arztes, mit dem Ziel, ihnen mehr und mehr den Glauben an ihre Zauberer und deren eingebildete Behandlung zu nehmen. Allerdings hatten wir keine Arznei, außer einem kleinen Stück Citronenschale oder französischem *squash*, wie sie es nennen: ein paar Rosinen mit einer Prise Zucker in warmem Wasser«. — *The Jesuit Relations*. Bd. XV, S. 69.

Stadien der Krankheit. Der Pater näherte sich ihnen, stellte Fragen, sprach gütige Worte, verabreichte seine harmlosen Mittel oder bot eine Schale Brühe an, die von dem Wildpret bereitet war, das der für die Mission jagende Franzose heimbrachte. War der Körper versorgt, so wandte er sich zunächst an die Seele: »Dieses Leben ist kurz und voller Elend; es bedeutet nicht viel, ob wir leben oder sterben«. Der Kranke schwieg oder brummte einen Widerspruch. Nachdem der Jesuit sich noch ein Weilchen in gebrochener Huronensprache über die Kürze und Nichtigkeit des vergänglichen Wohls und Wehs verbreitet hatte, ging er zu den Freuden des Himmels und den Qualen der Hölle über, die er mit seiner besten Redekunst schilderte. Seine Bilder des höllischen Feuers und der peinigenden Teufel wurden schnell erfaßt, wenn der Hörer Bewußtsein genug hatte, irgend etwas zu verstehen; aber von den Vorteilen des französischen Paradieses war er nur langsam zu überzeugen.

So sinnlos und wirr der grenzenlose Aberglaube der Indianer auch war, derjenige der feurigen und hingebenden Patres konnte sich damit messen.

Diese Priester lebten in einer Atmosphäre des Übernatürlichen. Jeder Tag hatte seine Wunder. Die Macht Gottes äußerte sich durch die sofortige und direkte Tat, welche die Naturgesetze beherrschte, leitete oder ins Gegenteil verkehrte. Die Missionare verwarfen die gewöhnliche Behandlung von Krankheiten oder Wunden nicht; aber sie verließen sich viel mehr auf ein Gebet zur h. Jungfrau, ein Gelübde für den h. Joseph oder das Versprechen einer *neuvaine*, d. h. einer neuntägigen Andacht, an irgend eine andere himmlische Persönlichkeit. Ebenso war die Berührung eines Zahns, Knochens etc., irgend eines abgeschiedenen Heiligen von höchster Wirksamkeit, um Krankheit zu heilen, Schmerzen zu lindern oder einer leidenden Squaw die Geburtswehen zu erleichtern. Chaumonot erinnerte sich einmal, als er Kopfweh hatte, daß er von einem kranken Mann gehört habe, der seine Gesundheit wiedererlangte, indem er sich dem h. Ignatius empfahl und zu gleicher Zeit eine Medaille mit dessen Bildnis in seinen Mund nahm. Dementsprechend machte er einen ähnlichen Versuch, indem er eine Darstellung des h. Vaters, welcher der Gegenstand seiner besonderen Verehrung war, in den Mund nahm. Am nächsten Morgen war er gesund [1]).

Es unterliegt keinem Zweifel, daß die Patres fest daran glaubten, daß die Heiligen und Engel die Macht besäßen, die körperliche und persönliche Hülfe zu leisten, um welche sie beteten.

Die »zweideutige Moral« (eine Moral, die sich auf der Lehre aufbaut, daß alle Mittel erlaubt seien, um die Seele vor der Verdammnis zu retten, wie Parkman es ausdrückt), mit der sie unaufhörlich versuchten, Kranke und Sterbende unter dem Vorwande zu taufen, daß sie ihnen eine Arznei oder ein Getränk reichten, dessen sie bedürften, bildet eine interessante Form ihrer Bemühungen, und die *Relations* der Patres enthalten zahllose Einzelheiten über das Geschick, mit dem sie ihr Ziel erreichten. Der Hauptzweck ihres Daseins war tatsächlich zu predigen, zu bekehren, zu taufen, Seelen der Verdammnis zu entreißen, sie in den Pferch des wahren Glaubens zu treiben. Sie waren gekommen, um das Kreuz in den Wäldern des großen neuen Landes aufzurichten, und wie früher bei den Kreuzfahrern, konnte auch bei ihnen nichts die glühende, sich selbst hingebende Aufopferung

---

[1]) *The Jesuits in North America*, von Francis Parkman. Bd. I., S. 196.

auslöschen. An jedem Krankenlager, in jedem Leidensaugenblick, — ob es sich um Mann, Weib oder Kind handelte, stets waren sie zur Stelle mit den einfachen Hülfeleistungen, die ihnen zu Gebote standen, ohne auch nur einen Augenblick den wahren Zweck ihres Kommens aus den Augen zu verlieren. Parkman sagt:

Wenn wir sie in dem düsteren Februar des Jahres 1637 und den folgenden, noch dunkleren Monaten sehen, wie sie sich zu Fuß von einem infizierten Ort zum andern schleppen, vom unaufhörlichen Regen durchnäßt, in dem kahlen, tropfenden Wald durch den schmelzenden Schnee waten, bis sie endlich durch den Sturm die zusammengedrängten Hütten eines Weilers der Wilden erspähen; wenn wir sie eine nach der andern dieser traurigen Zufluchtsstätten des Elendes und der Finsternis betreten sehen, und das alles, um des einen, einzigen Zieles, der Taufe der Kranken und Sterbenden, willen, — dann mögen wir wohl ob der Geringfügigkeit des Zweckes lächeln, aber wir können doch nicht umhin, den Opfermut zu bewundern, mit dem er verfolgt wird [1]. . . . In Wirklichkeit könnte man [fügt er später hinzu] bei manchem dieser Missionare Berge von Torheit und Unsinn beseitigen und würde unter dem allen den festen Kern des Heiligen und Helden finden.

Bewegt uns schon heute die Schilderung ihrer Leiden und ihres Heldentums so tief, wenn wir ihnen durch das Gebirge, am reißenden Strom entlang und durch die Schrecken der Wälder von der Algonkinhütte zur Huronenmission folgen, — welches lebendige Interesse, welche gewaltige Begeisterung müssen diese Briefe in den Gemütern und Herzen derer entfacht haben, die sie damals in ihren stillen Heimstätten im schönen fernen Frankreich lasen! Die Briefe des Paters Le Jeune,

---

[1]) *The Jesuits in North America.* Parkman, Bd. I. S. 187.

eines der unerschrockensten und hingebendsten aller Pionier-Missionare, welche das Märtyrertum im Dienste ihres heißgeliebten Glaubens erstrebten, wurden von einer Gemeinde zur andern weitergegeben und gingen am Hof von Hand zu Hand, bis sie tatsächlich durch ihre Reisen ganz abgenutzt und kaum noch leserlich waren. Unter den Schwesternschaften wurde die Bekehrung der Wilden zu einem Gegenstand von höchster Wichtigkeit, der Anlaß zu Gebeten, Gelübden und Fasten.

Ich kenne ein Kloster [schreibt einer der Patres], wo seit mehreren Jahren Tag und Nacht, ohne Unterbrechung, eine Nonne vor dem h. Sakrament kniet, um dies Brot des Lebens anzuflehen, daß es sich den armen Wilden offenbaren und sie beseligen möge. Sogar auf dem Lande war ein Pfarrer so voll Eifer für die Erlösung der armen Wilden unserer Gemeinde, so voller Mitgefühl, daß man drei allgemeine Prozessionen und 75 Fasttage veranstaltet hat. Man hat sich 124 mal gegeißelt, 18 Kirchensammlungen und viele, viele Andachten veranstaltet, alles für die Bekehrung dieser Stämme; ist das nicht herrlich?[1])

Die Erzählung ihrer Abenteuer war stets begleitet von rührenden Bitten um Geld, Verstärkung, und ganz besonders um die Hülfe von Frauen.. Mit dem Scharfblick, der stets den geistig bedeutenderen Mitgliedern dieses Ordens eigen war, sahen sie weit in die Zukunft und erkannten den vollen Wert der Frauenarbeit in der Wohltätigkeit. »Wenn wir ein Hospital hätten«, sagt Le Jeune, »würden wir alle Kranken des Landes und alle Greise hier haben«. In dem Hospital

---

[1]) *The Jesuit Relations,* Bd. XXI., S. 113, 115.

sehen sie einen wichtigen Faktor zur Förderung ihres Werkes. Es hätte ihnen Kandidaten zur Bekehrung und Taufe machtlos in die Hände geliefert.

Im Hospital in Dieppe braucht man nur den Saal der bedürftigen Kranken zu betreten, um die Bescheidenheit der sie pflegenden Schwestern zu erkennen, ihre Güte bei den lästigsten Krankheiten zu betrachten, den Blick auf die Sauberkeit des Hauses zu wenden, um voll Liebe fortzugehen und unsern Herrn tausendfach zu preisen. Gäbe es ein Kloster wie dieses in Neu-Frankreich, so würde ihre Barmherzigkeit mehr für die Bekehrung der Wilden tun, als alle unsere Wanderungen und Predigten [1]).

Die Erwiderung auf diese Bitten erfolgte sofort in großmütigster Weise. Von allen Seiten wurde Hülfe angeboten, und Gaben für die Mission gingen in großer Menge ein. Das Aufsehen, welches die Ausbreitung des alten Glaubens unter den Indianern erregte, verbreitete sich und rührte schließlich die Herzogin von Aguillon, die Nichte des Kardinal Richelieu, eine junge Witwe, die sich den Werken der Barmherzigkeit und Frömmigkeit widmete. Sie hatte Le Jeune's *Relations* von 1635 gelesen, begann Anteil an der kanadischen Mission zu nehmen und sein Vorschlag zur Gründung eines Hospitals in Quebec beschäftigte sie lebhaft. Sein Gedanke, den möglicherweise auch der h. Vincentius, ein naher Freund des Kardinals, gefördert haben mag, verdichtete sich zu einem bestimmten Plan, und die Herzogin beschloß endgültig, die Gründerin eines Hospitals in der neuen Welt zu werden, ein Unternehmen, das anscheinend

---

[1]) *The Jesuit Relations*, Bd. VII., S. 289.

die Zustimmung des Kardinals und auch in Gestalt einer Landbewilligung der Gesellschaft von Neu-Frankreich die nötige materielle Unterstützung fand. Nachdem sie sich für den 1155 gegründeten Augustinerorden in Dieppe, einen der ältesten Orden französischer Hospitalnonnen, entschieden hatte, veranlaßte sie die Auswahl und vielseitige, gründliche Vorbereitung einiger Schwestern, um ihr mildtätiges Unternehmen in dem neuen und fremden Lande auszuführen. Sie wurden mit Verträgen ausgerüstet, »Verordnungen und Befehlen« des Erzbischofs, unter dessen geistlicher Leitung Kanada damals stand, und endlich am 4. Mai 1639 schifften sich drei Hospitalschwestern mit Madame de la Peltrie und ihrer Gruppe von Ursulinerschwestern, die nach Kanada gingen, um Schulen für die kleinen Kinder der Wilden einzurichten, in Dieppe ein, kreuzten den Atlantischen Ozean und landeten drei Monate später am 1. August in Quebec, »unter dem Donner der Kanonen« und der frohen Bewillkommnung der ganzen Kolonie. Die »englischen Heerscharen«, wie einer der Patres, der das Ereignis schildert, sie nennt, waren außer sich vor Entzücken. Sie knieten nieder, küßten den heiligen Boden Kanadas und gingen zur Messe in die Kirche, worauf sie auszogen, um die neue Ansiedlung in Sillery, vier Meilen von Quebec, aufzusuchen. Hier hatte Noël Brulart de Sillery, ein Malteserritter, mit Hülfe der Jesuiten eine Niederlassung von christlichen Indianern gegründet und zwischen dem Fluß und dem dahinterliegenden Wald eine paar kleine Blockhütten, eine Kirche und einige andere Gebäude errichtet. Obgleich berichtet wird, daß die Herzogin von Aguillon im voraus Arbeiter hinübergesandt hatte, um das ihr bewilligte Land zu säubern und herzurichten, scheint es, daß die Schwestern sich doch zuerst noch nicht an diesem Orte niederließen, sondern zeitweise in einem Gebäude untergebracht wurden, das den »Hundert Gesellschaftern« gehörte. In dieses Gebäude wurden die drei Nonnen geführt, und ihr Gepäck war noch nicht angekommen, als ihnen schon Kranke gebracht wurden. Die guten Patres mußten den Schwestern ihre Strohlager leihen, um ihnen die erste Handlung der Barmherzigkeit zu ermöglichen. Einer der Patres schreibt:

Kaum waren sie ausgeschifft, als sie schon mit Kranken überflutet wurden. Da der Saal des Hospitals zu klein war, mußte man in jedem Garten kleine Hütten wie die der Wilden errichten. Da sie nicht für so viele Menschen eingerichtet waren, mußten sie einen Teil der Decken und Bettücher, die sie für die armen kranken Leute mitgebracht hatten, in zwei oder drei Stücke zerschneiden. Mit einem Wort sie waren gleich so überbürdet, statt sich nach all den großen Unbequemlichkeiten der Seereise etwas ausruhen und erfrischen zu können, daß wir fürchteten, sie und ihr Hospital sofort bei seinem Entstehen zu verlieren. Die Kranken kamen von allen Seiten in großen Scharen. Ihr Gestank war unerträglich, die Hitze groß, frische Nahrung so knapp und armselig in dem so neuen und fremden Lande, daß ich nicht weiß, wie die guten Schwestern, die fast keine Muße zum Schlafen fanden, alle diese Strapazen ertrugen.[1])

»Tatsächlich«, schreibt ein anderer, »konnten sie sich vor Freude kaum fassen«. Parkman entwirft ein ähnliches Bild von ihrem Einzug in die Neue Welt.

---

[1]) *The Jesuit Relations,* Band XIX. S. 9. 11.

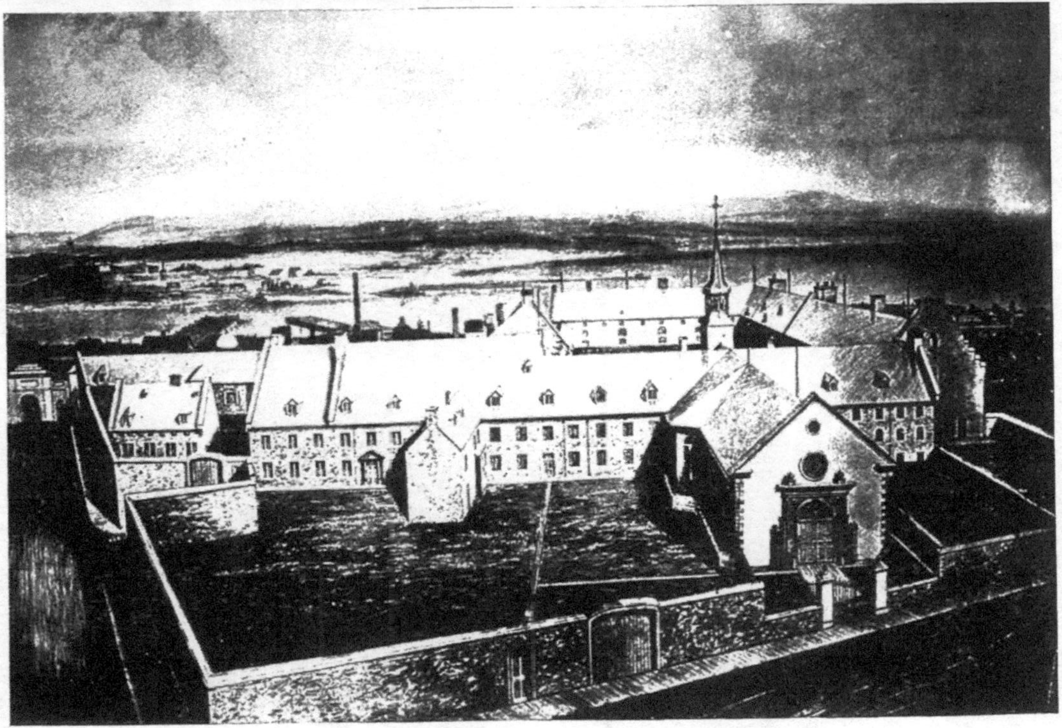

Das Hôtel-Dieu in Quebec, 1816.
Die alten Mauern stammen aus dem Jahre 1696.
Mit gütiger Erlaubnis der Schwestern des Hôtel-Dieu du Précieux Sang (des kostbaren Blutes) in Quebec.

Dann kamen die Blattern und brachten Tod und Schrecken unter die benachbarten Indianer. Diese strömten in ihrer Not und Verzweiflung nach Quebec, um von den Franzosen Hülfe zu erbitten. Das Wirken der Ursulinerinnen, wie der Hospitalnonnen, war wunderbar. In der vergifteten Luft ihrer elenden Schuppen, wo kranke und sterbende Wilde den Boden bedeckten und einer über den andern in Betten gepackt war, — umgeben von Allem, was zum Qualvollsten und Widerwärtigsten gehört, mit wenig Nahrung und noch weniger Schlaf, haben diese Frauen den rauhen Anfang ihres neuen Lebens zugebracht. Mehrere von ihnen wurden krank.[1])

Die Epidemie ging endlich vorüber, und die Schwestern, welche von den Wilden wie von den Patres in gleicher Weise »unsere guten Mütter« genannt wurden, lebten sich in der kleinen Gemeinde ein und fingen an, ihre Anstalt auszubauen. Ein paar Jahre lang lebten sie in Sillery, wo man noch die Überreste ihres ersten Hospitals sehen kann; aber de Montmaquy, der Gouverneur, sah sich machtlos, Sillery gegen die Irokesen zu verteidigen und drängte die Schwestern, den Platz, auf dem sie so vielen Gefahren ausgesetzt waren, aufzugeben und sich in Quebec niederzulassen, was sie auch taten. Hier stürzten sie sich mit der äußersten Energie, Freudigkeit und Tapferkeit — unter ihnen waren drei, von denen man sagte, ihr Mut ginge über ihr Geschlecht hinaus — in die Geschäfte der kleinen Kolonie, und erfüllten in reichem Maße die Voraussagen und Hoffnungen der Jesuiten-Patres mit Bezug auf die wichtigen Ergebnisse ihrer Arbeit. Das Hospital scheint wirklich

---

[1]) *The Jesuits in North America.* Band I. S. 276.

im wahren Sinne des Wortes ein *Hôtel-Dieu,* ein Gotteshaus gewesen zu sein. In dasselbe kamen die Kranken und Verwundeten, wie auch die Armen, Hülflosen und Bedürftigen, und für jeden war es eine Zufluchtsstätte. Sie nannten es das Haus der Barmherzigkeit, manchmal auch das Haus der Gesundheit, und die Indianer lernten den Ort und die gütigen und gastfreien Frauen lieben, die so merkwürdig sanft und barmherzig gegen sie waren. Es kamen viel mehr Kranke, als das Hospital fassen konnte, und kleine Rindenhütten wurden draußen in der Nähe gebaut, wo sie aufgenommen und versorgt werden konnten. In einem Jahr hatten die Nonnen über 150 Kranke. Waren die Säle und Hütten gefüllt, so brachten sie die Kranken in die Kapelle. Sobald ein Wilder erkrankte, ging er sofort ins Hospital, um zur Ader gelassen zu werden, oder ein Abführmittel zu erhalten, manchmal auch nur um Arzneien zu erbitten, die er nachhause mitnehmen konnte. Die Schwestern scheinen eine betriebsame Ambulanz-Abteilung gehabt zu haben, und die Mutter Superior berichtet in einem Jahr mit Stolz, daß sie über 450 Arzneien ausgegeben hätten. Ihr Arzneikasten — sagt sie — sei leer; aber ihre Herzen seien im Gegenteil »ganz voll«, da sie über etwa zwanzig neu Getaufte, zum Glauben Bekehrte, laut jubeln könnten.

Aber mit den Ämtern des Pflegens, Versorgens und Tröstens, welche die Schwestern mit nie versagender Großmut an allen übten, die dessen bedurften, war ihre nutzbringende Tätigkeit in der Gemeinde noch nicht erschöpft, deren Aufbau vom ersten

Augenblick an einen bestimmten Platz in ihren Plänen und Handlungen einnahm. Die Schwestern förderten das Wachstum der kleinen Ansiedlung in Sillery in jeder Beziehung; sie trugen einen großen Teil der allgemeinen Ausgaben und erwiesen sich tatsächlich als eine so starke Stütze, daß einer der Patres seine Zweifel darüber äußerte, ob das kleine Dorf ohne ihre Hülfe bestehen könne. Dieses interessante Beispiel gemeinnützigen Geistes und die vollkommene Selbstlosigkeit, mit der sich die Schwestern mit den materiellen Nöten und Interessen der Gemeinde identifizierten, tritt nicht nur in der Geschichte des Ordens in Quebec hervor, sondern zeigt sich später noch deutlicher in den Anfängen der Hospitalarbeit in Montreal. Unter großen Unbequemlichkeiten — denn selbst wenn sie nur ein paar Kräuter oder ein halbes Dutzend Eier für die Kranken brauchten, mußten sie einen Mann, gegen einen Lohn von 30—40 Sous, einige Meilen weit nach Quebec schicken, um sie zu bekommen — hielten die Schwestern eifrig an ihrer kleinen Gründung in Sillery fest, wo die Wilden gelernt hatten, sich in Krankheitsfällen an sie zu wenden und vertrauensvoll Hülfe und Pflege von ihnen zu erwarten. Ihr größeres und besseres Haus in Quebec war inzwischen fertig geworden, so daß sie im Falle eines Unglücks oder bei Unruhen eine sichere und zuverlässige Zufluchtsstätte hatten, wohin sie sich »kluger- und ratsamerweise« zurückziehen konnten.

Wie groß die Macht der Liebe ist, die besten und wärmsten Empfindungen, deren die menschliche

Natur fähig ist, hervorzulocken, sieht man an dem Benehmen der Wilden, die einmal unter die Pflege und den vom Hospital so weitgehend ausgeübten Einfluß gekommen waren, und es ist erfreulich sich vorzustellen, wie sie zu ihrem Stamme zurückkehrten und ihren erstaunten Brüdern die Botschaft des Friedens und Wohlgefallens mitteilten, die freilich »eine neue Welt« in ihren Gesichtskreis gebracht hatte. Sie hatten — sagt einer der Patres —

tausend schöne Dinge über die guten Nonnen zu sagen. Sie nennen sie die »Guten«, die »Freigebigen«, die »Mildtätigen«. Als die Mutter Superior erkrankte, waren die armen Wilden sehr traurig; die Kranken maßen sich die Schuld selbst bei. »Wir haben sie krank gemacht«, sagten sie. »Sie liebt uns zu sehr; warum tut sie so viel für uns?« Als die gute Mutter genesen war und in den Saal zu den »Armen« eintrat, wußten sie nicht, wie sie ihr ihre Freude beweisen sollten. Sie haben Grund genug, die guten Mütter zu lieben; denn ich habe nie gesehen, daß Eltern eine so zarte, starke und beständige Liebe für ihre Kinder haben, wie diese guten Frauen sie ihren Kranken erweisen. Ich habe sie oft so darin aufgehen sehen, daß sie völlig erschöpft waren; doch hörte ich nie eine Klage, weder über die zu große Zahl der Kranken, noch über die Ansteckungsgefahr oder über die Mühe, welche sie ihnen machten. Ihre Herzen sind so von Liebe und Güte für diese armen Leute erfüllt, daß man ganz sicher sein kann, daß sie gelegentlich erhaltene kleine, persönliche Geschenke nicht für sich verwenden würden, wenn sie die Sachen auch noch so nötig brauchten, weil sie alles nur ihren Kranken widmen und zugute kommen lassen. Diese zu große Wohltätigkeit mußte eingeschränkt werden, und es wurde ein Befehl erlassen, daß sie wenigstens einen kleinen Teil der Gaben, die man ihnen brachte, selbst essen müßten, besonders wenn ihre

Gesundheit geschwächt war. Es wundert mich nicht, wenn die Wilden ihre große Mildtätigkeit sehr klar erkannten, sie innig liebten, hegten und ehrten.[1]

Andererseits fanden die Schwestern in ihren Kranken unerwartete Eigenschaften. Tapferkeit konnten sie bei ihnen voraussetzen, denn der Indianer wird von Kindheit an zu einem stoischen, fast verächtlichen Ertragen von Leiden erzogen; aber Geduld bei andauernden Unannehmlichkeiten, widerspruchsloser Gehorsam, dankbare Anerkennung aller Hülfeleistungen, — diese Eigenschaften überraschten und entzückten sie. Durch Krankheit niedergedrückt, verloren die Wilden unter dem sanften Einfluß der Schwestern das Recht auf diese Bezeichnung. »Ich habe mich oft gewundert«, sagt die Mutter, »wie diese Menschen von so ganz verschiedenem Stamm, Alter und Geschlecht so gut übereinstimmen. In Frankreich müssen die Nonnen unsres Hauses täglich darauf bedacht sein, Streitigkeiten unter unsern Armen zu verhüten und zu unterdrücken, und während des ganzen Winters haben wir nicht den geringsten Mißton unter unsern kranken Wilden bemerkt — auch nicht der kleinste Streit ist vorgekommen.«[2])

Eine bezeichnende Geschichte wird von einigen Huronen erzählt, die von den »Drei Flüssen« herunter nach Sillery kamen und von denen einer erkrankte. Seine Gefährten brachten ihn ins Hospital, und da jede andere Herberge fehlte, fanden sie gleichfalls

---

[1]) *The Jesuit Relations,* Bd. XIX. S. 23.

[2]) ibid. S. 21.

dort Schutz. Die Krankheit erwies sich als ernst und nun konnte man kaum erreichen, daß sie von seinem Lager wichen; sie halfen ihm bei jeder Bewegung und unterstützten — wie der Bericht erzählt — seinen Kopf oder Körper in Stellungen, die ihm Erleichterung gewährten, während vier oder fünf Stunden hintereinander. Brachten die Schwestern dem kranken Manne irgend etwas, so versäumten die drei andern niemals, aufzustehen und ihnen nach ihrer gewohnten Art mit dem Rufe »Ho, ho, ho!« (einem Ausruf des Entzückens und des Beifalls) zu danken. »Es würde zu langweilig sein«, schreibt einer der vortrefflichen Patres, »wenn ich von aller Anerkennung erzählen wollte, welche die guten Mütter in der Sanftmut und Geduld ihrer Kranken finden«. Ein *Hôtel-Dieu* im vollsten Sinne des Wortes war dieses ursprüngliche kleine Hospital am Ende der Welt, das so tapfer jedem Hülferuf und jeder Forderung entsprach, welche die Not des Volkes an Leib, Seele und Gut stellte. Als die Zahl der Kranken ihr ärmliches Quartier aufs äußerste überfüllte, wurden sie nicht weggewiesen, sondern außerhalb, in der Nähe des Hospitals, in Rindenhütten untergebracht. In jener äußersten Armut und Not, die ein Vorläufer der Krankheit ist, fanden die Wilden und andere Kolonisten nicht nur für Tage, sondern für Wochen Schutz in ihren Mauern. »Alte Männer, Frauen und Kinder, die ohne ihren Beistand an Entbehrung gestorben wären, blieben mehrere Monate während des langen Winters unter den Händen der Schwestern«, schreibt einer der Patres. Diese nie fragende, schrankenlose Gastfreiheit wurde offenbar von den Schwestern als eine ihrer klarsten und einfachsten Pflichten aufgefaßt, und wenn ihnen zeitweise einige Bedenken über die dadurch an ihre dürftigen Hülfsquellen gestellten Anforderungen kamen, so zögerten sie doch keinen Augenblick, wenn der Anlaß zum Handeln eintrat. »Es ist unglaublich«, sagt ein beobachtender Pater, »welche Unkosten man bei solchen Gelegenheiten auf sich nehmen muß. Elend und Not sind so groß, daß das Gewissen dazu zwingt«.[1]) Die Patres hatten ein wachsames Auge für die Arbeit der Schwestern, besuchten die Kranken täglich, und wenn nötig mehrmals am Tage, hielten Gottesdienste in der kleinen Hospitalkapelle und berieten sogar die Schwestern in der wichtigen Kleiderfrage, indem sie ihnen zeigten, wie man die unpraktischen weißen Gewänder mit dem Saft der Butternuß oder, wie einige Schriftsteller sagen, mit einer aus Wallnußrinde bereiteten Farbe in zweckmäßiger Weise braun färben konnte. Hie und da gibt es kleine Lichtblicke in dem oft niederdrückenden Bilde von Krankheit, Leiden und Armut, wie folgende Eintragungen im Tagebuch der Patres zeigen. — »In der Fastenzeit sandten uns die Ursulinerinnen, besonders aber die Hospital-Nonnen, öfters Pasteten, spanischen Wein etc«.[2]) »Die Hospital-Nonnen sandten morgens durch Monsieur de St. Sauveur einen Brief und am Abend vorher ein kleines Fäßchen

---

[1]) *The Jesuit Relations*, Bd. XXIII. S. 313.
[2]) *The Jesuit Relations*, Bd. XXVIII. S. 169.

spanischen Wein — etwa vier Krüge voll. Am selben Tag sandte ich ihnen einen Brief und ein Buch — Pater Suffreu's Auszug.«[1]) . . . »Den 6. feierten die Hospitalnonnen mit prächtiger Bewirtung *et saepe alias multa miserunt.*«[2]) Die Schwestern verraten auch den Zug der Natur, der ihre Verwandtschaft mit der gewöhnlichen Menschheit herstellt, in einem gelegentlichen Bestehen auf ihrem Recht und auf ihrer Macht. Derselbe tägliche Bericht eines der Patres gibt uns folgenden amüsanten Seitenblick:

Die Hospital-Nonnen haben ihre Rechte als Ältere hier im Lande gegenüber den Ursulinerinnen daraus hergeleitet, daß sie schon zwei Jahre vor den Letzteren darin gebaut hätten. — Item, weil die Hospitäler stets Vorrechte und den ersten Platz haben — führte der Weg der Prozession am zeitweiligen Altar im Fort an dem Flaggenmast vorüber; dann zum Hospital; dann zum zeitweiligen Altar bei Monsieur Couillard; dann zu den Ursulinerinnen; und dann gingen wir zur Pfarrkirche zurück.[3])

Als die Arbeit der Hospital-Nonnen schwerer wurde, wandten sie sich um Hülfe an die Indianerfrauen, die zu ihrem Erstaunen die »Ausübung der Barmherzigkeit« schnell erlernten und, wie sie zugeben mußten, »vorzügliche Hospitalschwestern« wurden, die Kranken hoben und trugen, ihnen in jeder Weise dienten und beistanden und ihnen den *sagamite* auf ihre eigene Art zubereiteten, viel besser, als die

---

[1]) ibid. Bd. XXXII. S. 67.

[2]) ibid. S. 75.

[3]) ibid. Bd. XXXII. S. 193.

Schwestern selbst es konnten. Sie schildern die Arbeit einer dieser Frauen folgendermaßen: »Sie holt Holz und Wasser, besorgt die Küche, bereitet die Felle, macht die Schuhe; wenn man ein Elenn drei oder vier Meilen entfernt erlegt hat, nimmt sie ihren Schlitten und holt die Last über den Schnee«.

Die Frauen erwiesen sich, wie zu erwarten war, als viel eindrucksfähiger, als die Männer; und auf sie setzten die Patres große Hoffnungen, da bei diesen wildesten Völkern des Festlandes die Frauen einen Grad von politischem Einfluß besaßen, wie vielleicht bei keinem Kulturvolk.[1])

Nach einigen Jahren bezogen die Schwestern auf das dringende, wiederholte Ersuchen des Gouverneurs, der sich außer Stande sah, Sillery gegen die Irokesen zu verteidigen, ihr größeres Haus in Quebec und ließen sich dort endgültig im August 1658 in einem neuvollendeten Bau nieder, auf dem

---

[1]) Die Frauen hatten unter den Irokesen ihren eigenen Rat, welcher nach Lafitau, der dieses Volk gut kannte, das Recht der Antragstellung für die Beratungen besaß, so daß die von ihm eingebrachten Vorschläge im Rate der Häuptlinge und Ältesten entschieden wurden. In diesem letzteren Rat wurden die Frauen durch einen Sprecher, meist ihres eigenen Geschlechtes, vertreten. Die Matronen hatten eine führende Stimme in der Entscheidung der Häuptlingsnachfolge. Es gab auch weibliche Häuptlinge, deren eine mit ihrem Gefolge 1655 als Gesandtschaft nach Quebec kam (Marie de l'Incarnation). . . . Der gelehrte Lafitau, dessen Buch 1724 erschien, verweilt eingehend bei der Ähnlichkeit der Irokesen mit den alten Lyciern, unter denen nach griechischen Schriftstellern die Frauen die Hauptmacht besaßen. *Moeurs des Sauvages* (Sitten der Wilden). I. 461 (ed. in Quarto).

Platze, wo sich noch heute das jetzige Hotel-Dieu mit seiner Schwester-Gemeinschaft befindet. Diese führte das Werk weiter, welches die drei in Dieppe unter den Regeln des alten Augustinerordens für dasselbe vorbereiteten Schwestern vor etwa dreihundert Jahren begonnen hatten. In dem langen dazwischenliegenden Zeitabschnitt spiegelt die Geschichte des Hospitals mehr oder weniger deutlich die stürmische, wildbewegte Geschichte seiner Umgebung wieder, wo in und um die felsgebaute Stadt Quebec Jahr für Jahr bedeutende Kämpfe und Siege stattfanden und aus dem Ort ein mächtiges Schlachtfeld machten, dessen bloßer Name eine Flut von heldenhaften Erinnerungen wachruft. Indianerkriege und zivilisierte Kriege — sofern man diese Bezeichnung überhaupt anwenden kann — wechselten miteinander ab, und Parkmann nennt die Gegend ein »blutiges Chaos«. — Daneben wiederholt sich beständig während der ganzen Zeit die Geschichte der unaufhörlichen Streitigkeiten eines Priesters mit dem andern, oder der ganzen schwarzröckigen Gesellschaft mit der weltlichen Regierung. Unter beständigem Blutvergießen, dem Streit und Mißton der politischen und religiösen Fehden und Ränke verlebte die junge, hülflose Kolonie ihre ersten stürmischen Jahre.

Die Ankunft von Regimentern aus Frankreich zum Schutz und zur Förderung der Kolonisten konnte neue Stärke, Kraft und Leben bedeuten, aber auch neue, schwere Lasten, neue Sorgen und Arbeit. Das Hospital öffnete seine Tore und bekam an einem Tage von einem gerade gelandeten Regiment hundert

Mann, die von einer ansteckenden Krankheit befallen waren. Sie füllten das Hospital bis zum letzten Winkel, füllten auch die Kirche und die Häuser der Nachbarschaft, und »die Nonnen waren so erschöpft von ihrer Arbeit, daß mehrere von ihnen dem Tode nahe waren«.

Doch auch inmitten aller Arbeit und Aufregung verloren sie ihren Hauptzweck nie aus den Augen, wie die folgende Geschichte von der Findigkeit der Schwestern beweist:

Die Priester beschäftigten sich damit, die Hugenotten zu bekehren, deren es einige unter den Soldaten und Auswanderern gab. Einer derselben erwies sich als widerspenstig und schwur, daß er nie seinem Glauben entsagen würde. Infolge einer gefährlichen Erkrankung wurde er ins Hospital geschafft, wo Mutter Cathérine de St. Augustin auf ein Mittel verfiel, ihn zu bekehren. Sie zerrieb ein kleines Stück von einem Knochen des Paters Brébeuf, des Jesuiten-Märtyrers, zu feinem Pulver und mischte heimlich den heiligen Staub in die Schleimsuppe des Kranken, worauf — wie Mutter Juchereau berichtet — »der störrige Mann sofort sanft wie ein Engel wurde, Belehrung erbat, den Glauben annahm und seine Irrtümer mit bewunderungswürdiger Inbrunst öffentlich abschwur!«[1])

Ein Jahrhundert verfloß; während dieser Zeit waren das Hôtel-Dieu und die Schwestern mit dem Leben der Niederlassung völlig verwachsen, hatten ihre ursprünglichen Baulichkeiten erweitert, neue Hospitalgründungen vorgenommen, ihre Zahl vergrößert, ihre finanzielle Lage durch sorgfältige Trennung

---

[1]) *The old Régime in Canada* (Die alte Regierung in Canada) von Francis Parkman. Band I. S. 241.

der Hospital- und Gemeindeeinnahmen befestigt, un die allen, welche mit der Geschichte dieser Orde bekannt sind, so vertrauten Eigenschaften des Woh standes, der Dauerhaftigkeit und Macht erlang »Quebec«, sagt Parkman, »lag zusammengedrängt a seinem Felsen, eine Ansammlung von Steinhäuser Kirchen, Palästen, Klöstern und Hospitälern. Batterie drohten überall — die Schloßbatterie, die Kloste batterie, die Hospitalbatterie.«[1])

Die lange Belagerung von Quebec erreichte a mählich ihren Höhepunkt, und mitten im schlimmste Tumult und den größten Gefahren, jede derselbe in vollem Umfang teilend, im vollen Maße jede A von helfender Arbeit leistend, fand man die Hospitäl und die guten Schwestern. Oft wurden sie vo Feuerschein der um sie her brennenden, von de Granaten des Feindes entzündeten Häuser geweck und eine solche drang einmal durch die Wände d Hôtel-Dieu und zerbarst in den Fluren und Kammer Wenn das Geschützfeuer in lebensgefährliche Näl kam, suchten die Schwestern mit andern Zufluc in etwas ferner liegenden Gebäuden, wobei einm die Gefahr nahe genug war, da eine Kugel den Zipf von der Schürze einer Schwester fortriß. Dann erfolg die Übergabe von Quebec an die Engländer, und d Augustinerinnen waren Tag und Nacht mit der Ve sorgung der Truppen beschäftigt, mit denen d Hospital sich bald füllte. Einer der Offiziere b

---

[1]) *Montcalm and Wolfe* v. Francis Parkman, Bd. I S. 50.

schreibt die Pflege, die den Kranken und Verwundeten des englischen sowohl wie des französischen Heeres durch die Schwestern zu Teil wurde, folgendermaßen:

Jeder Kranke bekommt ein mit Vorhängen versehenes Bett zugewiesen und wird einer bestimmten Schwester zugeteilt. Jeder kranke oder verwundete Offizier hat ein Zimmer für sich und wird von einer der frommen Schwestern gepflegt, die gewöhnlich jung, hübsch, höflich, auf das strengste reserviert und ehrerbietig sind. Ihr Pflegeamt würde ihnen Gelegenheit geben, sich große Freiheiten herauszunehmen, aber ich habe niemals gegen eine von ihnen die Anschuldigung auch nur des geringsten Leichtsinns gehört.[1])

Ebenso hübsch ist eine spätere Schilderung dieser selben Schwestern, die ihre »spärlichen Mußestunden« damit verbrachten, für die in dem bitterkalten Winterwetter Wache stehenden hosenlosen Hochländer lange wollene Strümpfe zu stricken, welche von denselben dankbar angenommen wurden, wie Parkmann sagt, — trotzdem sie nicht recht wußten, ob Schamgefühl oder Mitleid die Gabe veranlaßte.

So unauslöschlich wie der Name Florence Nightingale in der englichen Geschichte des 19. Jahrhunderts, oder Fabiola in jener der frühchristlichen Kirche, steht Mlle. Jeanne Mance, die Gründerin des Hôtel-Dieu in Montreal, seinem ersten Hospital und einem seiner ersten Gebäude, in den Heldenannalen der kanadischen Geschichte verzeichnet. Es gibt keine Geschichte Kanadas, die nicht einen mehr oder weniger ausführlichen Bericht von ihr und ihrer Arbeit

---

[1]) *Montcalm and Wolfe* v. Francis Parkman, Bd. III. S. 175.

enthält, während eine der vollständigsten und genauesten Schilderungen ihres Lebens in Kanada und der gleichzeitigen dasselbe beeinflussenden Ereignisse in dem *Vie de Mlle. Mance* in zwei Bänden von Abbé Faillon zu finden ist. Mlle. Mance gehörte zu einer der angesehensten Familien von Nogent-le-Roi, einer Familie, welche eine Reihe von ausgezeichneten Beamten und Soldaten hervorgebracht hatte, von denen mehrere durch ihre Herrscher in den Adelsstand erhoben worden waren. Einer ihrer Brüder, ein Universitätsprofessor, war wegen seiner großen Gelehrsamkeit berühmt; aber niemand aus der Familie erreichte je einen so großen und dauernden Ruhm, wie diejenige, welche den Gegenstand unserer Erzählung bildet. Das muß ein treffliches Erbteil gewesen sein, das in ihr die auffallende Mischung von Frömmigkeit, Hingabe und Begeisterung mit ungewöhnlich gutem Menschenverstand und einem weisen und freisinnigen Urteil in der Handhabung von Geschäften hervorbrachte; aber Parkman bemerkt, daß diese Mischung in den klösterlichen Orden nicht selten vorkommt. Sie soll eine Dame von anmutiger und vornehmer Erscheinung gewesen sein. Ihr Bild hängt im Hospital und ist folgendermaßen beschrieben worden:

Der Türe zugewendet .... hängt ein Bild der Gründerin Jeanne Mance. Das Antlitz ist länglich, mit zarten Farben, feinen, regelmäßigen Zügen, klaren, großen, dunklen Augen, langer gerader Nase, lockigem Haar, das unter der enganliegenden Haube hervorquillt, und Grübchen im Kinn. Eine kurze, knappe Pelerine ist um ihre Schultern gesteckt, und das nach unten blickende Gesicht hat einen nachdenklichen

Ausdruck, der den Beschauer an das berühmte Portrait der Beatrice Cenci im Palaste Barberini in Rom erinnert [1]).

Augenscheinlich war sie von frühester Kindheit an tief religiös, und es muß daher überraschen, daß sie zum Weibe heranwachsen und der mächtigen Anziehungskraft des Klosters entgehen konnte, besonders da der Tod ihrer Eltern sie zur Herrin ihrer eigenen Handlungen und Angelegenheiten gemacht hatte. Der Verfasser ihrer Biographie berichtet uns freilich — wie Parkman sagt — »mit bewunderndem Ernst«, daß sie sich mit sieben Jahren Gott in dauernder Keuschheit gelobte. »Dieses einzigartige Kind«, fügt Parkman hinzu, »erwuchs in angemessener Zeit zum Weibe. . . . Obwohl voll ernster Hingabe, fühlte sie keinen Beruf für das Kloster, wenn sie auch in der Welt das Leben einer Nonne führte« [2]). Von der Neuen Welt kann sie nicht viel gewußt haben und von der geplanten neuen Kolonie in Montreal hatte sie nicht einmal gehört; aber das weitverbreitete Interesse und die Begeisterung, welche die *Relations* der Jesuiten erweckt hatten, erfaßte auch sie, und angeregt durch das Beispiel der frommen Frauen, die sich so rückhaltlos der Mission in Quebec hingegeben hatten, wurde ihr plötzlich ihr eigener Beruf geoffenbart, und sie fühlte, daß sie auserwählt sei, die gefährlichen Pfade in Kanada zu beschreiten, welche sich ihr öffneten. Sie war damals 34 Jahre

---

[1]) *Maids and Matrons of New France* (Mädchen und Frauen v. Neu-Frankreich) v. Mary Sifton Pepper. George N. Morang & Co. Toronto, 1902, S. 152.

[2]) *The Jesuits in North America,* Bd. II. S. 14.

alt. Die Ereignisse, in denen sie eine so wichtige Rolle zu spielen bestimmt war, gestalteten sich inzwischen in einer wirklich wunderbaren Weise. In der kleinen Stadt La Flèche an der Loire hatte ein Steuereinnehmer, namens Jérome de la Dauversière, während seiner Andachtsübung eine Erscheinung, deren Stimme ihm befahl, der Gründer eines neuen Hospitalschwestern-Ordens zu werden und das Hospital auf der Insel Montreal in Kanada zu bauen. In gleicher Weise hatte in einer andern Gegend Frankreichs ein Priester, namens Jean Jaques Olier, der spätere Abbé Olier und Gründer des Ordens des h. Sulpicius, ein Gesicht, und eine innere Stimme wies ihn an, eine Gesellschaft von Priestern zu gründen und sie auf einer Montreal genannten Insel in Kanada anzusiedeln. Keiner dieser beiden Männer kannte den andern, und sie lebten in verschiedenen Gegenden des Landes; doch die Geschichte versichert, daß, »während beide völlig unwissend in kanadischer Landeskunde waren, sie sich plötzlich, ohne zu wissen wie, im Besitze der genauesten Einzelheiten über Montreal befanden: betreffs seiner Größe, Form, Lage, seines Bodens und Klimas, seiner Erzeugnisse« [1]). Allerdings waren die *Relations* der Jesuiten überall verbreitet, und die Geschichte der kanadischen Missionen hatte eine begeisterte, in manchen Punkten fast hysterische Bewegung hervorgerufen, während der Name Montreal lange vorher durch Champlain's Schriften bekannt geworden war. Aber, wie Parkman weise bemerkt:

[1]) *The Jesuits in North America,* Bd. II. S. 6.

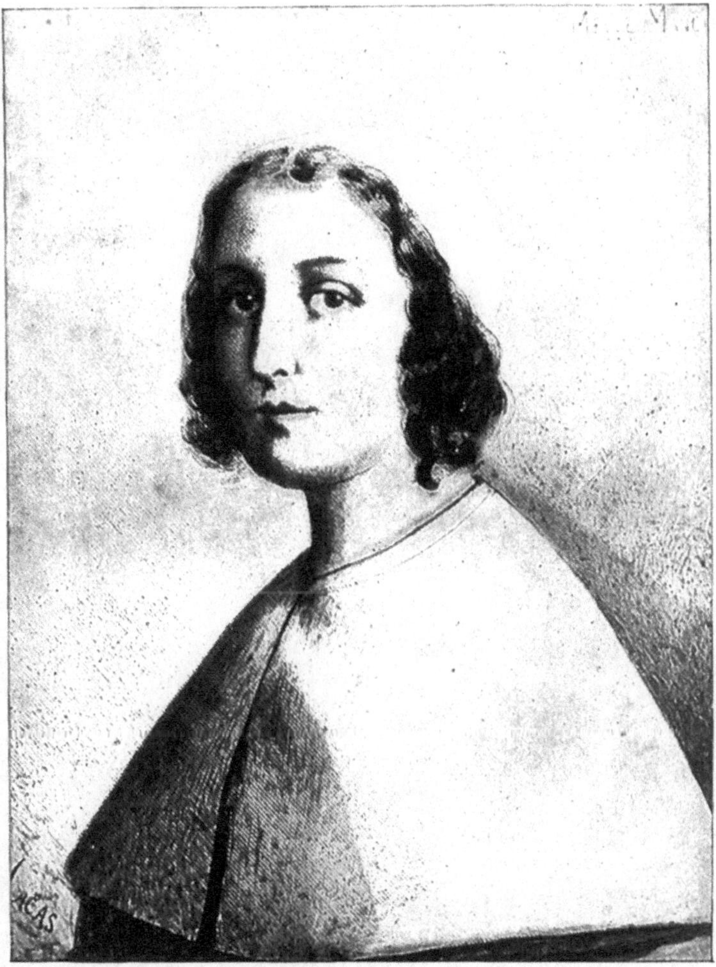

Emile Lacas, Montreal.

Mlle. Jeanne Mance
Gründerin des Hôtel-Dieu in Montreal.

Nach dem Gemälde in der Vorhalle des Hospitals, mit gütiger Erlaubnis der Schwestern des Hôtel-Dieu des h. Joseph.

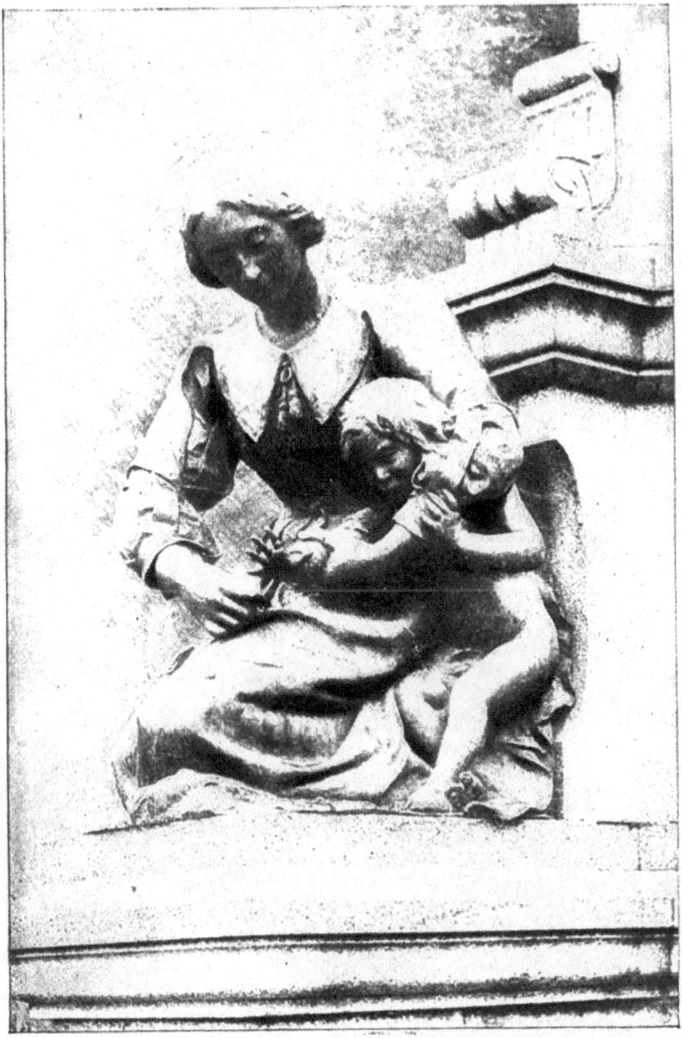

Statue von Jeanne Mance.
Vom Denkmal Maissonneuve's auf der Place d'Armes in Montreal, von Philippe Hebert.
Mit Erlaubnis von Little, Brown & Co.

»Wir betreten hier einen Wunderkreis, und es ist überflüssig, nach Erklärungen zu suchen. Der Wahn ist in diesen Fällen ein Teil der Geschichte«. In entsprechend wunderbarer Weise wurden diese zwei Männer zu einer Versammlung geführt, in der sie sich sofort »bis auf den Grund ihrer Herzen« kannten, obgleich sie sich nie vordem getroffen hatten. Überzeugt, daß sie einer unmittelbaren Offenbarung Gottes teilhaftig geworden waren, suchten sie sofort nach Mitteln, um der himmlischen Stimme zu gehorchen. Sie wollten Christi Banner in diese ferne, grausige, öde Wildnis pflanzen und dort drei Gemeinschaften gründen: eine von Priestern, um die Geschäfte der Kolonie zu führen, eine von Nonnen, um die Kinder (weiße und rote) im Glauben zu unterweisen, und eine von Schwestern, um die Kranken zu pflegen. Daß weder eine Kolonie, noch Kinder zu lehren und Kranke zu pflegen, da waren, ließ sie anscheinend nicht einen Augenblick zögern.

Sie gewannen die Teilnahme reicher und frommer Freunde; sie bildeten einen Verein, der die Gesellschaft von Montreal genannt wurde, erhielten das Verfügungsrecht über die Insel; entwickelten ihre Pläne und sicherten sich einen Führer für ihre Unternehmungen in der Person des guten und tapferen Chomedy de Maissonneuve. Inzwischen war Mlle. Mance, der Leitung des göttlichen Willens folgend, nach Paris gereist, befragte gewisse Priester und wurde von ihnen bei »vielen Damen von Stand und Reichtum und voll Eifer« eingeführt. Diese versahen sie mit reichen Geldmitteln, um ihre Pläne auszuführen und, in jeder

Weise, die sich ihr bieten würde, für den Glauben zu wirken. Mit einem tatsächlichen, (wenn auch streng geheim gehaltenen) Versprechen von Mme. de Bullion, daß sie später in Montreal ein Hospital wie das zu Quebec gründen wolle, reiste Mlle. Mance weiter nach Rochelle, dem Hafen, von dem aus Schiffe nach Kanada segelten. Dort nahmen wieder Wunderkräfte die Angelegenheit in ihre Hände, und sie begegnete bald nach ihrer Ankunft de la Dauversière an der Kirchentür. Sie hatten sich nie vorher gesehen, hatten sogar nie voneinander gehört, aber jeder ihrer Gedanken und Vorsätze war im Augenblick dem andern enthüllt. Sie hatten ein langes Gespräch. Sie sah in seinem Plane die Gelegenheit, nach der sie sich sehnte, und verpflichtete sich ohne Zögern, an dem Unternehmen teilzunehmen. Er fand in ihr die Persönlichkeit, nach der er ausschaute, eine Frau von Verstand, Mut und Frömmigkeit, um als Pflegerin und Haushälterin für die ganze Gesellschaft und die Kolonie zu walten. Die Schiffe hißten die Segel und erreichten Quebec nach einer Reise von etwa drei Monaten im August 1641, zu spät, um in diesem Jahre noch weiter nach Montreal zu reisen. Sie blieben daher den Winter über in Quebec, und dies muß für sie eine besondere Zeit der Prüfung gewesen sein. Die guten Brüder und Schwestern, die so tapfer und freudig unerhörtes Ungemach erduldet und unermüdlich am Aufbau ihrer kleinen Kolonie gearbeitet hatten, konnten sich nicht zu dem Gedanken einer neuen und wetteifernden Mission aufschwingen, die nicht unter ihrer Botmäßigkeit stünde, und mit allen ihnen zu Gebote stehenden Mitteln suchten sie die Pläne der neuen Gesellschaft zu bekämpfen. Aber sie hatten nicht mit dem Charakter derer gerechnet, mit denen sie zu tun hatten, und die standhafte Ehrlichkeit und Festigkeit Maissoneuve's und Mlle. Mance's überwand selbst die listigste Form des Widerstandes. Kein Argument konnte sie von ihren Absichten ablenken; keine Schwierigkeit sie hindern, dieselben auszuführen. Im folgenden Frühling reiste die kleine Gruppe von Quebec weiter. Parkman soll uns die liebliche Geschichte berichten, wie kein Schriftsteller sonst sie erzählt hat:

Maissonneuve sprang an's Land und fiel auf die Knie. Seine Begleiter folgten seinem Beispiel, und alle erhoben ihre Stimmen zu einem begeisterten Danklied. Zelte, Gepäck, Vorräte wurden ausgeschifft, ein Altar an einem schönen, bequem gelegenen Platz errichtet .... Die ganze Gesellschaft versammelte sich dann vor dem h. Schrein .... Sie knieten in frommem Schweigen, als die Hostie erhoben wurde; als der Gottesdienst vorüber war, wandte sich der Priester um und sprach zu ihnen: »Ihr seid das Senfkorn, das aufgehen und wachsen soll, bis seine Zweige die Erde überschatten. Ihr seid nur Wenige, aber euer Werk ist das Werk Gottes. Sein Auge ist über euch, und eure Kinder sollen das Land erfüllen«. Der Tag neigte sich; die Sonne sank hinter den westlichen Wäldern, und die Dämmerung brach herein. Leuchtkäfer blinkten hinter den verdunkelten Wiesen auf. Sie fingen sie, banden sie mit Fäden zu schimmernden Guirlanden und hingen sie vor dem Altar, auf dem man die Hostie offen stehen ließ. Dann richteten sie ihre Zelte auf, zündeten ihre Lagerfeuer an, stellten ihre Wachen auf und legten sich zur Ruhe. Das war der Geburtstag von Montreal. Ist dies wahre Geschichte oder eine Romanze christlicher Tapferkeit? Es ist beides zugleich.[1])

Monate vergingen. Die Segeltuchzelte waren durch von Palisaden geschützte Holzhäuser ersetzt worden, und Verstärkungen kamen aus Frankreich, welche die Erfüllung von Mme. de Bullions Versprechen, die Mittel für den Bau eines Hospitals zu spenden, mitbrachten.[2]) Inzwischen aber hatte Mlle. Mance begriffen, daß das erste und dringendste Bedürfnis der Kolonisten nicht ein Hospital, sondern Hülfe ganz anderer Art war. Wahrscheinlich erkannte sie mit dem ihr eignen gesunden Menschenverstand, daß Mittel, um die natürlichen Hülfskräfte des neuen Landes zu entwickeln, von größter Wichtigkeit wären. Abbé Faillon sagt zwar, sie habe geglaubt, das Geld werde größeren Nutzen stiften, wenn es den Jesuiten-Patres zur Gründung von Huronen-Missionen überlassen würde. Aber einer der Jesuiten-Patres erzählt eine anders lautende Geschichte. Jedenfalls erbat sie von Mme. de Bullion die Erlaubnis, das Geld auf andere Weise für das Wohl der Kolonie zu verwenden, wurde aber rundweg damit abgewiesen. Obgleich alle bei guter Gesundheit waren, und für den Fall einer Krankheit damals ein oder zwei Räume allen Anforderungen genügt hätten, mußte das Geld zur Errichtung eines Hospitals und zu nichts Anderem, verwendet werden. War denn nicht der Bau eines solchen eine der ersten Aufgaben bei der Gründung

---

[1]) *The Jesuits in North America.* Band II. S. 24—25.

[2]) *Vie de Mlle. Mance,* von Abbé Faillon, Bd. I. S. 35.

einer Kolonie? »Das Hospital war nicht nur für die Pflege kranker Franzosen gedacht, sondern auch um kranke Indianer zu pflegen und zu bekehren; mit andern Worten: es sollte ein Werkzeug der Mission sein«.[1]).

Nach einer Weile entdeckten die Irokesen auf ihren Wanderungen die französische Niederlassung, und nun war es mit ihrem Frieden und ihrer Sicherheit vorbei. Der unerbittliche Feind lauerte auf allen Seiten, griff sie von Zeit zu Zeit an und beunruhigte sie fortwährend. Sie lebten in beständiger Furcht vor diesen Schrecken und Geißeln der Wildnis, zogen nur in geschlossener, bewaffneter Gruppe zur Arbeit aus, stellten zur weiteren Verteidigung ihre Häuser unter den Schutz gewisser Heiliger und vermehrten die Zahl ihrer Gebete und Andachten. Unter diesen Umständen schien es nicht geraten, die Ausführung der Anordnungen von Mme. de Bullion länger aufzuschieben. Es wurde daher ein Platz gewählt (derselbe, auf dem das Hôtel-Dieu heute noch steht), und sämtliche Arbeitskräfte der Kolonie wurden von der für den Lebensunterhalt so nötigen Bearbeitung des Ackers zurückgezogen, um den Hospitalbau aufzuführen. Sie waren sehr fleißig, und am 8. Oktober 1644 war das Hospital fertig, mit Palisaden umgeben, und Mlle. Mance hatte sich in demselben eingerichtet. Das Gebäude war im Namen und zur Ehre des h. Joseph errichtet worden, um die bedürftigen Kranken des Landes aufzunehmen, zu pflegen, mit Arzneien

---

[1]) *The Jesuits in North America,* Band II. S. 85.

zu versehen und sie in allen den Dingen zu unterrichten, die zu ihrem Wohlergehen erforderlich waren. Das Hospital war ein Blockhaus, aus »mit der Axt behauenen Stämmen, die Ritzen waren mit Lehm ausgeschmiert, und das Dach bestand aus Schindeln».[1]) Es enthielt zwei »große« Krankensäle, eine Küche und Zimmer für Mlle. Mance und die Dienstboten. Es war 60 Fuß lang und 24 Fuß breit. An dasselbe stieß ein kleiner steinerner Betsaal. Diese »imponierenden Gebäude machten einen tiefen Eindruck auf die Indianer«, sagt ein neuerer Schriftsteller über diesen Punkt. Das Hospital war von Frankreich aus reichlich mit Leinen, Arzneien, chirurgischen Instrumenten und anderen Bedürfnissen ausgestattet, und die Kapelle war mit Teppichen, Leuchtern, Kreuzen und Zierat versehen. Zwei Ochsen, drei Kühe und zwanzig Schafe vervollständigten die Ausstattung. Ein anscheinend unentbehrlicher Faktor der Hospitalführung war aber nicht vorhanden, befand sich auch zu jener Zeit überhaupt nicht in der ganzen Kolonie, nämlich ein Arzt.[2])

---

[1]) *A Canadian Hospital of the seventeenth Century* (Ein kanad. Hospital des 17. Jahrhunderts) von Dr. McCrae. *The Montreal Medical Journal.* July, 1906. S. 461.

[2]) Die spätere kanadische Geschichte nennt unter den Ärzten Sarrazin, der sowohl Naturforscher als Arzt war, und seinen Namen der botanischen Gattung *Sarracenia* gegeben hat, deren merkwürdige amerikanische Abart *S. purpurea,* die »Krugpflanze«, durch ihn beschrieben worden ist. Seine Stellung in der Kolonie war eigenartig und bezeichnend. Er erhielt wenig oder keine Bezahlung von seinen Kranken, und obgleich er zu einer Zeit der einzige wirkliche Arzt in

Einige der Priester hatten einige geringe medizinische Kenntnisse; aber Mlle. Mance verstand, soweit wir dies feststellen können, gar nichts von der Krankenpflege; wie man sich erinnern wird, hatte sie sich nie zu den Schwesternschaften hingezogen gefühlt, und infolgedessen war ihr die Ausbildung und Erfahrung, die sie dort erhalten hätte, entgangen. Sie hatte daher in ihrem Amte als Gründerin und Leiterin des Hospitals nur ihren gesunden Verstand, ihr hervorragendes Urteil und ihr kluges Mitgefühl zu Führern und Beratern. Dies war vielleicht eine ganz glückliche Zusammenstellung von Eigenschaften, um als Gegengewicht gegen das abergläubische Element zu dienen, das beim Indianer die Heilung in Zaubersprüchen und mystischen Zeremonien suchte und bei den Priestern eine solche durch das besondere Eingreifen der Heiligen erhoffte, statt sich der natürlichen

---

Canada war *(Callières et Beauharnois au Ministre,* 3. Nov. 1702), war er mit seinem Unterhalt auf die Gnade des Königs angewiesen. 1699 findet man ein Dankschreiben von ihm an Seine Majestät für die jährliche Zuweisung von 300 frs. und gleichzeitig die Bitte um Erhöhung dieser Summe, da er außerdem nichts zu leben habe. *(Callières et Champigny au Ministre,* 20. Okt. 1699). Zwei Jahre später schreibt der Gouverneur, daß, da er fast alle unentgeltlich behandle, er weitere 300 frs. haben müsse (ibid. 5. Okt. 1701). Die Zulage von 300 frs. wurde bewilligt; aber da er sie unzureichend fand, wollte er die Kolonie verlassen. »Man bedarf seiner zu nötig«, schreibt der Gouverneur wieder, »und wir können ihn nicht ziehen lassen«. Sein bescheidenes Jahrgeld von 600 frs. wurde einmal durch sein Gehalt als Mitglied des Großen Rates erhöht. Er starb 1734 in Quebec. — *The Old Régime in Canada* v. Fr. Parkman, Bd. II. S. 168/9. Fußnote.

Heilmittel zu bedienen. Sie sollte bald genug Gelegenheit haben, all ihren Mut, ihre Kraft und ihr Geschick zu brauchen, um den Verheerungen zu begegnen, welche die wiederholten Überfälle und Angriffe der Irokesen anrichteten. Kein Augenblick war ohne Gefahr, und zeitweise waren die Räume des kleinen Hospitals nicht imstande, alle die Verwundeten und Sterbenden aufzunehmen, die man brachte, und man mußte auch die Korridore zu Krankenzimmern herrichten. Da die Politik der Kolonisten von Anfang an darin bestand, die Indianer durch jedes denkbare Mittel zu gewinnen, so wurde das Hospital in den Pausen zwischen den Kämpfen oft ein Zufluchtsort, wo man jene aufnahm, bewirtete und freundlich mit ihnen umging.

Die Huronen Atironta, sein Weib, sein Enkel und Jaques Archaro wurden in das Hospital aufgenommen. Wir lieferten ihnen einen Teil ihrer Nahrung, — Weizen und Aale. Sie selbst sorgten für Holz. Es wurde Klage darüber geführt, daß sie dort die Plätze der Kranken einnähmen.[1])

Wenn man sie überreden konnte, sich pflegen zu lassen, wurden sie der zarten Fürsorge von Mlle. Mance anvertraut, und wenn eine Partei in den Krieg zog, wurden ihre Frauen und Kinder bis zu ihrer Rückkehr in Obhut genommen.[2])

Es ist kein Wunder, daß solche ins Große gehende Gastfreiheit beängstigende Anforderungen an die Einkünfte der Anstalt stellte, und man wandte sich um weitere Hülfe an Mme. de Bullion. Ihr Vertrauen in Mlle. Mance zeigt sich nirgends

---

[1]) *The Jesuit Relations,* Bd. XXVII. S. 91—93.

[2]) *The Jesuits of North America,* Bd. II. S. 86.

schlagender als in den Forderungen, die sie an ihre groß-mütige Gabe (24 000 Pfund = 480 000 M.), knüpfte. Sie stellte die Bedingung, daß Mlle. Mance bis zu ihrem Tode Verwalterin des Hospitals bleiben und dort Wohnung und Beköstigung erhalten sollte; und daß nach ihrem Tode ein Orden pflegender Schwestern eingerichtet werden solle, der den Armen unentgeltlich diente und nicht auf Kosten der Anstalt leben dürfe. Jeanne Mance erwies sich freilich als eine fähige Verwalterin nicht nur des Hospitals, sondern auch vieler Geschäfte der Gemeinde. Als sie sah, daß sich das Interesse an der Kolonie in Frankreich verlor, machte sie eine Reise über den Ozean, belebte durch ihre Begeisterung die *Compagnie de Montreal* zu neuer Tatkraft und erwirkte für ihre Leute die nötige Hülfe. Als durch die dauernden Angriffe der Indianer ihre kleine Truppe zusammenschmolz, erkannte sie, daß nicht nur eine stärkere Besatzung zur Verteidigung nötig war, sondern daß diese auch durch eine größere Anzahl von Kolonisten verstärkt werden mußte. Daher gab sie Maissonneuve eine große Summe Geldes, um einen erheblichen Zuzug von Soldaten und Ansiedlern zu ermöglichen, verlangte dafür aber als Gegenleistung 100 Hufen unbebauten Landes für das Hospital. Als die Arbeit des letztern zunahm, brauchte es mehr Hülfe und erhielt sie in Gestalt von drei Schwestern des Krankenpflege-Ordens des h. Joseph in La Flèche, die sich schon lange zu diesem Zweck vorbereitet hatten und nur auf ihre Einberufung warteten, Unter diesen befand sich Judith de Brésoles, die

Tochter einer berühmten Familie in Blois, welche nach den Angaben ihrer Biographen in dem etwas ungewöhnlichen Alter von 5 oder 6 Jahren anfing, Barmherzigkeit an den Unglücklichen zu üben[1]) und anscheinend während ihrer Mädchenzeit fortfuhr, sich auf diesem Gebiet in jeder ihr möglichen Form zu betätigen. Im Alter von etwa 16 Jahren verließ sie ihr luxuriöses Heim, um in einen Pflege-Orden einzutreten und sich für den erwählten Beruf vorzubereiten. Sie verbrachte sechs Monate in der Apotheke, und zeichnete sich im Chemieunterricht derart aus, daß es heißt, sie habe ihre Lehrer überflügelt. Später wurde sie in ein Hospital gesandt, wo sie sechs oder sieben Jahre lang »den Kranken diente«. Nach ihrer Ankunft in Montreal wurde sie bald an die Spitze der Pflegekräfte der kleinen Gemeinde gestellt, nahm besonders die Apotheke unter ihre Obhut, — stellte eigenhändig die meisten Geräte her und bekleidete die Ämter der Apothekerin, Köchin, Näherin und Wäscherin. Viele Jahre später bekommen wir ein hübsches Bild von ihr bei der Bestellung eines kleinen Gartens, wo sie viele wilde Kräuter zog und mit den ihr gebliebenen Erinnerungen an ihre frühzeitigen Chemiestudien Heilmittel erfand und bereitete, die sich in der ganzen Kolonie einen hohen Ruf erwarben. Mutter de Brésoles, wie sie damals genannt wurde, scheint ungefähr wie ein Arzt betrachtet und für die verschiedenen Krankheiten um Rat gefragt worden zu sein, für welche sie freigebig und

---

[1]) *Vie de Mlle. Mance,* Bd. I. S. 188.

nach Ansicht der für sie »eine besondere Achtung« hegenden Kranken erfolgreich Heilmittel verabreichte.[1])

Viele Jahre lang war die Geschichte der Schwestern zugleich die der Kolonie. Alle waren gleich furchtbar arm; alle lebten in Todesfurcht und waren durch die Angst vor den schrecklichen und anscheinend unbesieglichen Irokesen entmutigt. Mit dem Wachsen ihrer Bedürfnisse hielten die Erträgnisse noch nicht Schritt, und Geld und Vorräte gingen spärlicher aus Frankreich ein, da das erste Interesse an der Kolonie abnahm. »Um mit einer Hand zu geben, muß man mit der andern empfangen«, und die sorgenvolle Mutter Superior seufzte laut darüber, daß wohl in Frankreich Könige und Fürsten die Hospitäler unterstützten, und daß fromme Menschen Zöglinge in den Seminaren unterhielten, aber — »wer denkt daran, meine Kranken zu unterhalten und sie mit Wäsche und Betten zu versorgen?« Die Kleider der Schwestern nützten sich ab, und sie hatten nichts, um sie zu ergänzen, wenn sie dieselben auch freudig mit jedem Stück Zeug, das sich fand, flickten und mit ihren Gästen darüber lachten, wenn es unmöglich war festzustellen, aus welchem Stoff das Gewand ursprünglich gemacht war. Das rohe Gelaß, in dem sie lebten, war kaum geeignet, um von Menschen bewohnt zu werden; der Schnee wurde durch mehr als zweihundert Ritzen in den Wänden hineingeweht, und eine ihrer ersten Morgen-

---

[1]) *Vie de Mlle. Mance.* Bd. I. S. 200—201.

beschäftigungen war, den Schnee mit einer Schaufel nicht nur aus ihren Zimmern, sondern auch aus den Krankensälen zu entfernen.[1]) »Ihre Speisen froren während des Essens auf dem Tisch. Alles gefror, selbst das Brot, das so hart wie Stein wurde und am Feuer aufgeweicht werden mußte.« Es mag sein, daß sie in ihrem Bemühen, die Kasteiung und Selbstverleugnung auf's äußerste zu treiben, manche dieser Härten freiwillig auf sich nahmen; denn in einem Lande mit unbegrenzten Wäldern ist es kaum denkbar, daß sie nicht Holz genug gehabt hätten, um ihre Wohnung besser zu erwärmen.

Unter diesen und allen andern widrigen Umständen blieb Jeanne Mance fest auf ihrem Posten, arbeitete geduldig, und ihr kluges, verständiges Urteil machte sich in jeder Lage geltend. Das Interesse der Kolonie war auch das ihrige, deren Sorgen waren die ihrigen, und alles, was geschehen konnte, um sie zu kräftigen, unterstützen und entwickeln, sah sie als ihre Pflicht und ihre Freude an. Zeitweise schien sie die Hauptstütze der ganzen Kolonie zu sein, und wenn die Verhältnisse unerträglich schwierig wurden, war sie es, die die lange Reise nach Frankreich hinüber unternahm, um das schlummernde Gedächtnis und die Tatkraft derer zu wecken, die anfänglich gelobt hatten, sich der neuen Mission zu widmen; um neue Geldmittel und Vorräte zu beschaffen, damit sie als Trägerin erneuter Hoffnung und Kraft in ihre geliebte Kolonie zurückkehren konnte. Denkt man an ihre

---

[1]) *Vie de Mlle. Mance,* Bd. I. S. 185.

robuste Charakterstärke, so erschrickt man fast, wenn man die Geschichte ihres gebrochenen und schlecht eingerichteten Armes liest, der anscheinend unheilbar war und lange Zeit ein unbrauchbares, schmerzhaftes Glied blieb, aber sofort hergestellt wurde, als sie den Schrein berührte, in dem das Herz des entschlafenen Abbé Olier lag. Um diese »ärztliche Hülfe« zu erlangen, mußte Mlle. Mance nach Frankreich zurückkehren; während dieser Zeit ließ die geistliche Behörde in Montreal, welche die religiösen Orden stärken und einigen wollte, zwei Hospitalnonnen aus Quebec kommen, mit der Absicht, daß diese während ihrer Abwesenheit die Verwaltung des Montrealer Hospitals übernehmen sollten. Der Geschichtsschreiber berichtet, daß die Schwestern aus Quebec mit kalter Höflichkeit empfangen wurden und man ihnen die Verwaltung des Hospitals nicht übergab. Diese Frage muß von ziemlicher Bedeutung gewesen sein, denn sie taucht später wieder auf, und schließlich mußten sich die Hospitalschwestern in Montreal, um die gewünschte Selbständigkeit zu erlangen, an den Papst Alexander VII. wenden, der sie unter dem von ihnen gewählten Namen der Schwestern vom h. Joseph als gesonderten Orden bestätigte. Gegen Ende des Jahrhunderts erlangten die Verhältnisse der Gemeinde eine wesentlieh geordnetere Grundlage, und den ersten stürmischen Jahren folgten weniger ereignisreiche, indem die Kolonie an Zahl zunahm und etwas von dem Anstrich der älteren Kultur erhielt, der sie entstammte. Die Zahl der Schwestern stieg von drei auf dreißig. Man führte neue und bedeutend größere Gebäude auf. Das Hospital, stets die Kraft und Stärke der Kolonie, war aufs innigste mit ihrem ganzen Leben verwachsen, und die von privater Seite begonnene Wohltätigkeit wurde jetzt teilweise von der französischen Regierung weitergeführt. Die zwei folgenden Jahrhunderte erzählen von anhaltendem Wachstum und fortgesetzter treuer Arbeit für die Kranken, wie für die allgemeine Volkswohlfahrt. Als die Schiffe mit neuen Truppentransporten zugleich eine schreckliche Seuche mitbrachten, welche sich über die ganze Stadt verbreitete, öffneten die Schwestern die Pforten weit, bis die Kranken die Säle, die Flure und die Kapelle füllten, und endlich traten die Schwestern noch ihren eigenen Schlafsaal ab, um Platz für sie zu schaffen, und pflegten sie mit unermüdlicher Geduld und Hingabe.

Während der Eroberung Kanadas durch die Engländer und zur Zeit der französischen Revolution versiegten alle Einnahmequellen des Hospitals, und die Schwestern waren voll beteiligt an der allgemeinen äußersten Armut und Not, welche der unruhige Zustand des Landes bedingte. Wie sollten sie ohne Einkünfte ihr geliebtes Hospital erhalten? Eine der guten Schwestern, die Schatzmeisterin der Anstalt, sandte heiße Gebete zum Himmel und versank dann vierundzwanzig Stunden in tiefes Nachdenken; hierauf eröffnete sie eine Bäckerei und stellte bald täglich einige hundert Brote her, die sie verkaufte, um den Ertrag für die Bedürfnisse des Hospitals zu verwenden. »Dreißig Jahre lang arbeitete Schwester le Pailleur in der Bäckerei«.[1]) Später gründete diese unternehmende Schwester eine neue Industrie, — die Herstellung von Seife. Näharbeit, die Herstellung von Wachslichtern und andere leichte Beschäftigungen hatten die Schwestern stets ausgeübt; aber diese größeren und ständigen Gewerbe ergaben beträchtliche Einkünfte für das Hospital. Viele Jahre später wurden ihre Ansprüche in Frankreich geprüft und sie erhielten einen Teil ihrer verlornen Kapitalien zurück. Es ist weder möglich noch nötig, die Arbeit der Hospitalschwestern des h. Joseph bis zur Jetztzeit zu verfolgen. Der Geist, welcher die ersten Mitglieder unverzagt durch die Mühseligkeiten und Gefahren der Anfangsjahre geführt hatte, lebt — als ein kostbares Erbteil — in dem Orden weiter. Er führte sie aus ihren Klostermauern hinaus in die langen Schuppen in Point St. Charles, wo 1847 Tausende von neuangekommenen Auswanderern am Schiffsfieber darniederlagen, und wo sie die heldenhafte Arbeit unter den Kranken mit den Barmherzigen Schwestern teilten. Er führte eine kleine Zahl von ihnen viele Jahre später in die Aussätzigen-Niederlassung in Tracadie, um die Sorge für diejenigen auf sich zu nehmen, deren Leid keine Hoffnung kennt. Mit seiner unvergleichlichen Schilderungsgabe hat Parkman uns ein Bild dieser Frauen entworfen, das alle Zeiten überdauert:

Es ist schwer, sich eine vollkommenere Selbstverleugnung vorzustellen, als die der Hospitalnonnen in Quebec und Montreal. Bei dem fast völligen Fehlen geschulter und ausgebildeter Ärzte fiel die Last der Versorgung Verwundeter und Kranker

---

[1]) *Vie de Mlle. Mance,* Bd. II. S. 283.

hauptsächlich auf sie. Von den beiden Gemeinden litt Montreal am meisten wegen seiner Abgelegenheit, während Quebec vielleicht größeren Gefahren ausgesetzt war. Fast jedes Schiff, das aus Frankreich eintraf, brachte irgend eine Art von Ansteckung mit, und jede ansteckende Krankheit fand ihren Weg in das Hôtel-Dieu in Quebec. Die Nonnen gingen zu Grunde, allein sie klagten nie. Der Arena der kirchlichen Streitigkeiten entrückt, viel zu geschäftig, um unter die ungesunden Einflüsse des Klosters zu geraten, viel zu sehr von der praktischen Wohltätigkeit in Anspruch genommen, um sich von Illusionen irreführen zu lassen, waren sie und ihre Schwestergemeinschaft in Montreal Vorbilder der gütigen und fürsorglichen Mildtätigkeit, von der die römische Kirche eine solche Fülle von Beispielen bietet.[1])

Den älteren östlichen Teil der Stadt Montreal überschauend, steht das Hôtel-Dieu am Fuße des Mount Royal. Es ist ein interessanter, verhältnismäßig moderner Bau, der eine große Bodenfläche einnimmt. Er hat Raum für etwa 280 Kranke, die von etwa hundert eingesegneten Schwestern gepflegt werden. Das Bild der Gründerin begrüßt den Eintretenden. Mlle. Mance starb im Juni 1673 im Alter von 67 Jahren. »Diese treue Dienerin Gottes, welche gelebt hatte, um die Gründung der Kolonie Villemarie und des St. Joseph-Hospitals zu sichern, bat darum, daß ihr Leib in der Anstaltskirche, ihr Herz aber in der Pfarrkirche beigesetzt werde, sobald dieselbe gebaut werden könne«[2]). Diese ihre Wünsche sind erfüllt worden.

Es darf nicht vergessen werden, daß Mlle. Mance

---

[1]) *The Old Régime in Canada.* Bd. II. S. 157—158.

[2]) *Vie de Mlle. Mance,* Bd. II, S. 43.

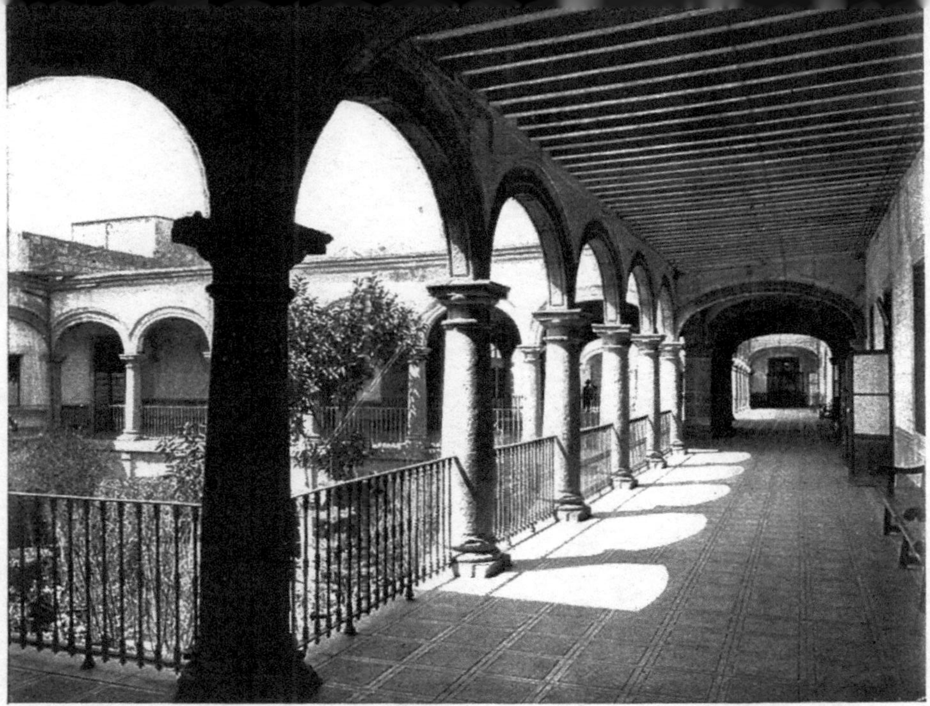

Guillermo Kahlo phot. Für die Geschichte der Krankenpflege.

Das Jesus-Hospital in der Stadt Mexiko, vor 1524 von Cortes gegründet.
Ansicht vom östl. Viereck nach Westen.

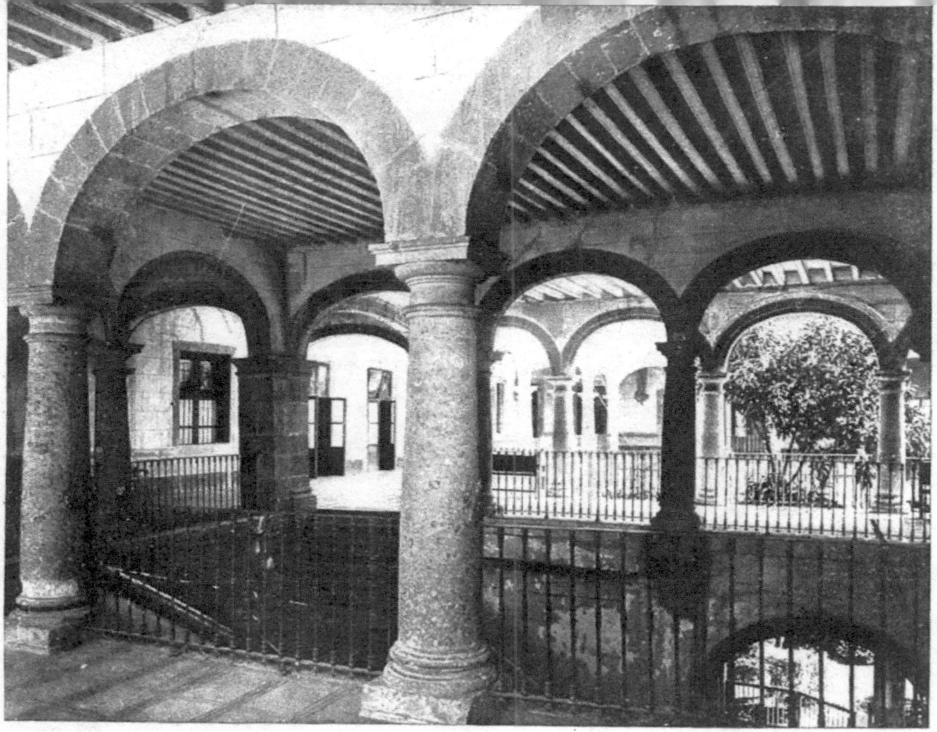

Guillermo Kahlo phot. Für die Geschichte der Krankenpflege.

Das Jesus-Hospital in der Stadt Mexiko Vor 1524 von Cortes gegründet.
Ansicht des östlichen Vierecks.

selbst nie den Schleier genommen hat, da sie glaubte, mehr für die Gemeinde leisten zu können, wenn sie von den üblichen Gelübden freibliebe.

Andere Orden sind in Kanada gegründet und andere Hospitäler dort errichtet worden, deren Geschichte ein sorgfältiges Studium verlohnen würde. Die Barmherzigen Schwestern (die Grauen Nonnen) insbesondere haben eine lange Geschichte edler und ausgedehnter Arbeit, die zu erzählen ein Genuß wäre. Aber wir müssen mit der Geschichte der zwei ältesten und vorbildlichen kanadischen Gründungen diesen Bericht der kanadischen Pflegeorden schließen.

Alte spanische Hospitäler in Mexiko.

Noch älter als diese alten kanadischen Hospitäler sind die, welche aus der spanischen Herrschaft in Mexiko herrühren. Aus den ältesten Zeiten sind keine erhalten geblieben, trotzdem Bancroft in *Native Races of the Pacific States of North America* (Die eingeborenen Völker der am Stillen Ozean gelegenen Staaten Nord-Amerikas) sagt, daß in allen größeren Städten des alten Mexiko mit Geschenken reichlich bedachte, und mit Ärzten, Wundärzten und Pflegepersonal versehene Hospitäler bestanden, und daß die Mexikaner seit ältester Zeit die Heilkunde studiert und ausgeübt hätten. (Weibliche Ärzte gab es allgemein, und alle Geburtshelfer waren Frauen).

Der grausame Eroberer Cortes baute vor 1524 das »Hospital der unbefleckten Empfangnis«, das jetzt in der Hauptstadt Mexiko steht. Der erwählte Platz ist derselbe, wo Cortes und seine Begleiter zuerst mit

Montezuma und seinen Häuptlingen zusammentrafen, ein Stück Land, mit dem Karl V. später Cortes belehnte.

Nach einem wundertätigen Heiligenbild, welches der dem Hospital benachbarten Kirche später geschenkt wurde, erhielten dann beide den Namen Jesus Nazareno. In seinem Testament erklärte Cortes, daß er das Hospital gegründet habe »aus Dankbarkeit für Gottes Gnade und Güte, die er ihm bei der Entdeckung und Eroberung Neu-Spaniens erwiesen, und als Sühne und Genugtuung für etwa vergessene Fehler und Lasten, welche sein Gewissen bedrücken möchten, und für die er nicht im Einzelnen und Besonderen Buße tun konnte«. Für die Pflege im Hospital sorgte eine Brüderschaft unter der Oberhoheit des Bischofs.

Nach seinem Tode wurde die Stiftung durch einen Direktor verwaltet und ist dauernd in privaten Händen geblieben. Sie gehört jetzt Cortes' italienischen Nachkommen, den Herzögen von Terranova y Monteleone, welche einen Agenten für die Verwaltung des Hospitals ernennen und unterhalten.

Das zweitälteste Hospital in Amerika war das von »Santa Fé«, das 1531 durch einen hervorragenden Mann, späteren Bischof von Michoacan, gegründet und aus seinen eigenen Mitteln erhalten wurde. Außerdem gründete er in Santa Fé eine Gemeinschaft von 30 000 Indianern, die wie Mönche lebten und Gastfreundschaft nebst allen Werken der Barmherzigkeit übten [1]).

---

[1]) Wir haben Mrs. Zelia Nuttall für die Auskünfte über die spanischen Hospitäler in Mexiko zu danken.

Kapitel XI.

DER H. VINCENTIUS VON PAUL UND DIE BARMHERZIGEN SCHWESTERN.

Es hat wohl kaum eine trübere, kummervollere Zeit im Leben der europäischen Völker, besonders der unteren Schichten gegeben, als die Jahre, in denen Vincentius von Paul sein geistliches Amt so lange und unter so großen Schwierigkeiten ausübte. Die Schrecken des dreißigjährigen Krieges, das Elend zur Zeit der Fronde, die Geißeln der Hungersnot und Pestilenz, welche den Kriegen folgten und noch schrecklicher waren als diese, das tragische Schicksal der Galeerensklaven im Mittelmeer, die Not der zahlreichen Flüchtlinge, welche England um ihres Glaubens willen verlassen hatten, — diese Zustände bildeten den Rahmen für seine unermüdlichen Bemühungen zur Verminderung des menschlichen Elends, — Zustände, welche sogar jene Hilfsscharen entmutigen konnten, die seine große Organisationsgabe in Bewegung setzte und die durch seine Hingabe erzogen und begeistert wurden. Um den gewaltigen Umfang von Vincentius' Wirksamkeit und die außergewöhnliche Schlichtheit seines Charakters richtig schätzen zu können, bedürfte es eines Studiums seiner Zeit und Zeitgenossen, — der Laien, Politiker und Geistlichen, — wozu dieses Buch nicht ausreicht, das aber für den Gelehrten unerläßlich ist. Seine Schlichtheit war die aller wirklich großen Menschen. Seine Demut — eines seiner auffallendsten Kennzeichen — war ebenso groß wie sein umfassender gesunder Menschenverstand, und beide Eigenschaften waren gepaart mit der seltenen, ergreifenden Beredsamkeit eines mächtigen Geistes, der sich vom Standpunkte völliger Selbstlosigkeit aus äußert. Seine niedere Herkunft von gutem Bauernstamm,[1] seine unschöne, wenig einnehmende Gestalt im groben, geflickten Rock, den er geradesogut am französischen Hof wie in der Missionskirche trug; sein bis auf einen »Ausdruck von seltener Demut, Schlichtheit und Güte«[2] durchaus nicht schönes Antlitz; die tiefe Schwermut, die ihn vier Jahre vor dem Beginn seines Werkes befiel; sein unerschütterlicher Widerstand gegenüber allem politischen Druck und Einfluß; seine Weigerung, sich gegen die Verleumdungen zu verteidigen, welche sich wieder und wieder gegen ihn erhoben; sein Mut gegenüber allen Schwierigkeiten und sein ausgeprägtes persönliches Interesse an den einzelnen Personen, für die und mit denen er arbeitete, müssen ihm unbedingte Liebe, Bewunderung und Achtung gewinnen.

---

[1]) Das hauptsächlich in Bezug auf Vincentius benutzte Werk ist: *The History of St. Vincent de Paul* von Monseigneur Bougaud; nach d. 2. franz. Aufl. übers. v. Rev. Joseph Brady. Longmans, Green & Co., London, 1899.

[2]) ibid. S. 3.

Wir können indes die Ereignisse seiner Jugend, seine Reisen und die Gefangenschaft in Tunis, sein Interesse an dem medizinischen Wissen seines Feindes und die romantischen Umstände seiner zweiten Gefangenschaft; seine Reise nach Rom und seine Botschaft an Heinrich IV.; sein Pfarramt auf dem Lande — welches für ihn die glücklichste Zeit seines Lebens bedeutete —; seinen Aufenthalt bei der mächtigen und bedeutenden Familie Gondi und seine ersten Missionen nur flüchtig berühren, um zu seiner großen Organisationstätigkeit unter den Menschen zu kommen, die von jener Zeit an bis auf den heutigen Tag einen so entschiedenen Einfluß ausgeübt hat. In Paris hatte er sich absichtlich in der Nähe der Charité niedergelassen (die Evelyn wegen ihrer bewundernswürdigen Fürsorge für die Kranken rühmt) und bat die Brüder des S. Juan di Dio, welche dort die Krankenpflege ausübten, um die Erlaubnis, sie in derselben unterstützen zu dürfen. Da der Brüder nur wenige waren (ihr Orden hatte sich erst kurze Zeit vorher von Spanien nach Frankreich ausgedehnt) halfen Freiwillige in der Pflege, — »Edelleute, vornehme Damen, Priester, selbst Bischöfe« — die täglich kamen, um der Kranken zu warten. Hierher kam also auch Vincentius jeden Morgen, um Wunden zu verbinden und den Kranken zu dienen. In der kleinen Gemeinde Châtillon-les-Dombes trat seine erste Wohltätigkeitsorganisation ins Leben. Als er in der dortigen Kirche auf Wunsch von einer armen, bedürftigen Familie, deren sämtliche Mitglieder krank waren, gesprochen hatte, zeigte es sich, daß viele der

Zuhörer hingegangen waren, um ihnen zu helfen. »Da seht ihr eine edle, aber schlecht geregelte Mildtätigkeit«, sagte er. »Diese armen Leute haben jetzt zuviel bekommen und müssen manches verderben lassen, später aber werden sie wieder in Not sein, wie zuvor«[1]. Er ging zu zwei Damen, deren eine ihm von dieser Familie erzählt hatte, und bat sie, ihm zu helfen, eine Gruppe wohlgesinnter Frauen zusammen zu bringen. »Ich schlug ihnen vor, sich zusammenzuschließen, um täglich das Nötige zu tun, — nicht nur für diese Familie, sondern auch für andere, die später ebenfalls der Hülfe bedürfen könnten. Das war der Anfang der *Association de la Charité*.«[2]) Vernünftigerweise beobachtete er drei Monate lang die Tätigkeit dieser Gruppe, ehe er sie endgültig organisierte, und gab ihr dann einfache Satzungen, nach denen jedes Mitglied eine Stimme hatte, und jede verheiratete, verwitwete oder unverheiratete christliche Frau sich mit der Zustimmung ihrer Eltern oder ihres Mannes anschließen konnte.

Diese *Association de la Charité* glich mehr einem modernen Kirchenverein, als irgend einer früheren Form der Wohltätigkeit. Die Mitglieder wählten selbst aus ihrem Kreise eine Vorsitzende, eine Stellvertreterin derselben und eine Schatzmeisterin auf drei Jahre. Ein zuverlässiger Laie oder Geistlicher war Kassierer, und die Arbeit stand unter der Aufsicht des Pfarrpriesters. Es wurden keinerlei Gelübde

---

[1]) Bougaud, a. a. O., Bd. I, S. 64.

[2]) ibid.

abgelegt oder Versprechen gegeben, sondern die Mitglieder richteten sich einfach nach den vorgeschriebenen Satzungen. Der Verein bestand zuerst aus elf Frauen. Die erste Versammlung wurde in der Kirche abgehalten; Mlle. Baschet wurde zur Vorsitzenden und Mlle. Brie zur Schatzmeisterin gewählt. Der Versammlungsbericht, der das Datum des 8. Dez. 1617 trägt, ist von Vincentius von Paul unterzeichnet, der selbst kein Amt zu haben, sondern nur als Sachwalter der Armen zu erscheinen wünschte. Die Satzungen wurden vom Erzbischof von Lyon genehmigt. Sehr artig und praktisch waren die Anweisungen für die Arbeit der Mitglieder:

Die Damen der Charité dürfen nur diejenigen besuchen, deren Lage von der Vorsitzenden, ihrer Vertreterin und der Schatzmeisterin geprüft und bestätigt worden ist. . . .

Die Dame, welche einen Besuch macht, hat die Nahrungsmittel von der Schatzmeisterin in Empfang zu nehmen, sie zu kochen und den Kranken zu bringen und diese heiter und freundlich zu begrüßen, wenn sie in die Wohnung tritt. Sie soll das Brett auf dem Bette herrichten, eine Serviette darüber breiten, ein Glas, einen Löffel und ein Brötchen darauf legen. Dann muß sie dem Kranken die Hände waschen, das Dankgebet sprechen, und nachdem sie die Suppe ausgeschöpft und das Fleisch auf den Teller gelegt hat, soll sie alles auf das Bett stellen. Sie muß den Kranken freundlich zum Essen nötigen . . . , muß alles aus Liebe tun, als sorgte sie für ihr eigenes Kind. . . . Sie muß versuchen, den Kranken aufzuheitern, wenn er niedergeschlagen ist, muß ihm die Speisen zerschneiden und ihm zu trinken eingießen. Ist auf diese Weise alles in Gang gesetzt, so muß sie, wenn jemand bei dem Kranken ist, diesem das Weitere überlassen und zum nächsten Kranken gehen, mit dem sie in der gleichen Weise verfährt. Sie muß stets darauf bedacht sein, mit denen anzufangen, die noch jemand zur Hülfe haben, und bei denen aufzuhören, die niemanden haben, damit sie bei diesen längere Zeit bleiben kann. Abends soll sie ihnen das Abendbrot bringen, und alles so machen wie mittags. Jeder Kranke muß soviel Brot bekommen, wie er braucht, dazu ein Pfund gekochtes Hammel- oder Kalbfleisch als Mittagessen, und ebenso viel Braten zum Abendbrot, außer an Sonn- und Festtagen, an denen man gebratene Hühner geben muß, und zwei- bis dreimal wöchentlich gibt es eine Pastete aus gehacktem Fleisch. Kranke ohne Fieber können täglich ein Nösel Wein bekommen, je zur Hälfte des Morgens und des Abends.

Da der Zweck des Vereins darin besteht, den Kranken nicht nur körperlich, sondern auch geistig zu helfen, müssen die Mitglieder sich bemühen, es als ihr Ziel zu betrachten, die Leute, welchen sie beistehen, zur Führung eines besseren Lebens zu bewegen und die Sterbenden auf den Tod vorzubereiten. Sie müssen dies als Zweck ihrer Besuche ansehen und Gott häufig um Hülfe zur Erfüllung desselben bitten. Die Toten sollen auf Kosten des Vereins begraben werden, bei welcher Veranlassung die Damen ein Leichentuch besorgen und ein Grab kaufen müssen, wenn der Tote mittellos ist. Sie sollen, soweit tunlich, beim Begräbnis zugegen sein, und wie Mütter ihren Kindern zum Grabe folgen.[1])

Unter den tätigsten Mitgliedern des jungen Vereins war Mlle. le Gras, »so klug, so verständig, so fähig«, und ihre Freundin Mlle. Pollalion, die sicherer und entschlossener war als jene; dann Mme. de Lamoignon, welche »die Mutter der Armen« genannt wurde, (so daß, wenn sie Vincentius auf der Straße

---

[1]) Bougaud, a. a. O., Bd. I. S. 67—68.

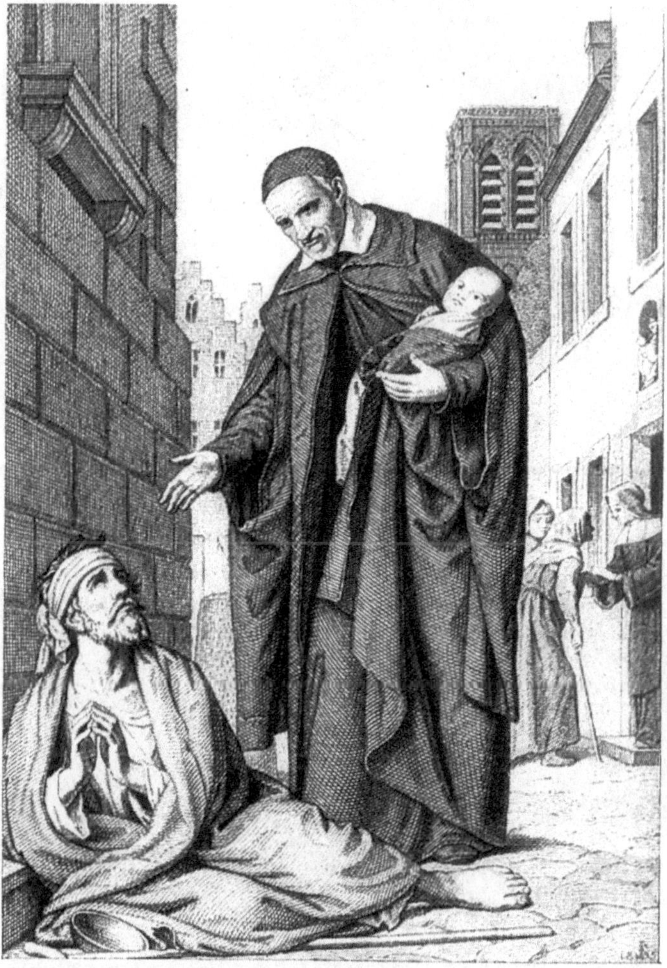

J. Settegast. F. Keller.

Der h. Vincentius von Paul.

F. Schäfer, Paris.

traf, das Volk sagte: »Seht, der Vater der Armen besucht die Mutter der Armen«), und Mme. de Miramion, die den Wunsch hatte, Nonne zu werden, diesen Schritt aber auf Vincentius' Zureden aufgab. Ein besonderer Saal des Hôtel-Dieu für alte, gebrechliche Priester war ihr Geschenk, und während der Hungersnot des Jahres 1651 speiste sie täglich über 2000 Menschen. Sie wurde das Haupt der schnell wachsenden *Association de la Charité*, die Vincentius gleichzeitig unermüdlich nach andern Städten und Provinzen ausdehnte. Zuerst bestanden alle Gruppen aus Frauen, später aber gründete er in Folleville auch eine solche aus Männern. Von den Männern erwartete er mehr in der Richtung von Vorbeugungsmaßregeln; sein Ideal bestand darin, die berufsmäßige Bettelei zu unterdrücken, dagegen allen wirklich Bedürftigen zu helfen. [1]) Er teilte die Armen in drei Klassen ein: erstens solche, die gar nichts verdienen konnten, wie Kinder, Bejahrte, Krüppel, Kranke; — diesen sollte der Verein alles geben, was sie brauchten; zweitens solche, welche die Hälfte ihres Unterhaltes erwerben konnten, — diese sollten die andere Hälfte erhalten; drittens die, welche nur ein Viertel verdienten, — diesen mußte der Verein die übrigen drei Viertel ihres Unterhaltes geben. Allen denen, die nicht zu diesen drei Klassen gehörten, und die arbeiten konnten,

[1]) Nach Feillet war eigentlich nicht Vincentius der erste Begründer der organisierten Wohltätigkeit, sondern Charles Maignart de Bernières, ein langvergessener Magistratsbeamter in Rouen, sei ihm darin zuvorgekommen. — *La Misère au temps de la Fronde* (Das Elend zur Zeit der Fronde) 1862, S. 226—28.

sollte nicht gestattet sein, zu betteln, und um dies zu erreichen, bemühte sich der Orden um die Mitwirkung der Bürgermeister und Räte der verschiedenen Städte zur Erlangung der entsprechenden Verordnungen, in denen das Betteln verboten und das Volk ermahnt wurde, keine unbedachten Almosen zu geben. Vincentius richtete Nachtasyle für Wanderer, Kolonien auf dem Lande und Werkstätten in den Städten ein, wo verschiedene Gewerbe gelehrt wurden. Seine Pläne zur Unterdrückung der Bettelei, die zu jener Zeit eine öffentliche Plage war, leuchteten dem verständigen Teil des Volkes ein, und nach sehr kurzer Zeit versuchten Beamte in allen Städten diese Reform nach seinen Anweisungen einzuführen. Diese bestanden in: 1. der Trennung der kranken und gesunden Armen; 2. der Überweisung der Kranken an Frauen, welche sie besuchten und trösteten; 3. dem Arbeitsnachweis für körperlich Fähige; 4. der Einrichtung von Anstalten, um die Jugend in Handwerken zu unterweisen; 5. der Unterstützung der Arbeitsunfähigen. Diese großzügigen Pläne stießen natürlich bei gewissen eifersüchtigen Beamten auf Widerstand. Einer derselben, Leutnant Beauvais, setzte einen förmlichen Protest auf, in dem er klagte, daß ein gewisser Priester namens Vincentius in den letzten vierzehn Tagen eine große Anzahl von Frauen um sich versammelt und sie veranlaßt habe, einem Verein beizutreten; er übertrete damit das Gesetz, welches verböte, ohne Patent des Königs einen Verein in Anregung zu bringen oder zu gründen. Der Protest stellte ferner fest, daß etwa 300 Frauen eingetreten seien und daß sie häufig zusammenkämen, um ihre Pflichten auszuüben, was nicht geduldet werden dürfte. Es scheint aber nicht, daß der König oder irgend ein höherer Beamter dieser Beschwerde irgend welche Beachtung schenkte. [1])

Vincentius betätigte sich von 1617—1621 in dieser Weise. Darauf nahm er die Befreiung und Verbesserung der Lage der Galeeren-Sklaven in Angriff. Wir müssen über diese Mission, die allein genügt hätte um das Leben manchen Mannes auszufüllen, kurz hinweggehen; erwähnt sei nur, daß Vincentius, um einen jungen Galeeren-Sklaven seiner Familie wieder zuzuführen, der er auf grausame Weise entrissen worden war und die seiner dringend bedurfte, selbst an die Stelle des entflohenen Gefangenen trat und als Galeeren-Sklave arbeitete, bis seine Persönlichkeit festgestellt wurde. Nachdem er nach Paris zurückgekehrt war, berief ihn Anna von Österreich gegen seinen Wunsch in einen Rat, welcher geeignete Männer für Kirchenämter auszuwählen hatte. Aber bald war er wieder tief in der Wohltätigkeitsarbeit und gründete in Paris eine Gesellschaft der *Dames de Charité* auf ähnlicher Grundlage wie diejenigen in den Provinzen. Diese Gesellschaft entstand allerdings ganz unabsichtlich und war nicht unmittelbar durch Vincentius veranlaßt; ebensowenig kam ihm oder den Damen zunächst der Gedanke, daß sich aus ihrer Organisation der jetzt weltberühmte Orden der barmherzigen Schwestern entwickeln würde.

---

[1]) Bougaud, a. a. O. Bd. I, S. 85, 86.

Die ersten Schritte gingen von Madame de Goussault aus, einer bewunderungswürdigen Frau, die Verstand, Klugkeit und gesundes Urteil besaß. Sie war lange Vincentius' rechte Hand in seiner Wohltätigkeitsarbeit gewesen und daher gewohnt sich in vielen Angelegenheiten mit ihm zu beraten. Ihr Anteil an der Einführung von Reformen in den Hospitälern war ein Vorbote der Frauenarbeit im 19. Jahrhundert. Sie besuchte oft eine befreundete Nonne im Hôtel-Dieu und bemerkte dort bei diesen Besuchen so viel Mißstände und Mißbräuche, die nach Abhülfe schrien, daß sie schließlich Vincentius' Mithülfe erbat, um die Einführung einiger Reformen zu versuchen. Er zögerte bei dem Gedanken, in die Verwaltung des Hospitals einzugreifen, aber Mme. de Goussault war fest entschlossen etwas zu tun und ließ ihm keine Ruhe. Sie ging zum Erzbischof von Paris und erlangte von ihm einen Brief an Vincentius, in welchem er ihn ermächtigte, Krankenbesuche im Hotel-Dieu nach einem bestimmten System einzurichten. Darauf wurde im Hause der Mme. de Goussault eine Versammlung einberufen, und die *Dames de Charité* mit Erfolg in den öffentlichen Dienst der Stadt Paris eingeführt. Ihre Arbeit bestand, wie geplant, anfangs nur in Hospitalbesuchen. Vier Mitglieder sollten täglich in regelmäßigem Wechsel hingehen und die Erlaubnis der Augustinerschwestern erbitten, um in ihren Krankensälen zu helfen. Daraus entwickelte sich ein ausgedehnter Hülfsdienst; die Damen mieteten schließlich ein Zimmer in der Nähe des Hospitals, in dem sie für die Kranken besondere Speisen herstellten, Kleidungsstücke und andere Bequemlichkeiten anfertigten, die regelmäßig verteilt wurden. Verwandte Interessen drängten sich herzu, und die Gesellschaft begann bald ihre Tätigkeit in der Art der jetzigen Frauenklubs auf verschiedene Arbeitsgebiete auszudehnen. Eine bedeutende und sehr erfolgreiche Gruppe widmete sich besonders der Arbeit unter den Gefangenen. Eine andere war mit der Rettungsarbeit unter den jungen Mädchen betraut; eine weitere beaufsichtigte ein Hospiz für alte Ehepaare. Aber über allen anderen Interessen stand die Sorge um die Findelkinder, die so eng mit dem Namen des h. Vincentius von Paul verknüpft ist. Charlotte von Ligny, eine Freundin von Mme. de Goussault, schenkte dem Verein ein Haus, das sie aus eigenen Mitteln unterhielt. Diese Arbeit begann 1634. Wie gewöhnlich wünschte Vincentius auch bei dieser Gelegenheit weder zu herrschen, noch eine bevorzugte Stellung einzunehmen: er forderte nichts, fragte die Frauen um Rat, brachte ihnen Auskünfte über vorliegende Fälle und machte sorgfältige Vermerke über anzustellende Erhebungen: »ob der Mann irgend welchen Lebensunterhalt habe, ob Kinder da seien und wie viele?« Aber in den regelmäßigen Zusammenkünften erregte er ihr lebhaftes Interesse und rührte selbst das Herz der weltlichsten Frauen durch seine schlichten, ergreifenden Ansprachen. Auf seinen Rat geschah es auch, daß die Mitglieder sich abwechselnd in ihren Häusern in den verschiedenen Teilen von Paris versammelten, weil er meinte, daß man auf diese Weise mehr Menschen erreiche, wie an einem bestimmten Ort. »Legt eure Juwelen und prächtigen Kleider ab, um die Armen zu besuchen«, sagte Vincentius, »und behandelt sie mit Offenheit und Achtung als Personen von Stand, vermeidet alle Vertraulichkeit oder Steifheit. Geld zu geben, ist schon gut; aber wir haben nicht wirklich angefangen, den Armen zu dienen, wenn wir sie nicht selbst aufsuchen.«[1])

Die Vereine in den Provinzen waren noch tätig, aber oft schlecht geleitet oder erfolglos; daher sandte Vincentius besonders tüchtige Frauen aus Paris in die Provinzen, um die Zweigvereine anzuregen, zu organisieren oder zu reorganisieren. In diesen Städten besuchten sie stets die Hospitäler, die sich oft in einem jammervollem Zustand befanden. Feillet gibt ein klägliches Bild von dem damaligen allgemeinen Zustand der Anstalten. Ihre Einkünfte wurden oft in unrechtmäßiger Weise ihrem eigentlichen Zweck entzogen, um bevorzugte Persönlichkeiten zu bereichern, und fast jede französische Stadt lag im Streit mit irgend einem Klosterorden wegen schlecht verwalteter Gelder, die für die Armen bestimmt waren.[2])

So stellte Mme. de Goussault fest, daß das Hospital in Orléans reich war, daß aber die Kranken wegen der zu geringen Zahl von Schwestern der Fürsorge von Dienstboten überlassen wurden, während das Hospital in Blois schlecht organisiert war und überhaupt nicht besucht wurde. Inzwischen erreichte die Besuchstätigkeit der *Dames de Charité* einen Punkt,

---

[1]) Bougaud, a. a. O. Bd. I. S. 250.

[2]) *La Misère au temps de la Fronde*. Paris 1826, S. 214—16.

auf dem dieselben den Anforderungen nicht mehr genügen konnten und die drängende Not der Armen und Kranken bedrückte das Gemüt des Vincentius und seiner Helferinnen schwer. Es kam in Paris häufig vor, daß gesellschaftliche Verpflichtungen, Furcht vor Ansteckung oder der Einspruch des Gatten die hochgeborenen Damen verhinderte, persönlich ihre Krankenbesuche zu machen, und sie ihre Dienerschaft sandten, um an ihrer Stelle diese Pflicht zu erfüllen. Vincentius wußte aber wohl, daß dies ein armseliger und unzuverlässiger Ausweg war, und daß die Arbeit darunter leiden mußte, wenn man nicht besondere Arbeitskräfte einstellte, die wohl von einfacherem Stande, aber zuverlässiger waren als Dienstboten. In der Provinz und den ländlichen Gegenden erfüllten die Frauen ihre Pflichten treulich; aber in der Hauptstadt konnte man sich auf viele nicht verlassen. Er wies darauf hin, daß die Städte und Dörfer voll von guten und schlichten Mädchen seien, die keine Lust hätten, ins Kloster zu gehen, und doch voraussichtlich nicht alle heiraten würden; ihm selbst seien Hunderte von solchen bekannt: warum sollten sie nicht bei dieser Arbeit helfen? Bald wurden einige solche in gewissen Gemeinden angestellt. Zuerst wohnten sie bei den *Dames de Charité*, besuchten während der Woche die Armen und Kranken, und versammelten sich Sonntags in der Kirche des h. Lazarus, wo ihnen Vincentius eine Ansprache über ihre Pflichten hielt. So ungezwungen und natürlich war die Entstehung des Vereins der Barmherzigen Schwestern. »O mein Gott«, sagte Vincentius später, »wie kann man behaupten, daß ich den Verein der Barmherzigen Schwestern gegründet habe? Weder ich noch Mlle. le Gras haben im entferntesten daran gedacht«.[1]) Möglicherweise wird Vincentius' Bescheidenheit in diesem Punkte weder ihm selbst, noch seiner edeln Mitarbeiterin gerecht, deren Anteil an der Schöpfung der »Barmherzigen Schwestern« wir uns jetzt zuwenden müssen. Wir wissen nicht so bestimmt, ob nicht Mlle. le Gras doch vielleicht an das gedacht hat, was in dieser Beziehung geschehen könne, wenn auch zweifellos keiner dieser beiden selbstlos Schaffenden sich jemals träumen ließ, welchen Umfang ihr Werk annehmen würde.

Louise de Marillac wurde 1591 in Paris geboren und entstammte einer guten, aber nicht vornehmen Familie. Da sie ihre Mutter früh verlor, brachte ihr Vater sie zur Erziehung zu ihrer Tante ins Kloster Poissy, einer herrlichen Abtei, einem Juwel prächtiger Baukunst, das sich in viele einzelne Gebäude gliederte, wie eine kleine Stadt, und von einem großen Landgut umgeben war. Die 1301 gegründete Abtei war reich an Beziehungen zu berühmten Nonnen und solchen von königlichem Stamm. Die Schwestern von Poissy besaßen eine weitgehende Kenntnis der Klassiker. Anna de Marquest, eine von ihnen, hielt man zu ihrer Zeit für die bedeutendste Kennerin des Griechischen, und die jugendlichen Zöglinge der Nonnen lernten Griechisch und Latein, Kunst und Literatur. Aber diese Umgebung war zu weltlich und prächtig,

[1]) Bougaud, a. a. O., Bd. I. S. 266.

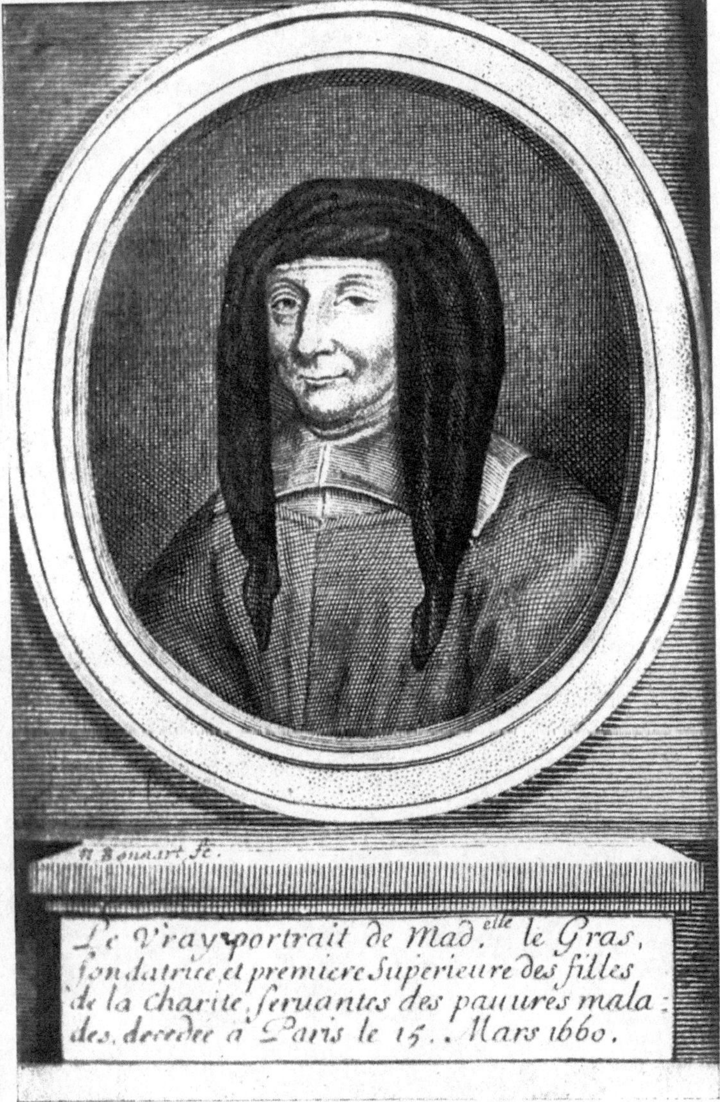
N. Bonaart fc.
Le Vray portrait de Mad.elle le Gras, fondatrice et premiere Superieure des filles de la charite, servantes des pauures mala: des, decedee à Paris le 15. Mars 1660.

Ein Portrait nach dem Leben von Mll. le Gras, der Gründerin und ersten Superiorin der *Filles de la Charité*, der Dienerinnen der armen Kranken, gest. zu Paris, den 15. März 1660.

Aus *La Vie de Demoiselle le Gras.* (Das Leben des Fräulein le Gras) von Gobillon. 1676.

um dem strengen M. Marillac zuzusagen. Er brachte sein Töchterchen in zartem Alter wieder nach Hause und gab ihr Privatlehrer, damit die Erziehung unter den Augen des Vaters vollendet werde. Er wünschte, daß sie »wie ein Mann und zugleich wie eine Frau« unterrichtet würde und sah deshalb darauf, daß sie eine gute philosophische Grundlage erhielt, als Einleitung für die fortgeschrittenere Wissenschaft und um ihren Verstand zu entwickeln.[1]) Sie erhielt auch eine sorgfältige Ausbildung in der Malerei, die sie nie ganz aufgab. Louise war von Natur eifrig und gelehrig, neigte zum Ernst, und ihre Erziehung hatte ihren Hang zur Frömmigkeit noch vertieft. Schon als ganz junges Mädchen wünschte sie in den Kapuzinerorden einzutreten, dessen Regeln zu den strengsten gehören, wurde aber von einem klugen und guten Kapuzinerpater, Père Honoré, veranlaßt, diesen Schritt aufzugeben, da ihre Gesundheit nicht sehr kräftig war, und er ihr versicherte, Gott habe anderes mit ihr vor. Nach ihres Vaters Tode überredeten ihre Verwandten sie zu einer Heirat, und da ihre Natur anschmiegend und unselbständig war, gab sie diesen Wünschen nach. Ihr Gatte, Antoine Le Gras, gehörte zu einer guten, schlichten Bürgersfamilie, sie wurde daher, da man die Bezeichnung Madame nur den vornehmen Frauen gab, weiter Mademoiselle genannt, und diese Anrede verblieb ihr auch unter den Schwestern. Ihr Eheleben erinnert an das der h. Elisabeth. Ihr Gatte war gut, weichherzig und

---

[1]) Gobillon, *La Vie de Mlle. Legras.* 1676. S. 7.

freundlich gegen die Armen. Louise liebte ihn und war von ihren häuslichen Pflichten beglückt, die sie durch unermüdliche Hingebung an alle Armen und Kranken ihrer Nachbarschaft ergänzte. Sie sammelte eine Gruppe von Frauen um sich, welche Krankenbesuche zu ihrer Hauptaufgabe machten. Sie kannte keine Furcht vor Ansteckung, auch hielten Schmutz und Unrat sie nicht davon ab, jede Art persönlicher Dienste zu verrichten, wie das Baden Pestkranker oder das Ankleiden der Toten. Gobillon [1]) sagt: »sie beschäftigte sich schon damals, wie sie später schriftlich berichtet, mit dem Gedanken an eine Gesellschaft von Frauen für die Armen- und Krankenpflege«. Ihr Mann starb 1625 unter Hinterlassung eines hinreichenden Auskommens. Sie gelobte hierauf, Witwe zu bleiben und gute Werke zu üben. Bald darauf machten beiderseitige Freunde sie mit Vincentius bekannt, den sie wegen seiner großen Güte fast vergötterte, und unter dessen Leitung sie ihre praktische Tätigkeit rückhaltlos stellte. Er zügelte seinerseits ihre gefühlvolle Art durch seine Weisheit und Güte, glich ihre Neigung zur Askese durch sein gesundes Urteil aus, und beschäftigte sie ausgiebig mit verantwortlichen, wichtigen Pflichten, für welche ihre hervorragenden geistigen Eigenschaften, ihr grenzenloser Eifer und ihre vorzügliche Verwaltungsgabe sie geeignet machten. In ihrem Eifer der Selbstverleugnung wollte sie sich ihres bescheidenen Vermögens berauben und ein Leben vollständiger Armut führen; aber

---

[1]) a. a. O. S. 188.

Vincentius erlaubte ihr dies nicht. »Achten Sie auf Ihre Gesundheit, und hüten Sie sich vor Überanstrengung«, schreibt er ihr, »es ist ein Fallstrick des Teufels, mit dem er die guten Seelen verrät. Er verleitet sie, mehr zu tun, als sie können, damit sie unfähig werden, überhaupt etwas zu tun«. Ein ander Mal sagt er ihr: »Seien Sie heiter und tun Sie alles, was Sie zu tun haben, mit freudigem Geist«. Mlle. de Gras wurde rasch Vincentius' Hauptstütze und Mitarbeiterin bei der Entwicklung der organisierten Wohltätigkeit. Von 1629 bis 1631 reiste sie fast immer, um die Arbeit in den Provinzen zu beaufsichtigen und zu leiten. Gewöhnlich ritt sie, von einer andern Dame begleitet, oder fuhr im Wagen von Ort zu Ort. Natürlich stand sie auch von Anfang an in engster Beziehung zum Hospitalbesuch, und als die ersten *filles* gewählt wurden, um die *dames* zu unterstützen, war sie es, die ihnen die praktische Anleitung gab. Als deren Zahl zunahm, war sie die erste, welche klar die Notwendigkeit einer systematischen Ausbildung und einer gleichmäßigen Ordnung ihrer Tätigkeit erkannte, und sich eifrig erbot, sich ganz dieser Aufgabe zu widmen; aber Vincentius wartete vorsichtig wie immer, lange Zeit, ehe er handelnd eingriff. Ein gemeinsames Heim ergab sich indes bald als Notwendigkeit, ebenso wie eine Leiterin, die den jungen Schwestern ein Vorbild schuf und sie anhielt, demselben nachzueifern. Bis dahin waren sie, frisch wie sie aus ihrem Dorfe kamen, nach einer kurzen Einführung durch Louise in den verschiedenen Kirchspielen angestellt worden. Es war also kein

Wunder, wenn sie, wenig an Krankenpflege gewöhnt, ohne jede verständige Beratung und Anleitung, und ohne Vorschriften bis auf Vincentius' und Mlle le Gras' Ermahnungen, zuweilen versagten, vielmehr war es erstaunlich, daß sie überhaupt so Gutes leisteten. Auch die Damen waren beim besten Willen nicht imstande, sie eine Methode zu lehren, oder ihre Krankenpflege auf irgend welche Höhe zu bringen.

Schließlich wählte Vincentius ein niedriges, kleines Haus mit einer dunkeln Diele und zwei kleinen Fenstern, und am 29. November 1633 bezog Mlle. le Gras dasselbe mit vier oder fünf Schwestern. Das kleine Haus in der Rue Cardinal Lemoine stand noch im Jahre 1894, trug die Nummer 43 und beherbergte eine Papierhandlung.[1]) Hier stand die Wiege der »Barmherzigen Schwestern«. Louise wünschte sich durch ein Gelübde dieser Arbeit zu eigen zu geben, und vier Monate nachdem sie sich in dem Heim eingerichtet hatte, gab Vincentius seine Zustimmung dazu. Der 25. März 1634 ist als der Tag, an dem sie sich selbst weihte, ein denkwürdiger Tag für alle Schwestern in der ganzen Welt; denn jede Barmherzige Schwester kann bei seiner Wiederkehr in die Welt zurückkehren, heiraten, oder — wie es die meisten tun — ihr Gelübde auf ein weiteres Jahr erneuern. Die Bewerberinnen wurden zuerst beim Taufnamen gerufen. »Es wird gut sein, auf Margarete Acht zu geben«, schreibt Vincentius in sein Notizbuch. Seine Notizen über sie sind schlicht und praktisch.[2])

[1]) Auch 1907 hat Miss Dock es bei Gelegenheit des Internat. Pfleg.-Kongr. noch gesehen. (Die Übersetzerin.)

[2]) Bougaud, a. a. O. Bd. I. S. 267—268.

»Gestern kam eine, die sehr ungeschlacht zu sein scheint. Ich habe noch nicht erfahren, ob die aus den Ardennen lesen oder nähen kann. Ich bin sehr im Zweifel, ob sie brauchbar werden wird.« Später spricht er von ihnen als den Schwestern.

Unter diesen einfachen Bauernmädchen fanden sich außergewöhnlich starke und schöne Charaktere. Eine der ersten Schwestern war Marguerite Nazeau, eine junge Schafhirtin, die aus sich selbst lesen lernte, indem sie die Vorübergehenden, sobald sie ihr wie gebildete Leute vorkamen, fragte, wie die Buchstaben hießen und wie sie ausgesprochen würden. Auf dieselbe langsame und geduldige Art hatte sie schreiben gelernt und dann versammelte sie alle Dorfkinder um sich und lehrte sie, was sie selbst gelernt hatte. Später folgte sie einem Trieb, den sie wohl selbst nicht hätte erklären können, zog, oft unter Ungemach und Spott, von Dorf zu Dorf und lehrte überall. Auf einer seiner Reisen traf Vincentius sie, erkannte sofort den selten frommen Geist dieses Mädchens, und Marguerite stellte sich, als sie von dem neuen Werke hörte, sofort Mlle. le Gras zur Verfügung. Sie arbeitete mit großer Liebe und hingebendem Eifer in drei Gemeinden als Barmherzige Schwester und gab endlich ihr Leben für ihre Kranken hin. Als sie eines Tages eine an Pest sterbende Frau auf der Landstraße fand, brachte sie dieselbe in ihre Wohnung und legte sie in ihr eigenes Bett. Die Kranke starb, und als Marguerite fühlte, daß ihre Kraft dem Ansteckungsgift erlag, ging sie ins Hospital St. Louis, um ebenfalls dort zu sterben.

Vincentius war entschlossen, daß die Schwestern keinen religiösen Orden im klösterlichen Sinne bilden sollten. Er hatte gesehen, daß der von Mme. de Chantal geplante Orden von Krankenbesucherinnen eingegangen war, weil die Geistlichkeit seine freiwillige weltliche Form nicht dulden wollte. Er wußte, daß die Arbeit einer Krankenbesucherin sich unmöglich mit feierlichen Gelübden, Klausur, stundenlangen Andachtsübungen und vollständiger Unterordnung unter die Geistlichkeit vereinigen läßt. Er wollte, daß seine Pflegerinnen praktische Arbeit leisteten. Sie trugen schon die malerische Tracht des gewöhnlichen Volkes — das rauhe graublaue Gewand mit dem weißen Kopfputz, — und er wollte, daß sie ungekünstelte, hülfsbereite Pflegerinnen sein sollten, die überall hingehen und alles tun konnten. Als weiser Mann beschloß er, erst Versuche zu machen, ehe er Regeln aufstellte und eine förmliche Anerkennung der Schwestern beantragte. Die öffentliche Meinung mußte erzogen werden, damit man die Einwendungen des Königs, des Adels und der Kirche entkräften konnte. Er belehrte die Schwestern neun Jahre lang über seine Grundsätze und Anschauungen, und Mlle. le Gras schulte sie für ihre Arbeit und wies ihnen dieselbe zu, bevor er ihnen gestattete, sich irgendwie auch nur auf ein Jahr durch Versprechen zu binden. So vergingen beinahe zwanzig Jahre, bis er ihnen als fast achtzigjähriger Greis eine bestimmte Verfassung gab. Er sagte ihnen;

Man hielt es anfangs für richtig, die Bezeichnung »Verein« beizubehalten, da man befürchtete, daß, wenn ihr euch eine

Congregation nenntet, einige unter euch später wünschen würden, dieses Haus in ein Kloster zu verwandeln, und zu einem religiösen Orden zu werden, wie die Töchter der h. Maria dies getan haben. . . . Meine Töchter, ihr seid nicht »religiös« im eigentlichen (klösterlichen) Sinne, und sollte sich unter euch eine Störenfried finden, der sagt: »es wäre besser, eine Nonne zu sein«, ja meine Töchter, dann ist eure Gesellschaft für die letzte Ölung bereit! Fürchtet das, meine Töchter, und gestattet, so lange ihr lebt, niemals eine solche Änderung. Gebt eure Zustimmung zu einer solchen nicht. Nonnen müssen durchaus im Kloster leben; aber die Barmherzigen Schwestern müssen überall hingehen . . . . Für sie gibt es kein anderes Kloster, als das Haus ihrer Kranken, keine andere Kapelle, als die Kirche ihrer Gemeinde. [1])

Er wünschte auch, daß sie ihre weltliche Tracht behalten möchten, und als man vorschlug, daß sie einen Schleier tragen sollten, antwortete Vincentius: »Ihr Schleier ist die Bescheidenheit«. Er verlangte, daß sie sich nur durch ein Gelübde von Jahr zu Jahr binden sollten. »Wenn er ganz frei hätte entscheiden können« — sagt Bougaud — »würde er vielleicht gar keines gefordert und auf diese Weise ihrer Hingebung volle Freiheit gelassen haben.« [2]) Um

---

[1]) *Conférences de Saint Vincent de Paul aux Filles de la Charité* (Ansprachen des h. Vincentius von Paul an die *Filles de la Charité.*) Paris, Pillet et Dumoulin, 3. Auflage. (In der Bibliothèque Nationale, wo auch Auflagen von 1803, 1825 und 1846 sind), Band II., S. 108.

Die Verfasserin hat hier nach Quellen, die ihr erst nach erfolgter Drucklegung zugänglich wurden, Änderungen vorgenommen, so daß Fußnoten und Teile des Textes von der englischen Ausgabe abweichen.

[2]) Bougaud, a. a. O., Bd. I. S. 309.

sie zu warnen sagte er: »Ihr seid eigentlich kein religiöser Orden im strengen Sinne, und ihr könnt das nie sein wegen eures Dienstes an den Armen. Ihr müßt daher noch heiliger sein, als die Nonnen, da ihr größeren Versuchungen ausgesetzt und weniger geschützt seid wie sie; wenn ihr nicht wahrhaft heilig seid, so werdet ihr sicher verloren gehen;« und weiterhin: »Ihr habt kein Gitter, das euch von den Gefahren der Welt abschließt ihr müßt eines in eurem Innern aufrichten, das ist viel besser.«

Vincentius wünschte, daß die Schwestern unterrichtet würden. Damit sie besser für ihre Arbeit geeignet seien, sollten sie lesen, schreiben und bis zu einem gewissen Grade rechnen können. Auch mit Bezug auf die ärztliche Seite ihrer Pflichten war er so klug und freidenkend wie in allen anderen Punkten, und man muß sich nur über die Kurzsichtigkeit seiner Nachfolger wundern, die anscheinend bemüht gewesen sind, so weit wie möglich sein Werk zu zerstören. Es kann sein, daß die französischen Hospitäler eine ganz andere Geschichte gehabt hätten, wenn die Grundsätze und die Weisheit eines Vincentius immer in ihnen vertreten gewesen wären, und eine Mlle. le Gras dauernd an der Spitze der pflegenden Schwestern und ihrer Arbeit gestanden hätte. Wahrscheinlich wäre auch die *laicisation,* die natürliche und unausbleibliche Folge hemmender Eingriffe, noch lange hinausgeschoben worden, oder man hätte nie von ihr gehört.

»Ihr solltet,« [sagt er] »den Ärzten mit Gehorsam und Achtung begegnen. Hütet euch, ihre Anordnungen zu kritisieren, meine Töchter, sondern befolgt sie mit der größten Genauigkeit und erlaubt euch nie, Arzneien nach eurem eigenen

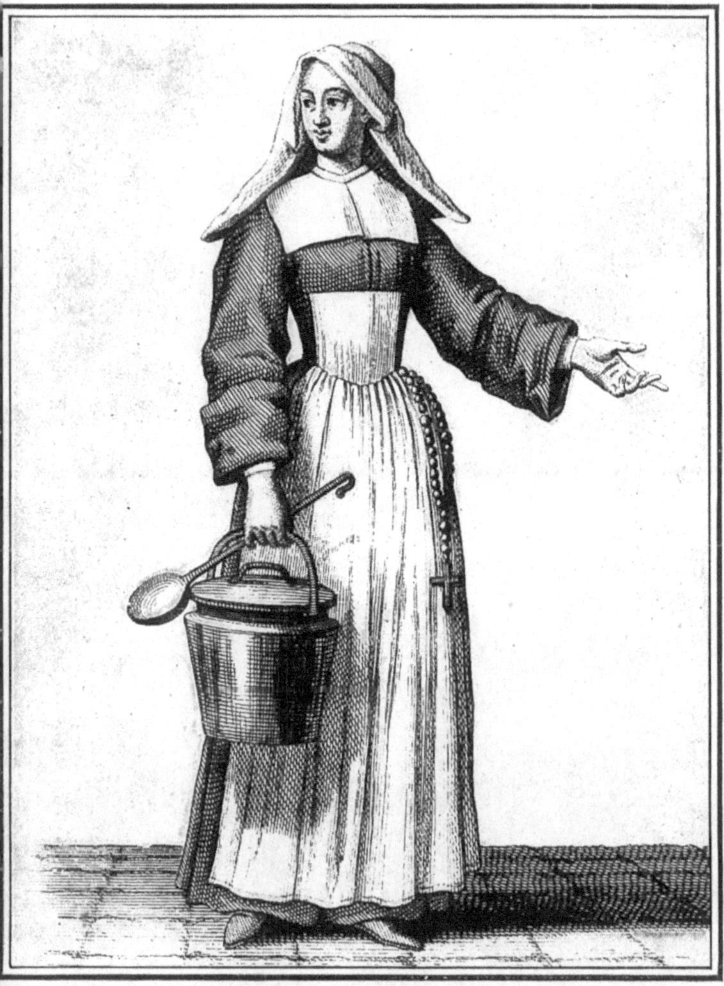

Barmherzige Schwester.
Helyot, *Les Ordres Monastiques* etc.

Gutdünken zu verabreichen, sondern gebt sie genau so, wie sie in Bezug auf Stärke und Zusammensetzung verschrieben sind, denn das Leben eurer Kranken kann dabei auf dem Spiel stehen. Achtet die Ärzte, nicht nur, weil sie über euch stehen und gelehrter sind, als ihr, sondern auch, weil Gott es in der Heiligen Schrift gebietet: »Ehret den Arzt mit gebührlicher Verehrung; die Kunst des Arztes erhöhet ihn und macht ihn groß bei Fürsten und Herren.« (Sirach 38, Vers 1 und 3). Und warum solltet ihr, meine Töchter, verfehlen, ihnen die Ehre und Achtung zu zollen, die ihnen gebühren? Ja, hütet euch vor solchem Mißgriff im Urteil, selbst wenn es euch manchmal scheinen mag, daß das eine Hilfsmittel nicht so gut sei wie das andere. Es ist nur eure Unkenntnis, welche euch hindert zu verstehen, warum sie in der Behandlung von euch gleich erscheinenden Krankheiten verschiedene Behandlungsweisen einschlagen.«[1])

»Ihr müßt euch besonders bemühen, die Handlungsweise der Ärzte zu beobachten und euch dieselbe einzuprägen, damit ihr euch durch Anwendung derselben nützlich machen könnt, wenn ihr in Dörfer oder entlegene Orte kommt, wo kein Arzt erreichbar ist. Ihr müßt euch also unterrichten lassen, wann es nötig ist, am Arm oder am Fuß zur Ader zu lassen; wieviel Blut man bei jeder Gelegenheit entziehen muß; wann Schröpfköpfe anzuwenden sind. Lernt auch die verschiedenen Heilmittel für die verschiedenartigsten Krankheiten und die geeignetste Zeit und Art ihrer Verwendung kennen. Alles das ist euch nötig, und ihr könnt viel Gutes tun, wenn ihr gute Kenntnisse in diesen Dingen erworben habt. Ich halte es für sehr wesentlich, daß ihr zusammenkommt, um über diese Dinge eine Art Katechisation anzustellen.[2])

Tut ohne Zögern, was der Armendienst von euch fordert,

---

[1]) *Conférences de St. Vincent de Paul,* Bd. I. S. 55.

[2]) Fragen und Antworten.

und wenn ihr morgens, anstatt euch in Betrachtungen zu versenken, euren Kranken Arzneien bringen müßt, so geht in Ruhe und Frieden. Welch ein Trost für eine »Barmherzige Schwester«, nachzudenken und sich zu sagen: »Statt daß ich mich in Betrachtungen oder geistliche Schriften versenke, gehe ich den armen Kranken beizustehen, die meiner so sehr bedürfen, und ich weiß, daß dies Tun Gott am angenehmsten ist.«[1])

Später riet Vincentius einigen Schwestern, die nach Arras gingen, um dort die Gemeindepflege einzurichten, daß sie lieber, anstatt sich zu Anfang über die ganze Stadt zu zerstreuen, nur ein Kirchspiel auf einmal in Angriff nehmen sollten. Er rät ihnen auch, nicht zu viele Patienten gleichzeitig zu übernehmen, nicht mehr als acht bis zehn, damit es ihnen möglich sei, gute Pflege und befriedigende Arbeit zu leisten.[2])

Seine glühende Frömmigkeit, seine Einfachheit und sein liebevolles Herz zogen mit Mlle. le Gras' Hingebung, ihrer Verwaltungsgabe und ihrem Lehrtalent eine große Zahl von Bewerberinnen an. Das Haus wurde bald zu klein, und 1636 wurde in der Nähe der Kapelle von St. Denis und der Wohnung Vincentius' ein neues gekauft. Kurze Zeit darauf er-

[1]) *Bougaud,* a. a. O. Bd. I. S. 283—290, den *Conférences* (S. 193—194) entnommen. Mlle. le Gras ist die Erhaltung der Ansprachen des h. Vincentius zu danken. Sie machte mit einer ihrer Gehülfinnen Notizen von allen und arbeitete sie dann aus, wobei sie eifrig bemüht war, ihre schlichte Beredsamkeit und Klarheit festzuhalten. Sie sind als Manuskript gedruckt und nicht käuflich, aber in der Bibl. Nationale zu finden. Siehe *Mlle. le Gras* von der Gräfin Richemont, Paris 1894, welchem Buch die auf Mlle. le Gras bezüglichen Einzelheiten hauptsächlich entnommen sind. S. 301.

[2]) *Conférences,* Bd. II. S. 190.

krankte und starb Mme. de Goussault, die ihnen stets eine standhafte Freundin gewesen war. Vor ihrem Tode sagte sie zu Vincentius: »Wenn Sie nur wüßten, wie oft ich der Schwestern gedenke. O, sie werden große Dinge verrichten!« »Ja, wenn sie treu sind,« erwiderte Vicentius.[1])

Wie schwierig und endlos Mlle. le Gras' Arbeit war, kann nur jemand verstehen, der selbst ein ähnliches Werk geschaffen hat. Der erste Ruf zur Besetzung eines ganzen Hospitals kam 1639 aus Angers und bereitete den Freunden der Schwestern die größte Genugtuung, denn nun schien die Zeit der Versuche vorüber und eine feste Organisation war gesichert. Dieser Ruf war das Ergebnis von Mme. de Goussault's Bemühungen, die sich besonders für dieses Hospital interessierte und dringend wünschte, daß es die gleichen Vorteile genießen sollte, wie das Hôtel-Dieu in Paris. Mlle. le Gras führte selbst eine Schwesterngruppe auf dem neuen Arbeitsgebiete ein und blieb drei Monate dort, um sie zu organisieren, ein Arbeitssystem zu entwickeln und sie für ihre Pflichten zu schulen. Als sie endlich, von Sorge, aber auch von Hoffnung erfüllt, die Schwestern sich selbst überließ, war alles so gut eingerichtet, daß diese nicht lange nachher in vollkommenster Ordnung und Unerschrockenheit eine Pestzeit durchmachten. Die Regeln, welche Mlle. le Gras für ihren Tageslauf festlegte, waren streng genug. So sehr man ihre Güte bewundert, man wünschte doch, sie hätte den Schwestern ein

---

[1]) *Bougaud,* a. a. O., Bd. I. S. 293.

etwas reichlicheres Frühstück gegönnt. Sie standen um vier Uhr morgens auf und gingen um sechs Uhr, nachdem sie sich mit »ein wenig Brot und einem Schluck Wein, und an Kommunionstagen mit dem Geruch von etwas Essig« gestärkt hatten,[1]) in die Krankensäle, machten die Betten, räumten auf, gaben Arzneien und verabreichten das Frühstück. Während des Tages hatten sie treulich für alle Bedürfnisse der Kranken zu sorgen; die Mahlzeiten mußten zu bestimmten Stunden verteilt werden; die Kranken mußten zu trinken bekommen, wenn sie durstig waren, der Mund mußte ihnen mit wohlriechendem Wasser gereinigt werden. Die Schwestern hatten auch bestimmte religiöse Verpflichtungen gegen die Kranken, sie mußten sie belehren und Andachten in den Sälen abhalten. Um sieben Uhr abends mußten die Kranken zur Nachtruhe fertig sein; um acht Uhr zogen sich die Schwestern zurück, und eine von ihnen übernahm abwechselnd die Wache. Die Vorschriften[2]), unter denen sie dem Hospital verpflichtet waren, haben als Vorbild für viele späteren Krankenpflegeeinrichtungen sowohl religiösen wie weltlichen Charakters gedient. In allgemeiner Disziplin und in geistlichen Dingen blieben sie dem Haupt ihres Ordens unterstellt, und man durfte in keiner Weise in ihre Regel eingreifen, die sie verpflichtete, die Pflege der Kranken über alles zu stellen. In allem, was die praktische Arbeit im Hospital betraf, standen sie vollkommen unter

---

[1]) *Richemont,* a. a. O., S. 172.

[2]) Ibid. S. 171—174.

dem Befehl der Hospitalleitung und waren zu strengem Gehorsam verpflichtet. Die Pflege der Kranken mußte ganz in ihren Händen liegen, und niemand durfte ihnen beigeordnet werden. (Diese Bestimmung bezog sich wahrscheinlich auf andere Schwestern, nicht auf Dienstboten.) Ihre Kleidung durfte nicht geändert werden, und sie durften nicht zur Pflege Kranker außerhalb des Hospitals verwendet werden. Im Hospital waren sie nur der Verwaltung verantwortlich; wenn eine Pflegerin nicht befriedigte, konnte das Hospital nach gerechter Prüfung und gehöriger Mitteilung an das Mutterhaus auf seine Kosten einen Schwesternwechsel verlangen. Die Hospitalleiter mußten die Würde und Autorität der Schwestern in den Krankenabteilungen wahren. Sie durften sie nicht öffentlich tadeln oder zur Rede stellen, sondern wenn dergleichen nötig war, mußten sie es ihnen unter vier Augen sagen. Das Hospital hatte im Falle der Erkrankung für sie zu sorgen und sie mußten in allen Dingen als »Töchter des Hauses«, nicht als Mietlinge, behandelt werden. Das Mutterhaus behielt sich das Recht vor, nach eigenem Ermessen Schwestern zurückzurufen oder auszutauschen. Alle diese Vorsichtsmaßregeln, welche dazu dienen sollten, um Reibungen zwischen den beiden Behörden zu vermeiden, waren von Mlle. le Gras äußerst sorgfältig und bis ins Kleinste erdacht und aufgezeichnet, da sie die Schwierigkeiten voraussah, die zwischen dem Hospital und dem Mutterhaus entstehen könnten. Nachdem alle Einzelheiten festgelegt waren, wurde im Februar 1640 ein beide Teile bindender Vertrag unterzeichnet. Später wurde eine Schwesterngruppe in ähnlicher Weise im Hospital in Nantes eingesetzt, wo Mlle. le Gras wieder persönlich das neue System regelte und in Gang setzte.

Es scheint sonderbar, obgleich es schließlich der Welt Lauf ist, daß die Schwestern manchmal auf Widerstand, ja sogar auf Feindseligkeit stießen. Einmal, als Mlle. le Gras eine Gruppe in ein Hospital begleitete, wurden sie unterwegs aus einem Gasthaus fortgewiesen. Unfreundliche Einflüsse griffen manchmal störend in ihre Hospitalarbeit ein. In Angers entstanden Schwierigkeiten, und gewisse Mitglieder der Verwaltungskommission schoben den Schwestern die Absicht unter, daß sie das Haus regieren wollten. In Nantes gab es so viele Mißhelligkeiten, daß Mlle. le Gras, da ihr Gesundheitszustand sie verhinderte, selbst zu reisen, eine ihrer tüchtigsten Schwestern, Jeanne Lepeintre, nach dort schickte, die aber, statt die Unannehmlichkeiten rasch ausgleichen zu können, gezwungen war, sechs Jahre dort zu bleiben. Einerseits verletzte die Hospitalverwaltung dauernd die Abmachungen des Vertrages und verlangte Dienste von den Schwestern, welche sie nicht fordern durfte, andererseits versuchten die Bischöfe, die kein Verständnis für die Art ihrer Tätigkeit hatten, ihnen die Formen der strengen religiösen Orden aufzudrängen, und endlich beschuldigte die städtische Verwaltung die Schwestern von Zeit zu Zeit, das Hospital schlecht verwaltet und sein Ansehen geschädigt zu haben. Während dieser ganzen Prüfungszeit bewiesen Vincentius und Mlle. le Gras die unermüdlichste Geduld und suchten auf jede Weise, die

Verwicklungen durch Güte zu lösen. Da sie keinerlei Tadel für ihre Gegner hatten und nie irgendwelche Bitterkeit zeigten, stellten sie endlich den Frieden wieder her. Mindestens vierzig Briefe von Mlle. le Gras, die sie in dieser schwierigen Zeit an Schwester Jeanne Lepeintre schrieb, sind noch vorhanden, und geben ein klares Bild von diesen peinlichen Verhältnissen, die sich in der Hospitalgeschichte recht oft wiederholt haben.

Eine andere und merkwürdige Störung machte die Arbeit der Schwestern in Mans unmöglich, wo sie mit den hoffnungsvollsten Aussichten das Hospital übernahmen. Im Orte verbreitete sich das Gerücht, daß alle Postulantinnen (Schülerinnen), die sich der Schwesterngesellschaft anschlössen, nach den kanadischen Kolonien gesandt würden, und man flüsterte sogar davon, daß sie dort, um das Christentum zu verbreiten, an die Indianer verheiratet würden. [1]) So laut und drohend wurde das Geschwätz, das Mlle. le Gras die Schwestern zurückzog. M. Portail, der ihr nach dem Vorfall schreibt, sagt von ihnen: »Hätten sie hier nichts weiter getan, als ein Beispiel ruhiger Heiterkeit inmitten des Sturmes zu geben, so wären Zeit und Kosten nicht verschwendet.« [2])

Nach Ablauf von neun Jahren wählte Vincentius, »stets klug und ein Feind der Übereilung«, vier Schwestern aus, um zuerst das Gelübde auf ein Jahr abzulegen. Schwester Barbe Engiboust, eine Bauern-

---

[1]) Richemont, S. 219.

[2]) ibid. S. 220.

tochter, und Schwester Jeanne Dallemagne waren zwei dieser vier. Die Namen der beiden andern weiß man nicht ganz sicher, hält es aber für wahrscheinlich, daß es Schwester Anna de Geunes, die vornehmer Herkunft war, und Schwester Marguerite Laurence waren. 1655 legte Vincentius endlich die Regeln, unter denen die Schwestern gearbeitet hatten, die von Mlle. le Gras entworfen und von ihm etwas abgeändert worden waren, schriftlich nieder. Die Bewerberinnen mußten von achtbaren Eltern abstammen, »einen makellosen Charakter« und gute Gesundheit haben, nicht über 28 Jahre alt und durften nicht Dienstboten gewesen sein. Ihre Probezeit dauerte etwa zwei Monate in einem Hause, wo sie beobachtet und unterrichtet wurden und sie verblieben weitere 7—8 Monate im Seminar, wo die Zeit zwischen häuslichen Verrichtungen und religiösen Übungen geteilt wurde.[1]) Im Ganzen mußte eine Schwester jedenfalls fünf Jahre tätig gewesen sein, ehe ihr gestattet wurde, das erste Gelübde abzulegen; aber Vincentius von Paul wollte nicht, daß diese Zeit ein Noviziat genannt würde, da er jede Ähnlichkeit mit den klösterlichen Formen zu vermeiden wünschte. Sie sollten Dienerinnen der Armen, nicht aber Schwestern oder Nonnen im strengen Sinne sein; darum sollten sie keine dauernden, sondern nur einjährige Gelübde ablegen. Sie sollten ihr weltliches Kleid tragen und keine besonderen Kapläne oder Beichtväter haben. Mlle. le Gras sollte, so lange sie

---

[1]) ibid., S. 314.

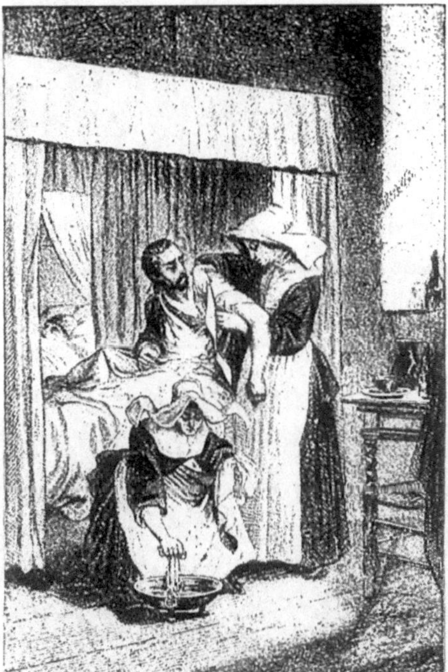

Barmherzige Schwestern verbinden einen Wund-
kranken.

Aus *Les Edifices Hospitaliers,* C. Tollet, 1892.

lebte, ihr Oberhaupt bleiben; aber darnach sollten die Schwestern alle drei Jahre eine Superiorin aus ihrem eigenen Kreise wählen, die einmal, aber nicht öfter, wiedergewählt werden durfte. Das geistliche Haupt der Schwestern sollte der General-Superior der Missions-Kongregation sein. Auf dies Letztere drang Mlle. le Gras ernstlich, und sie überredete Vincentius, diesen Antrag zu stellen, den Kardinal de Retz gewährte. Schon jetzt gab es von verschiedenen Seiten Widerstand und Mißbilligung wegen der Freiheit und Dehnbarkeit dieser Schwesternschaft. Während der zwanzig Versuchsjahre hatten sie sich aber glücklicherweise so unentbehrlich gemacht, daß es unsinnig und unmöglich gewesen wäre, sie aufzulösen. Wie sich die Béguinen vierhundert Jahre früher durch ihr tatkräftiges und nützliches Leben in der Gunst des Volkes eingewurzelt hatten, so hatten sich jetzt die Barmherzigen Schwestern einen festen Platz in den Herzen aller gesichert, die Zeugen ihrer Hingebung und Geschicklichkeit gewesen waren. In den zwanzig Jahren hatten sie sich auf fünfzig Mutterhäuser vermehrt, und ihre Hilfe wurde von allen Seiten gesucht. Die Bischöfe aller größeren Städte erbaten sie für die Gemeinde- und Pflegetätigkeit. Sie hatten tatsächlich überall die *Dames de Charité* ersetzt, von denen manche in ihren Orden eingetreten waren, und wurden sogar nach Polen und Madagaskar berufen. Trotz alles konservativen Widerstandes wurden sie an die Hospitäler vieler Provinzstädte berufen und schließlich in fünf oder sechs der großen Pariser Hospitäler eingeführt. Die Freude und Dankbarkeit des h. Vincentius kannte keine Grenzen. Der Dienst an den Galeerensklaven, welcher bis jetzt von den *Dames de Charité* geleistet worden war, wurde gleichfalls den Schwestern übergeben. Die Versorgung der Findelkinder, die sehr an Ausdehnung zugenommen hatte, bis das große Findelhaus errichtet wurde, wäre längst eingegangen, wären die Schwestern nicht bereit gewesen, sich ihr zu widmen. 1645 hatte Mlle. le Gras auf ein Gesuch des *Bureau des Pauvres* die Versorgung der *Petites Maisons* — der Irrenhäuser — übernommen.[1]) Jetzt begannen die Schwestern auch den furchtlosen und mildtätigen Dienst auf dem Schlachtfeld, der sie dem französischen Volke so besonders teuer gemacht hat und ihnen militärische Ehren und Huldigungen einbrachte. Sie wurden 1654 nach Sedan und 1656 nach Arras gerufen. »O, ihr Schwestern«, sagte Vincentius, »die Männer ziehen in den Krieg, um einander zu töten, und ihr geht hin, um das Unglück wieder gut zu machen, das sie anrichten. Die Menschen töten den Leib und oft genug auch die Seele, und ihr, ihr geht, um das Leben wiederzugeben oder wenigstens durch eure Pflege erhalten zu helfen!«[2])

Die übrigen Jahre von Mlle. le Gras' Leben verwandte sie auf die Erweiterung und Verstärkung ihres Heeres von Arbeitskräften, um deren Hülfe jetzt von so vielen Seiten gebeten wurde, daß es unmöglich war, alle zu befriedigen. Die Sparsamkeit, mit der sie die Geldgeschäfte der Vereinigung führte, war nicht

[1]) Richemont, a. a. O., S. 236—238.

[2]) Bougaud, a. a. O., Bd. II. S. 115.

das am wenigsten bewunderungswürdige ihrer Talente; denn obgleich die Schwestern keine Ausstattung mitbrachten, gab es bei aller Ausdehnung ihrer Tätigkeit niemals Schulden, und die geschäftliche Grundlage war gesund und sicher. Ihr auffallendes Verwaltungsgeschick wurde durch eine ungewöhnliche Menschenkenntnis — diese notwendigste Eigenschaft eines Führers — ergänzt. Sie besaß eine solche Sicherheit in der Beurteilung der menschlichen Natur, daß sie selbst darin einen Fehler sah, weil sie zu einer kritischen Härte des Urteils führte. Viele hervorragende Männer bedienten sich ihres Scharfblicks in dieser Beziehung, um ihren Rat einzuholen. Äußerlich war Mlle. le Gras ziemlich groß, mit regelmäßigen Zügen, voll Anmut und unbewußter Würde. Leidenschaftlich und feurig veranlagt, beschuldigte sie sich der Impulsivität; aber die Schwestern liebten diese Eigenschaft an ihr, weil sie sich so innig mit ihnen freuen konnte, wenn sie ihr etwas Ermutigendes zu berichten hatten. Für das ganze Werk war es außerordentlich günstig, daß Vincentius' Temperament so gemäßigt und gesund war. Durch seinen Einfluß überwand sie eine angeborene Neigung zur Härte und erschien immer »schlicht, heiter und herzlich«. Auf diese Weise kam jene Vereinigung von Kraft und Milde zustande, die den Schwestern für alle Zeit aufgeprägt blieb. Sowohl Vincentius wie Mlle. le Gras wiesen in ihren Belehrungen beständig auf die Erreichung dieses Ideales hin. Sie sollten starken und standhaften Herzens sein und keine Schwierigkeiten kennen; aber ihr Wesen sollte trotzdem sanft und liebreich sein. Sie sollten nie gezwungen oder unnatürlich erscheinen; sie sollten nicht mit niedergeschlagenen Augen umhergehen, da dies Manche abstoßen könne, zu denen man sie schickte, und Vincentius von Paul lehrte sie, daß sie ihren Kranken am wohlsten tun würden, wenn sie ihnen mit bescheidenem Frohsinn begegneten. Ein heiteres Antlitz, Lächeln und freundliche Worte, Dienstfertigkeit und bereitwilliges Eingehen auf die Vorschläge ihrer Mitschwestern wurden ihnen als nachahmenswerte Eigenschaften hingestellt. »Unsere liebe Tugend, die Herzlichkeit«, schreibt Mlle. le Gras an Jeanne Lepeintre und das Trio bewunderungswürdiger Charaktereigenschaften bestand aus »Zuversicht, Schlichtheit und Herzlichkeit« [1]). Armut und Demut waren Vincentius und Mlle. le Gras auch von grundlegender Wichtigkeit, und die letztere war sehr darum besorgt, daß die Genossenschaft nach ihrem Tode den anspruchslosen Charakter behalten möge. »Soll die Gesellschaft fortbestehen, so muß sie in jeder Beziehung bescheiden und arm bleiben«, schreibt sie. Selbstverständlich war jeder im Orden verbleibenden Schwester lebenslänglicher Unterhalt und liebevolle Fürsorge bei Krankheit und Tod zugesichert. Mlle. le Gras starb im März 1660, und Vincentius von Paul überlebte sie nur bis zum September des gleichen Jahres [2]).

Alle die größten Organisations- und Reformwerke

---

[1]) *La Vie de Mlle. le Gras,* von Gobillon, 1676.

[2]) Das Haus, in dem Vincentius geboren wurde, wird noch in Dax, Departement Landes, gezeigt, und die Pfarrkirche von Pony ist voller Reliquien von ihm. Bougaud, a. a. O., Bd. I. S. 5.

dieses Heiligen (deren viele wir als über den Rahmen dieser Studien hinausgehend nicht einmal erwähnt haben) sind von ihm nach seinem 50. Lebensjahre unternommen worden, und man sagt von ihm: »Der Mann, dem soviel zu tun gegeben war, hatte niemals Eile«. Wie dies bei anderen großen Lehrern der Fall ist, sind auch die Grundsätze, welche er aufstellte, heute noch so wahr und lebendig, wie zu der Zeit, da er redete und schrieb; auch ist die menschliche Gesellschaft nicht weit über seine Vorstellungen von sozialer Reform hinausgewachsen. Er hielt es für möglich, die Armut zu beseitigen. In einer gut verwalteten Stadt sollte es keine Armen geben. Auch der Kinderschutz beschäftigte einen großen Teil seiner Aufmerksamkeit. »Man soll dafür sorgen, daß die Kinder zur Schule gehen«, sagte er. Das Kastenwesen zu vermeiden, andere aufzusuchen und sie durch persönliches Interesse kennen zu lernen, — das war die eherne Grundlage seiner Prinzipien. Daß seine Gedanken damals tatsächlich revolutionäre waren, spricht M. Feillet aus[1]), der darauf hinweist, daß die Gesellschaft jener Zeit Elend und Armut als Strafen für die Erbsünde ansah, und daß man es für gottlos hielt, sie zu bekämpfen. Als die einzig erlaubte Linderung galt die Mildtätigkeit der Reichen, und Ergebung (auf Seiten der Leidenden) wurde als religiöse Pflicht gelehrt von denen, die sich in einer glücklicheren Lage befanden. Die bekanntesten und schönsten seiner auf die Schwestern bezüglichen

---

[1]) *La Misère au temps de la Fronde* S. 53.

Worte sind selbst heute noch nicht so gut bekannt, daß sie nicht eine Wiederholung vertrügen:

Ihr Kloster sei das Haus des Kranken; ihre Zelle die Kammer des Leidenden; ihre Kapelle die Pfarrkirche; ihr Kreuzgang die Straßen der Stadt oder die Säle des Hospitals. An Stelle der Regel, welche die Nonne an die Klausur bindet, trete für sie das allgemeine Gelübde des Gehorsams; das Gitter, durch welches sie mit andern spreche, sei die Furcht Gottes; der Schleier, der die Welt ausschließt, die heilige Bescheidenheit [1]).

Die weitere Geschichte der *Filles de Charité* zeichnet sich durch eine fast ununterbrochene Entwicklung und Tätigkeit aus. Die Revolutionszeit war eine harte Prüfung für sie, und ein »die Schwestern des h. Vincentius von Paul« genannter Zweig trennte sich von den *Filles de la Charité;* aber Schwester Duleau, die damals an der Spitze stand, entwickelte die größte Feldherrngabe und Tapferkeit und einigte die verstreuten Gemeinschaften wieder. Die Regierung des Konsuls genehmigte 1801 einen ihnen freundlich gesinnten Erlaß und stellte manche ihrer Arbeitsgebiete wieder her.

Wir lesen dort: »Die Bürgerin Duleau, frühere Oberin der Barmherzigen Schwestern, wird ermächtigt, Mädchen für die Krankenpflege in Hospitälern heranzubilden«. Die Schwestern standen dem Herzen des Volkes sehr nahe, und ihre Hülfe war unentbehrlich. Sie erholten sich schnell von dem Sturm und blieben lange der volkstümlichste Pflegeorden in Frankreich.

Ihr Ruhm und ihre Betätigung als pflegende

---

[1]) *Conférences,* Bd. II, S. 108.

Schwestern erreichte ihren Höhepunkt im letzten Teil des 18. oder in den ersten Dezennien des 19. Jahrhunderts, und sank dann allmählich, obgleich sie auf anderen Gebieten, wie geschickter Anstaltsleitung und Verwaltung noch heute hervorragend tüchtig sind. Nicht alle Nachfolger des h. Vincentius waren so erleuchtet wie er, und die Schwestern durften nicht an den seit Ende des 18. Jahrhunderts so raschen und glänzenden Fortschritten der medizinischen Wissenschaft teilnehmen. Die aufeinanderfolgenden geistlichen Leiter des Ordens haben ihre Pflegeausbildung beschränkt, statt sie zu erweitern, und viele Einzelheiten der praktischen Pflege sind ihnen verboten. Sie dürfen weder bei Entbindungen noch bei gynäkologischen Untersuchungen zugegen sein, noch Wochenpflege ausüben; sie dürfen keine Geschlechtskranken pflegen oder die volle Pflege männlicher Kranker übernehmen. Diesen laienhaften Schicklichkeitsbegriffen ist sogar soweit Rechnung getragen, daß ihnen in den Findelhäusern, welche seit langer Zeit ihr besonderer Stolz und Mittelpunkte ihrer hingebenden Arbeit waren, nicht einmal mehr gestattet wird, die männlichen Säuglinge trocken zu legen. Als eine natürliche Folge dieses konservativen Standpunktes haben sie viel von ihrer Anpassungsfähigkeit für die Arbeit in allgemeinen Krankenhäusern verloren. 1808 versorgten sie in Frankreich 250 Hospitäler. 1893 hatte die fortschreitende *laicisation* ihre Zahl auf 147, 1899 auf 96 herabgesetzt.[1]) Wir wissen freilich nicht mit Be-

[1]) Dr. Anna Hamilton: *Les Gardes-Malades.* S. 35.

stimmtheit, ob ihre Pflegeaufgaben nicht zu Mlle. le Gras' Zeit ähnlich beschränkt waren, aber in jenen Zeiten war die Krankenpflege überhaupt und selbst die Medizin noch in den Anfängen. Wenn wirklich die Gründerin der Schwesternschaft es für richtig gehalten haben sollte, daß eine Pflegerin den damaligen Anschauungen von Zartgefühl und Prüderie entsprechend in ihrer Arbeit beschränkt werden müsse, so haben doch wenigstens die späteren Leiter geirrt, wenn sie die Notwendigkeit nicht erfaßten, daß eine Pflegerin unmittelbar in den Fußstapfen der medizinischen Entdeckungen folgen müsse. Das hat Vincentius von Paul der Erkenntnis seiner Zeit entsprechend verstanden und vertreten, wie wir wissen.

Bei Schwester Duleau's Tode waren 250 Asyle und Hospitäler unter ihrer Leitung. Sie muß eine Frau von seltenem Verwaltungstalent und außerordentlicher Tatkraft gewesen sein, von der die Geschichte der Krankenpflege viel zu wenig weiß. Bonaparte hielt große Stücke auf die *Filles,* und seine Mutter führte 1807 den Vorsitz bei den Versammlungen, welche die Oberinnen aller Schwestern-Niederlassungen zusammenführten. Die Wiedereinrichtung des Königreiches fand sie stark entwickelt, und 1847 gibt der Abbé Etienne folgende Zahlen an.[1]) Es gab zwischen 6—7000 Schwestern und nahezu 600 Häuser in Frankreich, Polen, Galizien, Preußen, Spanien, Italien, der Türkei und Kleinasien wurden

---

[1]) Maynard, *Life of St. Vincent de Paul,* Bd. III, S. 99—116.

von ihnen versorgt. Das Mutterhaus in Paris hatte etwa 270 Novizen, und kleinere Mutterhäuser bestanden in Turin und Madrid. Der Orden wurde 1808 durch Mrs. Seton in den Vereinigten Staaten eingeführt, und zwar in Emmetsburg, Md. Er dehnte sich 1814 nach Philadelphia und 1817 nach New York aus. 1894 waren die Schwestern in 24 Ländern des Erdballs tätig und versorgten oder leiteten im Ganzen 1977 Anstalten. In Amerika haben sie ebenso wie auch die anderen katholischen Pflegeorden die Forderungen der modernen medizinischen Wissenschaft anerkannt und sich ihnen angepaßt, indem sie in den unter ihrer Verwaltung stehenden Hospitälern Krankenpflegeschulen für weltliche Pflegerinnen einrichteten.

Ein dramatischer Vorgang aus dem letzten Jahrhundert kennzeichnet die Stellung der Barmherzigen Schwestern im französischen Heer. 1889 wurde Schwester Maria Theresa das Band der Ehrenlegion verliehen, und der kommandierende General redete sie vor dem Regiment folgendermaßen an:

Schwester Maria Theresa: — Sie waren erst 20 Jahre alt, als Sie zuerst bei Balaclava den Verwundeten Ihre Dienste widmeten, und Sie selbst wurden bei der Erfüllung Ihrer Pflicht verwundet. Sie wurden bei Magenta nochmals verwundet. Sie haben die Verwundeten tapfer in allen unseren Kriegen in Syrien, China und Mexiko gepflegt. Sie wurden in Wörth verwundet vom Schlachtfeld getragen, und ehe Sie von Ihren Wunden völlig genesen waren, erfüllten Sie schon wieder Ihre Pflichten. Als eine Granate in Ihre Ambulanz fiel, haben Sie dieselbe ohne Besinnen ergriffen und sie hundert Meter fortgetragen, wo sie explodierte und Sie ernstlich verletzte. Kein Soldat hat seine Pflicht mit mehr Heldenmut erfüllt wie Sie oder ein für seine Kameraden und sein Vaterland erfolgreicheres Leben geführt. Ich habe die Ehre, Ihnen im Namen Frankreichs und des französischen Heeres das Kreuz zu überreichen, das nur denen verliehen wird, die besonders tapfere Handlungen ausgeführt haben. Soldaten — Präsentiert das Gewehr!

Im Ganzen sind in Frankreich über 30 Pflegerinnen, von denen die meisten Barmherzige Schwestern waren, mit dem Band der Ehrenlegion geschmückt worden. Die erste von ihnen war Schwester Martha, die 1815 auf Bonaparte's Befehl dekoriert wurde.

Kapitel XII.

DIE ANFÄNGE DER KRANKENPFLEGE IN ENGLAND.

Die Krankenpflege in den Familien der unteren Schichten Großbritanniens war bei der Landung der ersten Missionare an dessen Küste wohl ungefähr von der gleichen Art, wie die *Queen's Jubilee Nurses* sie heute noch in den Sümpfen Irlands oder in den wilden, weltfernen Horsten der Inseln an der Küste antreffen, wo man in schornsteinlosen Hütten, denen die nackte Erde als Fußboden dient, in der Gesellschaft sämtlicher Haustiere alle Erfahrungen des Lebens und Sterbens nacheinander durchmacht. Trotzdem die Liebe nicht gefehlt haben mag, konnte es unter solchen Verhältnissen nur die Krankenpflege der Natur geben, wie sie noch heute in allen Winkeln der Erde besteht, in denen ursprüngliche Unberührtheit die unveränderten Gewohnheiten alter Zeiten bewahrt hat. Die grobe Wundbehandlung des Urmenschen hatte einige Fortschritte gemacht, aber man fand ausser den im Volke von Mund zu Mund gehenden keinerlei Spuren höherer medizinischer

Kenntnisse; denn die Weisheit der Druiden, die Tollet [1]) »die Verwahrer aller Wissenschaft« nennt, war völlig verschwunden. Mit dem Entstehen der Klöster begann ein geordneteres Leben, in dem sich Begriffe von sozialer Verpflichtung, persönlicher Würde, Sittsamkeit und Häuslichkeit, Arbeit, Muße, Fürsorge für Gesundheit und Krankheit entwickelten. Um die Kirche gruppierte sich das Kloster, das Refektorium, die Küchen, das Kapitelhaus, die Dormitorien, das Gast-, Wohn- und Almosenhaus und die Bibliothek der Gemeinschaft, und unter all diesen Gebäuden nahm das Infirmarium stets einen wichtigen Platz als Teil des richtigen Klosters ein. Nach Gasquet [2]) war das Infirmarium nicht an eine bestimmte Lage gebunden. In Worcester stand es gegenüber der Westfront der Kirche; in Durham und Rochester schloß es sich an dieselbe an; in Norwich und Gloucester verlief es parallel zum Speisesaal. Es war oft von kleinen Kreuzgängen umgeben und öffnete sich sehr zweckmäßig auf einen mit würzigen und heilenden Kräutern bepflanzten Garten. [3]) Der Superior jedes Klosters fühlte sich besonders dazu verpflichtet, für die Kranken zu sorgen und machte einen täglichen Rundgang bei ihnen. »Der Abt soll besondere Fürsorge tragen, daß sie nicht vernachlässigt werden«, schreibt Benediktus in seiner

---

[1]) *De l'Assistance Publique* (Öffentlicher Hülfsdienst), C. Tollet. S. 3.

[2]) *English Monastic Life* (Englisches Klosterleben) von Abt Gasquet, S. 28—29. Methuen & Co., London 1905.

[3]) ibid. S. 29.

Regel, »und daß sie alles Erforderliche aus den Händen des Kellermeisters empfangen.« Ein besonderer, Infirmarius genannter Beamter wurde für die Versorgung der Kranken angestellt, und nach den Regeln wurden von ihm ungefähr die Eigenschaften gefordert, die uns als Kennzeichen der idealen Pflegerin geläufig sind. Er mußte die Tugend der Geduld in besonders hohem Maße besitzen Er mußte sanft und gutmütig sein, freundlich, mitleidig mit den Kranken und bereit, ihre Bedürfnisse so weit als möglich mit liebevoller Teilnahme zu befriedigen. Sobald einer der Brüder von Krankheit befallen wurde und in das Infirmarium kam, war es die Pflicht des Infirmarius, sofort des Kranken Teller, Löffel und Bett dorthin zu bringen und dem Küchenmeister Mitteilung zu machen, damit die Mahlzeiten des Kranken in das Refektorium des Infirmariums geschickt wurden. [1]) Der Infirmarius schlief, um immer bereit zu sein, stets im Infirmarium, auch wenn niemand krank war. Seine Aufgabe war, für Vorräte an Arzneien und Erquickungen für die Kranken zu sorgen, die Räume sauber, das Feuer brennend zu halten und in seiner Vorratskammer durften Gewürze und Bestandteile für beruhigende und anregende Getränke und Mixturen nie fehlen. Wie im Krankensaal eines Hospitals, wurde auch hier strenge Disziplin gehalten, und es herrschte Ruhe und Ordnung. [2]) Der Aderlaß, auf den unsere Vorfahren so viel Wert legten, wurde gewöhnlich viermal im

---

[1]) ibid. S. 85.

[2]) ibid. S. 86.

Jahre vorgenommen, wenn es nötig war noch öfter, und gehörte zu den Aufgaben des Infirmarius. Hatte die Lanzette ihren Dienst verrichtet, so wurde das Blut gestillt und der Arm verbunden. Nach dem Aderlaß galten drei Tage der Schonung [1]) für erforderlich, und der Kranke durfte vor den anderen die Kirche verlassen, weil man fürchtete, daß sein Arm beim paarweisen Hinausgehen gedrückt werden könne.

Eine andere interessante Persönlichkeit war der Küchenmeister, dessen Pflichten eng mit der Krankenpflege zusammenhingen. Sein Amt war von höchster Wichtigkeit und erforderte hervorragende Eigenschaften. »Er muß sich ganz besonders um die Kranken kümmern und sie mit Speisen versorgen, die ihnen munden, sie erquicken oder ihnen bekömmlich sind.«[2]) Kann es etwas Anziehenderes geben, als die folgende Schilderung der idealen Beschaffenheit dieses Küchenheiligen aus alter Zeit?

Er sei von Herzen demütig, nicht nur mit Worten; er habe eine freundliche Gemütsart und sei voll Mitleid für andere; er sei sparsam für die Befriedigung seiner eigenen Bedürfnisse und verschwenderisch für diejenigen anderer; er sei stets ein Tröster der Bedrängten und eine Zuflucht für die Kranken; er sei nüchtern und unermüdlich und voll wahrhafter Liebe für die Bedürftigen, damit er ihnen wie ein Vater und Helfer beistehen könne. [3])

Wenn wir Gasquet's köstliches Kapitel über die »Klöster und ihre Regierung« im »Englischen Kloster-

[1]) ibid. S. 89.
[2]) ibid. S. 81.
[3]) ibid. S. 82.

leben« lesen, so drängt sich uns eine gewisse Verwandtschaft zwischen den Grundsätzen und der Organisation des Klosters und der modernen Krankenpflegeschule unwiderstehlich auf. Wer waren wohl, so fragen wir uns, die wirklichen, ältesten Ahnen der Pflegerinnenschule in ihrer Ethik und Etikette, in ihrer Würde, Verantwortlichkeit und Gehorsamspflicht? Finden wir sie in der militärischen oder in der klösterlichen Organisation, oder entlieh das Kloster die militärische Form und paßte sie den friedlicheren Beschäftigungen des Klosters an? Und hat die Ausbildung der Pflegerin auf diese Weise sowohl etwas vom klösterlichen, wie vom kriegerischen Wesen geerbt? Das militärische Ideal ist den Pflegerinnen oft als ein Vorbild aufgestellt worden, und viele vergleichen die strenge Disziplin, den wortlosen Gehorsam und Mut des Soldaten gerne mit den ihrigen. Es ist aber doch fraglich, wie weit ein Beruf, der auf der Verpflichtung beruht, andern das Leben zu nehmen, als Beispiel für denjenigen dienen kann, der sich der Erhaltung des Lebens widmet.

Das Benediktiner-Kloster hielt ebenso streng auf Zucht,[1]) aber seine Regeln berücksichtigten die

[1]) Der leitende Gedanke des klösterlichen Lebens war, daß dasselbe ein Kriegsdienst, die Mönche ein Heer und das Kloster ein Feldlager oder eine Kaserne sei. Unaufhörliche Wachsamkeit, unbedingter, sofortiger Gehorsam ohne Murren — die Ausbildung so streng, das Zusammenwirken aller so pünktlich, die vollständige Unterordnung so unweigerlich, die Ausführung jedes Befehls so zweifellos, wie in einem Regiment. Aus *Life of St. Anselm* (Leben des h. Anselm), von Dean Church, cit. von Gasquet, *Henry VIII and English Monasteries* (Heinrich VIII. und die engl. Klöster), Bd. I. S. 16, Einleitung.

Menschlichkeit und die nützliche, praktische Arbeit. Auch ihm fehlte es nicht an Mut und Standhaftigkeit; aber diese Eigenschaften traten weniger in den Vordergrund als beim Soldaten und entfalteten sich hauptsächlich, wenn Pestilenz und Heimsuchungen wüteten. Man sollte denken, daß die sanfte Würde und gütige Höflichkeit des Wesens in den Klöstern ein besseres Vorbild für die Pflegerin abgeben müßte, als das knappe, automatische Gebaren des gutgeschulten Soldaten. Der verständige, ethische Gehorsam des Benediktinerklosters, der auf unrechte Befehle nicht hört, ist von höherer Art, als der mechanische militärische Gehorsam, und eine glänzendere Zierde dessen, der im Dienste der Gesundheit und der menschlichen Gesellschaft steht. Florence Nightingale sagt: »Gehorsam allein ist eine armselige Sache. Das, worauf man den nötigen Nachdruck legen muß, ist der verständige Gehorsam«.[1])

Das vom h. Benediktus geschaffene System beruhte ganz auf der Herrschaft des Abtes. Wenn die Regeln dem Abt auch Anweisungen gaben, ihm die Grundsätze für seine Handlungen vorschrieben und ihn verpflichteten, in schwierigen Fällen mit andern zu beraten etc., so hieß es für die Untergebenen doch, sich der Entscheidung des Superiors ohne Fragen und Zögern fügen. Es versteht sich von selbst, daß dieser Gehorsam nicht bis zur Begehung eines Unrechts ging, wenn ein solches jemals befohlen worden wäre. Auf diesem Grundsatz unbedingten Gehorsams gegen die Oberleitung beruhte die Macht und der Erfolg des klösterlichen Systems.[2])

---

[1]) *Notes on Nursing for the Labouring Classes* (Anmerkungen über die Krankenpflege für Arbeiter.). 1861. S. 86.

[2]) *English Monastic Life,* Gasquet, S. 42.

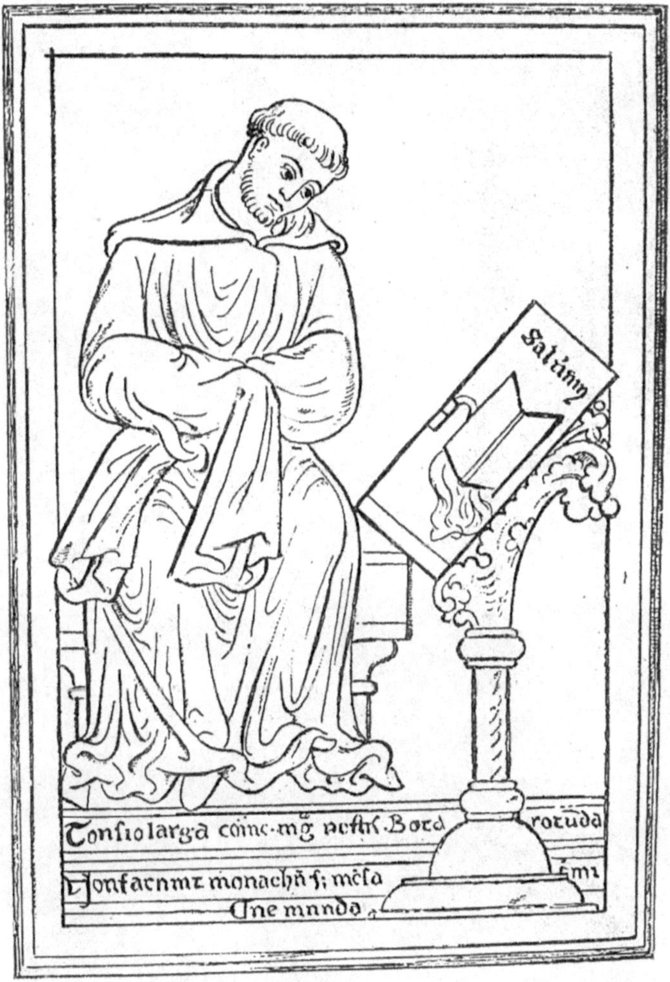

Bruder John Walingford, Infirmarius von St. Alban.

Aus *English Monastic Life* von Abt Gasquet. Methuen & Co. London 1905.

Nicht um der Person des Abtes willen, sondern als dem Vertreter der Gemeinschaft begegnete man ihm mit zeremonieller Achtung und vermied jede Vertraulichkeit; also mußte er nicht um seiner selbst, sondern um seines Amtes willen

sorgfältig vermeiden, die Würde seines Amtes herabzusetzen, durch zu große Herablassung gegen solche, die dazu neigten, Vorteile aus seiner Gutmütigkeit zu ziehen; er durfte auch nicht versäumen, jeden seiner Person bewiesenen Mangel an Achtung zu rügen. Er mußte in dieser Beziehung sein Amt, nicht seine persönlichen Neigungen erwägen.[1]) . . . . Er mußte mehr wie alle andern bestrebt sein, jede Regel und Bestimmung zu befolgen, da er sicher keinen Gehorsam von andern erwarten konnte, wenn er selber nicht gehorchte. . . . .

Als Superior mußte er sich von allen fern halten, um keine ungehörige Vertraulichkeit seiner Untergebenen zu ermutigen. Es durfte für ihn kein Ansehen der Person geben; er durfte nicht einen . . . . vor dem andern bevorzugen, da dies die wahre Ehrerbietung gefährden konnte. . . . . »Er soll helfen wie ein Vater«, pflegt man zu sagen; »wenn er unterweist, muß er reden wie ein Lehrer.«[2])

Sollte der Abt ein Vater sein, so sollte sein erster Gehülfe, der Prior, eine Stellung ähnlich der einer Familienmutter einnehmen.[3]) Der Subprior war der zweite Gehülfe. Der Probemeister unterwies die Novizen, die man etwas von den andern getrennt und unter besonderer Aufsicht hielt. Die Ämter, Disziplin, Regeln und Pflichten waren in den Frauenklöstern die gleichen, auch dort das Zusammenwirken aller zur Erreichung bestimmter praktischer Ziele.

---

[1]) ibid. S. 49.

[2]) ibid. S. 51—52.

[3]) ibid. S. 54.

Nach Gasquet gibt es bis zur Reformation wenig Berichte über die englischen Nonnen; aber gelegentlich ersieht man, daß die Krankenpflege eine ihrer beständigen Interessen war. Unter den Klosterfrauen alter Zeiten gab es zahlreiche berühmte Pflegerinnen; denn überall wo die Legenden von Heiligen erzählen, die wunderbare Heilungen verrichten, kann man mit Sicherheit annehmen, daß sie erhebliche Kenntnisse in der Krankenpflege und Medizin besaßen. Die h. Bridget von Kildare, die Aussätzige durch Wunder heilte; die h. Ethelberga von Barking, die Kranke heilte; Walburga, welche die Heilkunde studierte, um den Armen zu dienen; Modwena, die irische Heilige, die Epilepsie heilte — alle diese waren ganz gewiß von großem praktischen Geschick und bewandert in der Arzneikunde und der ärztlichen Behandlung. Alte Berichte über das Augustiner-Nonnenkloster Grâce-Dieu in Leicestershire, die Gasquet erwähnt, geben ein reizendes Bild von dem »schlichten, harten und doch glücklichen« Leben der Mitglieder dieser religiösen Niederlassung — ihrem sparsamen Haushalt, ihrer Wohltätigkeit, ihrer Erziehung vornehmer junger Mädchen, ihrer Landwirtschaft und Viehzucht, ihrem Spinnen und Weben, ihren Liebeswerken und ihrer Krankenpflege. »Aus ihren geringen Mitteln legten sie einen nicht unbeträchtlichen Teil für die Pflege und Bekleidung der Kranken ihres Infirmariums beseite; während sie aus ihren Einkünften nicht weniger als acht Altersrenten stifteten« [1]. In den Klöstern von Wiltshire, so

[1] Gasquet, a. a. O., S. 175.

berichtet man uns, »wurden die jungen Mädchen von den Nonnen erzogen, wo sie Vorbilder der Frömmigkeit, Demut, Bescheidenheit und des Gehorsams haben. Sie lernten dort Handarbeiten, die Kunst der Zuckerbäckerei, die Wundbehandlung (denn damals gab es keine Apotheken oder Ärzte; die vornehmen Frauen heilten ihre armen Nachbarn), die Arzneikunde, Schreiben, Zeichnen etc.« Ein treffendes Bild von den Klosterbeschäftigungen gibt der Nachruf an »die Äbtissin Euphemia« (vom Benediktinerkloster Wherwell in Hampshire), von der es heißt:

Sie versorgte ihre Schwestern in gesunden und kranken Tagen voll Frömmigkeit, Klugheit, Sorgfalt und Redlichkeit mit allen Bedürfnissen des Lebens. . . . Sie baute mit mütterlicher Frömmigkeit und weiser Vorsorge ein neues, großes Infirmarium zum Gebrauch der Kranken und Gesunden, das von den Hauptgebäuden getrennt war und nur mit einem Schlafsaal und den nötigen Verwaltungsräumen in Verbindung stand. Unter dem Infirmarium baute sie einen Kanal, durch den ein Strom mit genügendem Druck floß, um alle Abgänge fortzuspülen, damit sie die Luft nicht verdürben. . . .[1])

Mutter Euphemia bewies große Energie und Tüchtigkeit im Niederreißen alter und unzweckmäßiger Gebäude, die sie durch »neue und starke« ersetzte, im Ausdehnen und Verbessern der Ländereien und Wirtschaftsgebäude, im Kanalisieren und Unterkellern sowohl, wie im Verschönern der Güter in jeder Beziehung, so daß sie in großen Geschäftsangelegenheiten »eher den Geist eines Mannes als den einer Frau«

---

[1]) Gasquet, a. a. O. S. 157.

zu haben schien.[1]) Eine neue Kapelle wurde unter ihrer Verwaltung gebaut, mit derselben ein größerer Platz eingeschlossen »und mit schönen Weinstöcken und Bäumen bepflanzt«. Eine neue Mühle; neue Geschäftsräume um einen viereckigen Hof herum, in dem die Nonnen spazieren gehen konnten, das ganze von Gärten, Weinbergen, Gebüschen und einer Mauer umgeben; neue Herren- und Wirtschaftshäuser; ein Glockenturm »von beherrschender Höhe und erlesener Arbeit«; das waren Beispiele von Mutter Euphemia's Verwaltungsgeschick. Dieser Art waren die friedlichen, gastfreundlichen Besitzungen, die lange den einzigen Ersatz für öffentliche Hospitäler und Armenhäuser boten; denn in jener ältesten Zeit — sagt Kirkman Gray[2]) — bestand eine allgemeine Gleichgültigkeit gegen die heute volkstümlichste Art der Philanthropie, nämlich die Krankenpflege. Es war der Brauch des Klosters, »täglich die Leute, welche dessen bedurften, wie Kranke, Wunde, Lahme oder sonst Gebrechliche, soweit zu unterstützen, daß es kaum jemand gab, der nicht an einem oder dem andern Orte Hülfe gefunden hätte«. Ja, viele Leute, mit ausreichenden Einnahmen, richteten in ihren eigenen Häusern Hospitäler und Wohnungen ein, in denen sie einige Gebrechliche mit allem Erforderlichen, auch mit Personen zu ihrer Pflege, versorgten.[3]) Mochte diese Einrichtung

---

[1]) ibid. S. 156.

[2]) *A History of English Philanthropy* (Geschichte der englischen Philanthropie) von B. Kirkman Gray. King & Son, London 1905. S. 9.

[3]) Gasquet, *Henry VIII and the Dissolution of the Monasteries.* (Heinrich VIII und die Aurhebung der Klöster). Bd. II. S. 500, aus alten Chroniken von Gray zitiert, S. 10.

auch ungenügend sein, so war sie doch während mehrerer Jahrhunderte der einzige Ersatz, der sich für Hospitäler und Krankenpflege bot. Nicht den Kranken als solchen, sondern den armen Kranken öffnete das Kloster seine gastfreundlichen Pforten, und bis über das 16. Jahrhundert hinaus bedeutete das Wort Hospital oder *Maison-Dieu* in England dauernd eine Anstalt, die etwa einem modernen Armenhause entsprach und nicht nur zur ärztlichen Behandlung Kranker bestimmt war. Außerdem gab es damals kaum eine Behandlung im heutigen Sinne.

Die ersten englischen Hospitäler bestehen seit dem 10. und 11. Jahrhundert. Creighton erwähnt das 936 von Athelstane gegründete Hospital des h. Petrus und des h. Leonardus als das erste bekannte,[1]) und andere Schriftsteller berichten von Athelstane's lebhafter Tätigkeit im Betreiben von Hospitalbauten. Das Hospital in York war eine große Anstalt für Arme, mit besonderen Einrichtungen für Aussätzige, in welcher acht Schwestern die Pflege versahen. Dr. Stratton erwähnt das durch den Bischof Gundulf 1078 in Rochester gebaute St. Bartholomäus-Hospital für Aussätzige. Es stand am Flusse Medway und wurde durch einen Prior und Brüder versorgt.[2])

Zwei Hospitäler wurden 1084 (wie einige Schrift-

---

[1]) *History of Epidemics in Britain* (Geschichte der Epidemien in Groß-Britannien) von Creighton. Macmillan Co. S. 87.

[2]) *Edinburgh Med. and Surg. Journal* (Die Edinburger med. und chirurg. Zeitschrift) vom Juli 1851. Artikel über *The Chatham Leper Hospital.*

steller sagen — andere geben das Jahr 1070 an) von Lanfranc, dem Erzbischof von Canterbury erbaut. Das eine derselben, das Hospital Johannes des Täufers, stand innerhalb der Mauern am Tore der Stadt und war ein allgemeines Hospital für Männer und Frauen, die »in verschiedener Art krank waren«.[1])

Das andere war für die sogenannten Aussätzigen bestimmt und lag im Walde von Blean, etwa eine Meile von der Stadt entfernt. Es wurde Herbaldown's Hospital genannt. Lanfranc stammte aus einer italienischen Familie und hatte die italienischen Hospitäler in der Erinnerung, als er diese beiden berühmten englischen Anstalten baute. Das Hospital von St. Giles im Osten, auch St. Giles im Felde genannt, gründete die Königin Mathilde im Jahre 1101. Es blieb lange eines der bedeutendsten »Aussätzigen«-Hospitäler in England,[2]) und in der Nähe, in den Minories richtete Mathilde einen Orden der armen Clarissen ein, um die Pflege in den Krankensälen zu übernehmen. Mathilde beteiligte sich persönlich an der

---

[1]) Eckenstein, a. a. O., S. 289.

[2]) Es ist wohlbekannt, daß die in der Geschichte und Literatur gebrauchte Bezeichnung »Aussatz« eine Menge verschiedener Krankheiten umfaßt, die nicht eigentlich Aussatz sind, nämlich Elephantiasis, Lupus und andere Formen der Tuberkulose. Man braucht nicht sehr weit in die Krankenpflegegeschichte des Mittelalters einzudringen, um zu vermuten, daß außer diesen ein großer Teil des sogenannten Aussatzes Syphilis war, und dieser Gedanke wird von Creighton bestätigt, der in seiner »Geschichte der Epidemien in Britannien« feststellt, daß der Aussatz alle sichtbaren Formen venerischer Krankheiten, sowohl wie alle Hautkrankheiten einschloß. Siehe sein Kapitel II, S. 69.

Krankenpflege, und wie andere königliche Heilige brachte sie oft die Kranken in ihre eigenen Gemächer, wo sie dieselben mit einem Handtuch gegürtet (wie die Sage berichtet), wusch und sie versorgte.[1]) 1148 gründete Mathilde zur Erinnerung an ihre beiden Kinder das Hospital der h. Katharina. Es erhielt durch Philippa, die Gattin Edward's III., einen Gnadenbrief, und zur Versorgung der Kranken in seinen Mauern wurde den Damen des Adels, welche dort Dienste taten, die besondere Pflicht auferlegt, die Kranken auch in ihren Wohnungen aufzusuchen und zu pflegen. Diese alte Gemeindepflege-Gründung wird in neuerer Zeit als die älteste Grundlage des *Queen Victoria Jubilee Nurses Institute* für Gemeindepflege angesehen.

1123 gründete Rahere das St. Bartholomäus-Hospital zur Unterstützung der Armen und aller Kranken, mit Ausnahme der Pockenkranken. Diese edle historische Schöpfung, die seit lange zu den berühmtesten Hospitälern der Welt gehört, hatte zur Zeit ihrer Gründung zwei Zwecke: die Versorgung der Waisen und der Kranken. Das St. Thomas-Hospital, das später durch die Krankenpflege-Reform nach Miss Nightingale's Vorschlägen berühmt wurde, hatte einen ähnlichen Ursprung.

Die Einbildungskraft ist kaum imstande, sich ein Bild davon zu machen, wie völlig es während der großen englischen Pest-Epidemien an jeder Kranken-

---

[1]) Eckenstein, S. 290 zit. Ailred von Rievaux, ebenso Creighton, a. a. O., S. 83.

pflege mangelte und wie dringend das Bedürfnis nach einer solchen war. Im Jahre 1665 starben 63000 bis 65000 Menschen an der Pest, während die Pocken 10 % aller Todesfälle verursachten. Seuchen pflegten etwa einmal in jeder Generation aufzutreten als schicksalsvolle Heimsuchungen jeder nur denkbaren Art der durch Unreinlichkeit hervorgerufenen Krankheiten. Siebenhundert Jahre lang trat außerdem jene schreckliche Verbindung von Hunger und Seuche auf — der gefürchtete »Hungertyphus«, — der auch den modernen Völkern nicht unbekannt ist. Besant hat mit schauerlicher Symbolik geschildert, wie die Pest immer und immer wieder ihre Stimme ertönen läßt, durch Jahrhunderte versuchend, den Menschen zu lehren, wie er leben müsse, um seine Gesundheit zu erhalten. Erasmus soll der erste gewesen sein, der auf den Zusammenhang zwischen Schmutz und Krankheit [1]) hinwies, und sich weigerte, wegen der schmutzigen Wohnungen in England zu bleiben. Die feuchten, kalten Häuser ohne Ventilation und ohne Kanalisation mußten zu Krankheiten führen; aber bei Epidemien wurden die erkrankten Personen in dieselben eingesperrt, um zu sterben oder gesund zu werden, wie es gerade kam. Die Pesthäuser waren Orte unaussprechlicher Schrecken und man suchte sie nur aus Verzweiflung auf. Und doch beweist eine Abhandlung von Thomas Lodge,[2]) dem Schrift-

---

[1]) Dr. Cheadle in *The Nurses' Journal* (Zeitschrift der Krankenpflege), Feb. 1906. Vortrag über den »*Fortschritt der Hygiene*« vor der Royal British Nurses' Association.

[2]) *A Treatise on the Plague* (Eine Abhandlung über die Pest) von Thomas Lodge (1558—1625).

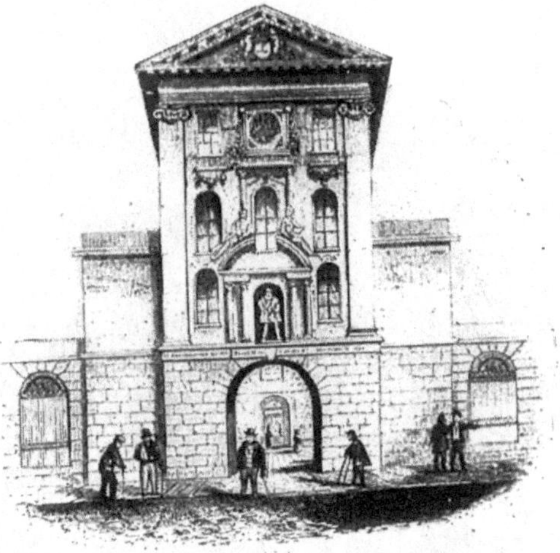

Eingangstor zum Hospital des h. Bartholomäus, London.

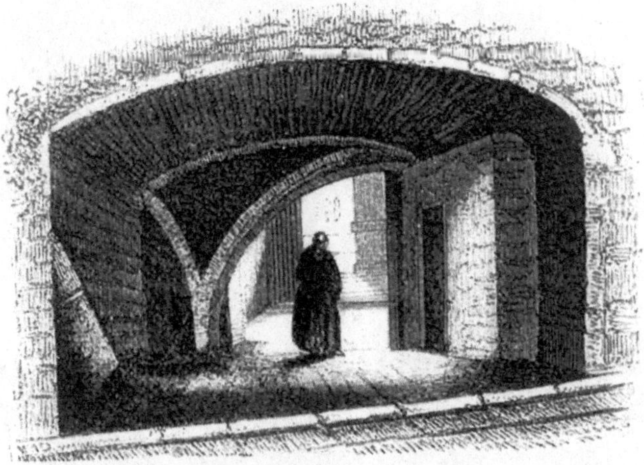

Krypta des Hospitals des h. Bartholomäus.

steller und Dramatiker, der Medizin studierte, daß ein Mensch wenigstens eine Vision davon hatte, wie ein mustergültiges Hospital für ansteckende Krankheiten beschaffen sein sollte.

»Es sollte«, [sagt er], »etwa 65 Räume haben, jedes mit zwei Betten, damit der Kranke abwechselnd aus einem in das andere gelegt werden könne. Ein zweites Gebäude sollte für Genesende errichtet werden. Das Zimmer kann mit Rosenessig oder Rosenwasser besprengt werden, wenn der Patient reich ist; auch kann es mit wohlriechenden Blumen und duftenden Kräutern bestreut werden, nämlich im Sommer mit Rosen, Veilchen und Nelken, — mit Weiden- und Weinblättern. Es ist auch gut, Quitten und Zitronen zur Hand zu haben, um daran zu riechen. Es erleichtert und beschleunigt die Herztätigkeit des Kranken, wenn er seine Nase, Ohren, Hände und Gesicht mit einem Präparat von weißem Rosenessig, gutem Malmsey-Wein, Zodoaric-Pulver, Gewürznelken, getrockneten Rosen und Moschus einreibt.[1])

Die Unkenntnis von der wahren Natur aller Krankheit war bis in späte Zeiten weit verbreitet. Der Aberglaube wurzelte tief im menschlichen Geist (obgleich das erste Sanitätsgesetz des englischen Parlaments 1388 erlassen wurde) und wie in langsamem Wandel der Zeiten der heilende Gott dem heilenden Heiligen Platz gemacht hatte, so trat jetzt an die Stelle des Heiligen zuweilen der König. Lange Zeit glaubte man, daß »die Berührung des Königs« im Stande sei, die »Krankheit des Königs« oder die »Scrofulose« zu heilen.[2]) Karl II. »berührte« nicht

---

[1]) Angeführt von Kirkman Gray, *History of English Philanthropy*, S. 45.

[2]) Siehe Lecky, Band I., Kap. III. S. 364.

weniger als 92000 Personen, darunter einen so gelehrten Mann wie Samuel Johnson. Selbst in den Hospitälern, zu denen wir uns wenden müssen, um die allmähliche Entwicklung der modernen Krankenpflege zu beobachten, überwog die Sorge um die Seele des Kranken oft völlig die Fürsorge für seinen Leib.

Von den größten und berühmtesten der jetzigen englischen Hospitäler ist St. Bartholomäus das älteste. Es ist auch am reichsten an geschichtlichen Erinnerungen und ärztlicher Tradition, so wie es heute noch durch sein aufgeklärtes wissenschaftliches Verständnis, seine Barmherzigkeit und seine ungewöhnlich hoch entwickelte Krankenpflege an erster Stelle steht. Wie Santo Spirito in Rom, besitzt es eine Legende, in welcher der Traummythus mit wirklicher Geschichte verflochten ist. Rahere, ein Höfling Heinrichs I., dessen Leben wohl mehr wie toll gewesen sein mag, und dessen Übermut so groß war, daß man ihn des Königs Hofnarren nannte, unter dessen Scherzen aber doch ein tieferes und ernsteres Streben schlummerte, wurde im späteren Leben ein Stiftsherr der St. Paul's Kathedrale und machte als Sühne für seine Sünden eine Wallfahrt nach Rom. Dort wurde er ein regulärer Domherr des h. Augustinus. Während seines Aufenthaltes in Rom erkrankte er schwer an einem Anfall des römischen Fiebers. Er hatte die neue Kirche des h. Bartholomäus besichtigt, die man auf der Tiberinsel, wo sich einst die alten Ruinen des Äskulaptempels erhoben, erbaut hatte. Die alten Steinpfeiler des heidnischen Tempels standen noch im Bereiche der Kirche; aber ihr Ruhm war dahin, und einige dort verwahrte Reliquien des h. Bartholomäus fesselten damals die fromme Andacht der Pilger. Im Fieberwahn träumte oder glaubte Rahere, daß der Heilige ihm erschiene. Er hatte schon gelobt, ein Hospital zu bauen, wenn er gesund würde und nach England heimkehrte, und die Erscheinung zeigte ihm den Platz, auf dem er es bauen sollte, — einen Ort, von dem Edward der Bekenner einst geträumt hatte, er sei für eine Kirche bestimmt. Rahere genas [1]), kehrte heim und berichtete von seiner Vision. Richard de Belmeis, der Bischof von London, unterstützte ihn reichlich durch Zuwendungen von Geld und Land und verschaffte ihm auch die Bewilligung von Privilegien durch den König. Er baute 1123 das Hospital in Smithfield und widmete sich zunächst persönlich dem Dienste desselben. In Verbindung mit dem Hospital erbaute er eine Priorei, deren erster Prior er wurde. Bis 1133 sind keinerlei Urkunden vorhanden, aus diesem Jahr aber existiert ein Gnadenerlaß Heinrichs I., welcher alle Vorrechte und Freiheiten aufzählt, die dem Hospital und dem Prior zuteil geworden sind. Er beginnt folgendermaßen:

Es sei euch kund und zu wissen, daß ich bewillige . . . . der Kirche des gesegneten Bartholomäus von London und Raherus, dem Prior und den regulären Domherren . . . . und den Armen des Hospitals der genannten Kirche [2]) . . . . [etc.]

[1]) *Histor. Sketch of the Priory and Royal Hospital St. Bartholomew* (Geschichtliche Skizze der Priorei und des kgl. Hospitals des h. Bartholomäus). W. A. Delamotte.

[2]) *Memoranda, References and Documents Relating to the Royal Hospitals of London* (Denkwürdigkeiten, Berichte und Urkunden über die kgl. Hospitäler Londons). 1836.

Das Hospital war zur Aufnahme armer und kranker Personen bestimmt, »bis sie gesund wurden«, und für schwangere Frauen bis zur Geburt ihrer Kinder. Diese Kinder sollten auch, wenn die Mütter starben und sie unversorgt zurückblieben, bis zu ihrem siebenten Jahr erhalten werden. Schon vor 1137 hatte Rahere den größeren Teil des Kirchenbaues von St. Bartholomäus beendigt und gab bald darauf seine Hospitaltätigkeit auf, um sich ganz einem religiösen Leben zu widmen, nachdem er zur Pflege der Kranken Brüder und Schwestern unter der Regel des h. Augustinus eingeführt hatte.

Die ersten Hospitalgebäude waren klein und gruppierten sich um eine große Halle, mit der sie verbunden waren, und in der wahrscheinlich die meisten Betten standen.[1]) Hier befand sich ein herrlicher Kamin, in dem später die Holzscheite des Königs verbrannt wurden, wenn derselbe als Geschenk »eine alte Eiche« sandte, wie dies aus seinen altertümlichen Anweisungen an die Förster hervorgeht: »Wir befehlen Euch, den Kranken des St. Bartholomäus Hospitals in London als unser Geschenk eine alte Eiche aus dem Walde von Windsor zu schicken.«[2])

Das Gebiet des alten Hospitals muß während der Regierung Heinrich VI. einen malerischen Anblick gewährt haben. Neben dem eigentlichen Hospital gruppierten sich die Wohnungen der Brüder und

---

[1]) *The Past and Present State of St. Bartholomew's Hospital.* (Der frühere und jetzige Zustand des Bartholom. Hospitals) von Dr. Norman Moore, S. 18. Adlard & Son, 1895.

[2]) ibid, S. 18.

Schwestern und außerdem private Wohnhäuser und Läden, die vermietet wurden und anscheinend eine gute Einnahmequelle bildeten. Lady Johanna Astley, die Pflegerin Heinrich VI. in seiner Kindheit, wohnte in einem derselben. Einige der Läden gehörten der Schwester Emma Clunbury, welche die Miete für dieselben erhielt, während der Meister der Anstalt für jedes Gebäude eine Rose bekam. [1])

Aus dem Leben der am Bartholomäus-Hospital tätigen Augustiner Brüder und Schwestern sind uns nur wenig Einzelheiten erhalten. Rahere hatte unter einem Meister acht Brüder und vier Schwestern angestellt. Dr. Norman Moore, der über die Geschichte des Hospitals besser unterrichtet ist, als sonst jemand, erzählte einmal den Schwestern des 20. Jahrhunderts, daß die erste Meldung für einen Schwesternposten, über die berichtet wird, unter Richard Löwenherz' Regierung, von einer in Friar Street wohnenden Dame einging, daß aber nicht bekannt sei, ob die Brüder sie angenommen hätten. [2]) Die erste, über deren Anstellung Berichte erhalten sind — fügte er hinzu — war Edina de Rittle aus Essex, deren Vater ein Lehnsherr war, und die dem Hospital eine große Mitgift mitbrachte. Dieselbe Autorität berichtet uns, daß in den Archiven des Hospitals ein über 700 Jahre altes Dokument mit vollkommen erhaltenem

---

[1]) *The Inhabitants of St. Bartholomew's Hospital in the Reign of Henry VI.* (Die Bewohner des St. Bartholomäus-Hospitals unter der Regierung Heinrichs VI.) Dr. Norman Moore. *St. Bartholomew's Journal 1905. S. 174—75.*

[2]) *British Journal of Nursing,* 5. Mai 1906. S. 360.

Siegel das älteste existierende Verzeichnis des Personals enthält, das es gibt. Vier Brüder sind in demselben mit Namen erwähnt: Elia, Walter aus Hatfield, Osbert aus Campenden und Ralph der Rote. Ihre Pflichten sind unter drei Titeln angegeben: ärztliche Behandlung, Andachten und die finanzielle Verwaltung. [1])

Wenn man diese Aufzeichnungen aus vergangener Zeit liest, kann man nicht genug staunen über die viel größere Einfachheit, mit der in alten Zeiten die Hospitalbücher geführt wurden. Das Hospital des h. Bartholomäus, das besser verwaltet wurde als das Hôtel-Dieu, führte ein Krankenverzeichnis, und ein Auszug desselben aus dem 16. Jahrhundert lautet folgendermaßen:

Es sind bis zu 800 an Zahl von Pocken, Fisteln, unreinen Beulen und Wunden geheilt, und so sicher von ihren Leiden befreit, daß andere, die in Nöten waren, ihren Platz einnehmen konnten. Außerdem haben 172 Aufnahme gefunden, die sonst in unerträglichem Kummer und Elend auf der Straße ihr Leben verloren haben würden und in die Augen und Nasen der Stadt gestunken hätten. [2])

Welche Bedeutung die Aufhebung der Klöster auch in politischer Beziehung gehabt haben mag, für die armen Kranken brachte sie jedenfalls eine Zeit der Entbehrung und der Sorge. Gray sagt unter voller Anerkennung der Tatsache, daß Almosengeben

[1]) *The Foundation of St. Bartholomew's Hospital* (Die Gründung des St. Bartholom. Hospitals) v. Norm. Moore, *Monthly Paper of the Guild of St. Barnabas,* London, Nr. 14, Bd. II. Sept. 1884.

[2]) *The Past and Present State of St. Bartholomew's Hospital.* S. 53—54.

ebenso gut Abhängigkeit schafft, wie sie dieselbe erleichtert: [1])

Auf die Aufhebung der Klöster folgte eine Zeit, in der die Armut sehr erheblich zunahm, während die zur Unterstützung verfügbaren Mittel sich gleichzeitig verringerten; unter dem alten System waren die Armen einigermaßen bedacht worden, — unter dem neuen wurden sie auf traurige Weise unterdrückt.

Staatliche Hilfe und private Wohltätigkeit traten nur langsam in die entstandene Lücke, und die Krankenpflege geriet in einen Zustand der Vernachlässigung, der über zwei Jahrhunderte dauern sollte.

Das Verlangen nach einer weltlichen, öffentlichen Aufsicht für eine Anzahl der wichtigeren Londoner Krankenhäuser entstand im Jahre 1538. Um diese Zeit richteten der Bürgermeister, die Ratsherren und die Gemeinde von London eine Eingabe an den König, mit der Forderung, daß die Verwaltung der Hospitäler der h. Maria, des h. Bartholomäus und des h. Thomas [2]) und einiger anderer für die Krankenpflege minder wichtiger Krankenhäuser dem Bürgermeister und anderen Beamten übertragen würde. Die Aufhebung der Klöster und die Vertreibung der religiösen Pflegeschwestern aus den Hospitälern machte den Ersatz derselben durch gewöhnliche Laiendienstboten oder Wartepersonal nötig, ein Vorgang, welcher der *laicisation* durchaus ähnlich gewesen sein muß, die während der letzten Jahrzehnte in Frankreich so

[1]) *History of English Philanthropy.* S. 12.

[2]) *Mem., Ref. and Documents Relating to the Royal Hospitals. 1836.*

energisch vor sich gegangen ist. Die englischen Stadtväter zeigten indes in einem wichtigen Punkte mehr Weisheit als die Franzosen; sie behielten die Organisation der religiösen Orden bei und stellten eine Oberin an die Spitze des sämtlichen weiblichen Personals. Sie hielten auch an der Bezeichnung »Schwester« für die Pflegerinnen fest, in der so viel Güte und Trost liegt, und erhielten auf diese Weise die Form, welche am besten geeignet war, sich dem neuen Geist der Erziehung und Ausbildung anzupassen, der später einziehen sollte.

Das Hospital des h. Bartholomäus fiel im Jahre 1547 an die Stadt, und das damals zwischen dem König und dem Bürgermeister getroffene Abkommen bestimmte, das Hospital des Kleinen h. Bartholomäus solle der Stadt für alle Zeiten zu eigen sein; es sei als »Das Haus der Armen in West-Smithfield, der Vorstadt Londons, gegründet von König Heinrich VIII« zu bezeichnen; ein Priester sei als Vikar anzustellen, ein anderer als Hospital-Verwalter; und es sei darin Raum zu schaffen für hundert arme Männer und Frauen und für eine Oberin mit zwölf ihr unterstellten Frauen, um die Betten zu machen und den genannten Männern und Frauen zu dienen.[1])

Es sollten ein Arzt, ein Wundarzt und acht *byddles* oder Vögte angestellt werden, um die armen, kranken, alterschwachen und gebrechlichen Personen, welche sich in der Stadt und den Vororten fänden, in besagtes Hospital zu bringen. Diese Bestimmung

---

[1]) *Mem., Ref. and Documents.*

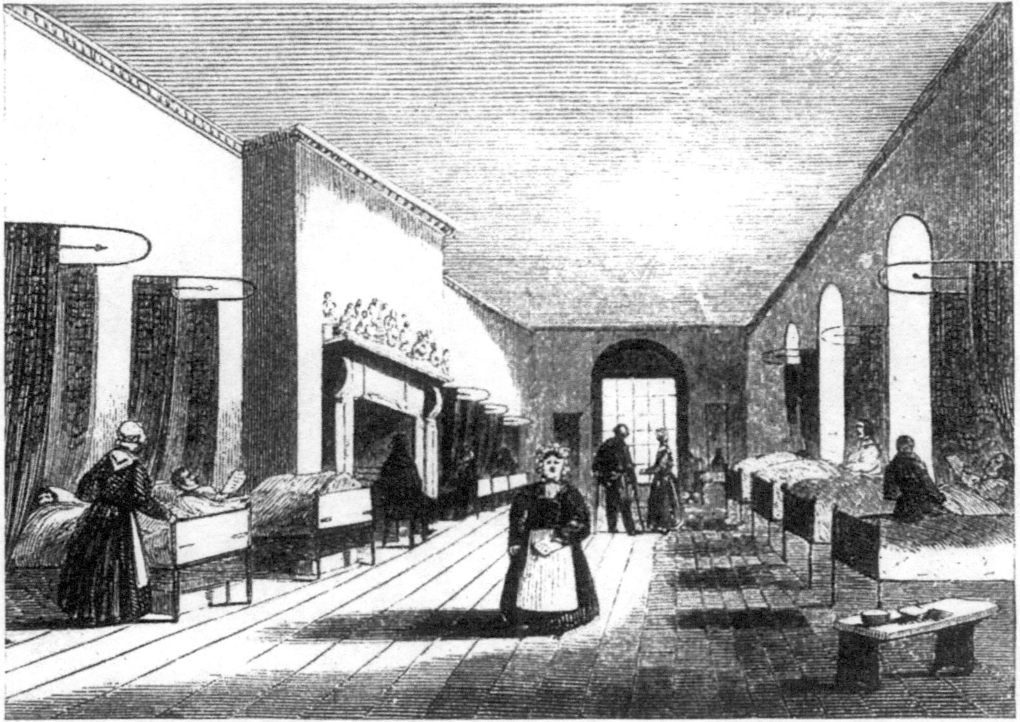

Rahere's Saal im Hospital des h. Bartholomäus mit einer Pflegerin des Typus »*Gamp*«.

Aus *The Royal Hospital of St. Bartholomew* von W. A. Delamotte.

klingt so, als ob das Hospital zu dieser Zeit mehr ein Armenhaus gewesen wäre, und die *byddles* scheinen eine neuere Form der ehemaligen *parabolani* gewesen zu sein. Im gleichen Jahre, 1547, übernahm die Bürgerschaft auch Bethlehem,[1]) ein Asyl für Geisteskranke, und das damals aufgegebene Hospital des h. Thomas, und richtete, gleichfalls für »arme, gebrechliche, lahme und kranke« Personen, jene Anstalt ein, welche später mit neuen, prächtigen Gebäuden das berühmte Heim der Nightingale-Schule werden sollte. Das historische St. Thomas-Hospital, in dem eine der größten Reformen des neunzehnten Jahrhunderts durch eine Frau vollzogen wurde, verdankt seine erste Entstehung gleichfalls einer Frau, denn ein frommes Weib, namens Mary, die Besitzerin eines Fährbootes, hatte bald nach der Eroberung durch die Normannen den ursprünglichen Platz zur Gründung eines Klosters geschenkt. Diese Mary wurde heilig gesprochen als St. Mary Overie (*over the river* — über dem Fluß). 1212 brannte das Kloster nieder, wurde aber im nächsten Jahr durch Richard, den Prior von Bermondsey, als Armenhaus für Kinder wieder aufgebaut. Später, zu einer nicht genau bekannten Zeit, baute der Bischof von Winchester dort ein Hospital und setzte einen Meister, Brüder und Schwestern zur Pflege der Armen ein. Nach der Reformation ging es in die Hände der Stadt über. Um diese Zeit hatte es etwa vierzig

---

[1]) Von demselben stammt das Wort *Bedlam* als Bezeichnung für Irrenhäuser.

Betten. 1732 wurde das St. Thomas-Hospital umgebaut, und das von den alten Orden übernommene Pflegesystem teilte jedem Saal eine [Laien-]Schwester zu, der zwei oder drei Dienstboten unterstellt waren. 1871 wurden die stattlichen neuen Pavillons, welche jetzt das Themseufer zieren, sowie das schöne Nightingale Heim mit seiner Krankenpflegeschule vollendet.

Als die städtischen Behörden die Verwaltung übernahmen, entwarfen sie Regeln für die Verwaltung ihrer sämtlichen Hospitäler, die sogenannte »Hospital-Ordnung«[1]) und die in diesen Regeln als »Ämter« bezeichneten Pflichten bilden jetzt eine drollige und fesselnde Lektüre. Zu bestimmten Zeiten wurden diese Regeln in den Hospitälern vor allen denen, die sie angingen, laut verlesen. Für die Pflegerinnen sind diejenigen, aus denen wir die folgenden Auszüge wiedergeben, besonders interessant:

Das Amt der Oberin:

... Euer Amt ist es, zu überwachen und zu untersuchen, ob die Frauen ihre Pflicht tun, ob sie die Bettücher und Hemden der Kinder waschen, und die, welche ihrer Fürsorge anvertraut sind, rein und sauber halten; und gleichfalls ob sie Betten, Laken, Decken und Geräte nebst ihren Sälen und Kammern in Ordnung halten, auch für Ausbesserung dessen sorgen, was von Zeit zu Zeit zerbricht. Ihr sollt vor allen Dingen fleißig Acht geben, daß die besagten Wäscherinnen und Pflegerinnen dieses Hauses stets wohlbeschäftigt und nicht träge sind ... Ihr sollt auch in jedem Vierteljahr das Einrichtungs-Inventar des Hauses, das euch übergeben ist, prüfen; wie Betten, Polster,

---

[1]) *Mem., Ref. and Doc.*

Matratzen, Decken, Oberbetten, Laken, Bahrtücher, Hemden, Strümpfe und dergl.; ob von denselben etwas entwendet, veruntreut, verdorben oder auf andere Weise verbraucht ist; und alles derartig Mangelnde, das ihr erspäht, muß den derzeitigen Almosenpflegern des Hauses bekannt gegeben werden... Ihr sollt zwei- oder dreimal jede Woche des nachts aufstehen und sowohl in die Krankenabteilung, wie in alle andern Säle gehen, und nachsehen, daß die Kinder in den Betten zugedeckt sind, damit sie sich nicht erkälten. . . . .

Aus etwas späterer Zeit stammt die folgende Bestimmung:

In den Zeiten, wo die Schwestern nicht um die Armen beschäftigt sind, sollt ihr sie spinnen oder sonstige Arbeit tun lassen, welche Trägheit verhindert und den Armen des Hauses Nutzen bringt. Ihr müßt auch den Flachs annehmen, für den die Gouverneure des Hauses sorgen, und wenn derselbe von den Schwestern gesponnen ist, müßt ihr ihn den besagten Gouverneuren abliefern, damit sie sowohl das Gewicht anschreiben, ehe es dem Weber übergeben wird, wie auch das Maß des Leinens, das zurückkommt.

Im Jahre 1557.

Die Ämter der Pflegerinnen und Saalwärter.

. . . . Ihr müßt euch auch alles Schmähens, Scheltens, Fluchens und der Trunkenheit enthalten.

Ihr müßt in eurem Betragen und euren Taten tugendhaft, liebevoll und fleißig sein.

Ihr müßt auch alle die zarten Säuglinge und kleinen Kinder, die eurer Aufsicht anvertraut sind, sorgfältig und fleißig beaufsichtigen, halten und nach ihnen sehen, und sie gesund, sauber und reinlich nähren und aufziehen . . .

Im Jahre 1580.

Ihr müßt auch den Armen in allen ihren Kümmernissen und Krankheiten treulich und barmherzig dienen und ihnen helfen, indem ihr sie sowohl sauber und reinlich haltet, als ihnen auch Speise und Trank auf die gewissenhafteste und bequemste Art reicht .... Ihr sollt ihnen gegenüber auch nur gute und ehrliche Worte gebrauchen, die sie trösten und bessern ... und vor allen Dingen seht zu, daß ihr Scheltworte und Trunkenheit als die verderblichsten schmutzigsten Lasten meidet, verabscheut und verachtet ....

Die Kranken in den Sälen zu besuchen war die Aufgabe des Hospitalverwalters und scheinbar — so merkwürdig das klingt — nicht die der Ärzte; die letzteren scheinen, nach den alten Bestimmungen zu urteilen, die Kranken nur etwa einmal in der Woche besucht zu haben, eine Angelegenheit, die mit großer Würde und Umständlichkeit vor sich ging. Dies geht aus dem »Amt« des Arztes am St. Bartholomäus-Hospital vom 14. Oktober 1609 hervor, das also lautet:

Arzt:

Ihr seid hier gewählt und zugelassen als Arzt, um an den Armen des Hospitals das folgende Amt zu verrichten. Nämlich ihr sollt zum wenigsten am ersten Tage der Woche während des ganzen Jahres, oder öfter, wie die Not es gebietet, in dieses Hospital kommen und die Oberin des Hospitals oder den Pförtner veranlassen, solche und soviel der in diesem Hospital beherbergten Armen, als die Beratung und Hülfe des Arztes gebrauchen, vor euch in den Vorsaal zu rufen ... Schreibt in ein für diesen Zweck bestimmtes Buch solche Arzneien mit ihrer Zusammensetzung und den Bestandteilen, wie es der Apotheke dieses Hauses zukommt, damit sie beschafft und für die Verwendung der Kranken zubereitet werden, wie jeder sie für seine besondere Krankheit braucht.

Unter den vielen berühmten Chef-Ärzten des

St. Bartholomäus-Hospitals befand sich auch William Harvey, und man kann sich gut vorstellen, wie er in seiner imponierenden Halskrause in würdevoller Stattlichkeit an einem Tisch in der großen Halle saß, während die aus den Sälen herbeigeführten Kranken auf einem Sitz in seiner Nähe Platz nahmen, und der Apotheker, der Verwalter und die Oberin, seiner Befehle gewärtig, neben ihm standen. Das Rezeptbuch, das dem Arzt zur Eintragung seiner Verordnungen diente, war stets unter Schloß und Riegel [1]).

Die alte Halle des Hospitals wurde etwa 1728 niedergerissen und eine prächtige neue, die mit vielen Bildern zur Erinnerung an seine große Vergangenheit geschmückt ist, gehört jetzt zu den Sehenswürdigkeiten Londons.

Ebenso merkwürdig waren die alten Regeln des St. Thomas-Hospitals. So werden unter der Überschrift »Die Pflicht der Schwestern« diese angewiesen:

darauf zu achten, daß weder Karten-, Würfel- noch andere Spiele in diesem Hause gespielt werden, und dem Schatzmeister oder Verwalter zu melden, wenn jemand dagegen verstößt.

Die Unterlagen aller schwachen Leute zu waschen oder waschen zu lassen, ohne Geld oder Geschenke dafür anzunehmen. Die Arzneien zu geben, wie sie verordnet sind: die für die Nacht im Winter um 8 Uhr, im Sommer um 9 Uhr.

Einen gesetzten Kranken dazu anzustellen, daß er bei jeder Mahlzeit das Tisch- und Dankgebet spreche; Sonntags am Pult eine Andacht zu lesen; und jeden Freitag Morgen die von den Kranken zu befolgenden Regeln und Bestimmungen im Saal zu verlesen.

---

[1]) *William Harvey* von D'Arcy Power. New York, 1898.

Was die »Pflicht der Pflegerin« anbelangt, so möchten wir wohl wissen, was unsere heutigen Pflegerinnen von den folgenden Regeln denken würden:

Sie muß, so oft die Ärzte und Wundärzte es verordnen, dem betreffenden Kranken in vorgeschriebener Weise warme Umschläge machen und auf die Wirkung aller Brechmittel achten.

Sie muß alle Betten auf einer Seite des Saales machen und die Betten und den Fußboden des ganzen Saales, sowie Tische und Bänke, Gänge, Treppen und Dachkammern scheuern und reinmachen; sie kann sich dabei von solchen Kranken helfen lassen, welche die Schwestern als dafür geeignet und fähig bezeichnen. Sie muß alles beim Mittagessen beschmutzte Geschirr: die Bierkannen, Bouillon-Eimer, Pfannen, Schüsseln und Teller etc. sauber gescheuert halten. Sie muß dem Kellermeister helfen, wenn die Bierglocke läutet, und die Kranken mitnehmen, die imstande sind, das Bier sicher in die Säle zu tragen, und darf nicht leiden, daß sie dasselbe auf dem Wege verschütten oder entwenden, sondern muß darauf achten, daß die Kannen voll in die Säle getragen werden; in der gleichen Weise muß sie helfen, wenn er die Brotglocke läutet, muß die genaue Zahl Brote für die Kranken holen, die ein Recht darauf haben; auch wenn die Küchenglocke läutet, muß sie hingehen und von der Köchin die genaue Menge der Speisen, die jedem Kranken bestimmt ist, in Empfang nehmen.

Während die altertümliche Ausdrucksweise früherer Jahrhunderte sich nach und nach modernisierte, blieben die Pflichten der Pflegerinnen bis zur Mitte des 19. Jahrhunderts dieselben.

Wenden wir uns jetzt von den Hospitälern dem Privatleben zu, so finden wir, daß die englischen Frauen ebenso mildtätig und eifrig im Besuchen der

Kranken waren, wie die anderer Länder. Schriftliche Aufzeichnungen berichten von einer Lady Warwick, die nach der Meinung ihrer Zeitgenossen eine geschickte Ärztin war. Sie nahm hilflose Kranke zur Behandlung und Pflege in ihr Haus und hatte einen großen Ruf für Kranken- und Wundbehandlung. Auch eine Gräfin von Arundel unterhielt in ihrem eigenen Hause ein Hospital für arme Kranke, und war so energisch im Verordnen, daß in einem Jahre »dreimal zwanzig Dutzend Schaffelle« verbraucht wurden, um die von ihr verschenkten Pflaster herzustellen [1]. Es gab unzählige Frauen, welche in dieser Weise der Not der Kranken abhalfen, und deren freiwillige Dienste bis zu einem gewissen Grade den Platz in der öffentlichen Wohltätigkeit ausfüllten, den jetzt das Hospital und die Apotheke einnehmen. Heute findet man weder im Landhaus noch im Schloß ein Hospital; wohlhabende Leute in guten Verhältnissen bekommen selten Wunden und Geschwüre zu sehen; nur den Familienarzneischrank und Flanellvorrat früherer Zeiten gibt es noch auf dem Lande, außer in entlegenen Orten, wo man allenfalls einen Schrank finden kann wie den von Catharine Elsmere [2]. Der Rev. Mr. Colfe in Lewisham hatte eine prächtige Frau, die 1643 starb. In ihrer Grabschrift sagt ihr Gatte: »Über vierzig Jahre war sie eine willige Pflegerin und Hebamme, ein Wund-

---

[1]) *Ladies of the Seventeenth Century* (Damen des 17. Jahrhunderts) von der Verfasserin von *Magdalen Stafford.*

[2]) In *Robert Elsmere* v. Mrs. Humphrey Ward. (Die Übersetzerin).

arzt und teilweise ein Arzt für alle, sowohl Reiche, als Arme, ohne Lohn zu erwarten« [1]).

Im Jahre 1782 finden wir die ersten Spuren der heute den Herzen der englischen Philanthropen so teuren *Cottage*-Pflege. Der Rev. Mr. Dolling, Vikar in Aldenham, veranstaltete Sammlungen, um Frauen zu drei-monatlicher Ausbildung als Hebammen in ein Londoner Hospital zu schicken, die dann ihre Tätigkeit unter den Frauen des Dorfes ausüben sollten. Andere Dörfer folgten diesem Beispiel, und einige schafften Hebammen-Taschen an, während ein Kirchspiel für Bettwäsche, Nachthemden, einen »großen Rohrlehnstuhl mit Kopfstütze« und einen Leuchter mit einem Pfännchen »zum Erwärmen von Flüssigkeiten« sorgte [2]).

Im 18. Jahrhundert erfolgte der Bau vieler öffentlicher Hospitäler. Dr. Steele nennt in einer Schrift über »Die Sterblichkeit im Hospital« fünfzig der wichtigsten heute bestehenden Hospitäler, die sämtlich aus diesem Jahrhundert stammen. Und es war hohe Zeit, denn nach Gray [3]) gab es zu Anfang des Jahrhunderts außer in London, wo sie unzureichend waren, fast garkeine Hospitäler. Fieber-Hospitäler, wie man in England alle die für Infektionskrankheiten bestimmten Häuser zu nennen pflegt, baute man zuerst gegen das Ende des 18. Jahrhunderts als öffentliche Einrichtungen. Bis dahin war man mit denselben auf die öffentliche Wohltätigkeit an-

[1]) *History of English Philanthropy* v. B. Kirkman Gray. London 1905, S. 48.

[2]) a. a. O. S. 236.

[3]) a. a. O. S. 125.

gewiesen, und in wissenschaftlicher Beziehung waren sie sicher jämmerlich genug. Zugleich mit den öffentlichen Fieber-Hospitälern erscheint, nach Gray (der für das 18. Jahrhundert keine große Begeisterung hegt), der erste schwache Schimmer einer organisierten Gesundheitspflege und Krankheits-Verhütung in Gestalt einer Verordnung, die das Tünchen der Wände vorschrieb. »Die bedeutsamste Entdeckung, welche im ganzen Verlauf dieser [Hospital-]Entwicklung gemacht wurde, bestand in der ersten unklaren Erkenntnis, daß alle Pflege eitel ist, solange die unnötigen Krankheitsursachen nicht beseitigt werden«, sagt Gray;[1]) und weiterhin: »Die Erfindung des Tünchens [infizierter Räume] ist die aussichtsvollste Tatsache in der philanthropischen Geschichte des Jahrhunderts, gerade weil sie auf künftige Methoden einer aufbauenden genossenschaftlichen Organisation zum Schutze der Gesundheit hinweist.« Die Spezialkrankenhäuser des 18. Jahrhunderts waren für venerische Krankheiten, Geburtshülfe, Geisteskranke und Krebsfälle bestimmt. Die letzteren besaßen, da sie zum Zweck der Erforschung und klareren Erkenntnis der Krankheit eingerichtet waren, den ausgeprägtesten wissenschaftlichen Charakter. Wir haben jedoch bis dahin keinen Beweis, daß ein Bedürfnis nach geschulter Pflege empfunden wurde, wenn sich auch gelegentlich ein solches nach geschulten Hebammen zeigt. Es ist sogar behauptet worden, daß man nicht einmal das Wort »Pflege« in den Inhaltsverzeichnissen

---

[1]) a. a. O. S. 152.

alter Bücher oder Zeitschriften finden könne, und die tatsächliche Nachforschung scheint dies zu bestätigen, wenn auch das Wort »Pflegerin« gelegentlich in flüchtigen Bemerkungen erscheint. Die einfachsten Bequemlichkeiten des modernen Lebens fehlten in den Hospitälern oft völlig; 1751 lesen wir, wie Dr. John Gregorie über die Notwendigkeit einer Badewanne folgendermaßen an die Verwaltung des Hospitals in Aberdeen schreibt: »Wenn man bedenkt, wie nützlich, — ja, notwendig — heiße und kalte Bäder für die Heilung vieler Krankheiten sind, kann man nur ernstlich hoffen, daß dieser Plan [nämlich die Anschaffung einer Badewanne] ausgeführt wird.«[1])

Der letzte Teil des 18. Jahrhunderts war auch die Zeit, in welcher Wm. Tuke in England und Pinel in Frankreich unabhängig voneinander das neu entdeckten, was die griechischen Ärzte schon vor 2000 Jahren genau wußten, nämlich die richtige Behandlung und Pflege Geisteskranker. Von dieser Zeit an dämmerte langsam die Erkenntnis, daß Ketten, Tobzellen, Zwangsjacken, die Qualen der Einschüchterung durch Dunkelheit, Hunger und Kälte weder wissenschaftliche noch menschenwürdige Methoden zur Behandlung der Geisteskranken seien,

---

[1]) *Nursing in Scotland* (Krankenpflege in Schottland) v. Rachel Frances Lumsden. *Hospitals, Dispensaries and Nursing Papers* (Hospitäler, Apotheken und Krankenpfl. Zeitungen), Berichte der Weltausstellung in Chicago 1893, S. 490.

und damit wich langsam einer der grausamsten Irrtümer des Aberglaubens aus dem menschlichen Geist. Tuke, ein Mitglied der »Gesellschaft der Freunde«, jenem scharfsichtigen Element der menschlichen Gesellschaft, das soviel für die Menschheit geleistet hat, baute in seinem Garten eine Zufluchtsstätte, in welcher Ketten und Schrecken durch Güte, Beschäftigung und das natürliche Beruhigungsmittel grüner Bäume und Wiesen, mit wenig oder gar keinem Zwang ersetzt wurde; und Pinel ging in Frankreich gleichzeitig in derselben Weise vor. Tuke war kein Arzt, sondern ein Teehändler; aber er sorgte für sachverständige Leitung seines hochherzigen Unternehmens, wenn er es auch stets unter eigner Aufsicht behielt. Er muß Pflegerinnen gehabt haben, man weiß jedoch nicht, wer sie waren. Wahrscheinlich verschaffte er sich einfache, bescheidene Personen, die er mit seinem eigenen Geist erfüllte, wie Dr. Bourneville das in Paris mit dem Pflegepersonal seiner Klinik für Nervenkranke auch getan hat.

Um diese Zeit ging durch die einschneidende Kritik Howard's eine allgemeine Säuberung der Hospitäler vor sich. Unter anderm schrieb ihm die Verwaltungskommission des Middlesex Hospitals, tief verletzt durch einige seiner Bemerkungen über den Zustand desselben, einen Brief mit folgender Aufforderung: »Da die Behauptung, die Säle seien eng und schmutzig, in keiner Weise dem wirklichen Zustand derselben entspricht, dieselben vielmehr groß, sauber und luftig sind, so werden [die Direktoren] sich durch einen wiederholten Besuch des Herrn sehr geehrt fühlen«, — und gingen dann eiligst an's Malen, Tünchen und Entfernen von Wänden.[1])

Das älteste öffentliche Hospital in Dublin wurde 1720 von einer Frau, Madam Steevens gegründet, die das Land dafür kaufte und das Geld gab, den Bau leitete und bis zu ihrem Tode im Hospital lebte. Es wurde lange Zeit nach ihr benannt, trägt aber jetzt aus einem unerfindlichen Grunde den Namen eines Arztes.[2])

Ein merkwürdiger Brauch, der in frühester Zeit ziemlich verbreitet gewesen zu sein scheint, aber im 18. Jahrhundert allmählich eingestellt wurde, wird in den Urkunden des Middlesex Hospitals erwähnt, nämlich die Bezeichnung der Säle mit dem Namen der Pflegerinnen, die sie versorgten. (Heute ist der Brauch in vielen englischen Krankenhäusern gerade umgekehrt, das heißt die Oberschwester wird mit dem Namen ihres Saales genannt, z. B. Schwester *Casualty* [Unfall].) Die alten Hospitalberichte enthalten eine Fülle wunderlicher Einzelheiten, und man kommt in große Versuchung, dieselben ausführlich wiederzugeben. So lesen wir unter anderm, daß in einem gewissen Hospital die Dienerschaft für die Krankenabteilung aus drei Personen bestand; »einem Boten und Türhüter«, der Oberin[3]) (Haus-

[1]) *History of the Middlesex Hospital during the First Centuries of its Existence* (Die Geschichte des Middlesex Hospitals während der ersten Jahrhunderte seines Bestehens), Erasmus Wilson 1845, London.

[2]) *The British Journal of Nursing*, 31. März 1906, S. 252.

[3]) Das englische Wort *matron* wird für leitende Stellungen in Hospitälern gebraucht. Da sich manche dieser Posten in ihrer ganzen Art mehr als der einer Haushälterin, als einer

hälterin), welche die Frau des Boten war, und einer Pflegerin.

Verfolgen wir die alten Berichte dieser Anstalt weiter, so finden wir, daß der Hospitalbesitz so zugenommen hat, daß folgende Anordnung nötig wurde: »Daß ein Inventar von allem Hausrat, Wäsche, Geräten etc. und allem, was zum Hospital gehört, aufgenommen und in ein Buch eingetragen werde, und daß eine Abschrift desselben an die Oberin abzugeben sei«. Bald darauf werden gewisse Unterschleife erwähnt, infolge derer der Apotheker, der Bote und die Oberin von ihrem Amte suspendiert und bei der nächsten Vierteljahrssitzung entlassen werden. Vom Apotheker heißt es, er habe »abscheuliche und ungeheuerliche Handlungen« begangen, und der Bote und die Oberin hätten ihre Pflicht vernachlässigt, »weil sie der Kommission mehrfache Unanständigkeiten und Ausschweifungen, die von andern begangen wurden, und die sie zum großen Schaden des guten Rufs des Hospitals zuließen, nicht gemeldet hätten«. Es wurde auch vorgeschlagen, unbotmäßige Kranke zu bestrafen, indem man ihnen nach Maßgabe des Verwalters das Essen entzog; aber dieser Vorschlag wurde mit Recht abgelehnt. Andere kuriose Aufzeichnungen lauten folgendermaßen:

Daß es keinem Kranken gestattet sei, durch das Fenster mit Jemand auf der Straße zu sprechen.

Daß keine geistigen Getränke ohne Erlaubnis des Verwalters ins Haus gebracht werden dürften.

Oberin kennzeichnen, so wird neuerdings besonders in großen Hospitälern, der in Amerika allgemein übliche Titel *Lady Superintendent* für Oberinnen angewendet. (Die Übersetzerin).

Daß niemand sich nach neun Uhr erlauben dürfe, durch laute Unterhaltung im Bett mit anderen die Kranken zu stören, außer wenn er der Hülfe bedürfe. . . .

Daß nicht mehr wie fünfzehn Kranke zur Zeit im Hause aufgenommen werden dürften, damit stets Platz zur Aufnahme von Unfällen vorhanden sei; [und es wurde beschlossen], daß der zukünftige Bestand des Hospitals fünfzehn Betten nicht überschreiten solle, abgesehen von drei Reservebetten für Unfälle, bis etwas anderes bestimmt werde.

. . . Daß verheiratete Frauen während des letzten Monats ihrer Schwangerschaft im Hospital aufgenommen werden könnten, aber daß ihnen unter keinem Vorwand zu gestatten sei, das Hospital ohne ihr Kind zu verlassen. . . .

Daß Mr. Layard ordentlicher Geburtshelfer *(man-midwife)* des Hospitals sei.

Daß Dr. Sandys außerordentlicher Geburtshelfer *(man-midwife)* des Hospitals sei.

Daß keiner Hebamme *(woman-midwife)* erlaubt sei, im Hospital ihre Tätigkeit auszuüben.

Der Geist der Sparsamkeit zeigte sich in verschiedener Weise. Im Januar wurde angeordnet, daß »zwölf gebrauchte Zinnteller« zu kaufen seien, und im folgenden Juni wird bestimmt, daß die alten Kleider der im Hospital Verstorbenen zu verkaufen wären.

Im April wurde »beschlossen, daß die zur Zeit für die Frauen benutzte Abteilung jetzt zu schließen und die sie versorgende Pflegerin Eleanor Conolly am selben Tage zu entlassen sei«. Es wurde auch für richtig erachtet, »eine der Nachtwachen wegen der verringerten Krankenzahl zu entlassen«. Und der Hülfsoberin wurde angeraten, »sich eine andere Beschäftigung zu suchen«.

In einer andern Reihe von Berichten wird 1787 bestimmt, daß die Oberin »die Meinung der Fakultät einholen solle, ob es richtig sei, die Säle einmal in der Woche zu scheuern«. Auf diese Frage erfolgte die gnädige Erwiderung der Fakultät: »Wir empfehlen der Kommission, daß man fortfahre, die Säle während des ganzen Jahres einmal in der Woche zu scheuern, daß man es jedoch in das Ermessen der Oberin des Hauses stelle, es bei besonders nassem oder feuchtem Wetter für einige Zeit zu verschieben oder zu unterlassen, aber nicht länger wie eine Woche«.

Wir finden ferner folgende Posten in diesen Aufzeichnungen:

Die erste Oberin angestellt mit einem Jahresgehalt von 15 Pfund (ca. 300 M.) und einer Gratifikation von 5 Pfund, wenn sie ein Jahr bleibt und sich zur Zufriedenheit der Direktoren aufführt. . . .

Zwanzig Betten für das neue Hospital bestellt. Die Gardinen aus kariertem Leinen, zum Zuziehen. Feder-Polster anschaffen, aber keine Kissen (vorläufig). Die Betten mit Stroh, Haferstreu oder Flocken stopfen. Zwei wollene Decken und ein Oberbett . . .

Zwei Nachtwachen angestellt, sind im Hause zu unterhalten, — besser, als sie für die Nacht zu mieten. Jahresgehalt 5 Pfund 5 Shilling (ca. 105 M.).

Joseph Cole mit Pferd beschäftigt, um für 1 Sh. (1 M.) pro Stunde Wasser aus dem Brunnen zu schöpfen. . . .

(1775). Verfügt, daß für den Pförtner ein blauer Livree-Rock und Weste, ein Paar lederne Beinkleider, ein Hut mit gelbem Knopf und Schleife angeschafft werde. . . .

Auf die Kost achten und entscheiden, ob die Portionen nicht zu groß sind, da eine ganze Menge Brot und andere

Vorräte in verschiedenen Sälen verborgen gefunden worden sind, als man nachsuchte. . . .

Verfügt, daß, da der jetzige Fonds für die Unterstützung gebrechlicher und altersschwacher Pflegerinnen genügt, 2 Shilling 6 pence (ca. 2,50 M.) wöchentlich aus dem Hospitalfonds der A. H. bewilligt werden, die 10 Jahre lang in lobenswerter Weise als Pflegerin im Hospital gedient hat und jetzt wegen eines Hüftleidens lahm und unfähig ist, ihre Arbeit fortzusetzen. Die Gemeinde von — erklärt sich bereit, ihr in gleicher Weise 2 Shilling die Woche zu zahlen.[1])

Einige gutgeleitete Anstalten wurden nach den Begriffen jener Zeit mustergültig verwaltet. Howard schildert das Grafschafts-Hospital in Norwich als eines der besten:

Die Säle sind hoch; es ist nur ein Stockwerk aufgesetzt; die Bettstellen bestehen aus Eisen und sind nicht überfüllt. Die Betten sind aus Stroh; die Möbel sind mit Leinen bezogen, es gibt keine Betthimmel. Die Säle werden durch häufiges Aufwaschen sauber gehalten und gut gelüftet, da gewöhnlich die einander gegenüberliegenden Fenster offen sind. Im Sommer sind holländische Öfen mit kleinen kupfernen Kesseln für Theewasser in den Sälen aufgestellt, womit die Kranken manchmal richtig verwöhnt werden.

---

[1]) Auszüge aus *The Norfolk and Norwich Hospital* von 1770—1900, von Sir Peter Eade, M. D. London 1900.

Kapitel XIII.

DIE CHIRURGIE UND ÄRZTLICHE BEHANDLUNG IM MITTELALTER.

Die Spezialisierung der Chirurgie als eines bestimmten Zweiges der medizinischen Wissenschaft scheint von denselben Schwierigkeiten begleitet gewesen zu sein wie die Spezialisierung der Krankenpflege. Von der Zeit an, wo die allgemeine Medizin aufhörte ein Monopol der Kirche zu sein und das Aufwärtsdrängen der weltlichen und bürgerlichen Elemente die allmähliche Umgestaltung des ärztlichen Berufes in einen weltlichen, wissenschaftlichen Beruf voraussehen ließ, hat der Wundarzt es fast so schwer gehabt wie die Pflegerin, eine anerkannte und geachtete Stellung zu erlangen.

Es heißt, daß die Mönche, nachdem sie infolge der Erlässe des 12. und 13. Jahrhunderts die Ausübung der Wundbehandlung hatten einschränken müssen, ihre Diener oder die Gemeindebader geschickt hätten, um zur Ader zu lassen, Zähne zu ziehen und ähnliche Dienste zu verrichten und daß auf diese Weise das Handwerk der Bader-Wundärzte entstanden sei. [1])

[1]) *Curiosities of Medical Experiences,* J. G. Millingen, M. D., M. A., Richard Bentley, London, 1839. S. 288.

Es gab auch eine Körperschaft von Meister-Wundärzten; denn der h. Ludwig hatte 1268 zu Ehren des h. Cosmos und des h. Damian eine Schule für Wundärzte gegründet. Obgleich nun die Bader nicht zu dieser gelehrteren Körperschaft gehörten, fingen sie an, auf deren Gebiet überzugreifen und kleinere Operationen vorzunehmen, so daß schleunigst ein Gesetz erlassen wurde, welches ihnen verbot, ihre ursprünglichen Grenzen zu überschreiten, es sei denn, daß sie von einem Meister der Wundheilkunde geprüft worden waren. Die Meister waren nicht immer besser ausgerüstet als die Bader; jedoch war den letzteren 1372 nur gestattet, Schwären, Quetschungen und offene Wunden zu verbinden.

Die zwischen Ärzten und Wundärzten bestehenden Eifersüchteleien und die Bemühungen beider, ihre Grenzlinien in Übereinstimmung zu bringen und sich den schnell wechselnden sozialen Zuständen anzupassen (deren nicht geringster das 1452 widerrufene Gesetz der Ehelosigkeit für die Universitäts-Ärzte war), sind zu zahlreich, um auf sie einzugehen; aber sie waren kein Vorteil für den Bader, der oftmals als Spielball der Parteien diente, und führten dazu, daß man mehrere Jahrhunderte lang auf die Wundheilkunde herabsah. Die Wundärzte wurden von der Universität ausgeschlossen, und obgleich ihre Wissenschaft auf der Anatomie beruhte, erhielten sie ihre Ausbildung und ihr Patent von Ärzten, in deren Lehrgang die Anatomie nicht als notwendig galt.

Der Streit war eigentlich mehr ein solcher der geistlichen und weltlichen Mächte als des einfachen beruflichen Vorurteils, — ein Beispiel des Kampfes zwischen dem Dogma und dem Studium der Natur.

1505 gab man in Frankreich den Badern die Bezeichnung »Wundarzt«, und damit begann für sie eine fortschreitende Entwicklung, so daß 1655 Wundärzte und Bader-Wundärzte in ein Kollegium zusammengeschlossen wurden.[1])

In anderen Ländern vollzog sich die Entwicklung des Wundarztes in ähnlicher Weise, wie in Frankreich.

Der ungebildete und ungeschulte Bader-Wundarzt findet sich jetzt noch in einigen europäischen Ländern und den entlegenen Teilen Amerikas. Er wird gerufen, um Schröpfköpfe zu setzen (Aderlaß, früher eine seiner Spezialitäten, wird kaum noch ausgeübt, ebenso wenig wie Blutegelsetzen) und einige besondere Manipulationen, wie Gegen-Irritationen[2]) etc. vorzunehmen. In England trat in alter Zeit der Apotheker oft an seinen Platz, von dem man voraussetzte, daß er zu allen möglichen Dingen befähigt sei, die jetzt vollständig auf das Gebiet der Pflegerin übertragen sind.

Man kann sich kaum schmerzhaftere und grauenhaftere Umstände vorstellen, als die, unter welchen

[1]) Millingen, a. a. O. S. 299.

[2]) Die Verfasserinnen haben einige entsetzliche Folgen der Unwissenheit und des Selbstvertrauens dieser Barbiere beobachtet. So hatte in einem Fall der Arzt einem dreizehnjährigen Kinde eine heiße Packung verordnet; die erst kürzlich aus Rußland eingewanderte Familie rief einen ihrer Landsleute herbei, der auch kam. Er benutzte zur Herstellung der Packung die Dämpfe von ungelöschtem Kalk in so brutaler Weise, daß das Kind fürchterlich verbrannt wurde und seinen Verletzungen erlag.

in Ermangelung von Betäubungsmitteln die Wundbehandlung in alter Zeit erlernt und ausgeübt werden mußte. Ein moderner Chirurg sagt:

Es schaudert einen bei dem Gedanken an die entsetzlichen Grausamkeiten, welche an der leidenden Menschheit unter der Bezeichnung Wundbehandlung verübt wurden. Die Kranken wurden mit brutaler Gewalt auf dem Operationstisch festgehalten und bei vollem Bewußtsein operiert. Man hörte sie gellend schreien und in herzzerreißenden Tönen um die Beendigung ihrer Qualen bitten. Man machte mit rotglühenden Messern Einschnitte und zwang sie, ihre Wunden in Kessel mit siedendem Teer zu tauchen, um die Blutung zu stillen.[1])

Einige der schmerzhaftesten chirurgischen Behandlungsarten, wie das Ausbrennen von Wunden und Amputationsstümpfen mit kochendem Öl und rotglühenden Instrumenten, wurden von dem berühmten Franzosen Ambroise Paré (1510—1590) beseitigt. Er war nicht nur einer der bedeutendsten Wundärzte, sondern auch einer der humansten Menschen, und der folgende, seinen eigenen Erzählungen entnommene Bericht ist ein klassisches Beispiel seiner Chirurgie und außerdem ein treffliches Vorbild guter Pflege. Paré wurde zu einem jungen Edelmann gerufen, dessen Fall von seinen Ärzten als hoffnungslos aufgegeben war, so daß seine Verwandten den König, dessen Leibarzt Paré war, beredeten, er möge diesem gestatten, zur Konsultation auf ihre Landgüter zu kommen.

---

[1]) *The History and Development of Surgery during the Past Century* (Geschichte und Entwicklung der Chirurgie während des verflossenen Jahrhunderts) von Frederic S. Dennis, M. D., F. R. C. S. — Abdruck aus *American Medicine*, Band IX, Nos. 4, 5, 6 und 7. 1905.

Der große Wundarzt berichtet in seinem Tagebuch das Folgende über diesen Fall:

Ich fand ihn in hohem Fieber, mit tief eingesunkenen Augen, mit dem gelblichen Antlitz eines vom Tode Gezeichneten, trockener, harter Zunge, am ganzen Körper sehr abgezehrt und mager, mit der leisen Stimme eines Mannes, der dem Tode nahe ist. Ich fand die Hüfte sehr entzündet, eiternd und schwärend, eine grünliche, sehr übel riechende Flüssigkeit absondernd. Ich untersuchte mit einer silbernen Sonde, und fand eine große Höhle in der Mitte der Hüfte und andere um das Knie herum, alle voll eitriger Flüssigkeit und durch Gänge verbunden; ebenso mehrere Knochensplitter, manche schon locker, andere noch nicht. Das Bein war stark geschwollen und von schleimiger Flüssigkeit durchtränkt — gekrümmt und verkürzt. Er hatte einen großen Dekubitus, konnte weder bei Tag noch bei Nacht Ruhe finden, hatte keinen Appetit, aber großen Durst. Man sagte mir, er verfiele oft in Herzschwäche und hätte manchmal Krampfanfälle wie bei Epilepsie; oft würde ihm übel und er zittere so, daß er die Hände nicht bis zum Mund heben könne . . . . .

Nachdem ich ihn gesehen hatte, machte ich einen Gang durch den Garten und bat Gott, er möge mir durch die Herstellung des Kranken seine Gnade erweisen: und er möge unsere Hände und Arzneien segnen, um diese Komplikation von Krankheiten zu bekämpfen.

Ich erwog im Geiste die Mittel, welche ich zur Erlangung dieses Zieles anwenden müsse. Man rief mich zum Mittagessen. Ich ging durch die Küche und sah dort, wie man dem großen Topf ein halbes Schaf, ein Kalbsviertel, drei große Stücke Rindfleisch, zwei Hühner und ein großes Stück Schinken mit einer Fülle von guten Kräutern entnahm. Da sagte ich mir, daß diese Brühe aus dem Topf voll guter Säfte und sehr nahrhaft sein müsse.

Nach dem Mittagessen begann unsere Beratung; alle Ärzte und Wundärzte kamen zusammen .... Ich fing damit an, den Wundärzten mein Erstaunen auszudrücken, daß sie keine Einschnitte in die Hüfte des Kranken gemacht hätten, da doch alles voll Eiter sei und die dicke, stinkende Masse in ihr beweise, daß er lange darin zurückgehalten worden sei; sodann sagte ich ihnen, daß ich mit der Sonde eine Zerstörung des Knochens festgestellt habe, sowie Knochensplitter, die schon locker seien. Sie antworteten mir: »Nie und nimmer würde er das zulassen«; es sei tatsächlich fast zwei Monate her, seit sie die Erlaubnis erhalten konnten, saubere Tücher auf sein Bett zu legen, und man dürfe kaum wagen, seine Decke zu berühren, so groß seien die Schmerzen. Da sagte ich ihnen; »Um ihn zu heilen, müssen wir noch ganz anderes als die Decke seines Bettes anrühren«.

Ein Jeder sagte, was er von dem Leiden des Kranken hielte, und zum Schlusse erklärten alle es für hoffnungslos. Ich versicherte ihnen, es sei doch noch einige Hoffnung da, weil er noch jung sei und Gott und die Natur manchmal Dinge vollbrächten, welche den Ärzten und Wundärzten unmöglich schienen ....

Um die Wärme und den Blutumlauf im Körper wieder zu heben, müßten allgemeine Reibungen — oben, unten, rechts, links und rundherum — mit heißen Tüchern gemacht werden, um das Blut und die Lebensgeister von innen nach außen zu ziehen ... Für den Dekubitus müsse man ihn in ein frisches weiches Bett mit sauberem Hemd und Tüchern legen... Nachdem wir die Ursachen und Komplikationen der Krankheit besprochen hatten, sagte ich, man müsse sie durch ihre Gegensätze heilen, zuerst aber, um die Schmerzen zu erleichtern, müsse man Öffnungen in der Hüfte machen, um den Eiter herauszulassen .... Zweitens müßten wir in Anbetracht der Schwellung und Kälte des Gliedes heiße Steine um dasselbe legen, sie mit einer Abkochung von nervenstärkenden Kräutern in Wein und Essig besprengen und in Leintücher hüllen. An seine Füße müsse man einen irdenen Krug legen, der mit der Abkochung gefüllt, wohlverkorkt und in Tücher gehüllt sei. Dann müsse die Hüfte und das ganze Bein mit einer Abkochung gebäht werden, die aus Salbei, Rosmarin, Thymian, Lavendel, Kamillenblüten und Honigklee, in weißem Wein gekochten roten Rosen und aus einem austrocknenden Pulver aus Eichenasche und etwas Essig und einer halben Hand voll Salz hergestellt wäre . . . .

Drittens müßten wir auf den Dekubitus ein Pflaster legen, das zu gleichen Teilen aus der austrocknenden roten Salbe und *Unguentum Comitissae* hergestellt sei, um die Schmerzen zu lindern und das Geschwür auszutrocknen; er müsse auch ein kleines Daunenkissen bekommen, um jeden Druck fernzuhalten . zur Stärkung seines Herzens sei darauf ein mit einem Kühlmittel aus Wasserlilien-Öl, Rosensalbe und etwas in Rosenessig und Theriak gelöstem Saffran bestrichenes rotes Tuch zu legen.

Für die Ohnmacht, welche von der Erschöpfung der natürlichen Kräfte herrühre und das Gehirn angreife, muß er gute, saftreiche Nahrung bekommen, wie rohe Eier, in Wein und Zucker gekochte Rosinen, Fleischbrühe aus dem großen Topf, von dem ich schon sprach, weißes Geflügel, fein geschabte Rebhuhnbrust und anderes leichverdauliches gebratenes Fleisch, wie Kalb, Lamm, Tauben, Rebhühner, Drosseln und dergl., mit Saucen aus Orangen, Holzäpfelessig, Sauerampfer, scharfen Granatäpfeln; oder er kann es auch gekocht essen mit guten Kräutern wie Lattich, Portulak, Endivie, Ochsenzunge, Ringelblume und dergl. Nachts kann er ein Gemisch von Gerstenwasser trinken mit je zwei Unzen Saft von Wasserlilien und Sauerampfer und vier oder fünf Gran Opium [diese Gran waren soviel wie ein Gerstenkorn an Gewicht] und den vier kalten Samen die gequetscht werden müssen und von deren jedem er eine halbe Unze erhalten soll. Das ist ein gutes Mittel und wird ihm Schlaf bringen. Er soll Landbrot essen, das weder zu alt noch zu frisch ist.

Wegen der schlimmen Kopfschmerzen muß man ihm das Haar abschneiden und den Kopf mit etwas erwärmtem Rosenessig reiben; man tauche ein doppelt gelegtes Tuch hinein und lege es ihm auf; ebenso ein Stirntuch, das mit Öl aus Wasserlilien, Rosen und Mohn und etwas Opium, Rosenessig und Kampfer getränkt ist und zuweilen gewechselt wird. Außerdem soll man Blüten von Bilsenkraut und Wasserlilien mit Essig und Rosenwasser quetschen, alles mit etwas Kampfer in ein Taschentuch hüllen, das man ihm zuweilen zum Riechen an die Nase hält. Man muß, um ihn zum Schlafen zu bringen, künstlichen Regen herstellen, indem von einem erhöhten Platz Wasser in einen Kessel gegossen wird.

Was die Verkrümmung des Beines anbelangt, so hoffe ich, daß sie sich ausgleicht, wenn wir den Eiter und andere in der Hüfte angesammelte Flüssigkeiten herauslassen, das ganze Knie mit Malvensalbe und etwas Weingeist einreiben und es in nicht entfettete schwarze Schafwolle einhüllen; wenn wir ein doppelt gelegtes Federkissen unter das Knie schieben, wird sich das Bein nach und nach wieder strecken . . . . . .

Nach beendeter Beratung kehrten wir zu dem Kranken zurück und ich machte drei Einschnitte in die Hüfte. Zwei oder drei Stunden später ließ ich ein Bett mit schönen weißen Tüchern neben dem seinigen richten; dann hob ein starker Mann ihn hinein, und er war dankbar, aus seinem schmutzigen, stinkenden Bett herauszukommen. Bald darauf verfiel er in einen Schlaf, der etwa vier Stunden währte . . . .

Am folgenden Tag machte ich in die Tiefe und die Höhlungen des Geschwüres Einspritzungen von *Aegyptiacum*, das manchmal in Weingeist, ein andermal in Wein gelöst war. Ich schob Kompressen in die Tiefe der gewundenen Gänge und großen Höhlen, um sie zu reinigen und die weichen, schwammigen Granulationen auszutrocknen, damit der flüßige Eiter stets einen Ausweg hatte, und darüber legte ich ein großes Pflaster von in Wein gelöstem *Diacalcitheos*.

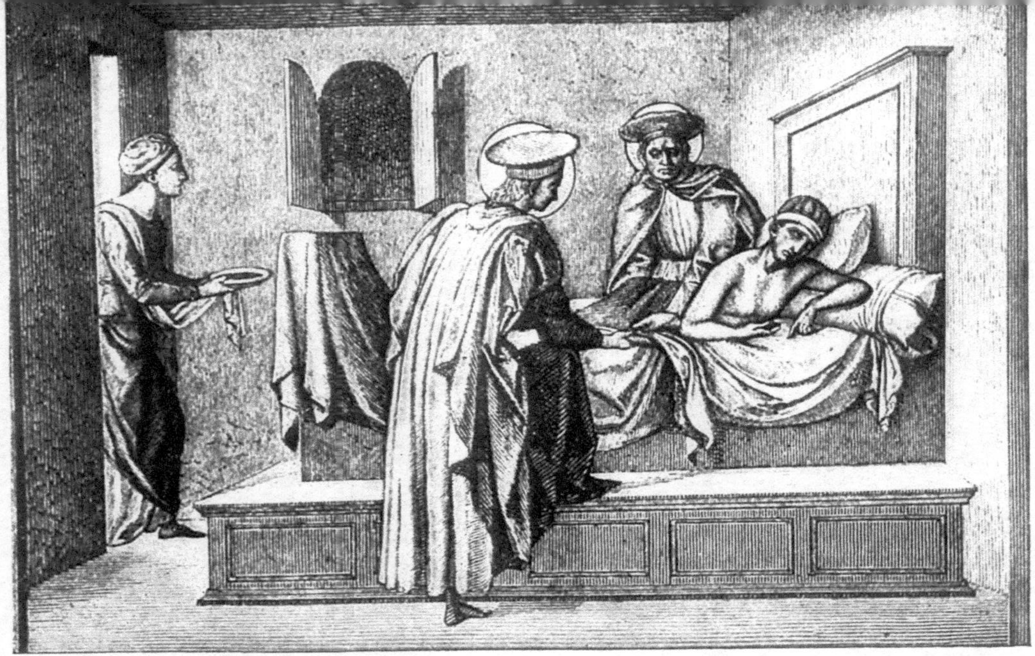

Die heiligen Brüder Cosmos und Damianus, Ende des 13. Jahrh., besuchen und pflegen einen Kranken.

Auf Holz gemalt von Francesco Pesilli, im Louvre.

Aus *Military and Religious Life in the Middle Ages and at the Period of the Renaissance* von Paul Lacroix. Bickers & Son, London.

Ich verband ihn so geschickt, daß er keine Schmerzen dabei empfand, und als der Schmerz aufhörte, sank das Fieber sofort. Von da an ließ ich ihn mäßig mit Wasser gemischten Wein trinken, da ich wußte, daß derselbe die Lebenskräfte anregen und wiederherstellen würde. Alles was wir in der Beratung beschlossen hatten, wurde zur gehörigen Zeit in der nötigen Ordnung durchgeführt, und sobald die Schmerzen und das Fieber aufhörten, fing er an sich stetig zu bessern . . Nach einem Monat setzten wir ihn in einen Lehnstuhl . . . . nach sechs Wochen fing er an, etwas an Krücken zu stehen, setzte Fett an und bekam eine gute, natürliche Farbe.[1])

Ein moderner Arzt schreibt:

Es wird manche unserer Pflegerinnen, die heute selten etwas Komplizierteres als die Thiersch'sche Lösung benutzen, interessieren, zu hören, woraus manche der von Paré benutzten Arzneien bestanden. Man findet sie in der *Pharmacopeia Londinensis* von Nicholas Culpeper, *Gentleman Student* der *Physick* und Astrologie, 1695, ein interessantes Buch, aus dem man die Zubereitung von Ziegenblut, das Verbrennen junger Schwalben, die Zubereitung von Regenwürmern und andere merkwürdige Dinge lernen kann. So z. B. »der Schädel eines Mannes, der nie begraben gewesen ist, zu Pulver zerrieben und in Dosen von einem Dram in Zehrkrautwasser innerlich gegeben, hilft gegen Schlagflüsse und fallende Sucht«. Wenn man den Schädel eines nie begraben gewesenen Mannes nicht beschaffen kann, sind »Klauen und Hufe des Elenntiers ein höchst wirksames Mittel für fallende Sucht, wenn sie auch nur als Ring getragen werden, viel mehr aber innerlich«; aber im letzteren Fall »muß es der Huf des rechten Hinterfußes sein«.

Die austrocknende rote Salbe, die für den Dekubitus von

[1]) *Ambroise Paré and his Times* (Ambr. Paré und seine Zeit), Stephen Paget, G. P. Putnam's Sons, New York, London, 1897. S. 107—115.

Paré's Kranken benutzt wurde, war auf folgende Weise hergestellt: »ein Pfund grünes Rosenöl, sechs Unzen weißes Wachs werden geschmolzen und in einen bleiernen Mörser getan; hierzu kommt Erde von Lemnos oder Bole-Armenick, *lapis calaminaris*, von jedem vier Unzen, Goldglätte, Bleiweiß, von jedem drei Unzen, eine Drachme Campher; das Ganze zu einer kunstgerechten Salbe verarbeitet«.

Culpeper sagt; »Das bindet und schränkt die Absonderung von Flüssigkeiten ein, und ist eine so prächtige Salbe, um eine Wunde mit Haut zu bedecken, wie es nur eine in der Apotheke gibt«. *Unguentum Comitissae* wird in folgender Weise hergestellt: »Man nehme die mittlere Rinde von Eicheln, Kastanien Eichen, Bohnen, Myrthenbeeren, Pferdeschwanz, Galläpfel, Kerne von Weinbeeren, unreife Vogelbeeren, getrocknete Mispeln, Schlehenblätter, Blütenköpfe von Ruhr- und Natterwurz, von jedem ein und eine halbe Unze; alles ist grob zu quetschen und in 10 Pfund Wegerichwasser bis auf die Hälfte einzukochen; dann nehme man acht und eine halbe Unze neues gelbes Wachs, zwei und ein halbes Pfund einfaches Myrthenöl, schmelze das und wasche es zehnmal in der vorher genannten Abkochung; nach dem Waschen und Schmelzen füge man folgendes Pulver hinzu: die mittlere Rinde von Eicheln, Kastanien, Galläpfeln, Hypocistis-Saft; die Asche vom Knochen eines Ochsenbeins, Myrthenbeeren, Kerne von unreifen Weinbeeren, unreife Vogelbeeren, von jedem eine halbe Unze, zwei Unzen Ambrakügelchen mit hinreichend Mastix-Öl um eine kunstgerechte Salbe herzustellen«.

»Dies ist gleichfalls eine prächtige bindende Salbe, die von einem klugen Kopf säuberlich zusammengesetzt ist«, sagt Culpeper; »das in Weingeist zu lösende *Egyptiacum* ist ein einfaches Ding, aus fünf Teilen feingepulvertem Grünspan, vierzehn Teilen Honig, sieben Teilen scharfem Essig hergestellt. Man kocht die Masse, bis sie eben dick wird und eine rote Farbe bekommt. Diese Flüssigkeit säubert unreine Geschwüre und Fisteln kräftig und nicht ohne Schmerzen, nimmt abgestorbenes und wucherndes Fleisch fort und trocknet aus«. Der *Diachalciteos* wird hergestellt aus zwei Pfund frischem, aus der Schwarte gepreßtem Schweinsfett, Öl von grünen Oliven, geschlagener und gesiebter Goldglätte, von jedem drei Pfund, vier Unzen gebranntes und pulverisiertes weißes Vitriol.

»Man lasse die Glätte, Fett und Öl über einem kleinen Feuer mit etwas Wegerich-Wasser unter stetem Rühren bis zur Dicke eines Pflasters einkochen, füge das Vitriol hinzu und verarbeite es kunstgerecht zu einem Pflaster«.

Das Umrühren geschieht »mit dem Zweig von einer Palme oder einem andern Baum bindender Natur, wie Eiche, Buchsbaum oder Mispel, der frisch geschnitten ist, so daß die Tugenden des Spatels sich dem Pflaster mitteilen. Man schneide die Spitze und die Rinde bis auf's Holz ab, damit die Mischung auf diese Weise durch Kochen dick werde, und vom Feuer gerückt, füge man in Ermangelung von wirklichem *chalcitis* in Pulverform weißes Eisenvitriol hinzu.«[1])

Die medizinischen Rezeptbücher aus allen Perioden des Mittelalters waren oft von Frauen zusammengestellt, da diese häufig geübter im Schreiben waren als die Männer. Ein altertümliches Handbuch dieser Art gehörte den *Dames de Charité* und bildet ein medizinisches Glossarium, das Beschreibungen von Kräutern und Medikamenten, Rezepte für die Herstellung von Arzneien, Tabellen mit den Symptomen jeder gewöhnlichen Krankheit nebst Anweisungen für die geeignete Behandlung in jedem Notfall enthält. Die verschiedenen Stadien der Krankheit mit dem ent-

---

[1]) *The Drugs used in the Times of Paré* (Die zu Paré's Zeit verwendeten Medikamente) von George Dock, M. D. *The American Journal of Nursing,* Mai 1902. S. 639.

sprechenden Wechsel der Behandlung sind höchst drollig und sorgfältig beschrieben. Einige der Heilmittel sind äußerst widerwärtig und zeugen von der Ader unbeschreiblicher Grausamkeit, die unsern Vorfahren eigen war: so soll man zur Herstellung eines Kataplasmas »eine lebende Taube über den Rücken aufschneiden und warm auf die Brust legen.«

Auf der andern Seite gibt es viele vorzügliche und praktische Rezepte für purgierende und laxierende Tränke, Einläufe und Stuhlzäpfchen; auch die Rezepte für Fleischbrühe, medizinische Weine und alle Arten von Aufgüssen oder Tees verraten erhebliche praktische und nützliche Kenntnisse. Diese Sammlung, eine Auslese aus den seit dem frühesten Mittelalter von Generation zu Generation fortgeerbten Schätzen der häuslichen und klösterlichen Medizin, ist ein interessantes Beispiel jener sonderbaren, auf einer ebenso grotesken Verbindung von aus der Naturanbetung abgeleitetem Aberglauben und Teufelaustreibung beruhenden Mischung von Diagnose, Therapie und Krankenpflege, mit vielem Praktischen, Vernünftigen und Zweckmäßigen, die als medizinisches Wissen galt, und eine unbestrittene Spezialität der gutherzigen, energischen *Lady Bountiful* jener Tage war, als in der medizinischen Wissenschaft des westlichen Europas tiefste Ebbe herrschte.[1]) Diese alten Arznei- oder Kräuterbücher sind jetzt die kostbarsten Schätze der Antiquare, die gerne Summen

[1]) Ein anderes Beispiel dieser Art ist *Les Remèdes Charitables de Madame Fouquet* (Die mildtätigen Heilmittel der Madame Fouquet). Lyon, 1685.

dafür bezahlen, welche die ursprünglichen Verfasser in Erstaunen versetzt haben würden. *The Book-Lover's Leaflet,* No. 142, zeigt u. a. die folgenden an:

Ein »Buch über die Eigenschaften der Kräuter«, genannt ein Kräuterbuch, dem die Zeit beigefügt ist, wann die Kräuter, Blüten und Samen gesammelt werden müssen, um sie das ganze Jahr aufzubewahren, mit den Tugenden der Kräuter, wenn sie destilliert sind; auch eine aus einem alten Buch der Arzneimittellehre entnommene allgemeine Ordnung aller Arten von Kräutern. (London, um 1535).

Ein Anderes:

Dies ist »Der Spiegel oder das Glas der Gesundheit«, in das zu schauen für jedermann nötig und nützlich ist, der seinen Körper vor der Krankheit der Pestilenz schützen will, und es zeigt, wie die Planeten zu jeder Stunde des Tages und der Nacht regieren, mit der Natur und Lage der XII Zeichen, welche die XII Monate des Jahres bedeuten, und zeigt die Heilmittel für viele verschiedene Krankheiten und Leiden, welche den Körper des Menschen schädigen. (Um 1535, London).

Ein Anderes:

»Der Garten der Gesundheit« enthält die vielen seltenen und verborgenen Tugenden und Eigenschaften aller Arten Heilkräuter und Pflanzen zugleich mit der Art, wie sie in der Heilkunde für die Gesundheit des menschlichen Körpers gegen mancherlei unter den Menschen höchst gewöhnliche Krankheiten und Schwächen zu gebrauchen und anzuwenden sind. Gesammelt durch die lange Erfahrung und den Fleiß William Langham's, praktischem Arzt. (London, 1633).

Ein sehr freundlicher, liebenswürdiger und praktischer Lehrer der Haus-Medizin und Krankenpflege hat ein wertvolles kleines Buch dieser Art mit folgendem Titelblatt hinterlassen:

»Der gute Samariter« oder »der vollkommene englisc
Arzt«: enthält Beobachtungen über die häufigsten Krankheiten v
Männern und Frauen, Säuglingen und Kindern, mit Anweisung
für die Behandlung der Kranken und eine Sammlung d
geschätztesten Rezepte, um die Arzneien für ihre Wiede
herstellung billig, leicht, sicher und wirksam zu bereite
Ausserdem Anweisungen für den Aderlaß, die so schlicht u
einfach abgefaßt sind, daß jedermann, der leidlichen Scharfsin
besitzt, sein eigener Arzt sein und andere richtig und erfolgrei
anleiten kann. Von Dr. Lobb, Mitglied des kgl. Ärzt
Kollegiums in London, und anderen bedeutenden Ärzte
Hinzugefügt ist eine Anweisung zur Wiederbelebung v
Personen, die man für ertrunken oder in anderer Weise ersticl
hält. Mit unfehlbaren Mitteln gegen den Biß toller Hun
oder anderer Tiere. Gleichfalls Schutzmittel gegen Ansteckun
etc. (Ohne Zeitangabe).

Über den Aderlaß sagt der Verfasser im Vorwor

Von allen Hilfsmitteln, zu denen man seine Zufluc
nimmt, um dem erkrankten Teil der Menschheit zu helfe
gibt es keines von so allgemeinem Nutzen und Vorteil, a
den Aderlaß; andererseits gibt es keines, das von so verder
lichen Folgen begleitet wäre, wenn es unnötig und unverständi
verordnet wird. Eine Menge von Krankheiten werden durcha
nur von großer Vollblütigkeit verschuldet, in welchen Fälle
es natürlich eine unerläßliche Notwendigkeit ist, eine en
sprechende Menge Blutes zu entziehen. Bei allen entzündliche
Erkrankungen ist es geradezu ein Frevel, das zu unterlasse

Für Kinderpflege gibt der »Gute Samariter« ein
Anzal Rezepte für Arzneimischungen, die er mit A
B, C etc. bezeichnet, und erörtert dann die Kinde
krankheiten. Über schwarze Pocken sagt er:

Wenn Kinder die schwarzen Pocken haben, ist kein
Veranlassung vorhanden, Arzneien zu geben, wenn der Pustel

nur wenige sind, ihr Umfang dauernd zunimmt und die Eiterung derselben gut fortschreitet. Eine passende Diät, besonders aus Milch und Äpfeln, Milchbrei etc. bestehend, mit hin und wieder etwas Apfelwein, wird genügen. Wenn die Pusteln sehr zahlreich auftreten und das Fieber andauert, müssen neben der Diät einige Arzneien gegeben werden; die mit B oder auch mit D bezeichnete Mixtur ist geeignet; wenn aber die Pusteln zusammenfließen und Durchfälle eintreten, was für kleine Kinder oft ein großes Glück ist, so ist die mit C bezeichnete Mixtur geeigneter. Wenn Kinder die Masern haben, müssen sie die gleiche Kost bekommen wie bei den Blattern. Wenn das Fieber hoch bleibt, ist die mit A bezeichnete Mixtur zu geben, und wegen des Hustens, der diese Krankheit oft begleitet, müssen die früher erwähnten Verordnungen für dieses Symptom beobachtet werden.

Die schwarzen Pocken scheinen als etwas Selbstverständliches erwartet worden zu sein, und die Pflege derselben war offenbar einfachster Art. Heutzutage werden bei der Ausbildung unserer Pflegerinnen die Windpocken mit größerem Ernst behandelt.

Der »gute Samariter« bespricht dann das Fieber mit besonderer Berücksichtigung der Pflege.

Ich werde jetzt die Fäulnis-Fieber, die zerstörendsten aller akuten Erkrankungen betrachten, und zwar auf eine für die Familien nützliche Art, indem ich die in der Pflege tätigen Personen anweise, wie sie an fauligen Fiebern erkrankte Personen behandeln müssen.

Die Pflegerinnen können erkennen, daß die Kranken an Fäulnis-Fieber leiden, wenn der Puls des Kranken schwach und die Hitze des Körpers viel größer ist, als im gesunden Zustand; dabei der Durst groß, die Zunge schwarz oder dunkelbraun und trocken; besonders wenn dieser Zustand von einem oder dem anderen der folgenden Symptome begleitet ist, nämlich: 1. purpurroten Flecken; 2. Blutungen; 3. übermäßigem Schweiß; 4. Durchfällen. Jede Pflegerin weiß, ob das eine oder andere davon vorliegt, und ich möchte ihr dann helfen, daß sie weiß, was bei diesem oder jenem Symptom das Richtige zur Erleichterung des Kranken ist.

Ich will jetzt zeigen, was das Geeignete ist, wenn eines der erwähnten bedrohlichen Symptome eintreten sollte; nämlich 1. wenn die Pflegerin flache Flecken von purpurner oder bräunlich-blauer Farbe auf der Haut entdeckt, muß sie dieselben prüfen, indem sie langsam mit einer scharfen, feinen Nadel in die Mitte einiger derselben sticht, bis der Kranke den Schmerz des Nadelstiches fühlt. Wenn er keinen Schmerz verspürt, kann sie daraus schließen, daß die Flecken der kalte Brand sind und der Tod bald erfolgen wird. Bei der Pest heißt man sie die Merkmale. Sie kommen manchmal bei der schlimmsten Art der schwarzen Pocken und einigen andern Fiebern vor.

Wenn der Kranke den Nadelstich fühlt, sobald er in die Haut eindringt, so ist das ein Beweis, daß die Flecken nur oberflächlich sind und kein kalter Brand vorliegt; und wenn es auch ein schlechtes Zeichen ist, so kann der Kranke doch genesen.

Die von mir empfohlenen Heilmittel sind folgende Pulver und Tropfen: Man nehme mit Vitriol versetzten Weinstein, Weinsteinsäure, getrocknete Schlehen, von jedem ein Scrupel; mische dasselbe zu einem Pulver, das in vier gleiche Teile (für ebenso viele Male) einzuteilen ist; man lasse dem Kranken alle zwei oder drei Stunden eines mit balsamischem Syrup vermischt geben und vier bis fünf Eßlöffel voll mit Hutzucker versüßten Tee von den Wurzeln der Ruhrwurz nachtrinken.

Man nehme eine Drachme gesüßten Vitriol-Spiritus, sieben Dram Muskatwasser, und mische beides. Davon gebe man soviele Tropfen in eine Kaffeetasse mit einer versüßten Abkochung von Hirschhornspänen, daß es dieselbe etwas säuerlich macht,

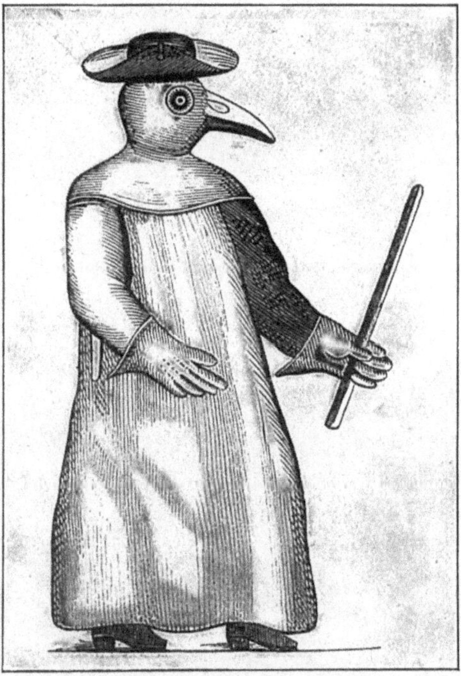

Anzug für Ärzte und andere Personen beim Besuch ansteckender Kranken.

Aus *Les Edifices Hospitaliers*, Tollet, 1892. Hamelin Frères, Montpellier.

und lasse davon hin und wieder schluckweise gegen den Durst trinken.

Die Flecken reibe man sanft mit einem in folgender Lösung befeuchteten Haarpinsel, und bähe alle vier bis fünf Stunden:

Man nehme ein Scrupel Campian-Pulver, eine Unze Myrrhentinktur und mische es zur Bähung; oder man befeuchte die Flecken nur mit rektifiziertem Weingeist.

Rezepte für die andern erwähnten Symptome und Zustände folgen dann in gehöriger Ordnung, und der Pflegerin wird weiter gesagt:

Wenn der Kranke übermäßig schwitzt, wenn der Puls nur schwach ist und die Kräfte merklich abnehmen, besonders wenn der Kranke kalt und feucht ist, befindet er sich in äußerster Gefahr.

Dann folgt:

Anweisung, um Personen, die ertrunken oder auf andere Weise erstickt sind, wieder zu beleben, vorausgesetzt, daß sie nicht ganz und gar tot sind; was oft viele Stunden nach dem geschehenen Unglück noch nicht der Fall ist. Im ersten Fall legt man sie mit herunterhängendem Kopf in die Nähe des Feuers, bis der Körper warm wird und das Wasser durch die *aspera arteria* ausstößt. Dann bähe man die ganze Brust und die Herzgrube mit Weinspiritus, Lebens-Elixier oder in starken Wein getauchtes Brot. Das muß häufig wiederholt werden. Auf diese Weise wird, wenn der Tod noch nicht eingetreten ist, die Bewegung des Herzens wieder hergestellt, die allmählich das Blut wieder den Arterien zuführt, bis endlich das Leben völlig wiederkehrt.

Ein Umschlag für Halsentzündungen wird folgendermaßen beschrieben:

Auf eine kleine Flasche gut durchgeseihten Saft von gestampften Nesselwurzeln nehme man je einen Löffel Rosenwasser und weißen Weinessig; man setze es in einem zinnernen Gefäß ungefähr eine Viertelstunde auf ein starkes Feuer und lasse es dann abkühlen; für den Gebrauch muß man es gut erwärmen, einen Flanellstreifen damit tränken, etwas Muskatnuß darüber schaben, und das ganze äußerlich auf den kranken Körperteil legen. Dies ist zweimal in vierundzwanzig Stunden zu wiederholen und führt sicher eine völlige Heilung herbei. Man wickele einen Streifen trockenen Flanells über den auf den Körperteil gelegten feuchten.

Nun folgt eine Methode, eine frische (»grüne«) Wunde zu verbinden:

Man verhüte soviel wie möglich das Bluten der Wunde, da das Blut (wenn es nicht sehr verdorben ist) eines der größten Linderungsmittel ist. Man mische schleunigst etwas Weinessig und gewöhnliches, feingestoßenes Tafelsalz und spare nicht mit dem Salz. Damit wasche man die Wunde sehr gut und wiederhole das einige Zeit. Sollte der Schnitt tief sein, so mache man kleine Bäuschchen, die man in obige Flüssigkeit taucht, mit Salz reichlich bestreut, und mit denen man die Wunde bis zur Hautfläche füllt, und lege eine mit Obigem gut getränkte Kompresse darüber, umwickle das Ganze fest und gieße alle fünf bis sechs Stunden etwas von der Flüssigkeit auf den Verband, um ihn feucht zu halten und öffne ihn nur einmal in 24 Stunden. Wenn das Fleisch gewachsen ist, (was bald geschehen wird, wenn man nicht zu weichlich ist und den Schmerz fürchtet, sondern die Wunde sauber hält) lege man ein Diacolon-Pflaster darauf, um die Haut zu ergänzen.

Der »Gute Samariter« hat viele Quellen benutzt, denn er zitiert:

Das auserlesene Rezept der Lady York, um sich vor Pocken, Pest etc. zu schützen:

Man nehme drei Köpfe Knoblauch; ein Dram Wermutessenz; lasse sie zwölf Stunden in vier Unzen weißen Weines ziehen und trinke die Flüssigkeit, ehe man zu den Angesteckten geht; danach kann man, wie die Dame versichert, ungefährdet zu ihnen gehen.

Ein wunderliches Mittel ist das folgende für »das trockene Bauchweh oder die nervöse Cholik«:

Man nehme eine Unze getrockneter Malvenblätter, je $^1/_2$ Unze Kamillenblüten und Samen vom süßen Fenchel; 1 Nösel Wasser; zum Gebrauch zu kochen. Auf $^1/_2$ Nösel dieser Abkochung nehme man 2 Löffel süßes Öl, $^1/_2$ Unze Epsom-Salz; mische es für ein öfter zu wiederholendes Klystier. Von höchstem Wert ist bei diesem Leiden ein warmes Bad oder auch 20—30 Tropfen Perubalsam drei- bis viermal täglich in einem Löffel gepulverten Hutzuckers innerlich gegeben.

Ein anderes eigenartiges ist »gegen die Schwindsucht«:

Reiten, Milchdiät, Landluft und häufiger Aderlaß in kleinen Mengen, nicht mehr als 6 Unzen Blut auf einmal, sind bei dieser Krankheit die wirksamsten Mittel; in Milch gekochte Schnecken haben manchmal gute Dienste getan; auch Perurinde, wenn sie nicht abführend wirkt.

Der »Gute Samariter« hatte im Ganzen recht verständige Ansichten über die Krankenpflege, und sein Buch schließt mit einigen allgemeinen »Regeln zur Pflege Kranker«, welche gleichzeitig auf die damals verbreiteten Irrtümer hinweisen.

Es ist ein großer Irrtum [sagt er] anzunehmen, daß alle Krankheiten durch Schwitzen geheilt werden und daß Kranke, um in Schweiß zu geraten, heiße Arzneien nehmen und sich sehr warm halten müssen. Denn der Schweiß entfernt die dünneren Bestandteile des Blutes und läßt das übrige trockener, dicker und entzündeter zurück, was die Störung entschieden erhöhen muß. Denn anstatt die wässerigen Bestandteile des Blutes gewaltsam zu entfernen, sollten wir uns lieber bemühen, sie durch Trinken von lauwarmem Gerstenwasser, Balsamtee, Limonade oder anderen verdünnenden Flüssigkeiten zu erhöhen. Was bereits unter dem Titel »verdorbene, eingeschlossene Luft« gesagt ist, zeigt die Ungereimtheit, Kranke durch die Hitze eines engen Gemachs und eine Last von Bettdecken zu beengen; denn diese zwei Dinge genügen, um selbst bei gesunden Menschen Fieber hervorzurufen. Wenn ihr dann und wann etwas frische Luft in das Krankenzimmer einlaßt und schwere Bettdecken entfernt, werdet ihr fast immer wahrnehmen, daß das Fieber und die Beklommenheit etwas nachlassen.

Seine Bemerkungen über die Ernährung sind ebenso vernünftig und schließen folgendermaßen:

Um ein völliges und sicheres Aufhören akuter Krankheiten zu erreichen, beachte man die nachstehenden Regeln: Genesende ebenso wie Kranke, sollen sehr wenig Nahrung auf einmal zu sich nehmen; dies aber des öfteren. Ihre Mahlzeiten sollen nur aus einer Speise bestehen, und man veranlasse sie, dieselbe gut zu kauen.

Man verringere die Menge des Getränks. Das Beste ist im Allgemeinen Wein und Wasser: drei Teile Wasser auf einen Teil Wein; zu große Flüssigkeitsmengen verhindern den Magen, seine Spannkraft wieder zu gewinnen..... Reiten, so oft der Kranke es vermag, ist durchaus notwendig; die geeignetste Zeit für diese Bewegung ist der Vormittag. Kranke sollten abends nichts oder doch nur sehr wenig essen — ihr Schlaf wird bei solcher Vorsicht ungestörter sein. . . .

Arbeiter dürfen keinesfalls zu bald nach ihrer Genesung wieder an ihre Arbeit gehen, da dies verhindern kann, daß sie jemals ganz gesund werden und ihre verlorenen Kräfte ganz wieder erlangen.

Fieberkranke (um welche Arten von Fieber es sich handelte, läßt sich nicht feststellen) ließ man wahrscheinlich oft fast verhungern, indem man die Lehre von der flüssigen Ernährung bis zum Äußersten trieb; denn ein berühmter Arzt aus dem letzten Teil des 18. Jahrhunderts wünschte keine andere Inschrift auf seinen Grabstein zu haben, als die Worte: »Er gab den Fieberkranken zu essen«.

In der Behandlung der Ausschlagfieber scheinen die Ärzte jener Zeit denselben Spuren gefolgt zu sein, wie die modernen Erforscher der verschiedenen Lichtstrahlen. Der Anwendung des roten Lichtes für Pockenausschlag ist neuerdings einige Aufmerksamkeit zugewendet worden, und im Mittelalter wurden Pocken und Scharlach mit roten Gardinen und Bettvorhängen behandelt und der Kranke wurde in ein rotes Gewand gehüllt.

Die vielen fremdartigen, grotesken, schrecklichen oder abergläubischen Formen der ärztlichen Behandlung im Mittelalter, denen man in den Schriften medizinischer Geschichtsschreiber begegnet, lassen sich schließlich meistens durch alte Lehren aus dem Gebiete der Sternkunde, Botanik und Zoologie erklären; eins nur bleibt unter allen Vorurteilen und Aberglauben dauerhaft und fest im Geiste des Volkes tief eingewurzelt und unerklärlich, — nämlich die Furcht vor der frischen Luft.

Kapitel XIV.

DIE DUNKLE PERIODE DER KRANKENPFLEGE.

Es ist allgemein anerkannt, daß die dunkelste bekannte Periode der Krankenpflege diejenige gewesen ist, welche sich von Ende des 17. bis zur Mitte des 19. Jahrhunderts erstreckte. Während dieser Zeit sank der ganze Zustand der Pflegekunst, das Wohlergehen des Kranken und der Pflegerinnenstand auf eine unglaublich niedrige Stufe der Verwahrlosung herab.

Jacobsohn bemerkt,[1]) es sei auffallend, daß in der Fürsorge für das Wohlergehen der Kranken, der Verbesserung der Krankenhäuser und Anstalten im allgemeinen und den Einzelheiten der Krankenpflege nach der Mitte des 17. Jahrhunderts oder seit dem Ende des dreißigjährigen Krieges eine Zeit vollständigen und dauernden Stillstandes eintrat. Weder Beamte noch Ärzte nahmen irgend welchen Anteil an der Hebung oder Verbesserung des Zustandes der

[1]) *Beiträge zur Geschichte des Krankencomforts. Deutsche Krankenpflege-Zeitung,* 1898. In 4 Teilen.

Hospitäler. Während der ersten zwei Drittel des 18. Jahrhunderts, sagt er weiter, geschah nichts, um weder die Bauart, noch die Pflege in besseren Stand zu setzen. Einzig in den religiösen Orden bewahrte man ein Interesse an der Krankenpflege und erhielt einige Überbleibsel ihrer Technik am Leben. Infolgedessen sank in dieser Zeit das allgemeine Niveau der Krankenpflege auf eine viel tiefere Stufe als in früheren Zeiträumen. Die städtischen Krankenhäuser glichen Gefängnissen mit ihren kahlen, schmucklosen Wänden, ihren engen, dunklen Räumen, ihren kleinen Fenstern, in die keine Sonne eindringen konnte, und ihren traurigen Krankensälen, in denen fünfzig bis hundert Kranke zusammengepfercht waren und jede Bequemlichkeit, oft sogar das Notwendigste fehlte. In den städtischen und Staatsanstalten dieser Zeit wußte man nichts von den schönen Gärten, geräumigen Hallen und Wasserquellen der alten Klosterhospitäler des Mittelalters, noch viel weniger von den Bequemlichkeiten ihres freundlichen Innern.[1])

War es Zufall oder die logische Folge einer bestimmten Ursache, daß dieser Zustand mit einer Unterdrückung der Frau im allgemeinen zusammentraf, die als so selbstverständlich galt und so tiefgehend war, daß man sie fast als eine absolute bezeichnen kann? Der letztere Schluß drängt sich unwiderstehlich auf. Die ganze Geschichte dieser Zeit zeigt, daß die Frauen durch den langsamen Druck der männlichen Herrschaft an der untersten

---

[1]) Jacobsohn a. a. O.

Grenze der Behauptung ihrer persönlichen Eigenart angelangt waren. Die Frauen waren während dieser langen traurigen Periode tatsächlich des Rechts freier Initiative und des Anteils am Gestalten der sozialen Ordnung beraubt, da sie in der Erziehung der Kinderzeit (mit Ausnahme der kleinen Gruppe bevorzugter Frauen jeden Landes, die der ausgeprägt wissenschaftlichen Klasse angehörten), in der Beschäftigung vollständig auf das Privatleben und die häusliche Arbeit in den vier Wänden angewiesen und in gesetzlicher Beziehung Schwächlinge und Unmündige waren. In aller Hospital- und Pflegearbeit der christlichen Zeitrechnung war dies die Zeit vollkommenster und allgemeinster männlicher Oberherrschaft. Zu keiner Zeit vor oder nach dieser Periode sind Frauen ganz ohne Stimme in der Hospital-Verwaltung und Krankenpflege-Organisation gewesen, aber in dieser Zeit der Erniedrigung hatte man sie völlig zum Schweigen gebracht. Die letzte Gewalt über das Pflegepersonal, über dessen Pflichten, Disziplin und Lebensbedingungen, war überall endgültig den Frauen aus der Hand genommen und in die der Männer gelegt. Selbst wenn noch anscheinend an der Spitze einer Pflegekörperschaft eine Frau stand, führte sie doch nur eine Scheinherrschaft, mit keinerlei Macht, die Verhältnisse zu ändern, keinem Gebiet, das in Wirklichkeit ihr eigenes war. Der Zustand der Entartung auf welchen die Männer die Krankenpflege während dieser Zeit ihrer unumschränkten Herrschaft herabdrückten, die allgemeine Mißachtung, in welche durch sie der Pflegerinnenstand geriet, das Elend, welches die Kranken infolgedessen erduldeten, bilden eine vernichtende Anklage gegen die wieder und wieder behauptete Überlegenheit des Mannes und predigen in jedem Verwaltungszweig eine Lehre, die um der armen, schwachen und leidenden Glieder der menschlichen Gesellschaft willen niemals vergessen werden sollte — nicht aus Groll, sondern aus Vorsicht sollte man sich stets dessen erinnern: Keinem Geschlecht, keiner einzelnen Gruppe, keinem einzelnen Menschen kann jemals mit Sicherheit die höchste und ungeteilte Macht anvertraut werden. Nur wenn Männer und Frauen als Gleichberechtigte miteinander arbeiten, Initiative, Autorität und Verantwortung teilen, kann die Sklaverei vermieden werden, die in der einen oder anderen Form immer mit willkürlicher Herrschaft Hand in Hand geht und durch das Niederdrückende, das sie mit sich bringt, einen vollen Erfolg der Arbeit unmöglich macht.

In England, wo die religiösen Orden aufgehoben und keine sie ersetzende Organisation geschaffen war, bestand während dieser Zeit überhaupt fast keine pflegende Klasse mehr. Man hatte vergessen, daß eine gebildete Frau außer in ihrer eignen Familie Pflegerin sein konnte; und selbst wenn man in guten Häusern eine Wärterin anstellte, wurde das Krankenzimmer ein Schauplatz abstoßender Unsauberkeit. Die trunksüchtige, des Vertrauens unwürdige »Gamp« [1]

[1] »Sarah Gamp«, ist eine trunksüchtige, diebische Wärterin in »*Martin Chuzzlewit*« von Dickens, die in England als ein so vollkommener Typus angesehen wird, daß ihr Name allgemein zur Bezeichnung aller minderwertigen, ungebildeten und ungeschulten Pflegerinnen geworden ist. Die Übersetzerin.

war die einzige Berufspflegerin. »Wir nehmen Pflegerinnen stets ohne Empfehlungen«, sagte ein englischer Arzt noch vor wenigen Jahrzehnten, »weil keine anständige Frau solche Arbeit übernehmen würde.« Selbst die Schwestern der religiösen Orden waren durch die unaufhörlichen Beschränkungen, welche sie seit dem 16. Jahrhundert einengten, als Pflegerinnen zu völligem Stillstand gelangt, wenn sie auch äußerlich den Reiz eines heiteren und sanften Wesens behielten. Die Geistlichkeit mischte sich dauernd in ihre Arbeit und behinderte sie durch Auferlegung der verschiedenartigsten törichten Einschränkungen; sie verbot ihnen unter dem Vorwand der Unschicklichkeit vielerlei notwendige praktische Hülfeleistungen; verschloß ihnen die Fortschritte des Zeitalters in der Physiologie und Naturwissenschaft und verpflichtete sie, die Zeit in religiösen Übungen hinzubringen, welche entweder der Pflege ihrer Kranken oder der Sorge für ihre eigene Gesundheit hätte gewidmet werden sollen, wodurch sie ihre Leistungsfähigkeit beschränkte und genau die Entartung herbeiführte, vor welcher Vincentius von Paul die Barmherzigen Schwestern so eindringlich gewarnt hatte. Wenn die Nonne auch Arzneien reichte und manche Behandlungen ausführte, in der Privatpflege Nachtwachen leistete und in den Hospitälern die Aufsicht führte, (wo sie Disziplin, System und einen guten Ton aufrecht hielt), so pflegte sie den Kranken doch nicht eigentlich, außer in einer eng umschriebenen Weise, und die wirkliche Krankenpflege in allen großen öffentlichen Anstalten Europas ging in die Hände der »Mietlinge«, des Laienwartepersonals, über. Dieses männliche und weibliche Pflegepersonal des Dienstbotenstandes, unter denen es zwar manche vorzügliche und treue Charaktere gegeben hat, deren Mehrheit aber von traurig minderwertiger Art war, hat wahrscheinlich eine so unglückliche Arbeitsgeschichte gehabt, wie es irgend eine seit Beginn der Lohnarbeit gibt. Jämmerlich in dunklen, ungesunden Schlafsälen oder Alkoven untergebracht, schlecht beköstigt, überarbeitet, schlecht bezahlt, unwissend, ungeschult und unorganisiert, führten sie ein mißachtetes Dasein, aus dem sich zu erheben ihnen unmöglich war, so daß es nicht überraschen kann, wenn sich keine intelligenteren Elemente für diesen Dienst anboten. Die Arbeitsstunden an sich, auf die wir gleich näher eingehen wollen, erklären schon die Sachlage: von zwölf bis zu achtundvierzig Stunden ununterbrochener Dienst — vierundzwanzig Stunden war etwas ganz Übliches — mit wenigen unregelmäßigen Pausen zur Fütterung (man kann es nicht anders nennen) und zum Schlafen, bedeuteten natürlich, daß die erschöpfte Natur unterliegen mußte und daß die Pflegedienstboten schliefen, während die Kranken sich untereinander pflegten.

Dies ganze Zeitalter war hart und brutal; nur hier und da fiel ein Lichtblick in seine Dunkelheit durch die Tätigkeit irgend eines wahren Menschenfreundes. Ein 1789 von William Nolan in England geschriebener Bericht schildert in sehr eindringlichen und würdigen Worten die Mißbräuche, die er in den Hospitälern beobachtet hatte und gegen die zu protestieren er sich verpflichtet fühlte [1]). Er berichtet Beispiele von der Herzlosigkeit der Wärterinnen und »Schwestern« (Oberwärterinnen), der gefühllosen Gleichgültigkeit großer Ärzte, der Sorglosigkeit, mit der die Wundärzte Amputationen anordneten, der Leichtfertigkeit und Härte der jungen Studenten. Er war Zeuge gewesen, wie ein neuaufgenommener Kranker an der Tür des Krankensaals von einem Mannweib, (der sogenannten »Schwester«,) mit lauter Stimme angehalten wurde, die ihr Trinkgeld verlangte, ehe sie ihn hineinließ. Eine Verwaltungsmaßnahme hebt Nolan mit verdienter Schärfe und Entrüstung hervor: Es war üblich, daß die Ärzte die entlassenen Kranken bei ihrem Abgang in ein Bureau riefen, und sich erkundigten, ob die Wärterinnen und Schwestern freundlich gegen sie gewesen seien. Natürlich äußerte der scheidende Kranke, der zweifellos schon froh war, mit dem Leben davon gekommen zu sein, keine Klagen, oder wenn er es doch tat, kann man sich leicht genug vorstellen, wie wirkungslos sie gewesen sein müssen, da er selbst ja nicht mehr anwesend war, um seine Angaben zu beweisen. Die Ärzte, die selbst wenig oder gar keinen Einfluß in der Hospital-Verwaltung hatten, wünschten gewiß, daß die Kranken gut behandelt würden und waren sich wahrscheinlich der Wertlosigkeit solcher Maßnahmen nicht bewußt. Nolan drängte zur Bildung eines Komités von Menschen-

---

[1]) *An Essay on Humanity: or A View of Abuses in Hospitals with a Plan of Correcting Them* (Ein Aufsatz über die Menschlichkeit oder ein Einblick in die Hospitalmißbräuche mit Vorschlägen zu ihrer Verbesserung), Wm. Nolan. Murray, 1789.

freunden, um die Hospitäler zu besuchen und einen bessernden Einfluß auszuüben. Aber selbst dieser Mann ließ sich den Wandel nicht träumen, den wenige Jahrzehnte später die Gegenwart gebildeter Frauen in den Krankensälen herbeiführte.

Während Nolan nichts anders sah, als die Roheit und Härte des Hospitalpersonals, verteidigt ein Schriftsteller, der sich als »Einer, der viele Hospitäler besucht hat« *(One Who Has Walked a Good Many Hospitals)* unterzeichnet, in der *London Times* vom 15. April 1857 die Pflegedienstboten der großen Londoner Hospitäler mit folgenden Worten:

Man hat die Hospitalpflegerinnen viel getadelt; — sie haben ihre Fehler, aber die meisten sind durch eine verkehrte Behandlung verschuldet. Von den Komites gehofmeistert, von den Kaplänen ermahnt, von den Schatzmeistern und Verwaltern mit finsteren Blicken betrachtet, von den Oberinnen gescholten, von den Ärzten mit Flüchen bedacht, von den Gehülfen angeschrien, von den Kranken angebrummt und beschimpft; wenn sie alt und häßlich sind, Beleidigungen ausgesetzt, wenn sie gesetzt und gutmütig sind, leichtfertig behandelt und wenn sie jung und hübsch sind, verführt und betrogen — sind sie das, was jede Frau unter den gleichen Verhältnissen sein würde.

Derselbe Schriftsteller führt als Beispiele zwei alte Hospitalschwestern (Oberwärterinnen) an, von denen eine 22, die andere 24 Jahre ihren Krankensaal geleitet hatte, die dann mit kleinen Geschenken entlassen wurden und denen man gestattete, durch Putz- und Scheuerarbeit in demselben Hospital ihr Leben zu fristen. Jeder mit den Verhältnissen eines heutigen, gut geleiteten Hospitals Vertraute wird einen klaren Eindruck von dem Schmutz der besprochenen Zeit bekommen, wenn er die Bestimmungen des Königlichen (Marine-) Hospitals in Haslar vom Jahre 1789 liest, die John Howard nebst anderen wertvollen Mitteilungen in *Lazarettos and Hospitals* aufbewahrt hat.[1]) Das darin entworfene Bild ist des Studiums wert; in folgendem sind die fesselndsten Teile ausgezogen:

III. Weder Abfälle noch Knochen oder Lumpen dürfen aus den Fenstern oder in die Röhren geworfen werden, sondern man muß sie an die dafür bestimmten Stellen tragen; auch darf man weder die Kleider Kranker noch anderer Leute zu den Fenstern hinaus hängen.

IV. Schmutzige Wäsche, sowohl Laken wie Hemden, darf nicht in den Kammern oder Sälen bleiben, sondern muß sofort der Oberin übergeben werden, damit sie zur Reinigung ins Waschhaus kommt; die Pflegerinnen haben den Anordnungen der Oberin über den pünktlichen Wechsel der Bett- und Leibwäsche der Kranken zu gehorchen; gewechselt werden die Bettücher alle 14 Tage, die Hemden alle 4 Tage, die Nachtmützen, Unterhosen und Strümpfe einmal in der Woche oder öfter, wenn es nötig ist.

V. Keine Pflegerin oder sonstige Person darf in den Wasserklosetts waschen. . . .

VIII. Keine Pflegerin darf unter irgend einem Vorwand Jemand von den Kranken in ihre Kammer lassen, noch dulden, daß Jemand, wenn es auch ihr Mann oder ihr Kind wäre, nachts darin bleibt.

IX. Jedermann, der die Flucht eines Kranken aus seinen Krankensälen verheimlicht oder nicht ordnungsgemäß im Bureau

---

[1]) Seite 181—182, Auflage von 1789.

meldet, daß der Kranke vermißt wird, ist auf den Beweis hin zu entlassen.

X. Alle Pflegerinnen, die den Anordnungen der Oberin nicht gehorchen, betrunken sind, ihre Kranken vernachlässigen, sich mit anderen Pflegerinnen zanken und prügeln, oder sich mit den Männern streiten, oder nicht alle von den Kranken in ihren Sälen verübten Unregelmäßigkeiten (wie Trinken, Tabakrauchen, Streiten, Wegschütten der Arzneien oder Speisen, Simulieren von Krankheiten und Vernachlässigen ihrer Behandlung) vorsichtiger und kluger Weise den höchsten Beamten des Hauses melden, werden sofort aus dem Dienst des Hauses entlassen, und es wird bei ihren Namen in den Hospitalbüchern ein Vermerk gemacht, damit sie nie mehr beschäftigt werden.

Die Anordnungen für die Kranken sind ebenso merkwürdig:

I. Niemand soll sich gotteslästerliche Ausdrücke, gesetzwidriges Schwören, Fluchen, Trunkenheit, Unsauberkeit, Lügen oder andere schandbare Handlungen zur Verderbnis der guten Sitten und Verunglimpfung der Ehre Gottes zu schulden kommen lassen.

II. Man hat den Hospitalbeamten mit gehöriger Achtung zu begegnen und niemand soll sich unterstehen, im Hospital Streit oder Prügelei anzufangen.

III. Niemand darf das Hospital ohne Erlaubnis verlassen.

IV. Niemand darf die dem Hospital oder den darin befindlichen Personen gehörenden Möbel oder Sachen stehlen, verpfänden oder beschädigen; auch darf niemand das Gebäude irgendwie beschmutzen, verderben oder beschädigen.

V. Niemand darf über die Grasplätze in der Umgebung des Gebäudes gehen oder sich's an Plätzen bequem machen, die nicht dafür bestimmt sind. . . .

Ein noch schärferes Licht wirft eine wunderliche

Korrespondenz, die glücklicher Weise zu unserer Belehrung erhalten ist, auf den Stand der Hospitalpflege jener Zeit. Irgendwann in den ersten Jahrzehnten des 19. Jahrhunderts wurde (von wem ist unbekannt) ein Rundschreiben an »Chefärzte, Kapläne, Direktoren und Beamten der Hospitäler« gerichtet und dieser Brief mit seinen Erwiderungen ist einzig in seiner Art, von mehr als einem Gesichtspunkte. Er bespricht die Vernachlässigung des geistigen Zustandes der Kranken in den öffentlichen Hospitälern und erörtert die Methoden der Abhülfe. Die Geistlichen haben anscheinend zu viel zu tun, um die Armen in den Hospitälern zu besuchen; »die Ärzte widersetzen sich (vielleicht mit Recht) der Einrichtung, daß Damen wahllos die Kranken besuchen und, ohne etwas von ihrer Krankheit zu verstehen, vielleicht durch ihre Versuche die Seele zu wecken, den Körper überreizen«. Die Zeit der Krankheit gilt als besonders geeignet für religiöse Unterweisungen und es wird daher vorgeschlagen, daß die Hospitalpflegerinnen vom Kaplan Unterricht erhalten sollen, der sie befähigt, Andachten abzuhalten, Bibelkurse für die Kranken einzurichten und sie auf andre Art und Weise religiös anzuleiten. Um die genauen Worte dieses sonderbaren Aufrufs zu zitieren:

> Er [der Kaplan] weist sie [die Pflegerin] an, welche Gebete sie benutzen soll, fragt sie, wie sie ihren Bibelkurs einzurichten gedenkt, und wenn er findet, daß sie unfähig ist, einen solchen selbst auszuwählen, gibt er ihr denselben an und unterweist sie, wie sie ihn abhalten soll. Sie muß auch von ihm lernen, wie sie mit jeder Art des Seelenzustandes bei den ihr Anvertrauten zu verfahren hat.

Die Oberin ist für die Ausführung dieser Anweisungen verantwortlich — einmal wöchentlich berichtet sie dem Kaplan über den Seelenzustand der Kranken — einen Abend in der Woche hält der Kaplan eine Zusammenkunft mit den Schwestern; jede Oberwärterin berichtet ihm, was sie in ihrem Saal gelesen hat, nach den Eintragungen, die sie täglich in ein dafür bestimmtes Buch macht. Alle Pflegerinnen, die entbehrt werden können, sind während dieser Vorträge zugegen. Der Kaplan schließt damit, daß er sie fragt, was sie sagen würden, welche Schriftstellen sie zitieren würden, wenn der Kranke selbstgerecht oder verzagt, ungeduldig oder töricht wäre, legt ihnen fingierte Fälle vor und verbessert ihre Antworten. Die Kapläne werden ernstlich ersucht, diese wichtige Angelegenheit in Erwägung zu ziehen.

Es ist merkwürdig, daß die Geistlichkeit, gleichviel aus welchen Gründen, den Hospitalkranken so wenig Beachtung gewidmet haben sollte, daß ein derartiges Schreiben für nötig gehalten werden konnte; fast ebenso merkwürdig und höchst bezeichnend für eine gewisse krankhafte und scheinheilige Sentimentalität, welche zu jener Zeit weit verbreitet war, ist es, daß die Notwendigkeit einer religiösen Belehrung der Kranken, die damals in jeder menschlichen Beziehung vernachlässigt waren, so ernst genommen wurde, während man ihre dringendsten körperlichen Bedürfnisse übersah. Wenn der brave Verfasser irgend welchen Sinn für Humor gehabt hätte (was nicht wahrscheinlich ist) müßte er (oder sie) das Törichte des Vorschlages empfunden haben, als die Antworten einliefen.

»Wenn ich nur nüchternes Pflegepersonal bekommen kann«, schreibt einer, »so ist das alles, was ich hoffen darf!«

Alle Antworten waren entmutigend: —

Ich erkundigte mich bei Dr. — nach den Zeugnissen der Pflegerinnen und er sagte mir, sie würden immer ohne solche angestellt, da keine anständige Person einen so unangenehmen Posten annehmen würde. Er sagt, die Pflichten, die sie zu erfüllen hätten, wären höchst widerlich und es sei kein Wunder, wenn viele derselben tränken .... Ich weiß, daß eine ehrbare Frau neulich als zu schade für die Stellung abgewiesen wurde. Die einzige Bedingung, die gestellt wird, ist, ... daß sie nicht gewohnheitsmäßig trinken. Die Pflegerinnen ... werden vom Hauschirurgen angestellt, welcher Herr und Meister der ganzen Sache ist. Die einzigen Zeugnisse, die gefordert werden, sind einfache Ausweise über Nüchternheit, Sauberkeit, Sittlichkeit und allgemeine Ehrbarkeit. Wenn sie schon vorher eine ähnliche Stellung hatten, umso besser, aber das ist keine Bedingung *sine quâ non*. Ihr Lohn beträgt 6 bis 8 Shilling wöchentlich. Im allgemeinen haben sie keinerlei Bildung . .

Weil wir nur eine Pflegerin anstellen können, muß sie sehr hart arbeiten und ihre Zeit ist Tag und Nacht viel zu sehr in Anspruch genommen, als daß sie mehr tun könnte, als ihr schon durch die Pflege obliegt ....

Unsere Pflegerinnen müßten ganz anders sein als sie sind; wenn nicht aus einer höheren Gesellschaftsklasse, so doch wenigstens besser unterrichtet und ordentlich ausgebildet. Aber Pflegerinnen der letzteren Klasse würden höhere Löhne verlangen, als wir voraussichtlich zahlen könnten ....

Ich weiß nicht, wie viele unserer Pflegerinnen im Stande sein würden, sich an dem vorgeschlagenen Plan zu beteiligen. Ich weiß aber, daß eine von ihnen erst in den letzten paar Jahren lesen gelernt hat (!) ....

Am nötigsten wären in jedem Hospital ein paar Pflegerinnen oder Oberinnen von höherem Stande, um als

Sauerteig für das ganze Pflegepersonal zu dienen. Wie die Dinge jetzt liegen, ist anscheinend niemend da [schrieb ein Zyniker], der an die Seelen der Pflegerinnen denkt . . . .

Es ist sehr schwierig, tüchtige und achtbare Wärterinnen zu beschaffen, besonders für die Männersäle. Alles was man von den Bewerberinnen um solche Stellung verlangt, ist ein anständiger Charakter und etwas Erfahrung in der Krankenpflege. Im Allgemeinen sind es Scheuerfrauen oder Personen ähnlichen Standes . . . .

Wenn die Hospitalpflegerinnen nur einigermaßen denen in ausländischen Hospitälern glichen, wenn sie sich nur dem näherten, was sie in Kaiserswerth sind, so wäre die Sache sehr einfach. Aber ich fürchte, es verhält sich leider anders . . .

Die Durchschnittszahl der Pflegerinnen ist eine auf zehn Kranke bei Tage und eine auf zwanzig in der Nacht. Sie werden sich vorstellen können, daß sie vollauf zu tun haben . . .

Die Hauptschwierigkeit scheint mir in der derzeitigen Beschaffenheit der Hospitalpflegerinnen zu liegen . . . .

Die Mittel des Hospitals erlauben kaum, soviel Pflegerinnen anzustellen, als durchaus für die körperliche Versorgung der Kranken nötig sind und es würde völlig ausgeschlossen sein, zu irgend einer Zeit mehrere von ihnen für Vorträge zu versammeln . . . . [1])

Der Zustand war in allen Ländern der gleiche. Selbst in Holland, wo Howard den einsichtsvollsten Zuschnitt des Anstaltsbetriebes gefunden haben will,

---

[1]) *Hospitals and Sisterhoods.* (Hospitäler und Schwesternschaften). London, Murray, 1855. Auf dem Titelblatt ist kein Verfasser genannt, aber man weiß, daß die Verfasserin Mary Stanley, die Schwester des Dekan Stanley ist. S. 10—28.

und in Dänemark, wo Halda einst die Wirksamkeit eines Henry Dunant vorgeahnt hatte, war die gebildete Frau guten Standes aus den Hospitälern verschwunden, wenn sie nicht unter dem Schutz geistlicher Orden stand. Frau Norrie schreibt:

1625 waren weibliche Pflegerinnen nur im Verhältnis von 1 : 10 Kranken angestellt und auch diese scheinen zum Typus *Gamp* gehört zu haben. Aber zu dieser Zeit war den Frauen das ihnen im elften und zwölften Jahrhundert anvertraute Gebiet wieder genommen worden, wie auch die Bestimmungen der dänischen Feldhospitäler in Holstein im Jahre 1758 zeigen, die nach den französischen Vorschriften abgefaßt sind. Nach diesen Bestimmungen übten die Medizin-Studenten die Pflege mit Hülfe von Ordonnanzen aus und Frauen wurden nur für die Scheuerarbeit gemietet; die Vorschriften bestimmen nämlich, daß die Haushälterin so viele kräftige, gesunde verheiratete Frauen anstellen soll, wie der Oberarzt für nötig hält, um die Wohnungen der Kranken sauber zu halten und die Wäsche zu besorgen. Weitere Einzelheiten über die Arbeit dieser Frauen lauten folgendermaßen: »An jedem Morgen müssen die Frauen eine Stunde vor dem Rundgang des Arztes alle Nachtstühle, Bettgeräte und Spucknäpfe entfernen und sorgfältig reinigen.« — »Wenn ein sehr schwacher Kranker oder ein schwer Verwundeter Ungeziefer bekommen sollte, müssen die Frauen ihm oft das Haar kämmen und ihn säubern.« Aus den Vorschriften geht des Weiteren hervor, daß die Medizin-Studenten die Krankenpflege ausübten. Sie hatten die Arzneien in Gegenwart des Oberarztes zu verabfolgen, damit er die Wirkung besser übersehen könne und um zu verhindern, daß sie nicht für andere Zwecke, als für das Wohl der Kranken verbraucht würden. »Wenn ein Mann schwer verwundet ist, soll der Chirurg ihn einmal in der Nacht besuchen, um seine Schmerzen zu lindern und zu überwachen, daß der diensttuende chirurgische

Student da ist, ebenso die Ordonnanz und dafür zu sorgen, daß er seine Pflicht tut.« Die Wundärzte bereiteten alles Verbandmaterial und verbanden die Wunden, sie wechselten die Breiumschläge, katheterisierten, gaben Einläufe und hatten die Nachtwache.[1])

In einigen Ländern des Kontinents dauert diese dunkle Periode, allen äußeren Einflüssen zum Trotz, bis in die heutige Zeit fort, wie das Studium der großen Krankenhäuser in Rom und Wien nur zu gut beweist. Da wir auf diese Länder nicht so bald zurückkommen werden, wollen wir in diesem Zusammenhang, der auch der nächstliegende ist, einen knappen Überblick über die noch bestehenden Verhältnisse ihres Pflegepersonals geben. 1901 hat Frau Angelo Celli[2]) in allen italienischen Krankenhäusern eine Erhebung über die Dienststunden und allgemeinen Lebensverhältnisse des männlichen und weiblichen Dienstbotenpflegepersonals angestellt. Solche scheinen in den letzten Jahrhunderten in weit größerem Umfang verwendet worden zu sein als früher, vielleicht wegen der zunehmenden Größe der Hospitäler, der schwindenden Zahl der Laienschwestern, Oblata und Tertiarinnen, oder wegen der veränderten wirtschaftlichen Verhältnisse. Während die in den Krankensälen die Aufsicht führenden Nonnen unter der Obhut eines Mutterhauses sind, unterstehen diese Dienstboten, welche eigentlich

---

[1]) *Nursing in Denmark* (Krankenpflege in Dänemark), Charlotte Norrie. *American Journal of Nursing,* Dez. 1900, S. 183.

[2]) Die frühere Schwester Anna Fraentzel des Hamburg-Eppendorfer Krankenhauses. Die Übersetzerin.

die Krankenpflege leisten, der Laienverwaltung des Hospitals. Von 45 Hospitälern hatte in 6 das Dienstbotenpflegepersonal 12 aufeinanderfolgende Arbeitsstunden. In einigen hatten sie von 10—14 Stunden. Ein besonders beliebter Arbeitsplan bestand in einer wechselnden Stundenzahl, wie: Am ersten Tag 19 aufeinanderfolgende Stunden, am zweiten Tag 11 Stunden, am dritten Tag 11 Stunden. Dann wiederholte sich der Kreislauf. Ein anderes Beispiel dieser Art war: erster Tag 17 aufeinanderfolgende Stunden, zweiter Tag 17 Stunden, dritter Tag 8 Stunden, vierter Tag 5 Stunden. Ein weiteres: erster Tag 13 Stunden, zweiter Tag 11 Stunden, dritter Tag 10 Stunden, vierter Tag 17 Stunden. Darauf folgte ein dienstfreier Tag für die Pflegerin. Ein Hospital verlangte tatsächlich an jedem dritten Arbeitstag 37 ununterbrochene Arbeitsstunden; zwei andere hatten zwischen 24 und 48 ununterbrochene Arbeitsstunden und eines verlangte abwechselnd 30 und 48 Dienststunden, ehe eine längere Ruhepause gegeben wurde.

Schlafgelegenheiten gab es in einigen Hospitälern überhaupt nicht und in anderen »niedrige, enge« Schlafsäle, in denen sich bis zu 40 Betten befanden. Nicht alle sorgten für die Mahlzeiten des Pflegepersonals und einige gaben nur einen Teil der für eine erwachsene, arbeitende Person erforderlichen Nahrung. Was sie erhielten, wurde gewöhnlich nach dem Gewicht ausgeteilt. Wenn man fragt: »Woher fanden sich Leute, die bereit waren, solche Stellungen zu übernehmen?«, so kommt die traurige Wahrheit ans Licht, daß die Findelhäuser den größten Teil des bedauernswerten

Menschenmaterials für diese Lohnsklaverei lieferten, und daß die Unglücklichen dazu erzogen waren, nichts anderes zu erwarten.[1])

In Österreich bestanden die gleichen unmenschlichen Bedingungen und bestehen noch heute. Man kann in keinem Lande ein unterdrückteres und mehr mit Füßen getretenes Pflegepersonal finden. Das berühmte Allgemeine Krankenhaus in Wien, dessen Ruf als ärztliche Lehranstalt lange sehr bedeutend war, hatte und hat noch einen 24stündigen Dienst, der mit einem Tag der sogenannten Dienstbereitschaft abwechselt, an dem von 8—10, von 12—1 und von 4—5 bestimmte Arbeiten zu verrichten sind. In der Nacht wird geschlafen und dann beginnt wieder die 24stündige Arbeitsperiode.

Das Pflegepersonal der Männer- und Frauensäle, eine Person auf jeden Saal mit 40 Kranken, besteht fast ausschließlich aus Frauen. Sie werden den Reihen ungebildeter, bedürftiger, schüchterner und unterwürfiger Arbeitsfrauen entnommen und es wäre ein großes Unrecht, wollte man in ihnen etwas anderes als die Opfer eines schlechten Systems sehen. Es gibt keine Oberin oder sonstige weibliche Leitung. Sie werden von dem Direktor des Hospitals angestellt, beaufsichtigt, bezahlt und entlassen. Ihre Schlafgelegenheit besteht in Verschlägen in den Sälen — nicht außerhalb der Säle, sondern in den Sälen — in der gleichen Reihe mit den Betten der Kranken. In

---

[1]) *La Donna Infermiera* (Die Krankenpflegerinnen) von Anna Celli, in der *Unione Femminile* (Frauen-Union) No. 3, 4, 7, 8. Mailand 1901.

diesen Verschlägen essen sie ihre Mahlzeiten, die sie sich mitbringen; ihre Löhne betragen etwa 72 M. monatlich [1]) und sie sind, wie die italienischen und französischen Pflegerinnen, auf Trinkgelder von den Angehörigen der Kranken angewiesen.

In diesem Hospital gibt es keine Oberin, die durch die Anmaßung einer Autorität über die Pflegerinnen oder das Bestehen auf Unterweisung, regelmäßige Ruhestunden oder Rücksichtnahme auf dieselben, Ärgernis erregen könnte. Es gibt keine Frauen-Kommission, um den Direktoren dreinzureden und den Ärzten Vorschläge zu machen. Es gibt kein religiöses Mutterhaus, um den Tadel für alles, was schief geht, auf sich zu nehmen. Es gibt nur die alleinige, unbeeinflußte und unbeschränkte männliche Aufsicht, ein System welches demnach als Muster dessen gelten muß, was die männlichen Autoritäten für befriedigend und wünschenswert ansehen. Von diesem System, (das keineswegs auf dies eine Krankenhaus beschränkt ist) schrieb Florence Nightingale 1863:

Das Pflegepersonal beider Geschlechter ist unter dem alleinigen Befehl männlicher Hospital-Beamter; in diesem Fall erscheinen die Einrichtungen betreffs Dienststunden, Schicklichkeit und allgemeinen sanitären Vorschriften gradezu verrückt. So gibt es Vorschriften, nach denen die Pflegerinnen 24 Stunden in einem Saal Dienst tun müssen; nach denen sie bei den Kranken schlafen müssen, was darin gipfelt, daß eine weibliche Pflegerin im Männersaal schlafen muß etc. Auf diese Weise werden die Pflegerinnen körperlich und moralisch zu Grunde gerichtet. [2])

---

[1]) Ohne Beköstigung! Die Übersetzerin.

[2]) Siehe Band II, Miss Nightingale's *Writings*.

Den kräftigsten Anstoß zur Verbesserung der öffentlichen Anstalten, den das 18. Jahrhundert aufweist, gaben zweifellos die verschiedenen Erhebungen von John Howard [1]) über die darin herrschenden Zustände. In der ganzen Geschichte geduldigen menschenfreundlichen Strebens hat niemand das Wohl seiner Mitmenschen auf grauenvolleren Pfaden verfolgt als er. Seine Erhebungen über Gefängnisse, Kerker, Asyle, Pesthäuser und Hospitäler stehen beispiellos in den Annalen humaner Wirksamkeit da, und nur Dorothea Dix' Bemühungen zu Gunsten der Geisteskranken in den Vereinigten Staaten über hundert Jahre später lassen sich damit vergleichen. Den Gefängnissen und Lazaretten galt sein Hauptaugenmerk. Hospitäler besuchte er nur gelegentlich, seine Anmerkungen darüber sind aber so anschaulich, daß wir sie weiterhin als Berichte eines Augenzeugen heranziehen werden.

So schlimm es auch in manchen Hospitälern stand, sie bildeten noch die Lichtseite von Howards Arbeit. Der Zustand der Gefängnisse war so unfaßbar fürchterlich, daß Geist und Auge gleich stark vor den kalten Druckseiten zurückschaudern, auf denen er so bündig und mit so selbstverständlicher Mäßigung die Tatsachen darstellt. Das war die Zeit, wo auf das belangloseste Vergehen gegen das Eigentum Todesstrafe stand — wo ein Taschentuch, ein paar Rüben, ein paar aus der Tasche gestohlene Silber-

---

[1]) Siehe *Life of John Howard*, von James Baldwin Brown, London, 1823.

münzen heiliger gehalten wurden, als das Leben eines menschlichen Wesens. Und doch war der Tod, abgesehen von der hülflos zurückgelassenen Familie, gnädiger als das Schicksal, das einen Gefangenen erwartete.

John Howard war 1727 geboren und begann seine Gefängniserhebungen, als er etwa 43 Jahre alt war. Auf einer Reise nach Lissabon wurde sein Schiff an der französischen Küste gekapert, während Frankreich mit Spanien im Krieg lag. Reisende und Mannschaft wurden in ein französisches Gefängnis geworfen. Dasselbe war so schrecklich und was ihm seine Leidensgefährten vom Gefängnisleben erzählten, machte einen so tiefen Eindruck auf ihn, daß er beschloß, sein Leben der Verbesserung dieser Zustände zu widmen.

Glücklicherweise hatte dieser außergewöhnliche Mann Zeit und Geld und begann nun eine Reihe von Gefängnisbesuchen in seinem eigenen Lande und auf dem Festland. Er machte im Ganzen bis zu seinem Tode sieben Reisen durch den Kontinent, in deren Verlauf er mit 30 000 Pfund (cr. 600 000 M.) Unkosten 60 000 [engl.] Meilen zurücklegte. Auf diesen Reisen besichtigte er alle Gefängnisse Europas und stieg in Kerker und unterirdische Verließe lebendig Begrabener hinab, die außer den Opfern und deren Kerkermeistern nie ein menschliches Wesen gesehen hatte. Wenig Menschen wären im Stande gewesen, nicht bloß den Anblick des Elends, sondern den unbeschreiblichen Schmutz, die verdorbene Luft und den schrecklichen Gestank zu ertragen, der so überwältigend war, daß er zu Pferde reisen mußte, weil er den Geruch seiner eigenen Kleider im Wagen nicht ertragen konnte. Er war gewöhnt, um 2 Uhr morgens aufzustehen, um seine Aufzeichnungen zu machen, gönnte sich höchstens sechs Stunden Schlaf, nahm täglich ein kaltes Bad und lebte von vegetarischer Kost. Im Laufe seiner Arbeit fand er Gelegenheit, vielen gekrönten Häuptern und Regenten Berichte zu erstatten und in jedem Lande folgte seinen Besuchen und Berichten eine Linderung der Schrecken. Er selbst sagte von sich: »Ich bin das Lasttier, das umherzieht und Material sammelt, damit andere Menschen es benutzen.«

Er hoffte dadurch, daß er Nachrichten und Statistiken über die Pest sammelte, zur Bekämpfung derselben beizutragen, und mit diesem Ziel vor Augen wandte er sich mit seinen Erhebungen den Lazaretten und Quarantäne-Hospitälern zu, die er in allen europäischen Häfen emsig studierte.

Seine Bemerkungen über die Hospitaler.

In Italien erzählt er von der Hingebung der Mönche und Nonnen für die Kranken, erwähnt ein großes Hospital in Rom als überfüllt und schlecht gelüftet, doch sei in jedem Bett nur ein Kranker. Er bemerkt, daß die italienischen Ärzte von der ansteckenden Natur der Phtisis überzeugt seien, daß es besondere Abteilungen für diese Krankheit gäbe und daß die gleichen Vorsichtsmaßregeln gegen die Ansteckung durch dieselbe befolgt würden, wie bei der Pest. In Privathäusern würden die Zimmer nach dem Vorkommen von Phtisis gescheuert, ausgeräuchert und die Einrichtung derselben vernichtet.[1]

Das Hospital der Ben Fratelli in Neapel sei sauber und schön, mit hohen, kapellenartigen Sälen.

Das große Hospital in Genua sei eines der besten und am wenigsten übelriechenden von allen öffentlichen Krankenhäusern in Italien, aber die Räume für die Geisteskranken seien eng und schmutzig und ruhige und tobende Kranke wären darin durcheinander untergebracht.[2]

In München seien die Hospitäler der Barmherzigen Brüder und Schwestern »nett und sauber, still und ruhig«. Er bemerkt, daß der Aderlaß von den Nonnen »mit großer Geschicklichkeit und Zartheit« ausgeführt werde.[3]

Im Hospital des h. Johannes in Brüssel seien die Krankenräume eng und die Luft nachts »über alle Beschreibung abscheulich«. Hier sei auch ein »gastfreundliches Haus«, wo die Nonnen mit »einer Zartheit, die mir kein geringes Vergnügen machte«,[4] Geisteskranke pflegten.

»Die große Sorgfalt der Nonnen zeichnet die Hospitäler der katholischen Länder aus.« (Howard war ein strenger Calvinist, hatte aber große Achtung vor den Nonnen, die sie erwidert zu haben scheinen). Er erwähnt ihr »bleiches Aussehen«.

In Madrid bemerkt er: »Man nimmt an, daß das

---

[1]) Prisons and Hospitals S. 116, Auflage von 1784.

[2]) ibid. S. 129.

[3]) ibid. S. 130.

[4]) ibid. S. 145.

Schwindsuchtsgift nicht nur Kleider, Betten und Möbel, sondern auch Wände und Decken infiziert.« Er fand die Madrider Hospitäler ganz gut, die Gefängnisse dagegen schrecklich.[1])

In Spanien gäbe es keine Nonnen in den Männersälen, dieselben wären eng und widerwärtig, die Kranken schnupften und spuckten; man habe ein Vorurteil gegen frische Luft und auch gegen das Aufwaschen der Räume. Der Brauch, den Kranken vor dem Zubettlegen die Hände und Füße zu waschen, werde hier nicht beobachtet. »Ich bin jedoch überzeugt«, schreibt er, »daß ein solcher Brauch, nebst Luft, Sauberkeit und mäßiger Kost in Hospitälern nötiger und wichtiger ist, als die Verabreichung von Arzneien.«[2])

Lille besitze zwei ganz musterhafte Krankenhäuser, La Comtesse und St. Sauveur. Die Kranken seien nach Gruppen geordnet und jede Krankheit habe einen eigenen Saal, während jeder Kranke ein eigenes Bett habe.

Wenn ein Kranker in einem dieser Hospitäler ankommt, wird ihm sofort sein Bett angewiesen, darauf bringt die Schwester ihm warmes Wasser, wäscht seine Füße, trocknet sie ab und küßt einen derselben. Eine andere bringt saubere Bettlaken und Handtücher. Ein Hausdiener macht und wärmt das Bett und der Kranke legt sich hinein. Die Nonnen sorgen freundlich für alle Kranken, aber die durch ihre abgeschlossene Lebensweise entstehenden Vorurteile geben Anlaß zu manchen Übelständen; so vernachlässigen sie das Aufwaschen der Räume

---

[1]) ibid. S. 158.
[2]) ibid. S. 163.

und das Öffnen der Fenster, wodurch die Säle besonders nachts sehr widerwärtig nnd ungesund werden. [1])

In dem großen Salpétrière-Hospital in Paris befänden sich 5000 arme und geisteskranke Frauen und Mädchen in drei Krankenabteilungen.

Das Hospital des h. Ludwig und das Hôtel-Dieu sind die zwei schlimmsten, die ich je besucht habe. Sie waren so überfüllt, daß ich oft fünf bis sechs Kranke in einem Bett sah, wovon manche im Sterben lagen.

Das Hospital des h. Ludwig steht außerhalb der Stadt . . . Die Säle sind schmutzig und geräuschvoll und in vielen Betten liegen drei Kranke. [2])

Die Charité ist eines der besten Pariser Krankenhäuser. Es gibt nur Einzelbetten: es »macht dem Orden des h. Johannes von Gott Ehre.«

Im Hôpital des Petites Maisons gewährten eine Anzahl kleiner, den Hof umgebenden Häuser Alten und Gebrechlichen beiderlei Geschlechts Zuflucht und für Geisteskranke seien Einzelräume vorgesehen. »Die guten Schwestern pflegen freundlich . . . Die Ordnung und Sauberkeit hier hat mich angezogen, so daß ich meinen Besuch oft wiederholte.«

»Ich riet die Säle der Männer aufzuwaschen, aber man befolgte meinen Rat nicht.« [3])

Das beste Hospital, das Howard in Frankreich sah, war das Hôtel-Dieu in Lyon. Die Säle waren 32 Fuß breit und 25 Fuß lang mit zwei Reihen von Fenstern. Jeder Saal hatte drei Reihen eiserner

---

[1]) ibid. S. 165.

[2]) ibid. S. 176, 177.

[3]) ibid. S. 177, 178.

Betten. Die verschiedenen Krankheiten waren in Gruppen eingeteilt und wurden in getrennten Sälen behandelt, die alle luftig und freundlich waren, und die Genesenden wurden in besonders große, freundliche Räume verlegt. Die in eine sehr adrette Tracht gekleideten Schwestern eines religiösen Ordens bereiteten und verteilten alle Arzneien selbst. Die Apotheke ist die »ordentlichste und am hübschesten ausgestattete, die man sich vorstellen kann.«[1])

Von der Royal Infirmary in Edinburg sagt er:

Wenige englische Hospitäler übertreffen sie an Luftigkeit und Sauberkeit. Die Wände werden regelmäßig getüncht.

In Italien spricht er wieder von der »schmutzigen Gewohnheit auf den Boden zu spucken. Kranke, die husten, sollten mit kleinen Kästen oder Becken versehen werden, wie man sie in Holland gebraucht«.

In Konstantinopel hätten die Türken wenig Hospitäler, nur »eine Art Herbergen, in denen kranke und sterbende Geschöpfe auf schmutzigen Matten auf dem Boden liegen«. Die Hospitäler für Geisteskranke seien gut gebaut, aber man kümmere sich weder um die Sauberkeit noch um die Kranken. Das jüdische Hospital sei das beste in Konstantinopel.[2])

In Irland in der Maryborough Infirmary

lag in einem, der Turm genannten Raum, der zwei Kranke beherbergte, etwas schmutziges Heu auf dem Boden; dort, sagte man mir, liege die Pflegerin . . . Keine Bettücher im Hause und die Decken sehr schmutzig; — keine Senkgrube, kein Wasser. Der Operationsraum war eine Kammer von

---

[1]) ibid. S. 180.

[2]) Lazarettos and Hospitals, S. 64.

etwa 10 Fuß 6 Zoll, die Ausstattung bestand aus 10 Fläschchen, zum Teil ohne Korken, ein wenig Salbe, die auf einem Brett klebte und etwas Werg.[1])

In einem andern Grafschafts-Krankenhaus sei die Behausung der Pflegerin unter der Treppe untergebracht.[2])

Ich bin überzeugt [schreibt er], daß viel davon abhängt, daß die Kranken in frischen, reinen Betten liegen; .... wenn man die in manchen Hospitälern jährlich für die Vernichtung von Wanzen ausgegebenen Summen für Lüften, Klopfen und Bürsten der Betten ausgäbe, würde das Ziel viel besser erreicht.

Er hatte gesehen, daß dies in Schweden geschah.

---

[1]) ibid. S. 86.
[2]) ibid. S. 93.

Kapitel XV.

DIE PHILANTHROPISCHE UND KRANKEN-PFLEGE-BEWEGUNG VOR FLIEDNERS ZEIT.

Es ist allgemein bekannt, daß die Reform der Krankenpflege im vorigen Jahrhundert mit der Gründung des Diakonissen-Mutterhauses in Kaiserswerth am Rhein begann, wo Friederike und Theodor Fliedner die in ihren Folgen so reiche Früchte tragende Wiederbelebung des alten Diakonissenordens in modernem Rahmen bewirkten. Aber ehe Fliedners ihr Werk begannen, hatte es eine lange Reihe von Bestrebungen gegeben, die ihnen den Weg bereiteten. Es ist im Laufe der menschlichen Kulturentwicklung eben ganz unvermeidlich, daß viele Versuche scheitern oder nur teilweise gelingen, als ein Präludium für den endgültigen Erfolg eines begabten Menschen oder einer Gruppe von Individuen. Andere, die ihnen unmittelbar vorausgingen, hatten sich schon mit den Gedanken beschäftigt, die Fliedners ausführten, erlebten aber deren Verwirklichung nicht. Die Quelle des Stromes muß sogar noch weiter rückwärts gesucht werden. Der alte Diakonissenorden war nie ganz ausgestorben.

Wir sahen, daß er in der Kirche der östlichen Länder bis zum 12. Jahrhundert und in den Kirchen Galliens und Irlands noch lange nach seinem Verschwinden aus Rom erhalten blieb. Die Waldenser, deren Geschichte bis auf 1170 zurückreicht, hatten, wenn nicht in der genauen Form, so doch wenigstens im Geist und in den Werken bis zu einem gewissen Grade die Diakonisse alter Zeit wieder belebt und Frauen gewählt, die sich den Werken der Barmherzigkeit und Krankenpflege widmeten. Auch Anhänger des 1369 geborenen Johann Huß hatten einen ähnlichen Dienst eingerichtet. Schäfer führt eine Anzahl Gemeinschaften an, in denen es nach der Reformation ähnlich organisierte Frauenarbeit gab. [1]) In Minden beschloß die Kirche 1530, daß ein Orden von Gemeindepflegerinnen und Armenbesucherinnen eingerichtet werden sollte. Man gab ihnen aber nicht den Namen Diakonissen. In Keppel war von etwa 1567 bis 1594 eine Wohltätigkeitsanstalt, in der eine der Diakonissentätigkeit ähnliche Wirksamkeit, einschließlich der Krankenpflege, ausgeübt wurde; auch in Walsdorf bestand eine ähnliche Gemeinschaft mit einer Aebtissin an der Spitze. Die Mitglieder der Schwesternschaft wurden nach dem 18. Lebensjahr zu einem Probejahr zugelassen, wenn sie eine gute Führung nachweisen konnten. Der Eintritt erfolgte ganz freiwillig, ohne Zwang von Seiten der Ältesten oder Verwandten, und die Schwestern konnten jederzeit austreten

---

[1]) *Die Geschichte der weiblichen Diakonie,* Theodor Schäfer. 2. Auflage, Stuttgart, 1887. Siehe Kapitel IV.

oder heiraten. Nach der Aufnahme wurden sie mit einer religiösen Feier eingesegnet. Sie hatten verschiedene Aufgaben: unterrichten, besuchen usw.; aber einer unter ihnen waren die Armen und Kranken übergeben, sowohl die im Asyl, wie diejenigen außerhalb desselben, und diese wurde die »Diakonisse« genannt.

Die deutsche Stadt Wesel hatte von 1575 bis 1610 Diakonissen, die nach dem Brauch der alten Kirche von der Gemeinde gewählt wurden. Die reformierte Gemeinde in Wesel bestand aus holländischen und sonstigen Refugiés, und eine ihrer ersten Handlungen war die Verfügung, daß Frauen, die man »Diakonissen« nannte, amtlich vom Presbyterium bestellt werden sollten, um den Armen zu dienen und die Kranken zu pflegen. Diese Wiederherstellung des alten Brauchs war allerdings nur von kurzer Dauer. Die allgemeine Synode von 1581 entschied sich gegen sie, als man bei ihr um Bestätigung des Gemeindebeschlusses einkam,

> um verschiedener Inkonvenienzen willen, die daraus entstehen könnten. Aber in Zeiten von Pestilenz und andern Krankheiten, so dann einiger Dienst bei kranken Frauen zu tun ist, den Diakonen nicht ziemlich, so sollen sie die versorgen durch ihre Hausfrauen oder andere, die ihnen bequem sind[1]).

Es ist durchaus möglich, daß die Ablehnung der Synode allein den Orden nicht entmutigt hätte, denn wir haben gesehen, daß ähnliche und nachdrücklichere Erlasse zu verschiedenen Zeiten unbeachtet blieben, aber andere Gründe, darunter die Einführung staat-

---

[1]) Schäfer, a. a. O., Bd. I. S. 75.

licher Armenunterstützung, wirkten gleichfalls dahin, ihn zu unterdrücken.[1])

In den Niederlanden waren Diakonissen schon in früher Zeit eingeführt; die Stadt Amsterdam hatte solche seit 1566, als »einige alte, tugendhafte Schwestern zu Diakonissen gewählt wurden«, und gewisse Hülfskräfte der dortigen Wohltätigkeitsanstalten werden noch jetzt als Diakonissen bezeichnet.[2]) Für die Gemeindepflege der Diakonissen war die Stadt in vier Bezirke eingeteilt. Die Arbeit war anstrengend, und die Diakonisse übernahm sie nicht auf Lebenszeit, sondern nur für bestimmte Zeitabschnitte. Jedes Jahr wurden einige von ihnen abgelöst und ihnen der Dank der Kirchenältesten ausgesprochen, während andere neu eingesegnet wurden. Sie lebten dauernd in ihren eigenen Wohnungen; selbst die, welche Anstalten leiteten, brauchten nicht darin zu wohnen. Eine bekannte Diakonisse war die Schwester von Pastor Calkoen, dessen zahlreiche Predigten über die apostolische Diakonisse noch erhalten sind. Die Chroniken der Pilgrimväter entwerfen ein drolliges Bild der Amsterdamer Diakonisse:

»Zu Amsterdam hatten sie . . . . vier ehrwürdige Männer zu Diakonen, eine bejahrte Witwe zur Diakonissin, welche ihnen viele Jahre diente, obgleich sie 60 Jahre alt war, als sie gewählt wurde. Sie füllte ihre Stelle würdig aus und war eine Zierde der Gemeinde. Sie saß gewöhnlich an einem passenden

---

[1]) *Deaconesses, Ancient and Modern* (Diakonissen alter und neuer Zeit) von Reverend Henry Wheeler. New York, Hunt and Eaton 1889, S. 168, 169.

[2]) Schäfer, Bd. I., S. 77.

Platz in der Kirche, mit einer kleinen Birkenrute in ihrer Hand und hielt die kleinen Kinder in großem Respekt, daß sie nicht die Versammlung störten. Sie besuchte fleißig die Kranken und Schwachen, besonders die weiblichen und auch wo es not tat unsre Mädchen und junge Frauen, zu wachen und andre Hilfe zu leisten, wie das Bedürfnis von jenen es erforderte, und wenn sie arm waren, so sammelte sie Unterstützungen für sie bei denen, welche dazu im Stande waren, oder benachrichtigte die Diakonen davon. Es wurde ihr gehorcht als einer Mutter in Israel und als einer Dienerin Christi.« [1])

Später, im Jahre 1745, segnete Graf Zinzendorf, der Gründer der Brüdergemeinde, eine Gruppe von Diakonissen durch Handauflegen ein. Ihre Stellung und Tätigkeit entsprach genau jener der Diakonissen in der apostolischen Zeit. Die Brüdergemeinde wählte Frauen, genau wie die Diakonissen, um Werke der Barmherzigkeit auszuführen, ohne sie indes so zu nennen. [2]) Die Mennoniten, deren Sekte im ersten

[1]) Zitiert von Schäfer, a. a. O., Bd. I, S. 80.

[2]) Die »Schwesternhäuser« und Witwenhäuser entsprechen nicht unseren heutigen Diakonissenhäusern, als vielmehr den Gerhard Groot'schen Schwesternhäusern. In Häusern beiderlei Art wohnen zusammen diejenigen Jungfrauen und Witwen, welche keinen eignen Familienhalt haben und diese Hausgemeinschaft wünschen. Da auch jüngere Mädchen (z. B. Missionarstöchter u. a.) im Hause leben, ist jetzt fast überall auch eine Pension für auswärtige Mädchen damit verbunden, welchen teils Unterricht in Schulgegenständen, teils Anleitung zu weiblichen Arbeiten gegeben wird. Die Leitung des Hauses beruht in der Regel auf zwei Personen: der »Pflegerin« für das geistliche Gebiet, bezw. die Schultätigkeit, und der »Vorsteherin« für das leibliche und äußere Gebiet (Maria und Marta). Schäfer, Bd. I, S. 292, 293, der eine briefliche Auskunft von Herrn Pastor H. Plitt in Niesky zitiert.

Teil des 16. Jahrhunderts entstand, hatten auch Kirchenbeamte, welche den Diakonissen entsprachen. Sie fanden sich in ganz Holland und ihr Beispiel war später für den jungen Pastor Fliedner eine große Erleuchtung.[1]) Diese Frauen lebten in ihren eigenen

---

[1]) Bei Schäfer finden sich mancherlei Angaben über diese alten Einrichtungen, denen wir folgendes entnehmen: Bezüglich des Instituts der Diakonissen bei den Taufgesinnten bestehen keine besonderen Bestimmungen (Beschlußfassungen) oder Quellen, auf welche ich Sie verweisen kann. Ihre Spuren müssen hier und dort und aus allerlei Büchern zusammengesucht werden. Soviel ist indessen gewiß, daß diese Einrichtung von Anfang an bei den Mennoniten bestanden hat, so daß wir die Beweise dafür schon in unseren Märtyrerbüchern finden, z. B. bei Elisabeth Dirks, die den 15. Januar 1549 zu Leeuwarden durch die Inquisition gefangen genommen und am 27. März desselben Jahres ertränkt wurde. . . . Als Robert Browne, der Vater der Brownisten, um 1580 eine Taufgesinnten-Gemeinde zu Norwich in England kennen lernte und ihre Einrichtung teilweise zum Vorbild nahm, entnahm er derselben auch das Institut der Diakonissen, so daß seine Gemeinde von da an zu Diakonissen wählte »Witwen, 60 Jahre alt, begierig nach guten Werken und geeignet zum Warten von Kranken«. (Schäfer, Band I. S. 290, zitiert Prof. Dr. J. G. de Hoop-Scheffer aus Amsterdam.) In einem ihrer Bekenntnisse (von Dortrecht 1632) heißt es Art. 9: »Daß man auch ehrbare alte Witwen zu Diakonissen ordinieren und erwählen muß, um neben den Diakonen die armen, schwachen, kranken, betrübten und notleidenden Menschen, wie auch Witwen und Waisen zu besuchen, zu trösten und zu versorgen«, etc. (Schäfer, Band I. S. 290.) Auch auf Seiten des weiblichen Geschlechts, berichtet ein Bischof der Brüdergemeinde, Kölbing, wurden ehrbare, verständige Matronen zu Ältestinnen (Presbyterae) erwählt, welche als Hausmütter im Hause Gottes die Aufsicht über die Witwen, Frauen und Jungfrauen führten, diese an

Wohnungen und stellten ihre Dienste freiwillig zur Verfügung. Ferner darf nicht vergessen werden, daß die Barmherzigen Schwestern entschieden apostolisch waren, und daß der h. Vincentius von Paul sie ausdrücklich darauf hinweist, sie seien wie die Frauen der ersten christlichen Kirche.

In den letzten Jahrzehnten, ehe die Fliedners ihr Werk begannen, gab es ein mächtiges Erwachen des humanitären Geistes und eine ungeheure Wiederbelebung des Strebens nach besseren Lebensbedingungen und größerem Glück für das menschliche Geschlecht, eine Wiederbelebung, deren gewaltigster Ausdruck der Ausbruch der französischen Revolution war. Auf den Gebieten des Gedankenlebens, an denen man den Frauen willig einen Anteil gewährte, nämlich denen der Wohltätigkeit und Menschlichkeit, entstand eine lebhafte Wechselwirkung zwischen Deutschland und England, und eifrige Gemüter im einen Land regten verwandte Geister im anderen an. Hannah More's langes Leben ständiger Opferwilligkeit für die Armen, Bedürftigen und Ungebildeten, war einer der ersten Meilensteine auf dem Wege der Wiederbefreiung der Frauen aus

---

ihre Pflicht erinnerten etc. Sie besuchten auch die kranken Schwestern, trösteten die Traurigen und halfen den Dürftigen, so gut sie konnten. Manche erwählten den ledigen Stand, nicht etwa, um hierdurch einen besonderen Grad von Heiligkeit zu gewinnen, sondern um besser für Kranke und Kinder sorgen zu können. (»Geschichte der bibelgläubigen Ketzer« [des Mittelalters] von Dr. C. U. Hahn, Stuttgart, 1847. Zitiert von Schäfer, Band I, S. 291).

dem Leben der Unwissenheit und selbstsüchtigen Oberflächlichkeit, in welchem der Anbruch des 18. Jahrhunderts sie fand. Ihre Schriften wurden in den weitesten Kreisen Deutschlands und Englands gelesen und riefen in beiden Ländern eine große Begeisterung hervor. Die fortschrittlichen und freien Anschauungen der »Gesellschaft der Freunde« (die Quäker) begünstigten die Entwicklung von Charakteren, die eifrig Reformen anstrebten, und hervorragende Dissidenten, wie John Wesley, gestatteten den Frauen eine Erweiterung ihres Wirkungskreises innerhalb der evangelischen Anschauungen, so daß dadurch die konservativeren Kreise der herrschenden Kirche indirekt zu ähnlichen Äußerungen angeregt wurden.

Wir erwähnten bereits den Einfluß der Erhebungen John Howard's auf die Hospitalverhältnisse, und es zeigt sich dann, daß zwei hervorragende Frauen: Amalie Sieveking in Deutschland und Elisabeth Fry in England sowohl durch ihre eigenen Bestrebungen, wie durch den Anteil, den jede von ihnen an der Entwicklung von Pastor Fliedner's Laufbahn hatte, dauernd aufs engste mit den frühesten Anfängen der Krankenpflegerreform verbunden waren.

Sucht man die verschiedenen Faktoren zu ergründen, welche zu den Fliedner'schen Reformen auf dem Gebiet der Krankenpflege führten, so darf der Anteil, den weitschauende Ärzte daran hatten, nicht übersehen werden. Freilich bestand derselbe hauptsächlich darin, ihre rückständigen Kollegen aufzurütteln; denn wie die Dinge lagen, konnten die Ärzte, wenn sie auch die bestehenden Mißstände erkannten, wenig oder nichts zu ihrer praktischen Beseitigung tun. Sie waren weder imstande, den Hospitälern ein besseres Personal zuzuführen, noch dasselbe gehörig zu disziplinieren und ihm den richtigen Platz anzuweisen. Infolge dieses Unvermögens hat nicht einer von ihnen, wenn er auch noch so sehr von der Notwendigkeit der Reformen überzeugt war und sie ersehnte, jemals die einzige praktische Lösung des Problems erreicht, welche Miss Nightingale später fand und durchführte. Trotzdem leistete eine Gruppe ausgezeichneter Ärzte jener Zeit wertvolle und wichtige Arbeit für dieses Ziel, weil sie Kritik übten, Grundsätze formulierten und Stimmung dafür machten. Ein Bericht der Pariser Akademie aus dem Jahre 1777 über die erschreckend hohe Sterblichkeit war es, der zuerst bei der ärztlichen Fakultät das Gefühl wachrief, daß etwas nicht in Ordnung sei, und dieser Bericht zog fürchterliche Zustände in den Hospitälern ans Licht und brachte viele Reform-Vorschläge. In Deutschland begannen gegen das Ende des 18. Jahrhunderts die Universitäts-Professoren der Medizin für die Reform der Krankenpflege einzutreten. Professor Carl Strack in München hielt eine öffentliche Ansprache, in der er nicht nur die Aufgaben der Krankenpflege, wie sie sein sollte, schilderte, sondern den Ärztekreisen ihre Verantwortung und Versäumnisse vor Augen führte und einen besseren Dienst forderte. Hierdurch gab er bestimmten Anlaß zu vielen Verbesserungen, und der Zustand der Hospitalbauten, die den Bedürfnissen der Kranken entsprechende Bequemlichkeit und Umgebung wurde zum Gegenstand eines wachsenden Interesses. Salzwedel sagt:

Während die einzige Triebfeder der mittelalterlichen Krankenpflege die christliche Barmherzigkeit, der Wunsch, die Leiden der Kranken zu lindern, gewesen war, trat jetzt zum ersten Mal der Gedanke hervor, daß die Krankenpflege ein Heilmittel sei, ein Heilmittel von demselben Werte wie die Arzneien, welche man abgesehen von wenigen chirurgischen Eingriffen bis dahin als das einzige Hilfsmittel des Arztes gegen die Krankheiten betrachtet hatte. Diese Erkenntnis war die Folge wichtiger Fortschritte in den Methoden der Krankenuntersuchung und Behandlung, die als die Grundlage der modernen ärztlichen Wissenschaft angesehen werden. [1]

Die französischen Kreise der Intellektuellen hatten diesem Gegenstand seit einiger Zeit viel Nachdenken gewidmet, denn ein 1764 geschriebener Artikel sagt über die Krankenpflege:

Diese Beschäftigung ist so wichtig für die Menschheit, wie ihre Verrichtungen niedrig und widerwärtig sind. Nicht alle Menschen eignen sich für dieselbe, und die Leiter der Krankenhäuser sollten nicht leicht zu befriedigen sein, kann doch das Leben ihrer Kranken von ihrer Auswahl unter den Bewerbern abhängen. Eine Pflegerin muß geduldig, gütig und mitleidig sein. Sie muß die Kranken trösten, ihre Bedürfnisse voraussehen und ihre Langeweile erleichtern. Die häuslichen Pflichten der Pflegerin sind: das Feuer in den Sälen anzuzünden und zu unterhalten; die Mahlzeiten zu holen und zu verteilen; die Wundärzte und Doktoren bei ihren Rundgängen zu begleiten und nachher alle Verbände etc. zu beseitigen; die Hallen und Säle zu kehren und den Kranken selbst wie seine Umgebung sauber zu halten; alle Geschirre zu leeren und die Wäsche der Kranken zu wechseln; Lärm,

---

[1]) Handbuch der Krankenpflege, 1904, S. 18.

Zank und Störungen zu verhindern und dem Verwalter alles Ungehörige zu melden, das sie beobachten; die Toten hinauszutragen und zu begraben; abends die Lampen anzuzünden und während der Nacht nach den Kranken zu sehen; sie dauernd zu überwachen und ihnen jede Hilfe zu leisten, die ihr Zustand erfordert und sie mit Güte und Rücksicht zu behandeln. [1])

Das ist sicherlich eine Häufung von Aufgaben, die es nur wenigen Pflegerinnen möglich wäre, befriedigend zu erfüllen.

Eine ganze Anzahl von Pflegehandbüchern erschien während der dunkeln Periode der Krankenpflege am Ende des 18. und zu Anfang des 19. Jahrhunderts. Schon im Jahre 1709 wurde in Wien ein aus dem Französischen übersetztes Lehrbuch veröffentlicht, und eine spätere Auflage wurde 1788 in Lausanne gedruckt. [2]) 1728 wurde in Madrid ein Handbuch für die Pflegerinnen des dortigen allgemeinen Hospitals veröffentlicht. [3]) Ein deutsches Handbuch erschien 1769 [4]) und ein weiteres 1784. [5]) Eine

---

[1]) *L'Encyclopédie de Diderot et d'Alembert,* Art. *Infirmier.* von Murray veröffentlicht.

[2]) *Unterricht für Personen, welche die Kranken warten.* Aus dem Französ. übersetzt. Wien 1709. *(Instructionischen pour les personnes qui gardent les Malades.* Lausanne 1788.)

[3]) *Instruccion de enfermeros y mode aplicar los remedios etc.* Compuesto por los hijos de la congregacion del venerabile Padre Bernardino de Obregon. (Anweisungen für die Krankenpflege und die Anwendung von Mitteln etc. Zusammengestellt für die Brüder der Gemeinschaft des ehrwürdigen Paters Bernardino de Obregon.) Madrid 1728.

[4]) *Von der Wartung der Kranken.* Unzer 1769.

[5]) *Unterricht für Krankenwärter.* Franz May, Mannheim 1784.

spätere französische Auflage erschien 1787,[1] und ein weiteres, von einem Professor in Moskau deutsch geschriebenes 1793.[2] Es ist nicht leicht, aller dieser alten Bücher habhaft zu werden; aber zwei davon, die sich jetzt in der Kgl. Bibliothek in Berlin und in der Bibliothek des Surgeon General's in Washington befinden, verdienen Beachtung. Es sind die Werke von Dr. May und Dr. Pfähler. Das letztere ist von einem echt wissenschaftlichen Geist durchdrungen und mit bewundernswerter Klarheit und Einfachheit abgefaßt. Man meint, auch der stumpfste Verstand müsse daraus etwas Erleuchtung empfangen. In seinen klaren, bestimmten Einzelheiten, von denen nicht die kleinste oder alltäglichste übersehen ist, verträgt es in Bezug auf Einfachheit des Stils den Vergleich mit Miss Nightingale's unvergleichlichen *Notes*. Seine Beschreibung der Eigenschaften der idealen Pflegerin stehen über jeder Kritik; da er aber seine Bemerkungen mit dem Hinweis einleitet, sie dürfe keine Diebin oder Trinkerin sein, ist es wahrscheinlich, daß er sein Ideal niemals verkörpert gefunden hat. Seine Anweisungen für die Einrichtung und Versorgung des Schlafzimmers, die Betonung der Notwendigkeit geschriebener Berichte und die Angaben, wie sie zu machen seien, das Verfahren bei all den verschiedenen Behandlungen, der Gebrauch aller Geräte, — das alles deckt sich mit den höchsten modernen Forde-

---

[1] *Manuel pour les Gardes-Malades* (Handbuch für Krankenpflegerinnen). Carrère, Straßburg 1787.

[2] *Unterricht für Personen, welche Kranke warten.* J. G. Pfähler, Riga 1793.

rungen. Er betont die psychische Seite der Krankenpflege und schildert sehr eindrucksvoll die üble Wirkung von Ärger, Reizbarkeit, Traurigkeit und Schwermut auf den Kranken. Dr. May's Buch ist gleichfalls interessant und praktisch, verallgemeinert aber mehr und gibt nicht soviel genaue Einzelheiten. Eine Pflegerin würde daraus nicht so viel lernen wie aus dem Vorgenannten; ein sehr ungewöhnlicher und rühmenswerter Zug desselben ist jedoch, daß Dr. May für gute Behandlung der Pflegerinnen eintritt. Er erkennt die Tatsache an, daß dieselben allzu oft als Sklaven oder faule Tagelöhner behandelt werden, daß solche Behandlung notwendig verbittern muß, und er versichert, daß man die besten Erfolge erziele, wenn man das Interesse des Pflegepersonals erwecke und sich seiner loyalen Mitwirkung versichere. Er gibt dem Personal auch Anweisungen zur Erhaltung der eigenen Gesundheit. Neben medizinischer und chirurgischer Pflege behandelt er auch Wochenpflege und gibt für verschiedene Krankheiten geeignete Diätverzeichnisse, die den heute gültigen überraschend ähnlich sind. Beide ausgezeichneten Lehrbücher beklagen die Neigung des Pflegepersonals zu Quacksalberei und Aberglauben.

Diese beiden Bücher über die Krankenpflege wurden von den ärztlichen Kollegen viel gelesen und machten großen Eindruck. Dr. May richtete selbst einen Lehrkurs für Hospitalwartepersonal in Mannheim ein, (der von deutschen Geschichtsschreibern der Krankenpflege etwas zu enthusiastisch als »Schule« bezeichnet wird), und andere Hospital-Oberärzte folgten seinem Beispiel in Karlsruhe, Heidelberg und Luzern. Da sie aber der Krankenpflege kein besseres Menschenmaterial zuführten, auch das Pflegesystem an sich nicht umgestalteten, und da schließlich die Chefärzte nur Vorträge halten, aber abgesehen von gewissen Behandlungsweisen und bestimmten Prozeduren, dem Pflegepersonal keine praktischen Arbeitsmethoden beibringen konnten, so ist man nicht berechtigt, diese Pionierversuche als gleichwertig mit der Einrichtung von Krankenpflegeschulen anzusehen. Sie sorgten für theoretische Unterrichtskurse, wo man die Grundsätze der Krankenpflege, aber nicht die Krankenpflege selbst lernen konnte. Da Salzwedel von »vielseitigem Widerstand« gegen Dr. May's Unternehmen spricht, sieht man, daß schon dieser höchst elementare Unterricht seinerzeit als eine gefährliche Neuerung angesehen wurde.

Die Geschichte erwähnt keine Chefärzte, die mehr Bewunderung verdienten oder anziehender wären, als diese beiden gelehrten Professoren. Ihr geistvolles Wesen und ihre Fähigkeit, gute Arbeit zu schätzen, erweisen sich klar in ihren Schriften, und ihre Bestrebungen im Interesse einer besseren Krankenpflege sollten nie vergessen werden.

Am Ende des 18. Jahrhunderts wurde auf Anregung des Ärzte-Kollegiums der preußischen Stadt Magdeburg in dieser Stadt eine Anstalt zur Ausbildung von Krankenwärtern gegründet und merkwürdigerweise dem Leiter der Hebammenanstalt unterstellt.[1]) Ein ähnliches Unternehmen wurde 1800

[1]) Aus der Kgl. Preußischen Medizinal-Verfassung, Potsdam 1818.

für die Charité in Berlin in Aussicht genommen; es meldeten sich aber keine passenden männlichen Bewerber. 1812 wurde in Wien von der österreichischen Regierung ein Institut zur Ausbildung von Hospitalwartepersonal gegründet und durch die Bemühungen eines Professors der Fakultät, unter dessen Leitung es stand, der Universität angegliedert. Straßburg machte 1814 einen ähnlichen offiziellen Versuch.[1])

Der neuen Aera ging unmittelbar die Veröffentlichung eines Pflegehandbuchs von Dr. Dieffenbach, einem berühmten Chirurgen der Charité, voraus.[2]) Dieses Buch zeigt einen großen Fortschritt in Bezug auf die Geräte und die Behandlung und ein viel sorgfältigeres Verfahren; aber es ist als Pflegelehrbuch nicht so gut wie die beiden älteren erwähnten Bücher und bleibt, was Bäder und frische Luft anbelangt, weit hinter den Lehren der griechischen Ärzte von vor 2000 Jahren zurück. Es zeigt deutlich, auf welch kläglicher Stufe sich die Krankenpflege in den Hospitälern befand, und wirft nebenbei einige Streiflichter auf die Ursachen dieser Minderwertigkeit. Die Abhandlung lehrt geradezu die Furcht vor der frischen Luft. Die Fenster seien nur mit der größten Vorsicht einmal morgens und einmal nachmittags zu öffnen, außer im Sommer, wo man sie den ganzen Tag offen lassen könne, wenn es nicht zu heiß sei. Sie seien niemals des Abends oder in der Nacht zu öffnen, da die Nachtluft noch gefährlicher sei,

---

[1]) Salzwedel, *Handbuch der Krankenpflege,* S. 18.

[2]) *Anleitung zur Krankenwartung,* Dr. Z. F. Dieffenbach Berlin, 1832.

als der Zug. Die Lüftung müsse durch das anstoßende Zimmer, wo die Fenster zeitweise geöffnet werden könnten, oder durch Ventilation in den Wänden erfolgen. Hierauf folgen viele Anweisungen, um den übeln Geruch in den Krankenzimmern zu verbessern. Nachdem der Verfasser festgestellt hat, daß es am besten sei, wenn das Krankenzimmer überhaupt nicht rieche, erkennt er die Tatsache an, daß es doch immer viele schlechte Gerüche gäbe, und man daher am besten täte, dem entgegenzuwirken, indem man Essig, Kräuter oder Kalk in dem Zimmer verbrenne. Daß man einen Kranken im Bett baden könne, scheint eine unbekannte Kunst gewesen zu sein. Ein Bad bedeutete, daß man ihn in eine Wanne setzte, und den Kranken, die nicht aufstehen konnten, wurden nur Hände und Gesicht gewaschen und der Mund gespült. Die Anweisungen für die Pflegerin zur Vorbereitung einer großen Operation nehmen nicht mehr als eine kleine Seite ein. Viele Prozeduren sind in einer nur für Studenten der Medizin geeigneten Weise beschrieben, und der Verfasser hatte augenscheinlich keine Ahnung, wie man Pflegepersonal unterrichtet. Er füllt viele Seiten mit bittern Klagen über die Taugenichtse im Hospitaldienst, ihre Unwissenheit, Unfolgsamkeit und allgemeine Unzuverlässigkeit, und ergießt seinen besonderen Zorn über »die alten Frauen«,[1]) von denen

[1]) »Alte Frauen« werden auch heute noch zu Nachtwachen und anderen Hülfsdiensten in der Krankenpflege in manchen städtischen Krankenhäusern und sogar Universitätskliniken in Deutschland benutzt. Die Übersetzerin.

er nicht genug Vernichtendes sagen kann. (Es ist bedeutsam, daß alle diese Schriftsteller nicht das Wort »Pfleger«, sondern »Wärter« gebrauchen). Durch die Bemühungen Dr. Dieffenbachs wurde die wichtigste weltliche Krankenwartschule (sie wurde nicht Krankenpflegeschule genannt) in Deutschland 1832 in der Charité eröffnet. Dieser Versuch das männliche und weibliche »Wartepersonal« (»Wärter und Wärterinnen«) zu heben, schrieb einen zwei- oder dreimonatlichen, von Ärzten erteilten Lehrkursus vor, nach welchem ein Zeugnis ausgestellt wurde. Da es ein altes preußisches Gesetz über die Erteilung dieser Zeugnisse oder Ausweise gab, kann man dies, wenigstens in modernen Staaten, als erstes Beispiel der Anerkennung eines gesetzlichen Maßstabes für das Pflegepersonal ansehen.[1]) Angesichts der Tatsache, daß die Aufsicht ganz in den Händen von Subalternbeamten lag (alles Männer, — Verwalter, Bureauschreiber etc.), die das Pflegepersonal gern einschüchterten; daß es keine weibliche Leitung zu dessen Schutz und keinen Lehrplan für die praktische Handhabung der Kranken gab; daß die Schlafräume jämmerlich, die Ernährung kraftlos, die Arbeitszeit unmenschlich, der Lohn gering war und keine Gelegenheit zum Vorwärtskommen bestand, gelang es diesen Laienkursen in staatlichen Hospitälern durchaus nicht, eine höhere Klasse von Männern

---

[1]) Neben den in der Anstalt lebenden Schülern wurden zu den Kursen auch auswärts Wohnende gegen Zahlung einer kleinen Gebühr zugelassen, und diese Externen wurden gewöhnlich vorgemerkt für den Fall, daß unter dem Pflegepersonal Plätze frei wurden.

oder Frauen anzuziehen, während es den Diakonissenschulen, deren Eröffnung bevorstand, glückte, Hunderte derselben zu gewinnen.

Den ursprünglichen Ansporn zur Krankenpflege-Reform des 19. Jahrhunderts gab das praktische Beispiel jener glänzenden Betätigung der Frauenkreise Deutschlands im Freiheitskrieg gegen Napoleon im Jahre 1813. Die Tätigkeit der damals zur Unterstützung, Pflege und Hülfe der Soldatenfamilien gegründeten Frauen-Vereine machte auf Johann Klönne, einen jungen Pastor in Bislich, einen so tiefen Eindruck, daß er 1820 in Form einer Flugschrift einen dringlichen Aufruf erließ, unter dem Titel: »Ein Antrag auf Wiederbelebung der alten Diakonissen in unseren Frauen-Vereinen«. Er war begeistert von den Möglichkeiten, die er in der Verwertung dieser Macht für den Dienst der Kirche sah, und versuchte mit aller Kraft, Unterstützung für seinen Gedanken zu erlangen. Er sandte seine Flugschrift an den preußischen Premier-Minister und an die Prinzessin Marianne, die zur Kriegszeit einen tatkräftigen und hervorragenden Anteil an den Frauenvereinen genommen hatte. Er übergab sie 1824 auch dem Bischof Eylert; aber obgleich ihm Sympathie bewiesen wurde, so fand sich doch niemand, um seine Ideen auszuführen. Prinzessin Marianne hielt die freie und freiwillige Arbeit für aussichtsreicher, als die genossenschaftliche Tätigkeit; auch hielt sie es für unmöglich, die Diakonissenarbeit mit der Ehe zu vereinigen. Pastor Klönne's Gedanken über die Ausführung seiner Anschauungen waren außerordentlich unpraktisch. Er hatte keinen

Begriff von der Wichtigkeit einer Ausbildung, dachte auch nicht an einen Lebensberuf, sondern glaubte, die Frauen der Gemeinde könnten abwechselnd Kinderheime leiten, in Hospitälern pflegen etc. Der Minister von Stein sagt in einem Schreiben über Pastor Klönne's Vorschlag:

> Bei dem Besuch beiderlei Anstalten [der barmherzigen Schwestern des h. Carol. Borromäus und der des h. Vincenz von Paula] war mir höchst auffallend der Ausdruck von innerem Frieden, Ruhe, Selbstverleugnung, frommer Heiterkeit der Schwestern, ihre stille, geräuschlose Wirksamkeit, die liebevolle segenbringende Behandlung der ihrer Pflege anbefohlenen Kranken. Mit allen diesen Erscheinungen machten einen beleidigenden Kontrast der Ausdruck von Unbehaglichkeit aufgereizter, wegen nicht befriedigter Eitelkeit über Vernachlässigung gekränkter, unverheirateter, alternder Jungfrauen aus den oberen und mittleren, zum Broterwerb durch Handarbeit nicht berufenen Ständen, die wegen ihrer auf tausendfache Art gestörten Ansprüche, wegen ihres Müßiggangs eine Leerheit, eine Bitterkeit fühlten, die sie unglücklich und andern lästig machte.

Klönne's Schreiben erzielten keinerlei Erfolg, und der nächste Versuch — den Graf Adelbert von der Recke-Volmerstein machte,[1]) — war nicht glücklicher.

---

[1]) Graf von der Recke, der ein Rettungshaus für Mädchen gegründet hatte, unternahm tatsächlich die ersten Schritte in der Diakonissenbewegung. Ein Düsseldorfer Jahres-Bericht über das Jahr 1835 lautet: »Wir konnten dem Wunsch nicht widerstehn, in unserer Rettungsanstalt ein Diakonissenstift zur Ausbildung von Diakonissinnen nach unserem Plan anzulegen und diese höchst

1835 schrieb er: »Vor zwanzig Jahren empfand ich die Not um Diakonissinnen in unserer Kirche und sprach häufig darüber«. Im selben Jahr (1835) gründete er eine Zeitschrift: »Die Diakonissin oder Leben und Wirken der Dienerinnen der Kirche für Lehre, Erziehung und Krankenpflege«. Sie erlebte nur eine Auflage, und es ist nicht ausgeschlossen, daß ihr Titel sie umbrachte, wenn zu jener Zeit auch lange Titel beliebt waren. Seine Gedanken neigten zu einem Übermaß von Organisation, wie die Klönne's zu einem Mangel an derselben. Sein Plan war streng kirchlich gehalten und sah Äbtissinnen, Erzdiakonissen und Diakonissen vor.

Ein evangelisches Krankenhaus, das sich mit der Ausbildung von Krankenpflegerinnen beschäftigte, wurde tatsächlich vor der Kaiserswerther Anstalt eröffnet, wenn es auch keine Diakonissen hatte. Johannes Goßner, der Pastor einer Berliner Gemeinde, hatte 1833 einen Frauenverein für Krankenpflege gegründet, nachdem er vorher schon einen ähnlichen für Männer eingerichtet hatte. Da sich das Bedürfnis nach einem Krankenhaus zur Versorgung ihrer Kranken

---

wichtige Wirksamkeit hier in's Leben zu rufen. Die erste Diakonissin, welche unser Stift bezog, hat der Herr mit irdischen Gütern und zugleich mit Liebe und mit einem willigen und fröhlichen Herzen zu geben, gesegnet.« Es folgten ihr drei andere, zwei Jungfrauen und eine Witwe; aber eine lebensgefährliche Krankheit befiel Graf Recke und setzte seinem Werk ein Ende. Auch der inzwischen bereits in Kaiserswerth gemachte Anfang mochte ihn von einer späteren Wiederaufnahme abhalten. Die Sache war ja bei Fliedner in den besten Händen. (Schäfer, Band I, S. 299, aus Privatmitteilungen.)

herausstellte, mieteten sie am 9. Juli 1836 ein Haus zu diesem Zweck. Später wurde ein richtiges Hospital gebaut und nach der Königin Elisabeth von Preußen benannt. Der Verein übernahm die Pflege in dem Krankenhaus und in Privathäusern; seine Dienste wurden ganz unentgeltlich geleistet und an 10—15000 Kranke wurde jährlich Suppe verteilt. Pastor Goßner[1]) liebte den Titel Diakonisse nicht, sondern zog das Wort »Pflegerin« vor. Als Vorbild für seine Ausbildung diente ihm diejenige der Barmherzigen Schwestern, und er schrieb eine Abhandlung unter dem Titel: »Wie müssen christliche Krankenpflegerinnen oder evangelische barmherzige Schwester beschaffen sein?« Seine Pflegerinnen trugen eine Tracht; aber die Organisation war nicht von Bestand, und nach seinem Tode wurde ein Mutterhaus für Diakonissen im Elisabeth-Krankenhaus eingerichtet.

Wir begegnen nun in dem Leben und der Wirksamkeit Amalie Sieveking's, dieser hervorragenden Frau, einer der kraftvollsten und verständigsten Persönlichkeiten ihrer Zeit. 1794 in Hamburg geboren,

[1]) Goßner war ein groß angelegter Charakter und viele seiner Freunde, die ihn herzlich liebten, behaupteten, daß er und nicht Fliedner der Vater des Diakonissenwesens sei, da er von 1835 ab ausgebildete Pflegerinnen in Berlin selbst und nach entfernteren Gegenden aussandte; er habe sich nie auf weitere Ausdehnung und Organisation seines Werkes eingelassen, weil er nicht verheiratet war, aber seine Ideen und seine Pläne seien fertig gewesen. Den Namen Diakonisse konnte Goßner, da er ausländisch sei, nie leiden. (Schäfer, Bd. 1, S. 307, aus lokalen Berichten).

entstammte sie einer guten Familie, war vermögend [1]), hatte eine sehr gute Erziehung genossen, traf in ihrem Gesellschaftskreis alle geistig bedeutenden Leute ihrer Zeit und bedachte und besprach alle möglichen Gegenstände. Schon als junges Mädchen bewies sie auffallendes Talent und große Tatkraft in der Ausübung einer praktischen Hilfstätigkeit und eine ausgesprochene Fähigkeit andere zu beeinflussen. Aus reiner Freude am Unterrichten fing sie schon als junges Mädchen an, andere junge Mädchen umsonst zu unterrichten und setzte dies während ihres ganzen außerordentlich tätigen Lebens fort. Eine ihrer Schülerinnen spielt im Verlaufe unserer Geschichte eine Hauptrolle. Amalie hatte einen starken Sinn für Humor, ausgeprägten Menschenverstand, Scharfblick und unbegrenzten Mut im Vertreten ihrer Ansichten und Handlungen. Die Lektüre des Buches »Campe's väterlicher Rat an seine Tochter«, das ihren schärfsten Widerspruch herausforderte, hatte sie früh zum Nachdenken angeregt, und sie lehnte sich gegen die Ansicht auf, daß Heirat die einzige Bestimmung der Frau sei. Sie schrieb in ihrer Jugend zwei Bändchen »Betrachtungen über einzelne Abschnitte der h. Schrift«, welche bei allen konservativen Naturen großes Mißfallen erregten; in ihren Briefen beschreibt sie in sehr lebhafter und scharfer Weise die strengen Zurechtweisungen, die sie deswegen

---

[1]) Hier liegt ein Irrtum der Verfasserinnen vor, Amalie Sieveking hatte kein nennenswertes Vermögen, lebte aber nach dem Tode ihres Vaters (die Mutter hatte sie ganz früh verloren) bei einer wohlhabenden Freundin ihrer Familie, die ihr später anbot sie »Mutter« zu nennen. Die Übersetzerin.

von verschiedenen Theologen erhielt. Sie empfand den ernsten Wunsch, einen Orden protestantischer barmherziger Schwestern zu gründen und sich ihm selbst anzuschließen, und dieser Wunsch beschäftigte ihren Geist während vieler Jahre. Sie war von starker, echter Frömmigkeit und verabscheute allen Schein und alles oberflächlich Herkömmliche. Ihre erste wirklich öffentliche Arbeit erfolgte im Jahre 1831, als sie sich während einer Cholera-Epidemie anbot, im Krankenhaus Dienst zu tun. Ihre Mutter [1]), die einzige lebende Verwandte, welche sie besaß, war ganz damit einverstanden; aber alle ihre Freunde fanden es anstößig, eine »Pose« als Märtyrerin, unschicklich oder geschmacklos. Trotz dieser Kritik ging sie ins Krankenhaus und arbeitete dort zwei Monate lang, bis die Epidemie nachließ. Ihre aus dem Krankenhaus an ihre Mutter gerichteten Briefe bilden einen lebendigen, aber höchst sachlichen und verständigen Bericht ihrer Erlebnisse. Es gab nur Dienstboten zur Hilfe in der Pflege, und sie arbeitete Tag und Nacht, hatte zuerst die Leitung der Frauenabteilung, übernahm aber bald auf Wunsch der Ärzte auch die Aufsicht über die Männerabteilung. Anfangs war sie etwas besorgt, daß das Personal der Männerabteilung sich ihr nicht fügen würde, aber die Ärzte ermutigten sie und gaben strengste Anweisung, daß man ihr unbedingt zu gehorchen habe. Sie schreibt in einem Brief an ihre Mutter:

---

[1]) Pflegemutter, ihr einziger noch lebender Bruder war in England ansässig. Die Übersetzerin.

Meine Beschäftigungen sind von mancherlei Art und haben großes Interesse für mich. Doch läßt sich nicht alles so leicht herzählen. 11 Uhr abends. In die Nachtwachen teile ich mich mit den beiden Wärterinnen und empfinde wenig Beschwerde dabei. Wenn ich mich angegriffen fühle, lege ich mich auch wohl am Tage ein Stündchen nieder, welches immer besser ist, als eine ganze Nacht durch zu schlafen, da ich als Oberaufseherin der männlichen Krankensäle verpflichtet bin, alle paar Stunden, auch des Nachts, die Runde zu machen. Dienstag. Morgens früh habe ich dafür zu sorgen, daß vor dem Besuch des Arztes die Krankensäle gereinigt, die Betten aufgemacht sind und alles in seiner bestimmt vorgeschriebenen Ordnung sich befinde. Dreimal täglich, morgens, nachmittags und abends besuche ich die Kranken gemeinschaftlich mit dem Arzte, dem Chirurgen und dem Apotheker, wo Dr. Siemssen dann einem jeden von uns die betreffenden Anweisungen gibt. Im weiblichen Krankensaal habe ich mir natürlich alle ärztlichen Vorschriften genau zu merken, da ich hier zunächst für pünktliche Besorgung derselben einstehen muß. In den Sälen der Männer merke ich mir besonders nur, was an Speise und Getränk für die Kranken verordnet wird, wonach ich dann der Ökonomin den Küchenzettel entwerfe. Auch gibt es sonst zuweilen noch etwas für mich zu schreiben, um nämlich den Angehörigen die nötige Anzeige zu machen, da die Kranken uns zuweilen ohne Wissen derselben gebracht werden. Auch die Sorge für die in den Krankensälen gebrauchte Wäsche ist mir übertragen.

Die Ärzte, die sie zuerst mit Zweifeln, wenn auch nicht mit Widerstand empfangen hatten, waren bald voller Dank und Wertschätzung für ihre Leistungen. Durch ihre einfache Offenheit und ihren Takt vermied sie alle Reibungen, die mit den Untergebenen hätten entstehen können und verließ, von

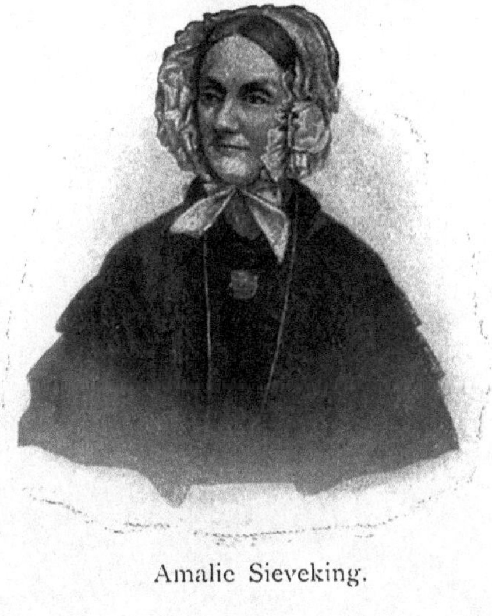

Amalie Sieveking.

allen geliebt, das Haus, nachdem sich bei ihrem Abschied der ganze ärztliche Stab versammelt hatte, um ihr zu danken und eine Anerkennung der Sanitäts-Kommission zu verlesen. Diese Krankenhauserfahrung entwickelte in ihr den Plan zur Gründung eines Frauen-Vereins für Armen- und Krankenpflege, und diesen führte sie mit Energie, gesundem, praktischem Sinn und gründlicher Kenntnis der menschlichen Natur durch. Ihre Absicht war, daß bestimmte Damen es übernehmen sollten, regelmäßig wenigstens einmal in der Woche oder öfter arme Familien zu besuchen, wo Krankheit oder Not herrschte, um ihnen in jeder Beziehung zu helfen; doch sollte kein bares Geld gegeben werden. Sie fand es schwierig, die rechte Art Frauen dafür zu finden. Diejenigen ihrer eigenen Gesellschaftsklasse hielten sich zurück, und sie versuchte es nun mit Frauen des Mittelstandes, sagte aber über ihre Erfahrungen mit denselben: »Ich dachte zuerst, daß sie die Bedürfnisse der Armen besser verstehen würden, bin nun aber sicher, daß eine höhere geistige Kultur viel dazu tut, die Sicherheit des Urteils zu fördern«. Sie sagte ferner:

Was im Anfang schwierig fiel, das war die Stellung zu den Ärzten. Ich hatte dieselben im Hospital recht kennen gelernt und es kam nur darauf an, daß sie uns ihre Armen empfahlen. Mehrere sagten es mir freundlich zu. Dr. M. aber schlug es mir entschieden ab, und zwar aus dem Grunde, weil unsere Tätigkeit seiner Meinung nach das einzig Gute und Schöne, was sich noch bei den Armen fände, die Hülfe der Nachbarn untereinander, zerstören würde. Später empfing ich dennoch indirekt Empfehlungen von ihm, erkundigte mich aber, um der Sache auf den Grund zu kommen, bei ihm selber, ob solche Zusendung wirklich mit seinem Willen und Wissen geschehe. Er bejahte das und ist seitdem unser treuer Freund und Helfer geblieben. Doch zürnte er einmal sehr, weil eine unserer Damen seinem Patienten homöopathische Mittel angeraten, und sich also in ein Gebiet gewagt habe, von dem sie nichts verstände. Wieder ging ich zu ihm und erklärte mich bereit, seinen ganzen Zorn auf mich zu nehmen, versprach auch, wir würden uns in Dinge, die uns nicht zuständen, nie wieder mischen, und rügte das Geschehene in der nächsten Versammlung.

Einen weiteren Zwischenfall berichtet sie im Folgenden:

Einen anderen kleinen Strauß hatte ich mit dem Dr. R. zu bestehen. Wir besuchten einen Mann, der von den Blattern fast genesen war, und dessen noch weit kränkere Frau. Ihm lieh ich einige Bücher, die er mit Dank entgegennahm, und versprach, wenn er sie ausgelesen, ihm andere zu schicken. Die Wärterin kam richtig zu mir, doch ohne die Bücher; sie war damit beim Arzt vorgewesen, der sie mit der Äußerung weggenommen, das sei nichts für den Kranken. Ich ging zu ihm und sah meine Bücher auf dem Tisch liegen, redete aber erst von anderen Dingen, bis er mich fragte, was ich dem Kranken da für Bücher gegeben. Da erwiderte ich, sie seien für den Genesenden bestimmt, welcher sie der Frau ja nicht vorzulesen brauche; ob er aber nun wirklich glaube, der Inhalt könne dem Manne schaden? Gelesen habe er sie nicht, lautete die Antwort, wisse aber nur, daß diese blauen Heftchen selten etwas Rechtes enthielten. Dann pries er mir ein höchst langweiliges Buch, ich meine »Sittenlehre« betitelt, für solchen Zweck und ich versprach, es dem Kranken zu bringen; gern wollte ich nachgeben in diesem Fall, um nur in hundert anderen freie Hand zu behalten.

Sie führte dieses Werk während ihres übrigen

Lebens mit unermüdlicher Tatkraft und Geschicklichkeit durch. Es erweiterte sich und die Ärzte wurden alle ihre Freunde. Die Mitglieder des Vereins sorgten in Krankheitsfällen für Nahrung, Geräte, Stühle, Betten etc., suchten Arbeit für die Erwerbsfähigen, sorgten oft für Beschäftigung für Personen aus bedürftigen Familien, indem sie dieselben in einer ebenso bedürftigen Familie zum Waschen, zu Hülfeleistungen etc. einstellten. Sie sahen sich nach neuen Arbeitsmöglichkeiten für Krüppel um; so lernte ein Tischler, der durch einen Abszeß den Gebrauch des linken Arms verloren hatte, Pantoffeln aus Schnur machen, worin er so geschickt wurde, daß er seinen Lebensunterhalt verdiente. Chronisch kranke Kinder wurden unterrichtet und unterhalten, und als weiterer Fortschritt wurde ein Kinderkrankenhaus gebaut. Chronisch Kranke wurden spazieren gefahren, in die Kirche geführt, ihnen vorgelesen, etc. Es waren wirklich »freundschaftliche Besuche« höchst praktischer Art, von dem Gesichtspunkt aus, daß man den Leuten dazu verhalf, sich selbst zu helfen. Diese Arbeit nahm sie so in Anspruch, daß, als Pastor Fliedner Weihnachten 1836 zuerst mit der Bitte an sie herantrat, die Leitung des damals gerade gegründeten Kaiserwerther Diakonissenhauses zu übernehmen, sie ablehnte. Pastor Fliedners erste Frau leitete dasselbe zunächst. Überdies war Amalie zu dieser Zeit mit Plänen zur Verbesserung der Wohnungen für Arme beschäftigt. Etwa 1839 wurde ihr der leitende Posten auf der Frauen-Abteilung des großen städtischen Krankenhauses in Hamburg angeboten. Auch diesen lehnte sie ab, besetzte ihn aber durch Karoline Berteau, die eine ihrer liebsten Schülerinnen gewesen war, und die später Fliedners zweite Frau wurde. Ihre Wohnungspläne wurden in einer Häusergruppe, die ein Krankenhaus umgab, verwirklicht und nach ihr das Amalienstift genannt. Als Fliedner später zum zweiten Mal kam, um bei ihr wegen Übernahme der Leitung des neuen Berliner Diakonissenhauses anzufragen, wies sie ihn an Karoline, die noch im Krankenhause pflegte, und die, statt diese Stellung zu übernehmen, seine zweite Frau wurde. Den Rest ihres Lebens verwendete Amalie Sieveking dazu, ihre verschiedenen Unternehmungen im Einzelnen zu vervollkommnen, zu unterrichten, und mit hervorragenden Philanthropen Deutschlands und der benachbarten Länder, denen ihr Werk eine Erleuchtung war, ausgedehnte und ununterbrochene Beziehungen und Briefwechsel zu unterhalten. Sie starb 1859.[1])

---

[1]) *Denkwürdigkeiten aus dem Leben von Amalie Sieveking*, Hamburg 1860. Authentische Erinnerungen mit Auszügen aus ihrem Tagebuch und ihren Briefen, von einer ihrer Freundinnen, mit einem Vorwort von Dr. Wichern.

Kolibri 360 GmbH
Ferdinand-Jühlke-Straße 7
99095 Erfurt, Deutschland
produktsicherheit@kolibri360.de